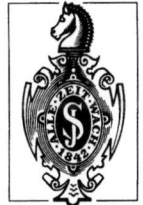

Johannes Horn

Therapie der
chronischen Pankreatitis

Individualisierte Verfahrenswahl · Chirurgische Technik

Geleitworte von Ch. Herfarth und R. Ammann

Mit 211 Abbildungen und 50 Tabellen

Springer-Verlag
Berlin Heidelberg New York Tokyo

Prof. Dr. med. Johannes Horn

Chirurgische Universitätsklinik
D-6900 Heidelberg

ISBN-13:978-3-642-70456-7   e-ISBN-13:978-3-642-70455-0
DOI: 10.1007/978-3-642-70455-0

CIP-Kurztitelaufnahme der Deutschen Bibliothek
Horn, Johannes: Therapie der chronischen Pankreatitis : Individualisierte Verfahrenswahl –
Chirurg. Technik / Johannes Horn.
– Berlin ; Heidelberg ; New York ; Tokyo : Springer, 1985.
ISBN-13:978-3-642-70456-7

Das Werk ist urheberrechtlich geschützt. Die dadurch begründeten Rechte, insbesondere die der
Übersetzung, des Nachdrucks, der Entnahme von Abbildungen, der Funksendung, der
Wiedergabe auf photomechanischem oder ähnlichem Wege und der Speicherung in
Datenverarbeitungsanlagen bleiben, auch bei nur auszugsweiser Verwertung, vorbehalten. Die
Vergütungsansprüche des § 54 Abs. 2 UrhG werden durch die ‚Verwertungsgesellschaft Wort',
München, wahrgenommen.

© Springer-Verlag Berlin Heidelberg 1985
Softcover reprint of the hardcover 1st edition 1985

Die Wiedergabe von Gebrauchsnamen, Handelsnamen, Warenbezeichnungen usw. in diesem
Werk berechtigt auch ohne besondere Kennzeichnung nicht zu der Annahme, daß solche Namen
im Sinne der Warenzeichen- und Markenschutz-Gesetzgebung als frei zu betrachten wären und
daher von jedermann benutzt werden dürften.

Gesamtherstellung: Appl, Wemding
2124/3140-543210

Geleitwort

Einheitliche Behandlungsrichtlinien für die chronische Pankreatitis liegen nicht vor. Internist und Chirurg sehen die therapeutischen Möglichkeiten bei dieser Erkrankung von ihrem jeweiligen Standpunkt aus häufig unterschiedlich – nicht zuletzt ist der Grund hierfür die noch nicht eindeutig klare Ätiopathogenese und Pathophysiologie. Es lag auf der Hand, die verschiedenen Therapiekonzeptionen mit ihren entsprechenden chirurgischen Perspektiven zu analysieren und damit auch das operative, taktisch-technische Vorgehen zu werten. Mit diesem Buch ist diese klinische und wissenschaftliche Bilanz gelungen. Der Autor greift dabei den pathophysiologischen bzw. internistischen Standpunkt zur chronischen Pankreatitis ebenso wie die technischen Möglichkeiten des Chirurgen auf und gibt eine Synopse der diagnostischen Einschätzung sowie des therapeutischen Vorgehens.

Es besteht sicher Einigkeit darüber, daß zwischen Internisten und Chirurgen die Behandlung einer chronischen Pankreatitis abgesprochen werden sollte. Hierbei geht es nicht allein um die Frage der Schmerzbehandlung, sondern auch um das Problem der funktionsgerechten und funktionserhaltenden chirurgischen Therapie, da die verbleibenden endokrinen und exokrinen Reserven der Bauchspeicheldrüse berücksichtigt und in das therapeutische Kalkül mit einbezogen werden müssen. So ist der operative Eingriff nicht als ein Abschluß nach Scheitern der konservativen Behandlung anzusehen, sondern nur als ein Therapieschritt von allerdings entscheidender Bedeutung im Verlauf dieser Erkrankung. Der maximale Eingriff der totalen Exstirpation des Pankreas stellt eine Notlösung dar. Er bedeutet den endgültigen Verlust der endokrinen und exokrinen Funktion mit allen sich daraus ergebenden Problemen. Die chirurgisch-technischen Lösungen, die sich zur Funktionsschonung anbieten, können nicht ausreichend genug betont werden.

Der Konzeption des Buches, die chronische Pankreatitis als Ganzes mit den verschiedenen konservativen und operativen Behandlungsmöglichkeiten zu schildern, kommt die Tatsache sehr zu gute, daß der Autor sich *allein* diese Aufgabe gestellt hat. Auch auf die Gefahr hin, in manchen Dingen subjektiv und einseitig zu erscheinen, wird ein klares, in sich schlüssiges, klinisches Konzept vorgestellt. Man könnte befürchten, daß hierdurch zwar Übersicht gewonnen wurde, aber Freude am Detail verloren gehen könnte, da die einzelnen Teilaspekte nicht von Spezialisten selbst referiert werden. Das Gegenteil ist jedoch der Fall: Ein einheitlicher, in sich logischer, konsequenter und auch das Spezielle ausreichend berücksichtigender Überblick „aus einem Guß" liegt vor.

Den jetzigen Stand der verschiedenen Therapievorstellungen der chronischen Pankreatitis darzustellen ist verdienstvoll. Zwar könnte dies ein fleißiger Leser auch durch das Studium von Publikationen sich selbst erarbeiten; das Buch allerdings geht über die Status quo-Analyse hinaus, indem eine Stadiendefinition der chronischen Pankreatitis festgelegt wird, die Progression, Funktion und Schmerz berücksichtigt. Diese Beschreibung und klare Charakterisierung der chronischen Pankreatitis ist aber dringend erforderlich, da nur sie Ausgangspunkt für eine Wertung verschiedener Therapieverfahren sein kann. Auf diese Weise wird auch der Standard für die verschiedenen Therapien festgelegt. Das Buch liefert somit die Grundlage für weitere Arbeiten über die chronische Pankreatitis. Es ist eine Bilanz und gleichzeitig ein Basiswerk für Klinik und Therapie der chronischen Pankreatitis gelungen, das im gleichen Maße den so wichtigen Bezug zur klinischen Praxis und zur Planung weiterer Forschungstätigkeit bietet.

Prof. Dr. Ch. Herfarth

Geleitwort

Die Behandlung der chronischen Pankreatitis ist ein interdisziplinäres Problem. Aus dem Spontanverlauf der Krankheit mit den verschiedenen Phasen (Früh- resp. Spätphase) und unterschiedlichen Schweregraden (unkomplizierter resp. komplizierter Verlauf) ergeben sich oft Konsequenzen hinsichtlich Taktik der Therapie, die eine Absprache zwischen Chirurgen und Gastroenterologen nötig macht.

Die Technik der Pankreaschirurgie hat sich im Verlauf der letzten Jahrzehnte wesentlich rascher entwickelt als das Wissen über Pathophysiologie, Klinik, Spontanverlauf der chronischen Pankreatitis, sowie das Können, basierend auf Funktionstests und modernen morphologischen Untersuchungsmethoden. Die Erfolge der chirurgischen Techniken der Karzinomchirurgie bildeten den Ausgangspunkt, diese Verfahren als Routinemethoden bei schweren Verlaufsformen von chronischer Pankreatitis zu propagieren. Zunehmend niedrigere Operationsmortalität und gute unmittelbare postoperative Resultate hinsichtlich Schmerzlinderung waren, wie bei der Resektionsbehandlung des Duodenalulkus, das Richtmaß zur Legitimation dieses Vorgehens.

Taktik und Technik der Ulkuschirurgie haben sich in den letzten Jahren vor allem dank der Fortschritte der Kenntnisse der Säureregulation grundlegend geändert. Die Kenntnisse der pathogenetischen Mechanismen des Schmerzes bei chronischer Pankreatitis sind dagegen noch lückenhaft und die „Schmerzchirurgie" erfolgt daher weiterhin nach empirischen Grundsätzen. Bessere Kenntnisse und Möglichkeiten bezüglich Klassifikation der verschiedenen Formen und Phasen von Pankreatitis und deren Komplikationen vor allem dank der modernen Pankreasdiagnostik und wachsende Erfahrung hinsichtlich Langzeitverlauf der chronischen Pankreatitis bilden heute eine zunehmend breitere und stabilere Plattform für eine sinnvolle Diskussion der Taktik der Therapie zwischen Chirurgen und Internisten. Im ersten Teil dieses Buches werden die Probleme von Definition, Klinik, Diagnostik und Spontanverlauf umfassend und kompetent ausdiskutiert und damit die Möglichkeiten aufgezeichnet für ein genaues „Staging" der chronischen Pankreatitis, das zusammen mit dem klinischen Beschwerdebild die entscheidende Voraussetzung liefert für die Therapieplanung, die bekanntlich, sei sie konservativ oder chirurgisch, immer nur symptomatisch sein wird.

Die interdisziplinäre Absprache der Taktik bezieht sich in erster Linie auf Fälle mit lokalen Komplikationen und/oder therapieresistenten, schweren Schmerzen, d.h. komplizierte, resp. schwere Verlaufsformen. Theoretisch besteht die Möglichkeit, aus der Vielzahl der verfügbaren Operationsverfahren, die im zweiten Teil ausführlich dargelegt werden, eine den individuellen Bedürfnissen angemessene Technik auszuwählen, also eine Chirurgie nach Maß durchzuführen. Voraussetzung für die praktische Anwendung dieses Vorgehens und die Evaluation der Resultate wäre die genaue Kenntnis des, resp. der pathogenetischen Schmerzmechanismen bei chronischer Pankreatitis. Gesichertes Wissen über diese Problematik fehlt vorläufig noch und die Taktik der Chirurgie muß daher weiterhin auf Empirie basieren. Im Gegensatz zu früher läßt sich aber heute die Empirie wesentlich genauer überprüfen, und es ist zu hoffen, daß das vorliegende Buch den entscheidenden Anstoß gibt, die verschiedenen chirurgischen Techniken in Zukunft nach standardisierten Richtlinien zu testen. Prä- und postoperativ wären Art und Schwere der Schmerzen, Alkoholkonsum, sowie ein „Staging" aufgrund der modernen Funktions- und morphologischen Tests zu protokollieren. Die Auswertung dieser Daten im Langzeitverlauf dürfte es gestatten, die Bedeutung der verschiedenen Komponenten der Schmerzgenese zu erfassen und eine optimale, nicht unbedingt maximale chirurgische Technik zu entwickeln. Ohne Zweifel bedarf die verwirrende Vielfalt von Operationstechniken und Operationsresultaten einer kritischen Überprüfung, und dies ist heute prospektiv möglich. Eine Chirurgie nach Maß liegt damit im Bereich des Möglichen. Der Status quo wird vom Autor gründlich dokumentiert. In etwa 10–15 Jahren dürften diese Ausführungen die Basis bilden zur Beurteilung des Status quo ante.

Das vorliegende Buch ist somit ein wichtiger Schritt in der richtigen Richtung, ein eigentlicher Fortschritt, sofern es Beachtung findet.

Prof. Dr. R. Ammann

Vorwort

Die chronische Pankreatitis hat Modellcharakter – in vielerlei Hinsicht: Sie scheint, paradigmatisch für andere Erkrankungen, Folge einer zunehmenden Zivilisation zu sein – die Krankheiten sind Spiegel einer Zeit.

Die chronische Pankreatitis zwingt zur interdisziplinären Behandlung. Eine fortschreitende Spezialisierung orientiert sich integrativ an der Individualität eines Problems.

Ein Drittes: Die chronische Pankreatitis ist an sich nicht heilbar. Dennoch ist es möglich, in diese „geschlossenen Kreise" lenkend einzugreifen. Den Stellenwert der chirurgischen Möglichkeiten gilt es dabei zu definieren. Hierin liegt das Bemühen dieses Buches. Es will versuchen, Dogmatismen zu Gunsten von begründbaren Individualentscheidungen zu verlassen und gleichermaßen zu versuchen, ein abgerundetes Verständnis für das Krankheitsbild „chronische Pankreatitis" zu vermitteln.

Frau Baldamus danke ich für die Geduld bei den umfangreichen Schreibarbeiten; Herrn Wyrwas für die grafische Darstellung der vielseitigen Probleme. Danken möchte ich auch dem Springer-Verlag für die gute Zusammenarbeit und die großzügige Ausstattung des Buches.

Heidelberg, August 1985   Johannes Horn

Inhaltsverzeichnis

Einleitung und historischer Rückblick 1

Pankreas 7

Embryonale Entwicklung 7
Anatomie 7
Pankreasgangsystem 9
Papilla major (Vateri) 11
Arterielle Versorgung 14
Venöses System 16
Lymphdrainage 18
Innervation 19
Histologie 19
Physiologie 22

Chronische Pankreatitis 27

Definition 27
Epidemiologie 30
Ätiologie 32
Pathomorphogenese 36
Klinischer Verlauf und Symptome 48
   Schmerz 49
   Gewichtsreduktion 50
   Steatorrhoe 51
   Diabetes mellitus 52
   Kalzifizierung 52
   Spontanverlauf der chronischen Pankreatitis 53
Komplikationen der chronischen Pankreatitis 56
   Duodenalstenose 58
   Kolonstenose 60
   Venöse Komplikationen 60
   Pankreaspseudozysten 61
   Ulcus duodeni 66
   Gefäßarrosion 67

Obere Gastrointestinalblutung	68
Anämie	68
Fisteln	68
Pankreatogener Aszites	68
Leberzirrhose	69
Pleuropulmonale Affektionen	70
Tuberkulose	70
Chronische Pankreatitis und Alkohol	71
Chronische Pankreatitis und Pankreaskarzinom	73
Psychosozialer Aspekt	75

Diagnostik 79

Anamnese	79
Klinische Untersuchung	80
Inspektion	80
Untersuchung des Abdomens	81
Untersuchung des Thorax	81
Differentialdiagnose	81
Labortechnische Untersuchungen	84
Stuhlgewicht und Stuhlfettbestimmung	85
Chymotrypsinbestimmung im Stuhl	86
NBT-PABA-Test	86
Pancreolauryl-Test	87
Sekretin-Pankreozymin-Test	87
Lundh-Test	87
Isoamylasen	88
Endokrine Funktion	88
Abdomenleeraufnahme	89
Thoraxaufnahme	89
Sonographie	92
Cholangiographie	95
Magen-Darmpassage	99
Gastroskopie	104
Computertomographie	106
Endoskopische, retrograde Pankreaticographie (ERP)	109
Diagnosestellung	110
Dignitätsklärung	123
ERP zur präoperativen Therapieplanung	125
Pankreasgangveränderungen, Funktion und histologischer Befund	126
Perkutane Pankreaticographie	127
Angiographie	127
Diagnostische Angiographie	127
Angiographie vor resezierenden Eingriffen	132
Splenoportographie	132

Pankreasszintigraphie 132
Perkutane transhepatische Cholangiographie 133
Perkutane Aspirationszytologie 133
Diagnostische Zystenpunktion 134
Retrograder Kolon-Kontrasteinlauf 135
Diagnostisches Vorgehen bei der chronischen Pankreatitis ... 136
Differentialdiagnose:
Chronische Pankreatitis – Pankreaskarzinom 137

Konservative Behandlung der chronischen Pankreatitis 141

Konservative Therapie in der Frühphase 141
Konservative Therapie in der Spätphase 142
   Substitutionstherapie: exokrin 142
   Substitutionstherapie: endokrin 143
   Diät 143
   Schmerzbehandlung 144
   Antacida 145
   Bestrahlung 145
   Resozialisierung 145
Beurteilung der konservativen Therapie 146

Chirurgische Behandlung der chronischen Pankreatitis 149

Indikation zur Operation 149
   Schmerzausschaltung bei konservativer Therapieresistenz .. 149
   Behandlung von Komplikationen 149
   Klärung der Dignität 150
   Eingreifen in das kausale Pathogenitätsprinzip 150
Operationszeitpunkt 150
   Absolute Operationsindikation mit hoher Dringlichkeit ... 151
   Absolute Operationsindikation mit aufgeschobener
   Dringlichkeit 151
   Relative Operationsindikation 151
Operationsindikation bei der unkomplizierten chronischen
Pankreatitis 152
   Therapieziel 152
   Grad der Dysfunktion 153
   Morphologische Veränderungen 154
   Patientenabhängige Kriterien 154
   Repertoire chirurgischer Möglichkeiten 155
   Operationsindikation bei Cholecysto-Choledocholithiasis .. 156
   Allgemeine Schlußfolgerungen 156
Operationsindikation bei Komplikationen 157
   Operationsindikation bei der Choledochusstenose ... 157
   Indikation zur präoperativen Ikterus-Behandlung ... 159

Operationsindikation bei Stenosen des Gastrointestinaltraktes 160
Operationsindikation bei Pankreaspseudozysten 161
Operationsindikation bei pankreatogenem Aszites 163

Perioperative Phase 165

Präoperative Vorbereitung 165
Anästhesiologische Gesichtspunkte 166
Antibiotika-Prophylaxe und Therapie 168

Operationstechnische Gesichtspunkte 171

Laparotomie 171
Intraoperative Diagnostik 173
   Inspektion und Palpation 173
   Intraoperative Cholangiographie 174
   Choledochoskopie 174
   Cholangiomanometrie 175
   Intraoperative Pankreaticographie 175
   Intraoperative Sonographie 177
   Intraoperative Biopsie (Histologie) 177
   Intraoperative Zytologie 181
Nahtmaterial 182
Anastomosentechniken 183
Gangokklusion 194
Intraduktale Drainage 198
Intrajejunale Drainage 198

Operationsverfahren 201

Sphinkterotomie 201
Transampulläre Septektomie 204
Seit-zu-Seit-Pankreaticojejunostomie 205
Partielle Linksresektion 211
Subtotale Linksresektion 216
Partielle Duodenopankreatektomie (Whipple'sche Operation) . 218
   Partielle Duodenopankreatektomie als „kombiniertes"
   Verfahren 223
   Partielle Duodenopankreatektomie mit Erhaltung des
   Magens 227
   „Isoperistaltische Refluxbarriere" 228
   Pankreatogastrostomie 229
   „Anatomiegerechte Rekonstruktion" 230
   Die Idee der Neutralisierung 230

Partielle Pankreaskopfresektion mit Erhaltung des
Duodenums 231
Totale Duodenopankreatektomie 233
Kombinierte Verfahren 235
   Pankreasschwanzresektion mit
   End-zu-End-Pankreaticojejunostomie 235
   Latero-terminale Pankreaticojejunostomie 239
Splanchnikektomie 240
Sanierung der Gallenwege 242
Seltene operative Eingriffe 244
   Kombinierte Drainageverfahren 244
   Vagotomie und Magenresektion 244
   „Split"-Pankreaticojejunostomie 246
Historische Operationen 246
   Zentrale Ligatur des Pankreasganges 247
   Drainage bei nicht dilatiertem Pankreasgang 248
   Pankreaticoantrostomie 248
   Pankreaticoduodenostomie 249
   Pankreaticogastrostomie 249

Operative Eingriffe bei Komplikationen 251

Gallenableitende Eingriffe 251
   Choledochojejunostomie 252
   Cholecystojejunostomie 252
   Gallengangsdekompression durch Zystendrainage 254
Wiederherstellung der Duodenalpassage 254
Wiederherstellung der Dickdarmpassage 256
Operative Behandlung der Pseudozysten 257
   Therapeutische perkutane Zystenpunktion 259
   Äußere Drainage 259
   Innere Drainage 260
   Cystogastrostomie 261
   Cystoduodenostomie 262
   Cystojejunostomie 264
   Resektion 265
Behandlung des pankreatogenen Aszites 265
Behandlung der Pankreasfistel 269
Behandlung des pankreatogenen Abszesses 272
Behandlung der oberen Gastrointestinalblutung 273

Verfahrenswahl bei der unkomplizierten chronischen Pankreatitis . 275

Erfolgsbilanz in der Literatur 275
   Heterogenität des Patientenkollektivs 276

Unterschiedlichkeit der angewandten Operationsmethoden . 276
Uneinheitlichkeit oder fehlende Definition des
Operationserfolges 277
Unterschiedliche postoperative Beobachtungszeit 277
Unterschiedliche Ausgangssituation 277
Unterschiedliche Nachbehandlung 278
Zusammenfassende Beurteilung 278
Pathophysiologische Gesichtspunkte 282
Sekretionsdynamische Gesichtspunkte 292
Ätiologische Gesichtspunkte 296
Morphologische Gesichtspunkte 297
Funktionelle Gesichtspunkte 300
Psychosoziale Gesichtspunkte 303

Konkludente Entscheidungskriterien zur operativen
Verfahrenswahl bei der unkomplizierten Pankreatitis 305

Postoperativer Verlauf 309

Postoperativer Diabetes mellitus 309
Postoperative Komplikationen 311
    Septische Komplikationen 311
    Anastomoseninsuffizienz 314
    Sekundäre Pankreasfistel 315
    Biliäre Fistel 318
    Postoperative Blutung 318
Spätkomplikationen 319
    Stenose der biliodigestiven Anastomose 319
    Verschluß der pankreaticojejunalen Anastomose 320
    Ulcus pepticum jejuni 325
Operative Reintervention 325
Individuelle Patientenführung 327
Fragen der Begutachtung 329

Perspektive 331

Inselzell-Transplantation 331
Klassifizierung der chronischen Pankreatitis 332

Literatur 335

Sachverzeichnis 373

„In abgeschlossenen Kreisen lenken wir."

GOETHE

Einleitung und historischer Rückblick

Während der zweiten Hälfte des 19. Jahrhunderts hatte man sich zunächt mit peripankreatischen Eingriffen begnügt, mit dem Ziel, Folgezustände der chronischen Pankreatitis operativ zu behandeln. Im Dezember 1881 gelang BOZEMANN als erstem die Totalexstirpation einer Pankreaszyste. 1882 behandelte GUSSENBAUER eine Pankreaszyste durch äußere Marsupialisation – mit Erfolg (Abb. 1). Damit begann vor etwas mehr als hundert Jahren die Chirurgie am Pankreas selbst.

Dies ist Ausdruck dafür, daß das Pankreas lange Zeit dem therapeutischen Zugriff entzogen war. Erklärt werden kann dies durch eine seit GALEN (1029–1099 n. Chr.) über Jahrhunderte andauernde Fehleinschätzung des Organs, nicht zuletzt aber auch durch die bis dahin fehlenden chirurgischen und anästhesiologischen Möglichkeiten.

Das Krankheitsbild der chronischen Pankreatitis bleibt ebenfalls lange Zeit undefiniert; 1554 wurden zwar von FERNELIUS sogenannte *„scirrhi"* beschrieben, allerdings blieb die Dignität der Veränderungen ungeklärt. Von RAHN (1746) stammen Beiträge zur *„Diagnosis Scirrhorum Pancreatis"*. Eine erste deskriptive Studie chronisch-entzündlicher Veränderungen am Pankreas gab CLAESSEN 1842, wobei es ihm im wesentlichen um den Versuch ging, die Entzündung mikro- und makroskopisch vom Karzinom abzugrenzen. Erst 1894 erlangte die chronische Pankreatitis als Krankheitsbild Eigenständigkeit durch eine ausführliche Beschreibung der pathologischen Anatomie von DIECKHOFF.

Schon in dieser Zeit spiegeln die Überlegungen über die Entstehungsweise der chronischen Pankreatitis das heute noch gültige Spektrum ätiologischer Faktoren wider. Während schon 1812 von HARLES die Beobachtung gemacht wurde, daß eine primär akute Entzündung sich chronisch fortentwickeln kann, unterschied DIECKHOFF (1894) zwischen einer aszendierenden und einer hämatogenen Form; bei der letzteren seien es die *„im Blute kreisenden Noxen"*, insbesondere kämen in Betracht Lues und Alkoholmißbrauch. Auf die ätiologische Bedeutung des Alkohols wurde bereits 1887 von FRIEDREICH hingewiesen: *„I am inclined to believe that general chronic interstitial pancreatitis may result from excessive alcoholism (Drunkard's Pancreas)"*. Die Gallensteine als möglicher Verursacher einer chronischen Pankreatitis wurden von RIEDEL 1898 in die Diskussion gebracht.

Die Kenntnisse über Ätiologie und Pathogenese konnten inzwischen vertieft, aber keineswegs abgerundet werden. Die verbliebenen Lücken im Verständnis des pathogenetischen Ablaufes bedingen auch heute noch die Kontroversen und unterschiedlichen Bewertungen der einzelnen therapeutischen Überlegungen und nicht zuletzt der Vorstellungen über die verschiedenen chirurgischen Verfahrensweisen.

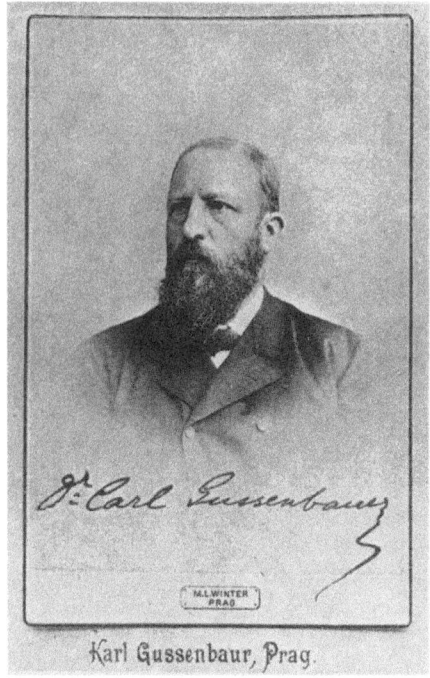
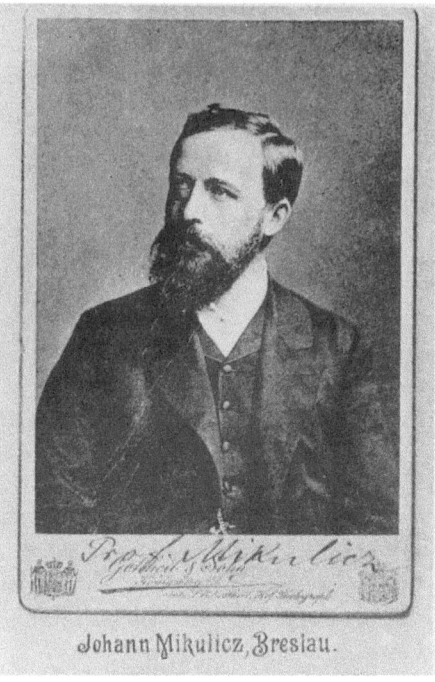

Abb. 1. K. Gussenbauer (1842–1903)
(Nach Rieger 1893)

Abb. 2. J. Mikulicz (1850–1905)
(Nach Rieger 1893)

Die Behandlung der chronischen Pankreatitis war schon immer eine Domäne der konservativen Therapie; anfangs freilich wegen fehlender chirurgischer therapeutischer Denkansätze. Schon von FLES (1864) wurde der Versuch unternommen, durch Verabfolgung von frischem Kälberpankreas eine fermentative Substitution zu bewirken. Der ursächliche Zusammenhang mit einer endokrinen Funktionseinschränkung wurde unter anderem durch Mitteilungen von CAWLEY (1788), CHOPART (1821) und von v. RECKLINGHAUSEN (1864) hergestellt. Schlüssig bewiesen wurde dieser Zusammenhang durch die Untersuchungen von MINKOWSKI und v. MERING (1889). Von FRIEDREICH (1875) wurde bereits zwischen einem primären und sekundären Diabetes unterschieden, wobei letzterer Folge einer Pankreasaffektion, wie eben der chronischen Pankreatitis, sein kann. Das morphologische Substrat lieferte LANGERHANS durch seine Beschreibung der „Inseln" im Pankreas 1869.

Die Untersuchungen der exokrinen Funktion des Pankreas geht auf EBERLE (1834), VALENTIN (1844) sowie auf CLAUDE BERNARD (1856) zurück. Letzterer versuchte, anhand ausführlicher Literaturrecherchen, nachzuweisen, daß die Ausscheidung von unverdautem Fett in den Faeces für Erkrankungen des Pankreas pathognomonisch sei.

Der endokrine und exokrine Funktionsausfall ist nach wie vor Kernpunkt der konservativen Therapie. Die Gewichtung also einer primär konservativen Therapie der chronischen Pankreatitis ist bis heute unbestritten.

Der in Prag 1883 von GUSSENBAUER gehaltene Vortrag über die „*Operative Behandlung der Pancreascysten*" kann als Anfang gelten für das Einbeziehen chirurgischer Maßnahmen bei der Behandlung der chronischen Pankreatitis. Die lange bestehende Distanz zu diesem Organ – diagnostisch wie auch therapeutisch – begann sich in vielen Mitteilungen und Erfahrungsberichten in schnellem Maße zu verkürzen. Bereits 1888 veröffentlichte SENN in „*Volkmann's Sammlung klinischer Beiträge*" eine „*Chirurgie des Pankreas*", gestützt auf eigene Untersuchungen und klinische Beobachtungen.

Unter gleichem Titel schrieb MIKULICZ 1903 eine chirurgische Abhandlung, in welcher er drei Probleme im Zusammenhang mit Pankreasoperationen hervorhob: die anatomische Lage, die Schwierigkeit der Diagnosestellung sowie die „*Gefährlichkeit*" des Organs selbst (Abb. 2). Durch die Vielzahl der in den folgenden Jahren publizierten Erfahrungen verlor der Aspekt der „*Gefährlichkeit*" des Pankreas an Bedeutung.

Unter zwei Aspekten läßt sich die Weiterentwicklung der Chirurgie der chronischen Pankreatitis darstellen: der eine bedeutet die Etablierung zahlreicher chirurgisch-technischer Methoden, während der andere den steten Wandel der Indikationsstellung widerspiegelt.

Die verschiedenen chirurgischen Methoden leiten sich aus einem jeweils unterschiedlichen pathogenetischen Verständnis ab. Lange Zeit prägte dabei die von OPIE (1901) (Abb. 3) erarbeitete „Common channel"-Theorie die Vorstellung über die kausalen Zusammenhänge in der Initialphase der Krankheitsentwicklung.

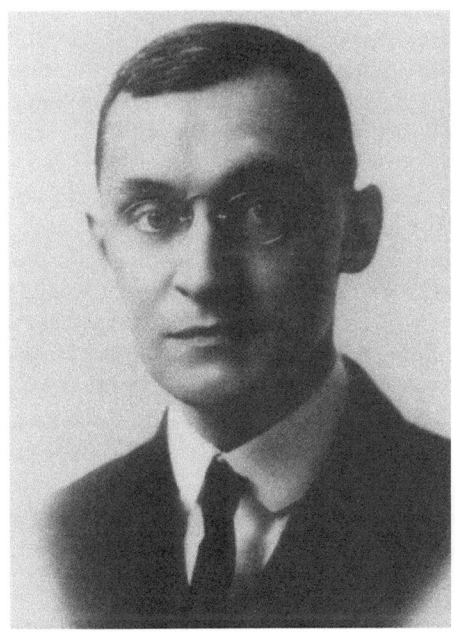
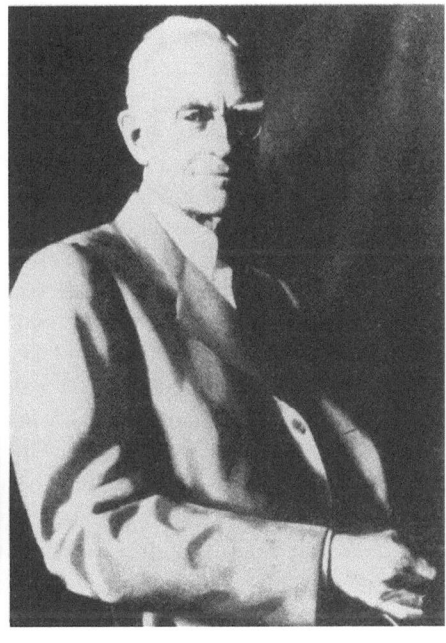

Abb. 3. E. L. Opie (1873–1971) (Nach Brooks 1983)

Abb. 4. A. O. Whipple (1881 – 1963) (Nach Brooks 1983)

Dabei steht die von Abraham Vater von Wittenberg 1720 beschriebenen, nach ihm benannten Papilla Vateri während der ersten Jahrzehnte der sich anbahnenden Pankreaschirurgie im pathogenetischen und therapeutischen Mittelpunkt.

Die verschiedenen Formen funktioneller und struktureller Passagebehinderungen, ebenso wie die Möglichkeiten von biliärem und duodenalem Reflux, wurden diskutiert, experimentell untersucht und die Ergebnisse in die klinische Praxis eingebracht. Dies galt zunächst für die akute und in der Folge für die chronische Pankreatitis (Doubilet u. Mulholland, 1948). Ihren operativen Niederschlag hatten diese Überlegungen allerdings erst mit der Mitteilung erster Behandlungserfolge durch die Sphincterotomie durch Doubilet 1956 u. 1958 bei der Behandlung der chronischen Pankreatitis.

1934 wurde von Mallet-Guy die erste Linksresektion bei Pankreasschwanz-Pankreatitis durchgeführt. Eine partielle Duodenopankreatektomie ist von Codivilla aus dem Jahre 1898 überliefert (nach Eijsbouts 1956); diese wie auch weitere in den folgenden Jahren galten der Behandlung des Pankreaskarzinoms (Kausch 1912, Whipple u. Mitarb. 1935, Whipple 1938). Whipple hat 1946 schließlich über die erste Anwendung dieses chirurgischen Vorgehens bei der chronischen Pankreatitis berichtet (Abb. 4).

Auch die erste totale Duodenopankreatektomie wurde bei der Behandlung des Pankreaskarzinoms durchgeführt; schon 1884 soll Billroth eine solche Operation vorgenommen haben (nach Sauve 1908); allerdings fand sie erst durch Clagett 1944 Anwendung bei der Behandlung der chronischen Pankreatitis (Waugh und Mitarb. 1946).

Inzwischen hatte sich jedoch ein weiteres methodisches Behandlungsprinzip zu etablieren begonnen: die Pankreasgangdrainage. 1947 stellt Cattell eine chirurgische Methode zur Verbesserung der Abflußbedingungen des Pankreasganges vor; auch hierbei handelte es sich zunächst um eine palliative Maßnahme bei einem Pankreaskarzinom-Patienten. Dieses Vorgehen entwickelte sich sehr schnell zu einem bedeutsamen Therapiekonzept bei der Behandlung der chronischen Pankreatitis. Eine Vielzahl chirurgisch-technischer Varianten wurde beschrieben und therapeutisch eingesetzt (Tabelle 1).

Parallel zu dieser Entwicklung entstanden Versuche, den Schmerz als das Hauptsymptom der chronischen Pankreaserkrankung durch Eingriffe am vegetativen Nervensystem zu lindern. Die erste Mitteilung stammt von Mallet-Guy (1943), der Erfolge durch eine linksseitige Splanchnikektomie verzeichnen konnte. Auch dieses Verfahren hat in der Folgezeit vielfache Variationen erfahren.

Alle chirurgisch-methodischen Anwendungen hatten Erfolge aufzuweisen, gleichzeitig wurden allerdings auch ihre Grenzen erkennbar. Der Umstand, daß angesichts auftretender Behandlungsfehlschläge keinem dieser Verfahren eine allgemeine Anwendungsempfehlung gegeben werden konnte, ließ immer wieder die Frage nach dem pathogenetischen Zusammenhang und den möglichen kausalen Therapieansätzen stellen. Die Vielzahl der ätiologischen Faktoren, der klinischen Erscheinungsformen sowie der morphologischen Veränderungen erschweren allerdings die Einschätzung und den Vergleich der jeweils mitgeteilten Behandlungsresultate; allein die Terminologie hatte babylonisches Ausmaß.

Auf dem Marseiller Symposium 1963 konkretisierte sich schließlich das bis-

Tabelle 1. Historische Daten der Chirurgie der chronischen Pankreatitis

Jahr	Autor	Eingriffe bei chronischer Pankreatitis	Eingriffe beim Pankreaskarzinom
1811	Bozemann	Exstirpation einer Pankreaszyste	
1882	Gussenbauer	Äußere Marsupialisation einer Pankreaszyste	
1884	Billroth (nach Sauve 1980)		Totale Pankreatektomie
1898	Codivilla (nach Eijsbouts 1956)		Partielle Duodenopankreatektomie
1900	Franke		Totale Pankreatektomie
1909	Coffey		Pankreaticojejunostomie (tierexperimentell)
1911	Ombredanne	Cystoduodenostomie	
1923	Jedlička	Cystogastrostomie	
1927	Henle und Hahn (nach Hahn 1928)	Cystojejunostomie	
1934	Mallet-Guy	Pankreas-Linksresektion	
1935	Whipple		Partielle Duodenopankreatektomie
1940(?)	Hunt (nach Puestow, Gillesby 1958)		Retrograde Pankreaticojejunostomie
1942	Rockey		Totale Duodenopankreatektomie
1943	Mallet-Guy	Splachnikektomie	
1944	Priesley und Mitarb.		Totale Duodenopankreatektomie (Hyperinsulinismus)
1944	Clagett (Waugh und Mitarb. 1946)	Totale Duodenopankreatektomie	
1946	Whipple	3 partielle, 2 totale Duodenopankreatektomien	
1946	Waugh und Mitarb.	4 totale Duodenopankreatektomien	
1946	Fontaine und Mitarb.	Splanchnikektomie	
1947	Cattell		Pankreaticojejunostomie als Palliativoperation
1947	Rienhoff und Baker	Transthorakale Sympathektomie	
1948	Doubilet und Mulholland	Sphincterotomie und Cholecystektomie	
1951	Longmire (Longmire und Mitarb. 1956)	Kaudale Pankreaticojejunostomie	
1951	Cattell und Warren	9 partielle Duodenopankreatektomien	
1953	Cattell und Warren	Latero-laterale Pankreaticojejunostomie	
1954	Zollinger und Mitarb.	Kaudale Pankreaticojejunostomie	
1954	Du Val	Kaudale Pankreaticojejunostomie	
1955	Cannon	Ligatur des Pankreasganges	
1957	Mercadier	Latero-laterale Pankreaticojejunostomie	
1958	Puestow und Gillesby	Retrograde Pankreaticojejunostomie	

Tabelle 1. (Fortsetzung)

1960	PARTINGTON und ROCHELLE	Longitudinale laterale Pankreaticojejunostomie „isoperistaltisch"
1962	THAL	Longitudinale laterale Pankreaticojejunostomie „anisoperistaltisch"
1964	CHILD	Subtotale Pankreas-Linksresektion

herige theoretische Wissen und die klinische Erfahrung zu einem definitorischen Grundgerüst, welches heute noch als Richtlinie gelten kann. Durch die Charakterisierungen der einzelnen Erkrankungsformen und die Vereinheitlichung der Nomenklatur war die Voraussetzung für vergleichende Therapieanalysen gegeben. Dies kann allerdings nicht darüber hinwegtäuschen, daß die pathogenetischen Mechanismen der chronischen Pankreatitis auch heute noch nicht letztgültig geklärt und definiert sind. Diese fortbestehenden Fragestellungen haben ihren Niederschlag in der auch heute noch unterschiedlichen Einschätzung des chirurgisch-methodischen Vorgehens. Innerhalb der Vielfalt chirurgisch-technischer Verfahren wurden „*Resektion*" und „*Drainage*" schlagwortartig zu Alternativbegriffen konkurrierender Methoden. Die Ergebnisse einer Vielzahl von klinischen Studien waren geeignet, jeweils eines dieser beiden Verfahren zu favorisieren.

Auch heute noch ist dieses Problem Gegenstand kontroverser Diskussionen. Die Komplexheit des Krankheitsbildes „*Chronische Pankreatitis*" fordert allerdings mehr und mehr die Einsicht zu einer jeweils notwendigen individuellen Methodenwahl. In dieser Weise ist abzusehen, daß das vordergründige methodenspezifische Alternativ-Denken zugunsten einer jeweiligen individuellen Bedarfsindikation verlassen wird.

Die vielseitigen chirurgischen Möglichkeiten sind schließlich auf dem Hintergrund eines allgemein geänderten Bewußtseins dieser Erkrankung gegenüber zu sehen. Dies aus drei Gründen:

1. Die chronische Pankreatitis kann in Westeuropa und Amerika als Zivilisationserkrankung gelten und zeigt damit eine stetige Häufigkeitszunahme. In weit größerem Ausmaß ist die Zunahme des Pankreaskarzinoms evident (Verdreifachung in den vergangenen 30 Jahren). Hier entstehen Fragen nach Zusammenhängen, Kausalität und möglicherweise gemeinsamen Noxen.
2. Eine Reihe effizienter diagnostischer Verfahren hat den Zugang zum Organ „*Pankreas*" ermöglicht (Funktionsteste, Sonographie, ERCP). Krankheitszustände können nach morphologischen und funktionellen Kriterien definiert und kontrolliert werden. Nicht zuletzt tragen diese Untersuchungsverfahren mit der Auswertung ihrer Ergebnisse zum pathogenetischen Verständnis der Pankreaserkrankungen bei.
3. Die chronische Pankreatitis gehört zu einer Gruppe von Krankheitsbildern, bei welcher der interdisziplinäre Anspruch an die Therapeuten offensichtlich ist. Die Vielschichtigkeit dieser Erkrankung bedarf der vielseitigen Einschätzung und der ausgewogenen Behandlungskonzeption.

Pankreas

Embryonale Entwicklung

Am Ende des 3. Woche der Ontogenese beginnt sich im Bereich des Vordarmes die Anlage des Pankreas zu entwickeln. Unmittelbar kaudal des Magens, im Bereich des prospektiven Duodenums, sproßt aus dem Darmepithel die dorsale Pankreasanlage aus und wächst in das Mesenchym des Mesenteriums dorsale vor. Schon frühzeitig bilden sich Seitenäste und die typischen Drüsenstrukturen aus. Etwas später entsteht kaudal das Diverticulum hepaticum, die ventrale Pankreasanlage durch Aussprossung aus dem ventralen Epithel des Zwölffingerdarmes. Aus dem Diverticulum hepaticum entwickeln sich weiterhin die Leber und die Gallenwege (Abb. 5 a).

Die engen Beziehungen zwischen den Gallenwegen und der ventralen Pankreasanlage bleiben erhalten; die Mündung des ventralen Pankreasausführungsganges bleibt in Verbindung mit dem sich ausbildenden Ductus choledochus. Sie wird in der weiteren Entwicklung zur Papilla major (Vateri). Während der 7. Embryonalwoche kommt es nach einer 90°-Rotation des ventralen Pankreasanteiles zur Verschmelzung beider Pankreasanlagen (Abb. 5 b,c). Der ehemals ventrale Teil wird zum kaudalen Anteil des Pankreaskopfes einschließlich des Processus uncinatus. Die dorsale Anlage bildet den kranialen Anteil des Kopfes, den Körper und den Schwanz des Pankreas (Abb. 6).

Während des Vorganges der Verschmelzung beider Bauchspeicheldrüsenanteile fusionieren die Ausführungsgänge mit dem Resultat, daß in über 90% der Fälle der ehemals ventrale Gang zum Hauptausführungsgang der Drüse wird. Bleibt die Fusion aus, bleiben also die Ausführungsgänge beider Pankreasanlagen von einander getrennt, so ist dies die seltene Konstellation des Pankreas divisum. Zwischen beiden Realisierungsformen, dem Ductus Wirsungianus als Hautausführungsgang und dem Pankreas divisum gibt es vielfältige Variationsmöglichkeiten.

Anatomie

Das langgestreckte, grau-rötliche Organ, 15–20 cm lang und etwa 70–90 g schwer, liegt retroperitoneal und projiziert sich auf den 1. bis 2. Lendenwirbelkörper. Es reicht von der Konkavität des Duodenums bis zum Hilus der Milz.

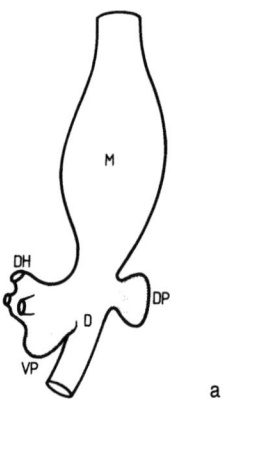
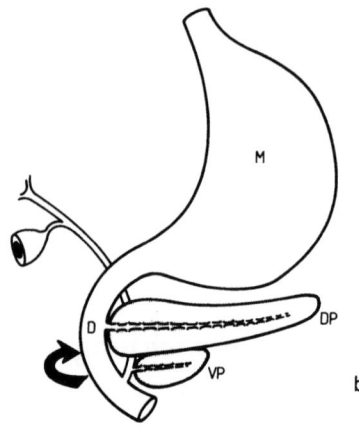
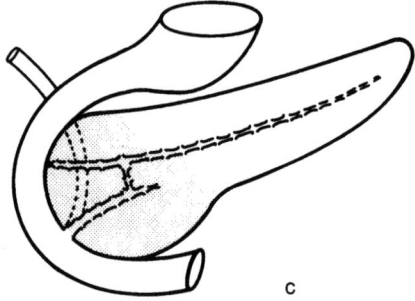

Abb. 5. a Pankreasanlage am Ende der 3. embryonalen Woche. (M = Magen, D = Duodenum, DH = Diverticulum hepaticum, VP = ventrale Pankreasanlage, DP = dorsale Pankreasanlage), **b** Pankreasanlage am Ende der 7. embryonalen Woche. (M = Magen, D = Duodenum, DP = dorsale Pankreasanlage, VP = ventrale Pankreasanlage), **c** Pankreas nach Verschmelzung beider Pankreasanlagen

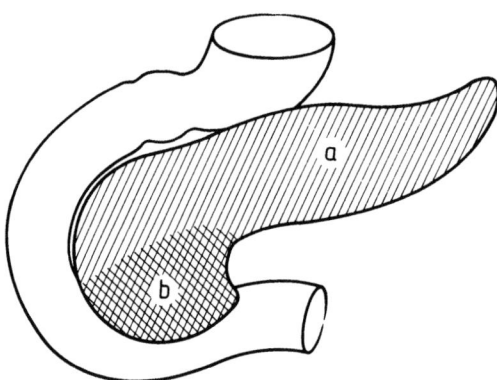

Abb. 6. Den ehemaligen Pankreasanlagen zugeordnete Organabschnitte (a = dorsale Pankreasanlage, b = ventrale Pankreasanlage)

Anatomisch sind drei Abschnitte definiert: der Kopf (Caput pancreatis) zusammen mit dem Processus uncinatus, der Körper (Corpus pancreatis) sowie der Schwanz (Cauda pancreatis) (Abb. 7). Die zentrale Lage im Oberbauch bedingt die enge Beziehung zu einer Vielzahl benachbarter Organe. So ist das Pankreas mit dem Duodenum und der distalen Endstrecke des Ductus choledochus strukturell auf das engste verbunden, wodurch diese in die Entwicklung eines pankreatogenen Krankheitsprozesses direkt involviert sein können – ursächlich wie

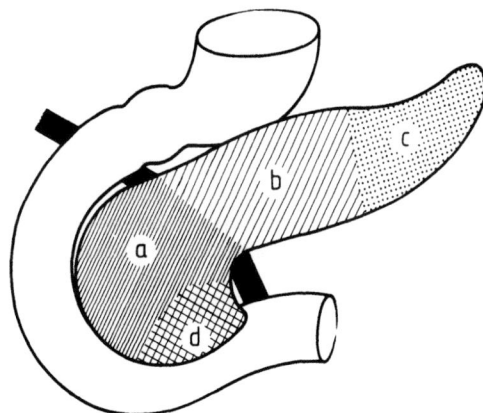

Abb. 7. Anatomische Organabschnitte (a = Caput, b = Corpus, c = Cauda, d = Processus uncinatus)

auch konsekutiv. Der distale Ductus choledochus verläuft in 65–85% der Fälle durch das Parenchym des Pankreaskopfes, während er in den restlichen 15–35% unmittelbar dorsal am Pankreaskopf vorbeizieht, bis er gemeinsam mit dem Ductus pancreaticus im Bereich der Papilla major in das Duodenum einmündet (HOLLINSHEAD 1957, FREENY und LAWSON 1982).

Andere Organe, wie der Magen, die Milz, das Querkolon, die Pfortader und die Arteria und Vena lienalis können bei fortschreitender Erkrankung komplikativ in den Krankheitsprozeß einbezogen werden. Dies ergibt sich aus der unmittelbaren anatomischen Nachbarschaft dieser Organe zum Pankreas (Abb. 8). Das Pankreas mit dem peritonealen Überzug bildet den rückseitigen Abschluß der Bursa omentalis und liegt unmittelbar hinter dem Magen, der ventralen Bursabegrenzung. Die Bauchspeicheldrüse selbst liegt retroperitoneal; sie ist eingebettet in retroperitoneales Fett- und lockeres Bindegewebe. Hier besteht eine unmittelbare räumliche Beziehung zur linken Niere und Nebenniere und, nicht weniger wichtig, zu den Hauptstämmen der arteriellen Versorgung, dem Truncus coeliacus sowie der A. mesenterica superior.

Pankreasgangsystem

Als Folge der entwicklungsgeschichtlichen Anlage wird das Drainagesystem des exokrinen Pankreas aus zwei Gängen gebildet, dem Ductus pancreaticus (Wirsungi) und dem Ductus pancreaticus accessorius (Santorini). Die normale, das heißt, die am häufigsten realisierte Konstellation ist dadurch gekennzeichnet, daß der Ductus pancreaticus den Hauptgang repräsentiert und vom Schwanz durch alle Abschnitte des Pankreas zieht, bis er in der Papilla major (Vateri) gemeinsam mit dem Ductus choledochus in das Lumen des Duodenums einmündet. Er verläuft dabei meist im oberen Drittel dorsalwärts gelegen, durchzieht so den Schwanz und den Körper des Pankreas, um am Übergang vom Kopf eine Deviation nach kaudal zu erfahren, um von hier an bogenförmig auf die Papille zuzulaufen. Während unmittelbar vor der Papille eine geringe Aufweitung im Sinne

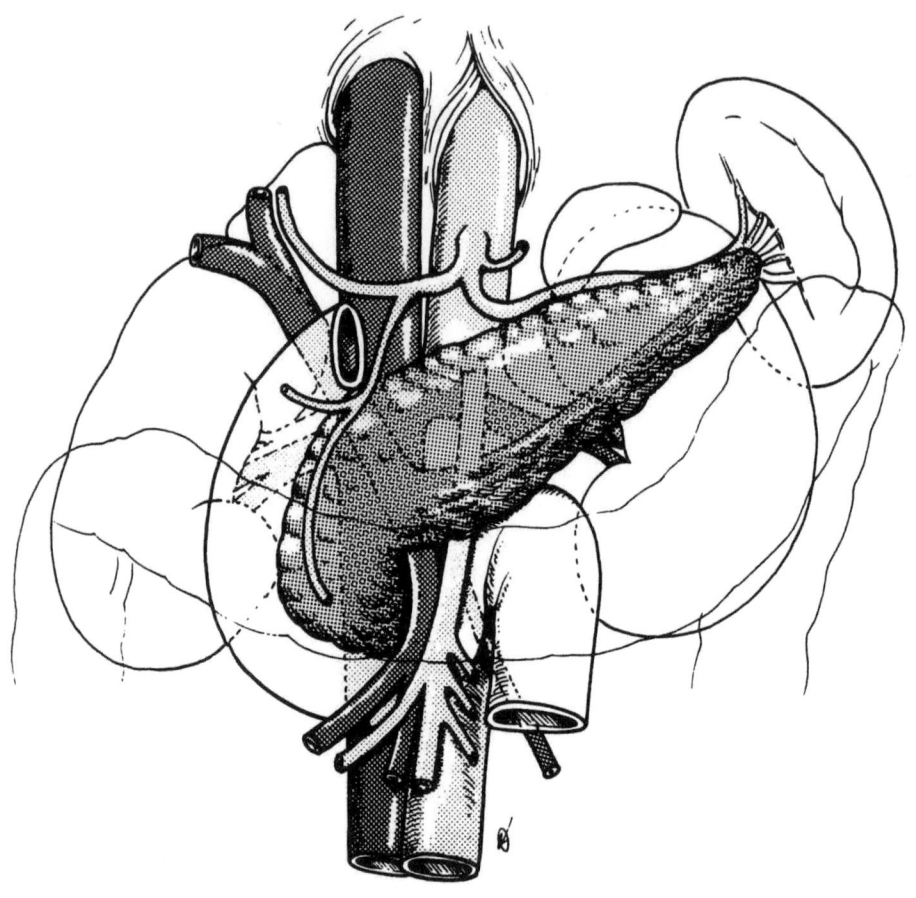

Abb. 8. Anatomischer Situs

einer Ampulle durchaus normal sein kann, findet sich nicht selten in Höhe der Abknickung, am Übergang vom Körper zum Kopf, eine leichte bogenförmige Einengung (Abb. 9). Es handelt sich hier um die ehemalige Kontaktstelle zwischen beiden Pankreasgängen beider embryonalen Anlagen.

Vom Beginn im Bereich des Schwanzes bis zur Papille ist in der Regel eine leichte Größenzunahme des Kalibers festzustellen (KASUGAI und Mitarb. 1972). In großen Untersuchungsserien wurde ein durchschnittliches Kaliber von 2,2 bis 4,4 mm festgestellt, wobei allerdings Schwankungen möglich sind (Tabelle 2). In höherem Alter ist eine leichte Zunahme der Gangweite zu beobachten (KREEL und SANDIN 1973). Über die ganze Strecke münden in den Hauptgang fischgrätenartig Seitenäste ein (CLASSEN und Mitarb. 1973).

Der Ductus pancreaticus accessorius (Santorini) ist in Ausbildung und Verlauf sehr variabel. Sowohl die Kommunikation zum Hauptgang als auch die Verbindung zum Lumen des Duodenums über die Papilla duodeni minor sind inkonstant ausgeprägt. Es ergibt sich demnach eine Reihe von Variationsmöglichkeiten,

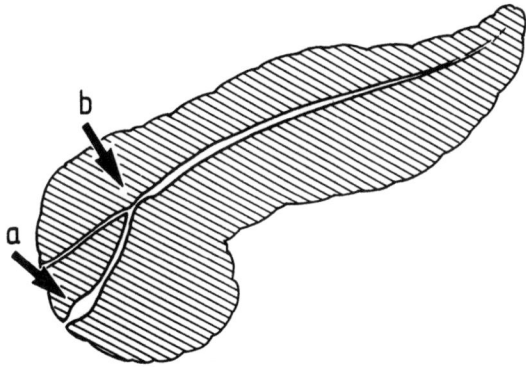

Abb. 9. Pankreasgangsystem
(a = präpapilläre Aufweitung,
b = physiologische Enge)

die in unterschiedlicher Häufigkeit realisiert sind (MILLBOURN 1950, BERMAN und Mitarb. 1960, DAWSON und LANGMAN 1961, SMANIO 1969) (Abb. 10). RIENHOFF und PICKRELL (1945) fanden in 89% eine Verbindung zwischen dem Hauptgang und dem Ductus accessorius. SMANIO (1969) beschrieb dagegen nur in 59% der Fälle eine Kommunikation zwischen beiden Gangsystemen. Er unterscheidet dabei zwischen offenen Gangverbindungen und radikulären Anastomosen; letztere fanden sich in 25% der Fälle.

In etwa 30% ist eine Papilla minor mit der Ausmündung des Pancreaticus accessorius ausgebildet; dieser endet in ca. 8% blind (BERMAN und Mitarb. 1960). Auch sind Situationen beschrieben worden, bei denen zwar eine Papilla minor, aber kein eigentlicher Ductus pancreaticus accessorius vorhanden ist (DOWDY und Mitarb. 1962). In einer geringen Anzahl von 4–10% repräsentiert der Ductus Santorini das Hauptdrainagesystem für Pankreaskorpus und -schwanz (BALDWIN 1911, SIMKINS 1931, RIENHOFF und PICKRELL 1945, MILLBOURN 1949). Zeigt dieser keine Verbindung zum Ductus Wirsungianus, so entspricht dies der Klassifizierung „S 2" nach MILLBOURN (1950).

Papilla major (Vateri)

Bei einer großen Variationsbreite hat die Papilla major eine durchschnittliche

Tabelle 2. Weite des Ductus pancreaticus in den Abschnitten des Pankras: Caput, Corpus, Cauda.

Autor	Jahr	Caput (mm)	Corpus (mm)	Cauda (mm)
HAUNZ und BAGGENSTOSS	1950	2,0	1,4	–
BERENS und Mitarb.	1954	2,2	1,8	1,0
MILLBOURN	1959	4,4	2,1	–
TRAPNELL und HOWARD	1966	4,0	2,0	1,0
KASUGAI und Mitarb.	1972	3,5	2,7	1,7
CLASSEN und Mitarb.	1973	4,8	3,5	2,4
SIVAK und SULLIVAN	1976	3,2	2,4	1,2
VARLEY und Mitarb.	1976	3,1	2,0	0,9

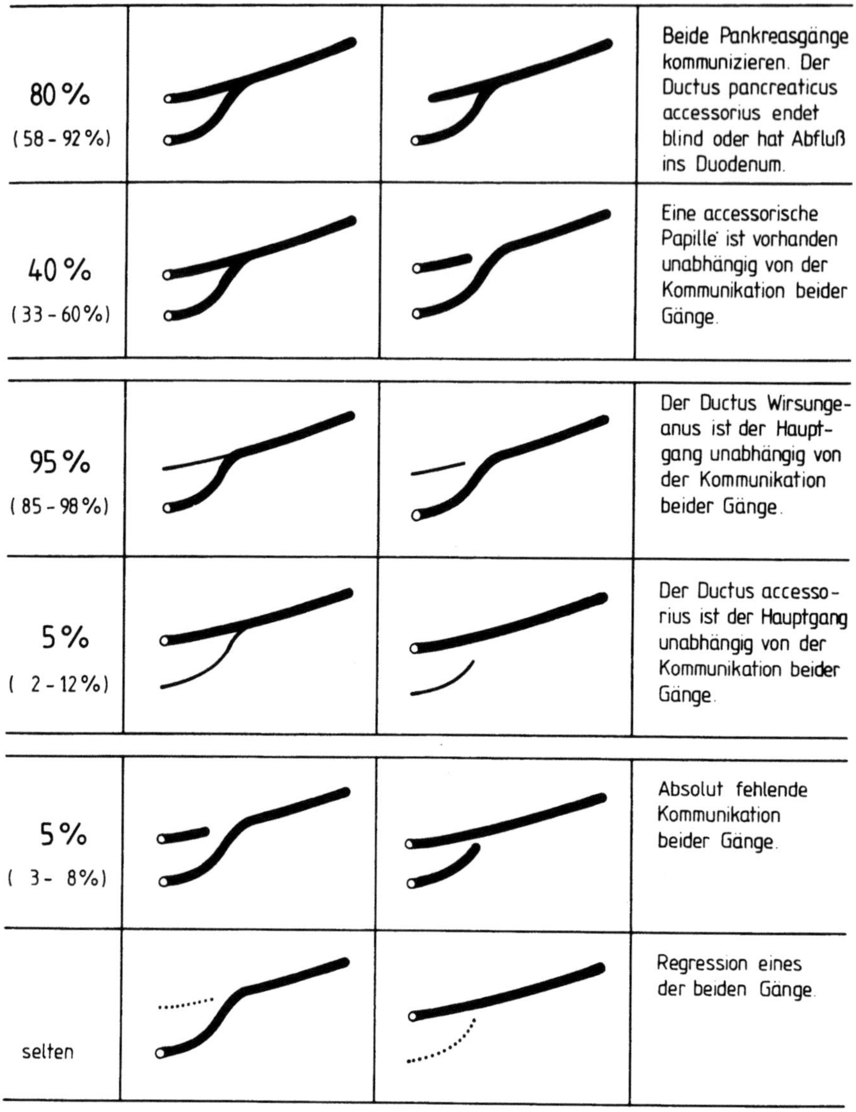

80 % (58 - 92 %)			Beide Pankreasgänge kommunizieren. Der Ductus pancreaticus accessorius endet blind oder hat Abfluß ins Duodenum.
40 % (33 - 60 %)			Eine accessorische Papille ist vorhanden unabhängig von der Kommunikation beider Gänge.
95 % (85 - 98 %)			Der Ductus Wirsungeanus ist der Hauptgang unabhängig von der Kommunikation beider Gänge.
5 % (2 - 12 %)			Der Ductus accessorius ist der Hauptgang unabhängig von der Kommunikation beider Gänge.
5 % (3 - 8 %)			Absolut fehlende Kommunikation beider Gänge.
selten			Regression eines der beiden Gänge.

Abb. 10. Variationsmöglichkeiten des Pankreasgangsystems

Länge von 14,5 mm und einen Durchmesser von 7 mm (POPPEL und Mitarb. 1953, STERLING 1954). In aller Regel mündet sie prominent zwischen den in diesem Bereich zu einer Triade umgestalteten Kerckring'schen Falten. Am häufigsten ist die Papilla major im mittleren Drittel der Pars descendens des Duodenums lokalisiert (70–82%); seltener im unteren Drittel (8–10%) und nur gelegentlich im oberen Drittel der Pars descendens duodeni (SCHWARTZ und BIRNBAUM 1962, CLASSEN und Mitarb. 1973, ANACKER und Mitarb. 1977) (Abb. 11).

Ist eine Papilla minor vorhanden, so findet sich diese ca. 2 cm proximal und ventral der Papilla major. Der Papilla major liegt eine komplexe Struktur zugrunde,

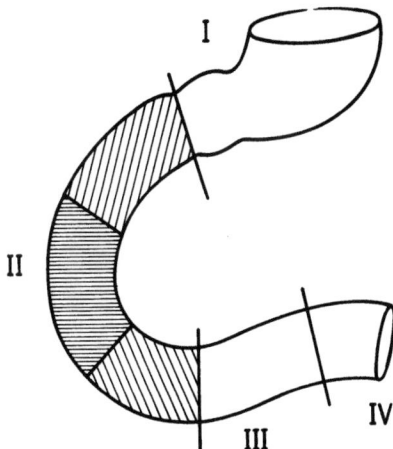

Abb. 11. Anatomische Abschnitte des Duodenums, Pars I – IV; häufigste Lokalisation der Papilla Vateri im mittleren Drittel der Pars II

an der ausgedehnte submuköse Drüsen und eine komplizierte Anordnung zirkulär und längsverlaufender glatter Muskeln beteiligt sind (BOYDEN 1957).

In etwa 40% der Fälle münden der Ductus choledochus und der Ductus pancreaticus getrennt auf der prominenten Papille in das Duodenum ein (STERLING 1954) (Abb. 12 a). In ca. 60% haben sie einen gemeinsamen Ausführungsgang unterschiedlicher Länge und Konfiguration (Abb. 12 b). Die Länge der Ampulle variiert zwischen 1 mm und 15 mm (BAGGENSTOSS 1938, POPPEL und Mitarb. 1953). In ihrer Endstrecke verlaufen der Ductus choledochus sowie der Ductus pancreaticus ca. 15 mm quer durch die Schichtungen des Duodenums (POPPEL und Mitarb. 1953). Die Angaben, inwieweit auf Grund der strukturellen Vorgegebenheiten die Ausbildung eines sogenannten „*common channel*" möglich ist, variieren zwischen 3,5 und 91,5% (MANN und GIORDANO 1923, MILLBOURN 1949).

Die funktionelle Regulation wird durch einen eigenen Choledochussphincter (Boyden'scher Sphincter) sowie einen Sphincter ampullae (Sphincter Oddi) gewährleistet. Das Vorhandensein eines Sphincter pancreaticus ist inkonstant. Die Muskulatur der Duodenalwandung scheint sich an der Funktion des Papillenapparates nicht zu beteiligen, obwohl darüber widersprüchliche Angaben vorliegen (BERGK und LAYNE 1940, POPPEL und Mitarb. 1953, BOYDEN 1957, SCHWARTZ und BIRNBAUM 1962).

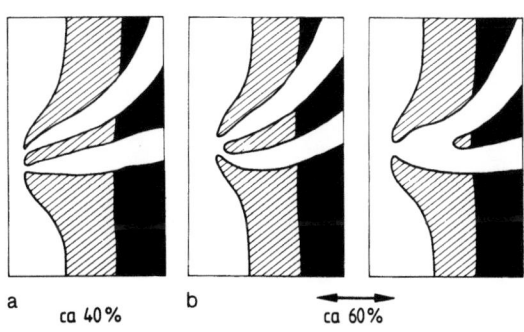

Abb. 12. a In ca. 40% getrennte Einmündung des Ductus choledochus und Ductus pancreaticus auf der prominenten Papille, **b** In ca. 60% gemeinsame Einmündung beider Gänge mit unterschiedlicher Länge der Ampulle

Arterielle Versorgung

Das Pankreas wird von zwei Arterienstämmen versorgt: dem Truncus coeliacus und der A. mesenterica superior (Abb. 13). Zwischen beiden bestehen reichhaltige Verbindungen, teils in Form retikulärer Kommunikationen, teils durch Arkaden, welche eine Verbindung zwischen größeren Gefäßästen darstellen. Von der A. hepatica communis zweigt die A. gastroduodenalis ab. Nach kurzem Verlauf erfolgt die Aufteilung in die A. gastroepiploica dextra sowie den vorderen Ast der A. pancreatico-duodenalis superior. Diese Form der Aufteilung ist konstant (WOODBURNE und OLSEN 1951). Der dorsale Ast der A. pancreatico-duodenalis superior zweigt in ca. 92% der Fälle aus den ersten 2 cm der A. gastroduodenalis ab (Abb. 14a). Andere Varianten, wie der Ursprung der dorsalen A. pancreatico-duodenalis superior aus der ventralen gleichnamigen Arterie bzw. aus der A. hepatica communis, sind selten (FREENY und LAWSON 1982) (Abb. 14b, c). Der vordere und der hintere Ast der A. pancreatico-duodenalis superior verläuft in Form einer Arkade auf der Vorder- bzw. Hinterseite des Pankreaskopfes, parallel zum Duodenum nach kaudal und vereinigt sich hier jeweils mit dem entsprechenden arteriellen Ast der A. pancreatico-duodenalis inferior. Letztere ist dem Versorgungsbereich der A. mesenterica superior zuzuordnen.

WOODBURNE und OLSEN (1951) konnten anhand von 150 Sektionen zeigen, daß bei noch so variantem Verlauf die vorderen und hinteren, an der Versorgung des Pankreaskopfes teilnehmenden Äste der A. mesenterica superior stets vorhanden sind.

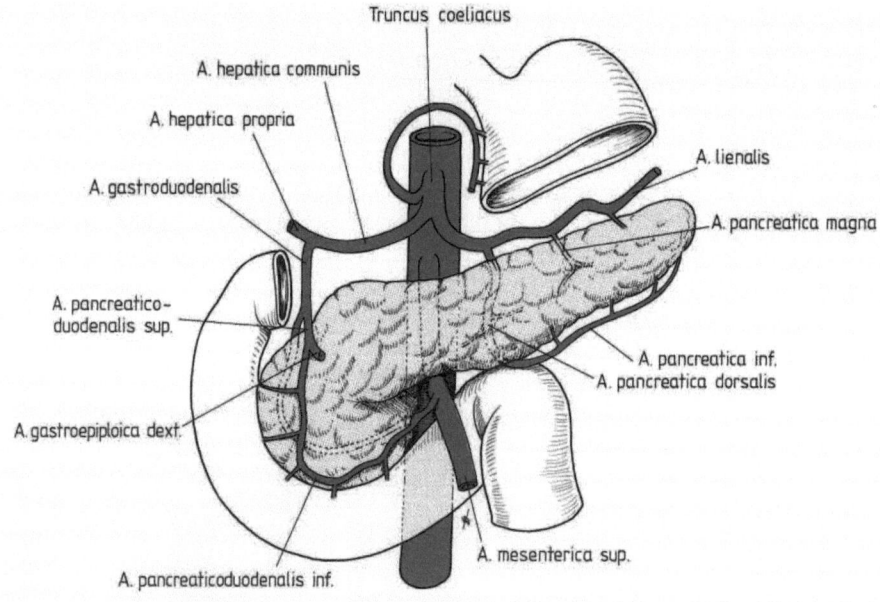

Abb. 13. Arterielles Gefäßsystem

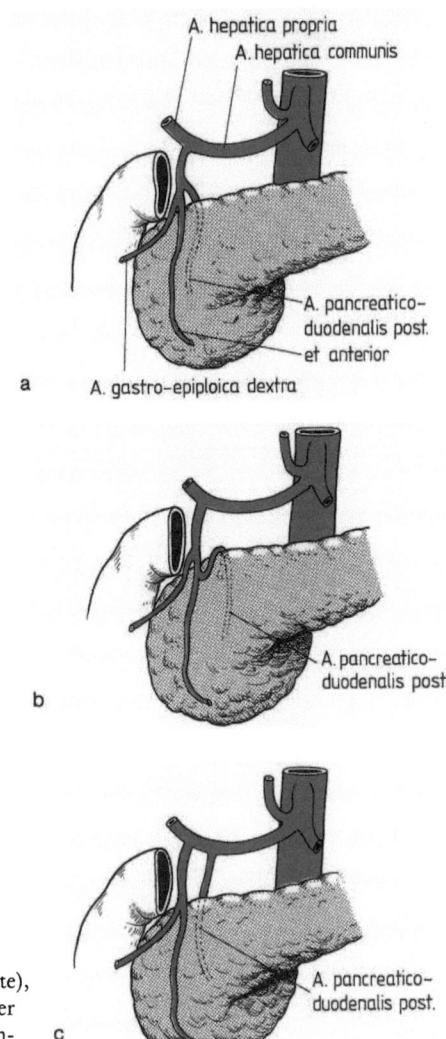

Abb. 14. a Abgang der A. pancreaticoduodenalis post. aus der A. gastroduodenalis (häufigste Variante), **b** Abgang der A. pancreaticoduodenalis post. aus der A. pancreaticoduodenalis ant., **c** Abgang der A. pancreaticoduodenalis post. aus der A. hepatica communis

Während der Pankreaskopf vom Truncus coeliacus und der A. mesenterica superior versorgt wird, ist Corpus und Cauda ausschließlich von der Versorgung durch den Truncus coeliacus abhängig. Von der A. lienalis geht innerhalb der ersten 2 cm in ca. 37% der Fälle die A. pancreatica dorsalis ab (WOODBURNE und OLSEN 1951, MICHELS 1955). Sie kann auch direkt aus dem Truncus coelicacus entspringen (33%) ebenso aus der A. hepatica communis (8%) oder auch, in seltenen Fällen, ihren Ursprung in der A. mesenterica superior haben.

Die A. pancreatica dorsalis ist in einer Konstanz von 90% vorhanden (WOODBURNE und OLSEN 1951). Sie zieht an der Rückseite des Pankreas nach kaudal und verzweigt sich dort in einen rechten und einen linken Ast. Der linke, meist stärkere, verläuft auf der Dorsalseite des Pankreasunterrandes als A. pancreatica inferior in Richtung des Pankreasschwanzes. Der rechte Ast kommuniziert mit den Arkaden des Pankreaskopfes.

Von der A. linealis gehen während ihres Verlaufes am Oberrand des Pankreas – an der Dorsalseite entlang ziehend – weitere Äste zum Pankreas ab. Der stärkste Ast, meist in der Mitte zwischen Truncus und Pankreasschwanz gelegen, wird als A. pancreatica magna bezeichnet. Er verläuft nach kaudal, zweigt sich reichhaltig auf und kommuniziert mit den Ausläufern der A. pancreatica inferior.

Für jedes chirurgische Vorgehen ist nicht nur die genaue Kenntnis der arteriellen Versorgung von Wichtigkeit, auch an die mögliche Varianz, die phänotypische Realisierung im Einzelfall muß jeweils gedacht werden. Nachdem der Truncus coeliacus und die A. mesenterica superior die arteriellen Versorgungsquellen darstellen, sollen einige Versorgungsvarianten in diesem Bereich Erwähnung finden (Abb. 15 a–f). Ausgehend von der somitären Gliederung (Ursegmente) während der embryonalen Entwicklung, wird die segmentale Anordnung und die Ausbildung von Varianten durch ausbleibende Zurückbildung einzelner primärer Gefäßanlagen verständlich (Pierson 1943, Falconer und Griffith 1950, Michels 1955, Ruzicka und Rossi 1970). Um eine seltene Variation dürfte es sich bei der von Gordon und Mitarb. (1978) beschriebenen zusätzlichen Versorgung der Leber aus einem Seitenast der A. pancreatica dorsalis handeln. Immerhin zeigt auch dieses Beispiel die vielfältigen Möglichkeiten bzw. die Varianzbreite der arteriellen Gefäßversorgung.

Venöses System

Die Venen haben ein den Arterien zugeordnetes Verteilungsmuster, allerdings mit einem sehr variablen Verlauf und einer inkonstanten Ausbildung der einzelnen venösen Gefäße. Die Pfortader drainiert den gesamten venösen Blutabfluß des Pankreas (Abb. 16).

Die V. pancreatico-duodenalis superior anterior wird zur wesentlichen, den Pankreaskopf drainierenden Vene. Bevor sie in die V. mesenterica superior einmündet, nimmt sie sowohl die V. gastroepiploica als auch einen oder mehrere Äste aus dem venösen Abflußgebiet des rechten Kolons auf. Die Vv. pancreaticoduodenales inferiores münden entweder direkt in die V. portae, in die V. mesenterica superior oder aber in kranial verlaufende Jejunalvenenäste. Die dorsalen Verzweigungen der V. pancreatico-duodenalis superior ziehen direkt zur V. portae.

Das Blut aus dem Korpus- und Schwanzbereich wird über kleine Äste abdrainiert, welche direkt in die V. lienalis einmünden. Zusätzlich verläuft am Unterrand des Pankreas, korrespondierend zur entsprechenden Arterie, die V. pancreatica inferior. Sie wird meist von der V. mesenterica superior, seltener von der V. lienalis aufgenommen (Falconer und Griffith 1950). Eine kleine Vene, die V. pancreatico-cervicalis, ist inkonstant; sie mündet an der unteren Inzisur, am Übergang vom Kopf zum Korpus, direkt in die V. mesenterica superior. Sie gilt es bei chirurgischen Eingriffen stets zu berücksichtigen. Für die Chirurgie von nicht unwesentlichem Vorteil ist allerdings der Umstand, daß von der V. portae nach ventral keine Äste abgehen. Das präparative Vorgehen beim Ablösen des Pankreas

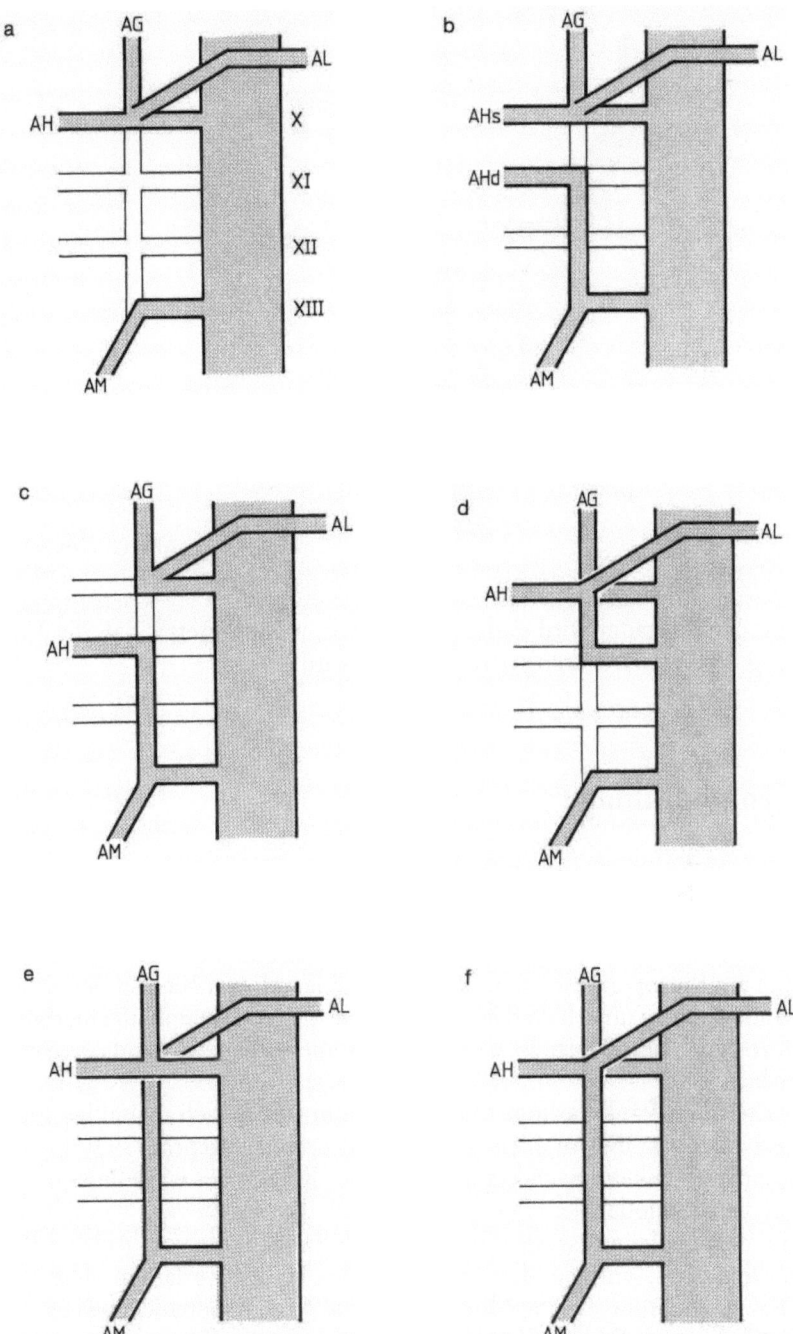

Abb. 15. a Truncus hepato-gastro-lienale. (55 – 65%) (AH = A. hepatica communis, AG = A. gastrica sinistra, AL = A. lienalis, AM = A. mesenterica superior), **b** Truncus hepato-gastro-lienale; jedoch: A. hepatica dextra aus A. mesenterica superior (ca. 10%), **c** Truncus gastro-lienale (ca. 5,5%), **d** Truncus hepato-lienale (ca. 3,5%), **e** Truncus hepato-gastricum (ca. 1,5%), **f** Truncus mesenterico-hepato-lienale (ca. 0,5%)

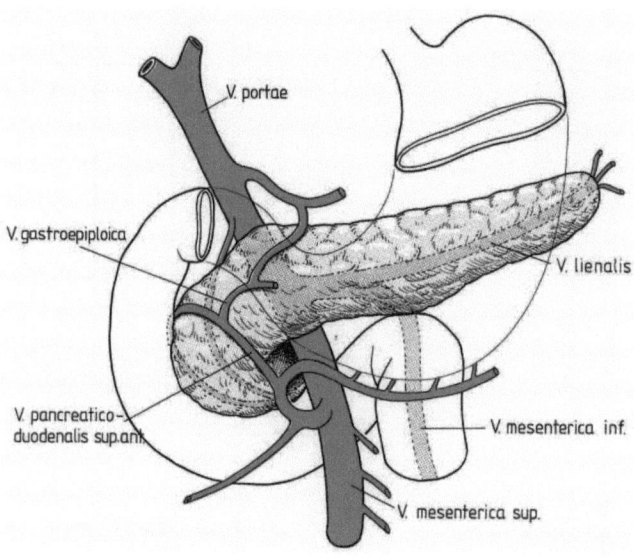

Abb. 16. Venöses Gefäßsystem

von der Pfortader wird dadurch gefahrlos, vorausgesetzt, daß die Verlaufsrichtung der V. portae streng berücksichtigt wird.

Lymphdrainage

In dem Ansatz des Mesocolon transversum, quer durch den Oberbauch verlaufend, sehen Evans und Ochsner (1954) eine Trennlinie bezüglich der lymphatischen Drainagerichtung. Oberhalb dieser Ansatzlinie des Mesocolon transversum am Retroperitoneum bilden die Nodi lymphatici coeliaci den drainierenden Sammelpunkt; unterhalb dieser Grenzlinie die Nodi lymphatici mesenterici superiores. Auf diese Weise ist der Processus uncinatus dem kaudalen System zuzuordnen.

Zwischen Pankreaskopf und Duodenum finden sich vielseitige lymphatische Verbindungen, die vor allem auf der Dorsalseite ausgeprägt sind. Hier zieht eine Lymphknotenkette nach kranial bis zu der Region des einmündenden Ligamentum hepatoduodenale. Hier vereinigen sich die Lymphwege von seiten der Leber und dem Gallenwegssystem mit den Abflußwegen, die vom Antrum des Magens herkommend, entlang den epiploischen Gefäßen verlaufen. Die zentripetale Drainagerichtung zielt von hier aus auf die Nodi lymphatici coeliaci.

Als die erste Drainagestation großer Anteile des Korpus und des Schwanzes fungieren die am Milzhilus, aber auch im Ligamentum gastrolienale gelegenen Lymphknoten. Von hier aus zieht der Hauptstrom entlang der A. lienalis in Richtung der Nodi lymphatici coeliaci. Zu einem kleinen Teil drainieren Lymphgefäße entlang des Pankreasunterrandes in Richtung Nodi lymphatici mesenterici superiores (Abb. 17).

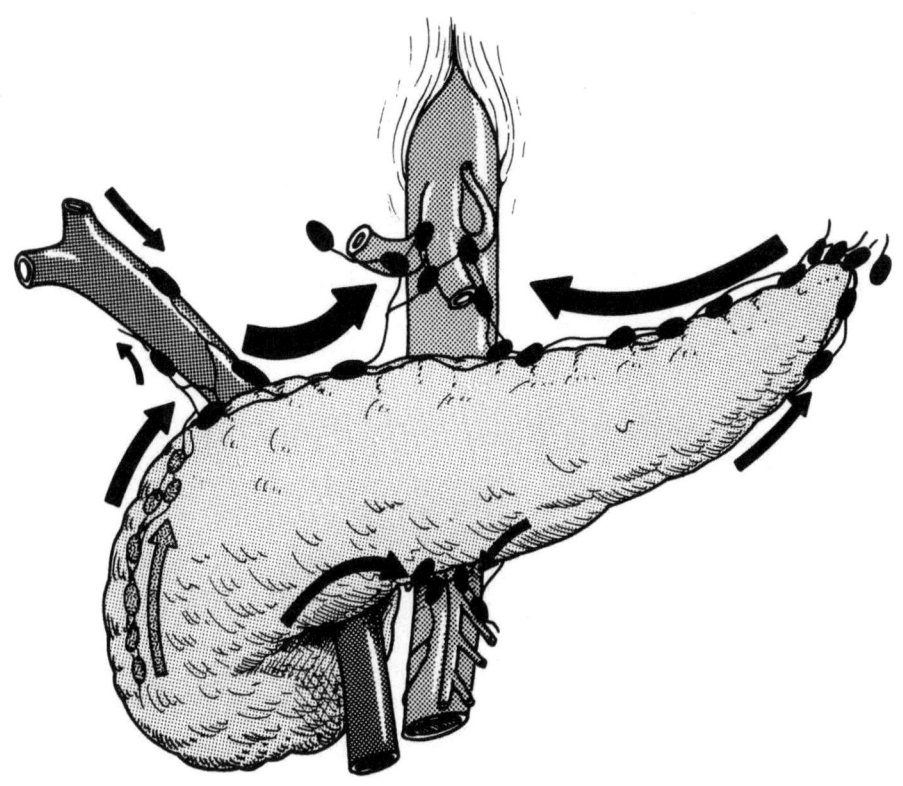

Abb. 17. Lymphatisches Drainagesystem

Innervation

Das Pankreas ist sympathisch und parasympathisch innerviert. An der efferenten Innervation (vasomotorisch, neurohumoral) nimmt der N. vagus sowie große Anteile der Nn. splanchnici teil. Afferente, viscero-sensible Fasern, verlaufen lediglich über die Nn. splanchnici (Abb. 18). Durch mehrere Untersuchungen konnte gezeigt werden, daß vagal keine Schmerzperzeption vermittelt wird (RAY und NEILL 1947, RAY und CONSOLE 1949). RAY und NEILL konnten schon 1947 zeigen, daß eine beidseitige Splanchnikektomie und Sympathektomie zwischen der Höhe des 7. BWK und des 3. LWK dazu geeignet ist, die gesamte Afferenz des Pankreas zu blockieren.

Histologie

Das Pankreas besteht morphologisch und funktionell aus zwei Komponenten: der exokrinen Drüse und dem endokrinen Inselapparat.

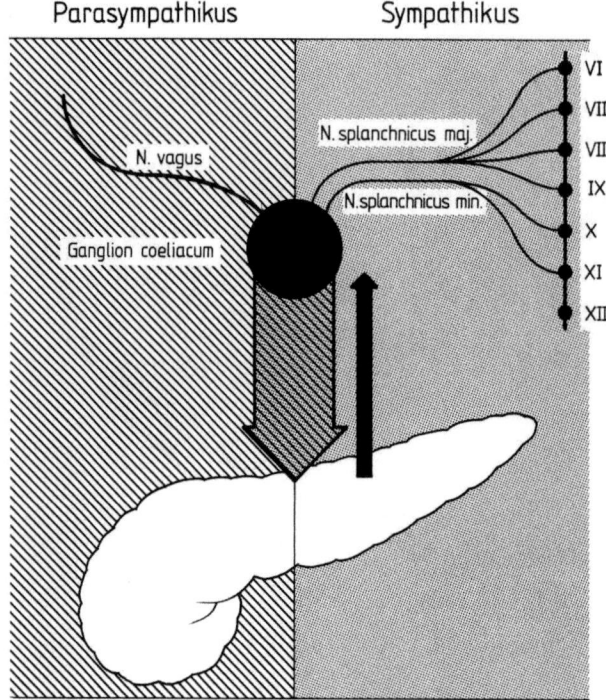

Abb. 18. Innervation des Pankreas. Schmerzperzeption ausschließlich über Sympathikusfasern (schwarzer Pfeil)

Exokriner Anteil

Das Pankreas ist ein parenchymatöses Organ und stellt eine seröse Speicheldrüse von tubulo-azinärem Aufbau dar. Der Azinus, das Endstück des weit aufgezweigten Gangsystems, bildet das Grundelement des morphologischen Aufbaus (Abb. 19). An seinem „*hilären*" Pol ragen zentroazinäre Zellen in das Azinus-Cavum; sie sind Ausläufer der niedrig-zylindrischen Schaltstückzellen. Die pyramidenförmigen Azinuszellen zeigen während der Nüchternphase apikal gelegene azidophile Zymogengranula, basal eine ausgeprägte Basophilie, welche auf eine hohe Konzentration von Ribonukleoproteinen hindeutet. Der Azinus ist umgeben von retikulärem Bindegewebe, in welchem Blut- und Lymphkapillaren sowie marklose Nervenendigungen eingebettet sind (Abb. 20).

Endokriner Anteil

Etwa 1 Million Langerhans'scher Inseln repräsentieren die endokrine Komponente der Bauchspeicheldrüse. Die Inseln, Gesamtgewicht ca. 2–2,5 g, sind reichhaltig mit Gefäßen und Nerven versorgt (BUCHER 1967). Die Häufigkeitsdichte dieser Langerhans'schen Inseln scheint Unterschiede aufzuweisen in der Weise, daß im Pankreasschwanz eine größere Dichte als im Korpus und Kopfbereich festzustellen ist.

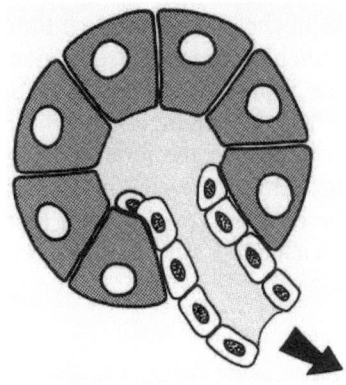

Abb. 19. Grundelement des morphologischen Aufbaus: der Azinus mit dem angegliederten Schaltstück

Die Inseln beinhalten jeweils verschiedene Zelltypen mit unterschiedlicher histochemischer Identifizierbarkeit und verschiedener hormoneller Kompetenz. Die A-Zellen (Alpha) machen ca. 20% des Bestandes aus und sind innerhalb der Inseln peripher lokalisiert. Die B-Zellen (Beta) liegen eher zentral; sie sind im we-

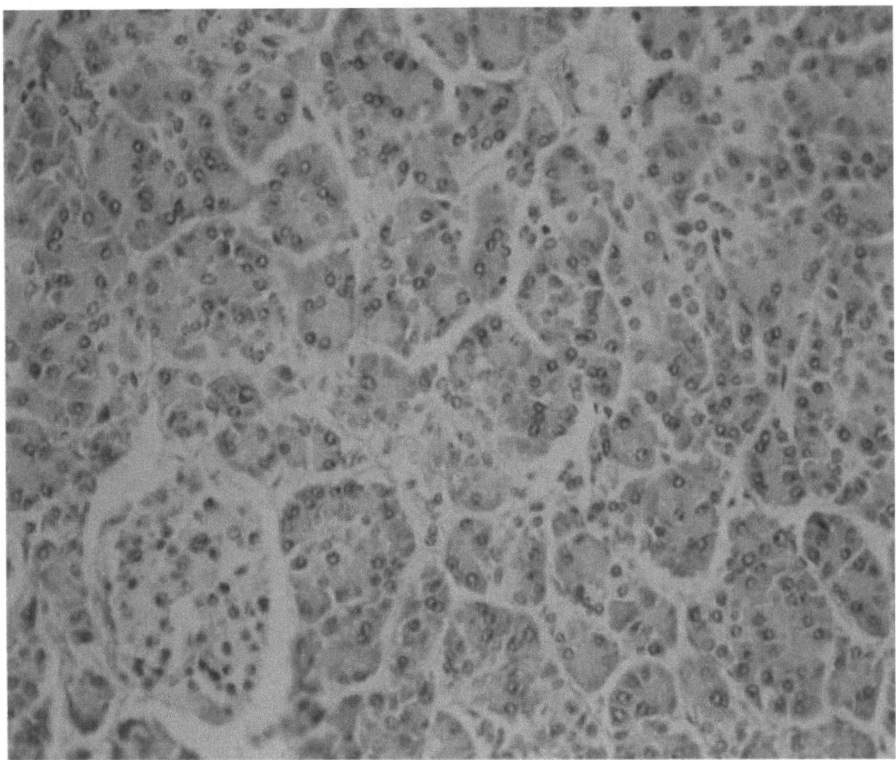

Abb. 20. Histologische Strukturen des Pankreas (links unten Darstellung einer Langerhans'schen Insel) (PAS-Färbung; 250-fache Vergrößerung)

sentlichen verantwortlich für die Insulinproduktion. Zwei weiteren Zelltypen gilt zunehmend das Interesse, den D-Zellen sowie den PP-Zellen. Den Ersteren wird die Fähigkeit zur Somatostatin-Produktion zugeschrieben (POLLAK und Mitarb. 1975). In Abhängigkeit von der Lokalisation zeigen die Inseln eine jeweils unterschiedliche Zusammensetzung hinsichtlich der Zelltypen: Während der Zelltyp A im Schwanzbereich besonders häufig anzutreffen ist, finden sich die PP-Zellen besonders vermehrt im Processus uncinatus. Die D-Zellen sind offensichtlich gleichmäßig auf das Organ verteilt.

Physiologie

Das Pankreas beinhaltet zwei Funktionseinheiten, die sich histologisch verschieden darstellen. 98–99% des Organgewichtes bilden den exokrinen Anteil. Zwei Zelltypen sind histologisch und funktionell zu unterscheiden: Das Drüsenepithel der Azini, der Ort der Enzymsynthese, sowie das einschichtige zentroazinäre und distale Gangepithel, verantwortlich für die Wasser- und Bikarbonatsekretion. Unabhängig von diesem System liegen die Langerhans'schen Inseln, ca. 1 Million, über das Organ nahezu gleichmäßig verteilt. Sie stellen den endokrinen Teil der Bauchspeicheldrüse dar. Die B-Zellen sind für die Insulin-, die A-Zellen für die Glucagonproduktion verantwortlich, Die höhere Insulinproduktion im Schwanzanteil des Pankreas ist auf den höheren B-Zellengehalt der dort liegenden Inseln zurückzuführen. Neben der systemischen Wirkung des endokrinen Inselapparates wurden in letzter Zeit auch lokale Funktionen wahrscheinlich gemacht.

Exokrine Funktion

Pro Tag werden ca. 1,5 Ltr. eines alkalischen Pankreassekretes gebildet. Die Zusammensetzung ändert sich je nach Tageszeit und Nahrungsaufnahme. Das zur extrazellulären Flüssigkeit isotone Pankreassekret beinhaltet Cl^- und HCO_3^- als Anionen, jeweils in reziproker Konzentration und Na^+ und K^+ als Kationen. Das Bikarbonat ist wesentlicher Bestandteil des Sekretes mit der Aufgabe, den sauren Chymus im Duodenallumen zu neutralisieren und damit ein Aktivitätsoptimum für die Pankreasenzyme herzustellen. Das Wirkoptimum der Alpha-Amylase liegt bei pH 6,8, für die Proteasen zwischen 7 und 8, für die Lipase und Phospholipase A bei pH 8. Je nach Bedarf ändert sich der Gehalt an Bikarbonat regulativ; bei großen Flußmengen steigt in der Regel der Bikarbonatgehalt, während er bei niedrigen Raten sinkt.

Mehr als 90% des Proteins des Pankreassekretes machen die in ihm enthaltenen Enzyme aus. Der absolute Proteingehalt schwankt zwischen 0,1 und 4,5%. Alle Enzyme werden in den Azinuszellen gebildet. Während die Lipase, die Amylase und Ribonuklease in aktiver Form von den Azinuszellen sezerniert werden, bedürfen die Proteasen ebenso wie die Phospholipasen erst einer Aktivierung.

Dies geschieht im Duodenum sowie den oberen Dünndarmabschnitten durch die dort befindliche Peptidase: Enterokinase.

Die Sekretion des Pankreas wird bedarfsadaptiert neurohumoral gesteuert (BROOKS 1973). Ausgehend von einer Basalsekretion, deren Promotor noch nicht ausreichend definiert ist, lassen sich 3 Stimulationsphasen charakterisieren, an denen neurohumorale Regulationsmechanismen unterschiedlich Anteil haben. Bei der *cephalen* Stimulation fungiert der Vagus als Vermittler, wobei noch unklar ist, ob er seine stimulative Wirkung direkt oder über das Gastrin ausübt. Es resultiert ein proteinreiches bikarbonatarmes Pankreassekret.

Die Distension des Magens in der *gastrischen* Phase bewirkt eine Erhöhung des Vagotonus und eine Freisetzung von Gastrin. Das Resultat hinsichtlich der Pankreassekretion ist vergleichbar mit derjenigen der cephalen Stimulation. Durch die Passage des Chymus aus dem Magen in das Duodenum werden die humoralen Regulationsmechanismen aktiviert. Sekretin stimuliert die hydrokinetische Funktion der Bauchspeicheldrüse (H_2O, HCO_3^-) (BAYLISS und STARLING 1902, BECKER 1957), während das Cholecystokinin-Pankreozymin die ekbolische Pankreasfunktion anregt und damit die Synthese und Ausscheidung der Enzyme forciert (*Intestinale* Phase) (HARPER und RAPER 1943, BECKER 1957). Weitere gastrointestinale Hormone sind an der Sekretionsregulation mehr oder weniger beteiligt; der jeweils unterschiedliche Einfluß dieser Hormone auf die hydrokinetische bzw. ekbolische Sekretion ist in Abb. 21 dargestellt.

Neben den regulierenden Mechanismen, mit dem Ziel einer Leistungsoptimierung, bedarf es einer Reihe von Regulativen, welche das Pankreas in Struktur und Funktion unversehrt erhalten. Dies um so mehr, als durch den hohen Gehalt an enzymatischer Aktivität potentiell eine Eigendestruktion droht. Diese aggressive Potenz des Pankreas kann sich bei Eintreten der Regulationsentgleisung gegen das eigene Organ, und daraus folgend, gegen den eigenen Organismus richten. Die Gesamtheit der Enzyme hat in solchen Ausnahmesituationen mehr oder weniger Anteil an der folgenreichen Organdestruktion, die sich fulminant oder auch schleichend entwickeln kann (Tabelle 3.).

Ein Katalog von defensiven Schutzfaktoren ist gegen diese destruktive Tendenz gerichtet. Die in Tabelle 4 dargestellten Schutzmechanismen tragen zur Sta-

Hormon	Wasser, HCO_3^-	Enzym - Proteine
Sekretin	↑↑	↑
CCK	↑	↑↑
Gastrin	↑	↑
VIP	↑	↑
Glucagon	↓	↓
Somatostatin	↓	↓
N. vagus	↑	↑

Abb. 21. Der Einfluß verschiedener Hormone auf die hydrokinetische und ekbolische Sekretion des Pankreas

Tabelle 3. Pankreasenzyme

Amylase
Carboxypeptidase A
Carboxypeptidase B
Cholesterinesterase
Chymotrypsin A
Chymotrypsin B
Desoxypribonuclease
Elastase
Kallikreinogen
Kollagenase
Lipase
Phospholipase A
Phospholipase B
Ribonuclease
Trypsin

Tabelle 4. Schutzmechanismen des Pankreas

1. Alkalisches Milieu
   a) Verhinderung der Konversion des Trypsinogens zu Trypsin
   b) Höhere Bindungsintensität durch Trypsininhibitoren
2. Sekretion proteolytischer Enzyme in inaktiver Form
3. Kontrolle der Aktivierung des Trypsinogens durch Calcium
4. Trypsin-, Chymotrypsin-, Kallikrein-, Elastaseinhibitoren
5. Hämatogene und lymphogene Drainage des Interstitiums
6. Muzinauskleidung des Pankreasgangsystems
7. Antienzyme im Blutserum

bilität und zur Erhaltung von Struktur und Funktion des Organs bei. Eine wesentliche Voraussetzung hierfür ist die Aufrechterhaltung der normalen Abfluß- und Drainagebedingungen: kanalikulär, hämatogen und lymphogen. Bedingungen für den ungestörten kanalikulären Sekretfluß ist die Konsistenz des Sekretes ebenso wie eine freie duktale Passage. Die Basalsekretion trägt unter diesem Aspekt wesentlich an der Aufrechterhaltung des steady state bei und hat damit selbst Clearance- und Schutzfunktion.

Endokrine Funktion

Neben den A-, B- und D-Zellen ist eine Vielzahl von Zellen definiert und charakterisiert worden, die sich durch die Produktion unterschiedlicher Hormone auszeichnen. Danach werden in den PP-Zellen Polypeptide, in den P-Zellen ein Bombesin-ähnliches Polypeptid, in den G-Zellen das Gastrin und in den D_1-Zellen das VIP synthetisiert. Weitere Zellspezifizierungen sind zu erwarten, so wird die Produktion von ACTH und Calcitonin in weiteren Zelltypen beschrieben (LARSSON 1977, GALMICHE und Mitarb. 1980).

Diese Vielzahl hormonaktiver Substanzen läßt in vielfältiger Weise Wirkungen und eine entsprechend physiologische Bedeutung vermuten. Neben der systemischen Wirkung wird mehr und mehr eine regulative Einflußnahme auf das Organ Pankreas, auf den exokrinen Drüsenanteil sowie auf das gesamte Sekretionsverhalten vermutet (HENDERSON und Mitarb. 1981).

Das in den B-Zellen produzierte Insulin hat anabole Wirkung. Der Glucosetransport in die Zelle wird ebenso angeregt wie die Synthese von Proteinen und die Depotbildung von Glykogen. Die Regulierung des Blutglucosespiegels, welche labortechnisch leicht überprüfbar ist, stellt somit einen Parameter dar, der aus einer Summation regulativer Einzelfunktionen resümiert.

Auch das in den A-Zellen gebildete Glucagon hat wesentliche Stoffwechselfunktion und hat damit Anteil an der Regulation des Blutzuckerspiegels. Durch die Stimulation der Glykogenolyse, der Gluconeogenese und der Proteolyse in der Leber wird es zu einem Gegenspieler des Insulins.

Chronische Pankreatitis

Definition

Das Krankheitsbild der chronischen Pankreatitis ist definiert als eine chronisch-progrediente Entzündung der Bauchspeicheldrüse, welche fokal, segmentär oder diffus auftreten kann. Sie besitzt sämtliche Attribute der Chronizität: progredient, perpetuierend, irreversibel.

Ein zunehmender sklerosierender Parenchymumbau bedeutet entsprechend eine zunehmende Einschränkung der Funktion: exokrin wie endokrin. Die anatomischen und funktionellen Ausfälle sind irreversibel. In Abhängigkeit von den Symptomen läßt sich eine *„primär chronische Pankreatitis"* von einer *„chronisch rezidivierenden Pankreatitis"* abgrenzen. Bei der letzteren ist der klinische Verlauf durch akute Exazerbationen gekennzeichnet. Nach der Definition des Marseiller Symposiums 1963 (SARLES 1965) läßt sich die Abgrenzung zu den Formen der akuten Pankreatitis entsprechend dem Schema von AMMANN (1969) darstellen (Abb. 22).

In der Anfangsphase der Erkrankung ist oft noch nicht zwischen der akuten und chronischen Form der Pankreatitis zu unterscheiden. Das Hauptmerkmal der chronischen Pankreatitis, die zunehmende Funktionseinschränkung sowie auftretende Verkalkungen, als Ausdruck der morphologischen Schädigung des Organs, kann jeweils nur durch den weiteren Krankheitsverlauf dokumentiert und damit das Vorliegen einer chronischen Verlaufsform belegt werden.

Symptomatische, ätiologische, pathogenetische, morphologische und klinische Verlaufskritierien haben zu einer unterschiedlichen Einteilung und Nomenklatur der chronischen Pankreatitis geführt (Tabelle 5). Jede dieser Einteilungen engt zwangsläufig das Verständnis gegenüber dieser Erkrankung auf wenige Entscheidungskriterien ein. Der Versuch, Krankheitsbilder in nosologischer Entität zu definieren, läßt nicht selten die Krankheitsprogredienz außer Acht und nicht zuletzt die Beobachtung, daß heterogene Noxen in vielen Fällen isomorphe Pankreasveränderungen zur Folge haben können. So können biliäre oder alkoholische Pankreatitiden in Abhängigkeit von der Zeit in das Stadium der Sklerosierung einmünden, wobei die Krankheitsentwicklung symptomatisch oder primär symptomlos verlaufen kann. Auftretende Kalzifizierungen scheinen allerdings Ausdruck einer eigenständigen Erkrankungsform und in den meisten Fällen Folge einer Alkoholschädigung zu sein (KELLEY und Mitarb. 1957, BELL 1958, OWENS und HOWARD 1958, PAULINO-NETTO und Mitarb. 1959, SARLES und Mitarb. 1961, NAKAMURA und Mitarb. 1972).

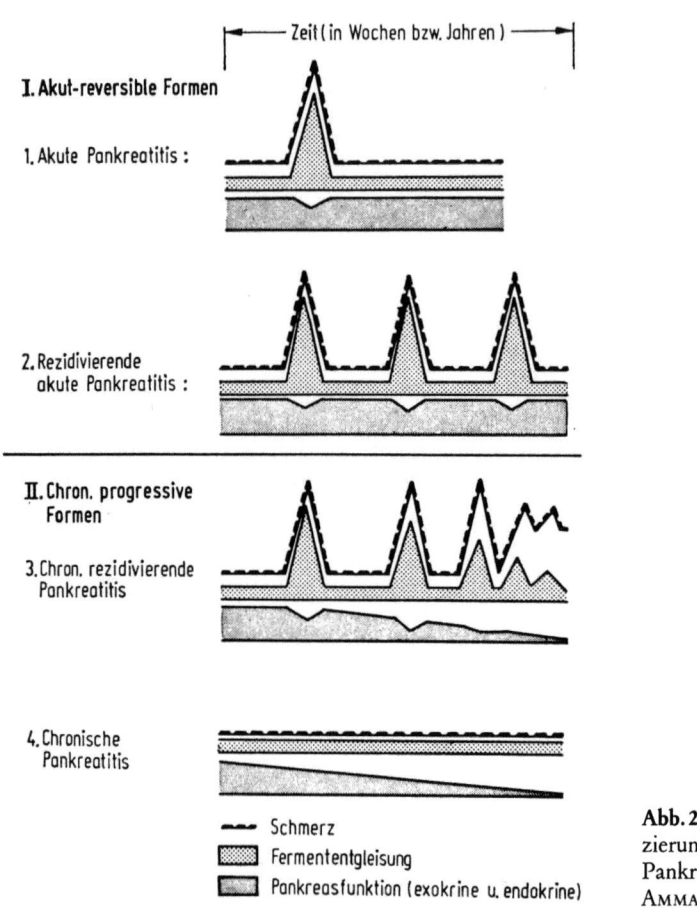

Abb. 22. Marseiller Klassifizierung der verschiedenen Pankreatitisformen nach AMMANN (1969)

Bei allen Vorbehalten soll daher im Folgenden der Begriff der chronisch kalzifizierenden Pankreatitis als der häufigsten Form der chronischen Pankreatitis repräsentativ verwandt werden. Ihre ätiologischen und pathogenetischen Zusammenhänge, ihr symptomatischer und morphologischer Ablauf sowie die Konsequenzen für die Therapie sind in umfangreichen Untersuchungen hinreichend belegt.

Der chronisch-kalzifizierenden Pankreatitis soll die chronisch-obstruktive Pankreatitis gegenübergestellt werden. Ihr liegt eine Behinderung des Sekretflusses im Pankreasgang oder Papillenbereich zu Grunde. Die chronisch-obstruktive Pankretitis ist eine Reaktion auf eine primär-mechanische Noxe. Daneben gibt es eine Reihe eigenständiger Erkrankungen, die sich dem Vollbild der chronischen Pankreatitis symptomatologisch und morphologisch mehr oder weniger angleichen. Zahlenmäßig spielen sie eine untergeordnete Rolle (primär entzündliche Pankreatitis, hereditäre Pankreatitis, Immunpankreatitis etc.).

Der Nachweis einer chronischen Pankreatitis ist entweder durch die Bestätigung morphologischer Veränderungen (Kalzifikationen, Biopsie) oder aber durch den Nachweis einer eingeschränkten Funktion zu führen (SARLES und Mitarb.

Tabelle 5. Einteilungskriterien und die variierende Terminologie der chronischen Pankreatitis.

Einteilungskriterien	
Symptomatisch	primär chronische Pankreatitis chronisch rezidivierende Pankreatitis
Ätiologisch	chronische alkoholische Pankreatitis chronische biliäre Pankreatitis hereditäre Pankreatitis
Pathogenetisch	chronisch obstruktive Pankreatitis Immunpankreatitis chronisch tryptische Pankreatitis
Morphologisch	chronisch sklerosierende Pankreatitis chronisch kalzifizierende Pankreatitis primär entzündliche Pankreatitis
Lokalisation	Divisum-Pankreatitis Rinnen-Pankreatitis Pankreasschwanz-Pankreatitis Pankreaskopf-Pankreatitis

1965, AMMANN und Mitarb. 1973). Letzterer jedoch gewährt nur bei wiederholter Feststellung über einen längeren Zeitraum hinreichende Sicherheit bei der Abgrenzung zur kurzfristigen Funktionseinbuße als Folge einer akuten Bauchspeicheldrüsenentzündung (AMMANN und Mitarb. 1973).

Kein Zweifel, daß im klinischen Alltag die Grenzziehung zwischen den einzelnen Pankreatitisformen mitunter Probleme aufwirft. Das wesentliche Entscheidungskriterium für die Unterscheidung einer rezidivierenden akuten und chronisch-rezidivierenden Pankreatitis ist die im Krankheitsverlauf zunehmende Dysfunktion bei der chronischen Pankreatitis. In der Anfangsphase sind beide Erkrankungsformen nicht zu differenzieren, was auch nicht unbedingt erforderlich ist, ergeben sich doch keinerlei therapeutische Konsequenzen. Allerdings ist große Sorgfalt bei der diagnostischen Abklärung dieser Erkrankungsformen zu verwenden, zumal bei der rezidivierenden akuten Pankreatitis Ursachen zu identifizieren und zu eliminieren sind, um die Erkrankung zur Ausheilung zu bringen. Der anamnestische Hinweis auf eine Alkoholexposition ermöglicht frühzeitig auf diesen, für die chronische Pankreatitis im wesentlichen verantwortlichen Faktor Einfluß zu nehmen, was in dieser frühen Phase der Erkrankung die größten Aussichten bietet, die Krankheitsetablierung und deren Progredienz zu verhindern oder zumindest günstig zu beeinflussen.

Krankheitsdefinitionen verhelfen wesentlich dazu, Erkrankungen zu erkennen, einzuordnen und therapeutische Richtlinien aufzuzeigen. Sie ermöglichen jedoch zusätzlich die Evaluierung verschiedener Therapieformen, wobei die wesentlichste Voraussetzung die definitionsgemäße Vereinheitlichung des Patientenkollektivs darstellt. Eine unklare Grenzziehung zwischen den einzelnen Erkrankungsmanifestationen schränkt die Aussagebedeutung derartiger Therapieanalysen notwendigerweise ein oder führt gar zu falschen Schlußfolgerungen.

Epidemiologie

Die Häufigkeit des Vorkommens der chronischen Pankreatitis basiert auf geographisch unterschiedlichen Entstehungsursachen. VAKIL (1976) unterscheidet zwischen einem *„euro-amerikanischen"* und einem *„afro-asiatischen"* Typ. Diese Differenzierung hat ihre Berechtigung, wie eine an 41 gastroenterologischen

Tabelle 6. Ätiologische Faktoren der chronischen Pankreatitis im geografischen Vergleich.

Kontinent	Land	Autor	Jahr	Anzahl der Patienten n	Ätiologie			
					alkoholisch %	biliär %	Eiweißmangel %	idiopathisch %
Amerika	USA	PAULINO-NETTO und Mitarb.	1960	124	38	39	–	–
		BERMAN und Mitarb.	1961	123	58	22	–	20
		WHITE und Mitarb.	1968	179	59	12	–	29
		WARREN und MOUNTAIN	1971	530	41	28	–	38
	Brasilien	DANI und NOGUEIRA	1976	92	82	–	–	18
Europa	Bundesrepublik Deutschland	MÜLLER-WIELAND	1965	202	11	19	–	70
		LANKISCH und Mitarb.	1975	42	59,5	9,5	–	31
		MANGOLD	1977	225	60	20	–	31
	Dänemark	PEDERSEN und Mitarb.	1982	64	70	–	–	22
	England	HOWAT	1968	54	20	15	–	–
		JAMES und Mitarb.	1974	107	42	18	–	40
	Italien	STEFANINI und Mitarb.	1972	101	17	40	–	–
	Schweiz	AMMANN und Mitarb.	1973	102	62	2	–	33
	Tschechoslowakei	HERFORT	1963	151	4,6	55	–	40,4
Afrika	Uganda	SHAPER	1964	36	50	3	47	–
	Nigeria	OLURIN und OLURIN	1969	45	–	–	100	–
	Süd-Afrika	MARKS und Mitarb.	1968	113	55	20	–	25
Asien	Japan	ISHII und Mitarb.	1973	150	32,9	10	–	41,5
		SATO und Mitarb.	1975	71	30	11	–	38
	Indien	VAKIL	1972	40	25	9	28	38
		NAIR	1972	75	–	–	100	–

Zentren in 28 Ländern durchgeführte Studie zeigen konnte (SARLES 1973).

Die zunehmende Häufigkeit der chronischen Pankreatitis in Ländern mit hohem Lebensstandard kann mit als Folge des ansteigenden Alkoholkonsums gewertet werden (HOWARD und JORDAN 1960, FITZGERALD und Mitarb. 1963, HAEMMERLI und Mitarb. 1965, HOWAT 1965, CREUTZFELDT und Mitarb. 1970, AMMANN und Mitarb. 1973, ISHII und Mitarb. 1973, JAMES und Mitarb. 1974, SARLES und SAHEL 1976). Gleichzeitig konnte in der erwähnten Studie ein Zusammenhang mit einer fett- und proteinreichen Ernährung hergestellt werden (SARLES 1973). Ähnliche Beobachtungen und Untersuchungsergebnisse finden sich auch in anderen Mitteilungen (SARLES 1965, SARLES und Mitarb. 1965). Während Zentraleuropa, Skandinavien und England bislang als Region geringer Erkrankungsinzidenz galten, sprechen neuere Untersuchungen für eine Zunahme, wobei der ätiologische Faktor „Alkohol" in den Vordergrund rückt. (HAEMMERLI u. Mitarb. 1965, HOWAT 1968, CREUTZFELDT und Mitarb. 1970, JAMES und Mitarb. 1974, BECKER 1976). Frankreich, Süd-Afrika und die Vereinigten Staaten gelten als Länder mit hohen Erkrankungsziffern, wobei hier der Anteil alkoholischer Pankreatitiden besonders hoch ist (HOWARD und EHRLICH 1961, MARKS und BANK 1963, 1973, SARLES und Mitarb. 1965, WHITE und Mitarb. 1968). Dem „euro-amerikanischen" steht der „afro-asiatische" Typ gegenüber. Bei dieser Form der chronischen Pankreatitis scheint die Verursachung durch eine Mangelernährung prävalent zu sein. Die Pankreasveränderungen im Zusammenhang mit der Eiweißmangelernährung (Kwashiorkor) sind reversibel (SARLES 1973).

Die Ergebnisse einiger klinischer Studien sind in Tabelle 6 dargestellt; die hier angesprochenen Zusammenhänge werden dabei deutlich. Die Unterschiedlichkeit dieser beiden Erkrankungsformen lassen sich auch am Manifestationsalter sowie an der Geschlechtsverteilung erkennen. In Europa gilt für die chronische Pankreatitis ein Manifestationsalter von 35–40 Jahren als charakteristisch mit einer deutlichen Bevorzugung des männlichen Geschlechts (zwischen 60 und 95%) (Tabelle 7). Das durchschnittliche Erkrankungsalter in Indien mit 12,5 Jahren weist deutlich auf die unterschiedliche Genese hin und zeigt, daß die Mangelernährung bereits im Kindesalter zu pankreatogenen Schäden führen kann (SARLES 1973). Die Geschlechter sind annähernd gleich häufig betroffen.

Das mittlere Erkrankungsalter für die akute Pankreatitis liegt mit ca. 50 Jahren 10 Jahre später als bei der chronischen Pankreatitis (35–40 Jahre) SARLES und Mitarb. 1965). Ebenfalls etwa 15–20 Jahre später liegt das durchschnittliche Manifestationsalter des Pankreaskarzinoms (ISHII und Mitarb. 1973).

In Europa hat die chronische Pankreatitis am Gesamtpatientengut einen Anteil von 0,36–1,94% (CREUTZFELDT und Mitarb. 1970). Heute muß allerdings, auf Grund der deutlichen Erkrankungszunahme, eher mit höheren Inzidenzen gerechnet werden. Innerhalb des Krankengutes *Chronische Pankreatitis* findet sich ein unterschiedlicher Prozentsatz mit nachweisbaren Verkalkungen (Tabelle 7). Inwieweit die Kalzifizierungen ein eigenständiges Krankheitsbild repräsentieren, ist noch nicht ganz geklärt, immerhin müssen sie als morphologisches Substrat und Ausdruck der fortgeschrittenen Erkrankung angesehen werden (SARLES und Mitarb. 1961). Es gibt Hinweise, daß die alkoholisch induzierte chronische Pankreatitis besonders häufig Kalzifizierungen aufweist (STOBBE und Mitarb. 1970, WAY und Mitarb. 1974). BECKER (1973) berichtet von einer erkennbaren

Tabelle 7. Alters- und Geschlechtsverteilung sowie Häufigkeit von Kalzifizierungen in den einzelnen Patientenkollektiven.

Autor	Jahr	Anzahl der Patienten n	Mittleres Alter (Jahre)	♀ (%)	♂ (%)	Verkalkungen %
Sarles und Mitarb.	1965	100	38,4	7	93	100
Ammann	1970	52	46	13	87	46
Creutzfeldt und Mitarb.	1970	60	43,5	25	75	33,3
Strum und Spiro	1971	50	46	–	100	60
Warren und Mountain	1971	530	42	40,6	59,4	22
Guillemin	1972	63	28–63	3,2	96,9	100
Ammann und Mitarb.	1973	102	42,7	16	84	62
Ishii und Mitarb.	1973	150	ca. 40	22	78	100
Leger und Mitarb.	1974	148	40	9	91	68
Lankisch und Mitarb.	1975	42	39	21,5	78,5	31
Ammann	1976	166	42–47	17	83	69
Dani und Nogueira	1976	92	38,2	11	89	100
Frey und Mitarb.	1976	149	40	32,2	67,8	48
Jordan und Mitarb.	1977	30	35	26,7	73,3	–
Mangold und Mitarb.	1977	116	♀ 46/♂ 41	16,4	83,6	65
Phillip und Mitarb.	1978	369	35,1	8,4	91,6	35,2
Traverso und Mitarb.	1979	74	44,4	47,3	52,7	39,2
White und Slavotinek	1979	142	43,3	42	58	34,5
Prinz und Greenlee	1981	100	45	2	98	68
Rösch und Mitarb.	1981	531	42,5	19,3	90,7	35,2
Taylor und Mitarb.	1981	91	ca. 50	28	72	60
Sarles und Mitarb.	1982	134	43–47	8	92	50
Brewer und Proctor	1983	49	47	26,5	73,5	100

Zunahme der alkoholisch bedingten chronischen Pankreatitis, die vermehrt mit Kalzifizierungen einhergeht. Andere Untersuchungsergebnisse zeigen diesen Zusammenhang jedoch nicht (DOUTRE und Mitarb. 1977, SARLES und Mitarb. 1982). So berichten GROSS und JONES (1971), daß bei 32% der Patienten mit hereditärer Pankreatitis Verkalkungen auftreten. Auch die nicht alkoholisch induzierte Pankreatitis in West-Nigeria, Uganda und Indonesien zeigt in unterschiedlich hohem Prozentsatz Konkrementbildungen (SHARPER 1964, OLURIN 1969). Damit bleibt die Frage der Spezifität der Kalzifikationen offen, trotz der Erfahrung, daß sie in hohem Maße mit dem Alkoholismus assoziiert sind.

Ätiologie

Ätiologie bedeutet eine statistische Zuordnung zu Faktoren, welche erfahrungsgemäß einen verursachenden bzw. erschwerenden Einfluß auf einen Krankheitsprozeß haben. Im Zusammenhang mit der Entstehung und Entwicklung einer chronischen Pankreatitis ist eine Vielzahl derartiger Faktoren bekannt, die unterschiedlich häufig mit dieser Erkrankung assoziiert sind. Zahlenmäßig sind vor allem alimentäre Faktoren zu nennen, in erster Linie derjenige des Alkohols. Ergebnisse klinischer wie auch autoptischer Untersuchungen belegen den Zusammenhang von Alkoholismus und chronischer Pankreatitis in Form von nachweisbarer Funktionseinschränkung bzw. anatomisch-histologisch feststellbarer Gewebsdestruktion.

SARLES (1965) konnte zeigen, daß bei Alkoholikern mit diagnostizierter chronischer Pankreatitis der tägliche, durchschnittliche Alkoholkonsum bei 175 g/die liegt, verglichen mit 74 g in einer Kontrollgruppe. Als zusätzliches Ergebnis zeigte diese Untersuchung einen signifikant höheren Eiweiß und Fettgehalt der Nahrung bei diesen Patienten (SARLES 1973, SARLES 1974).

Wie die Tabelle 6 zeigt, wird der Alkohol zum häufigsten ätiologischen Faktor. Bei einer Mindestmenge von 60–70 ml täglich (beim Mann; bei der Frau etwa die Hälfte) beginnt die toxische Wirkung und damit die Gefährdung für die Bauchspeicheldrüse (CROSS und Mitarb. 1975, SARLES und Mitarb. 1976). Aber auch sich wiederholende Alkoholexzesse können Ursache für eine chronische Pankreatitis sein (MARKS und BANK 1963). Der Entwicklung einer chronischen Pankreatitis geht nicht selten ein bis zu 15 Jahre langer Alkoholkonsum (150–175 ml/die) voraus (HOWARD und JORDAN 1960, DURBEC und SARLES 1978, MARKS und Mitarb. 1978, HOWAT und SARLES 1979). Auch geringere Mengen an Alkohol können bei entsprechender Diathese schon zur Entwicklung einer chronischen Pankreatitis führen (SARLES und MERCADIER 1960). Allerdings wird der Krankheitsentstehungsprozeß ganz wesentlich durch die bezeichneten flankierenden Diätgewohnheiten beschleunigt, so daß schon nach zwei Jahren krankhafte Veränderungen manifest sein können (SARLES und Mitarb. 1976).

Gallenwegserkrankungen spielen als ätiologischer Faktor bei der Entstehung einer chronischen Pankreatitis eine eher untergeordnete Rolle. Veränderungen in der gemeinsamen Endstrecke beider Ausführungsgänge (Ductus choledochus, Ductus pancreaticus) können für viele Fälle eine Erklärung für eine gegenseitige pathogenetische Beeinflussung sein. Eingeklemmte Konkremente, Entzündungen, narbige Stenosierungen als Folge konkrementbedingter Cholangitiden können bei geeigneter Gangkonstellation zur Entstehung einer chronisch obstruktiven Pankreatitis führen (GAMBILL u. Mitarb. 1948). Weitere Ursachen sind Papillitiden (DEL VALLE und Mitarb. 1952, CÁSALA 1953, ACOSTA und NARDI 1966, NARDI und ACOSTA 1966), gutartige Tumoren (FREY und Mitarb. 1976), Malignome (EDMONDSON und Mitarb. 1950, HAUNZ und BAGGENSTOSS 1950, BARTHOLOMEW 1958, LEGER und Mitarb. 1961), Parasiten (DUNCAN 1948) und Traumen. Als Folge traumatischer Läsionen können Gangdestruktionen mit konsekutiver Stenosierung auftreten. Prädilektionsstelle einer Pankreastraumatisierung ist der Übergang vom Corpus zum Schwanz und, wenn auch weniger häufig, der Übergang vom Kopf zum Corpus. Diese typischen Lokalisationen ergeben sich aus den anatomischen Vorgegebenheiten, insbesondere der Hypomochlionwirkung der Wirbelsäule bei stumpfem Aufpralltrauma (Abb. 23). Stenosen oder Strikturen in diesem Bereich führen zu einer distal der Läsion im Schwanzbereich lokalisierten „Spät"-Pankreatitis, die oft erst Jahre nach dem Trauma klinisch manifest wird. Auch kongenitale Strikturen können im Einzelfall eine chronische Pankreatitis verursachen (TURNER 1983).

Liegt ein Abflußhindernis im Bereich des Ductus pancreaticus einschließlich

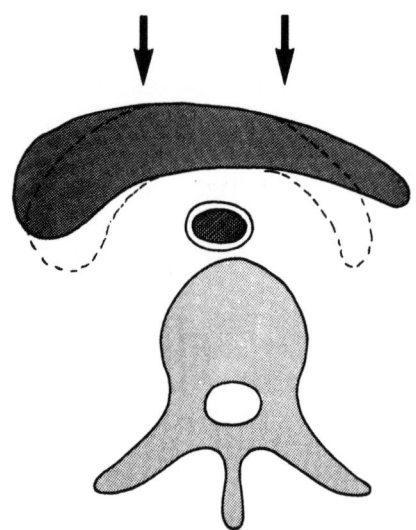

Abb. 23. Prädilektionsstellen der Pankreasruptur bei stumpfem Oberbauchtrauma

der Endstrecke im Bereich der Papilla major nicht vor, wird nur schwer ein pathogenetischer Zusammenhang zwischen einer Gallenwegserkrankung und der Entstehung einer chronischen Pankreatitis herzustellen sein. Die alleinige Koexistenz beider Erkrankungen belegt noch keine kausale Beziehung. Hier ergeben sich ganz offensichtlich Schwierigkeiten in der ätiologischen Zuordnung. In dieser Unsicherheit, das heißt unterschiedlich stringenten Kausalitätsbeziehung, liegt die Erklärung für die breite Streuung der Angaben über die biliäre Verursachung der chronischen Pankreatitis. Der Anteil des ätiologischen Faktors „*biliär*" variiert von 0–43% (SARLES und Mitarb. 1965, STRUM und SPIRO 1971, GULLO und Mitarb. 1977, TYMPNER und Mitarb. 1979) (Tab. 6).

Je älter ein Patientenkollektiv, desto häufiger lassen sich Gallenwegserkrankungen nachweisen. Diese Überlegungen lassen WARREN und MOUNTAIN (1971) vermuten, daß beide Erkrankungen viel eher auf gemeinsame ätiologische Faktoren zurückzuführen sind, als daß sie sich gegenseitig kausal bedingen würden.

Die übrigen ätiologischen Faktoren spielen zahlenmäßig eine untergeordnete Rolle (Tabelle 8). Sie belegen einen mehr oder weniger gesicherten Zusammenhang zu kasuistischen Einzelfällen mit dem klinischen Erscheinungsbild einer chronischen Pankreatitis (DUNCAN 1948, KLATSKIN u. GORDON 1952, BARTHOLOMEW 1958).

COPE und Mitarb. (1957) haben als erste den erhöhten Serum-Kalzium-Spiegel in den Zusammenhang mit der Entstehung einer chronischen Pankreatitis gebracht. Heute gilt diese pathogene Verursachung als gesichert, wobei sich in 5–10% der Fälle mit diagnostiziertem Hyperparathyreoidismus Hinweise auf das Bestehen einer chronischen Pankreatitis finden lassen (COPE und Mitarb. 1957, MIXTER und Mitarb. 1958, PALOYAN und Mitarb. 1982).

Eine hereditäre Pankreatitis wurde erstmals von COMFORT und STEINBERG (1952) beschrieben. Inzwischen wurde eine Reihe weiterer Falldarstellungen bekannt (GERBER 1963, ADHAM und Mitarb. 1968, WHITTEN und Mitarb. 1968, MCELROY und CHRISTIANSEN 1972, KATTWINKEL und Mitarb. 1973, LEGER und

Tabelle 8. Ätiologische Faktoren der chronischen Pankreatitis

Alkoholabusus
Gallenwegserkrankungen
Papillitiden
Obstruktionen des Pankreasganges
Malignome
Gutartige Tumoren
Duodenaldivertikel
Parasiten
Trauma
Hypercalcämie (HPT)
Hereditär
Immunologisch
Hyperlipidämie
ISCP – Idiopathische senile chronische Pankreatitis
Akute Pankreatitis
Idiopathische Pankreatitis

Mitarb. 1978). Das Manifestationsalter liegt zwischen dem 10. und 20. Lebensjahr. Der genetische Vererbungsmodus ist geschlechtsunabhängig, autosomal dominant mit eingeschränkter Penetranz (McElroy und Christiansen 1972). Neben der eigentlichen hereditären Erkrankung gibt es Berichte über familiäre Häufungen von chronischer Pankreatitis (Sarles und Mitarb. 1965, Dani und Nogueira 1976). Dies könnte vermuten lassen, daß neben einer strengen genetischen Erkrankungsassoziierung eine allgemeine Disposition genetisch vermittelt werden kann, eine Diathese, die zur Krankheitsrealisierung zusätzlicher Faktoren bedarf. Ähnliches nimmt Sarles (1965) auch für die alkoholische Pankreatitis an („*One can therefore put forewward a hypothesis that alcohol uncovers a more frequently occuring dormant defect*").

Immer wieder wird das Vorkommen von Immun-Pankreatitiden diskutiert. So wird über den Nachweis von Antikörpern gegen Pankreas-spezifische Antigene (Thal und Mitarb. 1959, Fonkalsrud und Longmire 1961), über gehäuftes Auftreten zirkulierender Immunkomplexe (Dani und Mitarb. 1974, Dani und Nogueira 1976) sowie über erhöhte Serumspiegel von IGA (Bank und Mitarb. 1973) und IGM (Dani und Mitarb. 1974) berichtet. Weitere Hinweise ergeben sich aus dem vermehrten Nachweis lymphozytärer und plasmozytärer Infiltrationen in histologischen Präparaten von Patienten mit chronischer Pankreatitis. Zusätzliche Bestätigungen der postulierten immunologischen Kausalität ergeben sich aus zahlreichen tierexperimentellen Untersuchungen (Alarcón-Segovia und Mitarb. 1964, Richter 1974, Nizze 1975, Richter 1978 u. 1983). Es bleiben allerdings eine Reihe ungeklärter Fragen, wobei insbesondere zu klären sein wird, inwieweit immunologische Vorgänge eine chronische Pankreatitis initial verursachen können, inwieweit immunologische Mechanismen die Möglichkeit haben, an der Progredienz einer heterogen entstandenen Pankreatitis mitzuwirken (Dani und Nogueira 1976) und schließlich, inwieweit es sich um immunologische Epiphänomene bei vorbestehender chronischer Pankreatitis handelt (Alarcón-Segovia und Mitarb. 1964).

Auch heute noch bleibt ein Großteil der chronischen Pankreaserkrankungen ungeklärt und läßt eine stringente ätiologische Zuordnung vermissen. WARREN und MOUNTAIN (1971) berichten von 37% solcher Fälle in ihrem Kollektiv. In der Krankengutanalyse von MÜLLER-WIELAND (1965) waren dies gar 70%. Ein Sonderfall der idiopathischen Form stellt die von AMMANN und SULSER (1976) beschriebene idiopathische senile chronische Pankreatitis dar. Sie verläuft meist ohne Schmerzen und ist somit selten Gegenstand operativ-therapeutischer Maßnahmen.

In seltenen Fällen kann die akute Pankreatitis als Verursacher der chronischen Pankreatitis angesehen werden (CREUTZFELDT und Mitarb. 1970). Gemeint ist hierbei nicht die geringe diagnostische Trennschärfe im Initialstadium der Erkrankung; vielmehr können durch die akute Pankreatitis hervorgerufene Veränderungen, wie Zysten oder Strikturen, zum auslösenden Faktor einer chronisch obstruktiven Pankreatitis werden. Immerhin wird es schwer sein, diese Zusammenhänge im Einzelfall zu belegen und weit häufiger bedeuten erste, zunächst als akute Pankreatitis diagnostizierte Krankheitsschübe bereits den Beginn der chronischen Erkrankung. Tritt die akute Pankreatitis häufiger in einem Krankengut als ätiologischer Faktor in Erscheinung, so ist zu vermuten, daß es sich dabei am ehesten um die unterschiedliche Bewertung des Initialstadiums handelt (AMMANN und Mitarb. 1977). In diesem Zusammenhang muß die sogenannte Rinnenpankreatitis Erwähnung finden, welche zur Ausbildung einer chronischen Pankreatitis Anlaß geben kann. Eine segmentale Pankreaskopf-Pankreatitis, welche schalenförmig die Randbezirke zwischen Duodenum und Pankreaskopf erfaßt und hier zu narbigem Umbau des Parenchyms führt, verursacht nicht selten Stenosen im Bereich der Endstrecke des Ductus pancreaticus sowie des Ductus choledochus. BECKER (1980), der dieses morphologische Krankheitsbild des Pankreas zuerst beschrieben hat, führt 10% des Krankengutes „*Chronische Pankreatitis*" auf diesen Entstehungsmechanismus zurück (BECKER und STOLTE 1976).

Pathomorphogenese

So zwingend sich die ätiologischen Zusammenhänge zu den einzelnen Faktoren darstellen, so lückenhaft ist auch heute noch das Verständnis über die Kausalkette der pathogenetischen Krankheitsentwicklung. Immerhin läßt sich deskriptiv eine histomorphologische Abfolge der zunehmenden Gewebsdestruktion aufzeigen, für deren Entstehung im Einzelnen Erklärungen gegeben bzw. vermutet werden können.

Die wesentliche Frage, die immer wieder zu kontroverser Einschätzung der Krankheitsentstehung Anlaß gab, ist die nach dem *„primum movens"* und seiner Lokalisation. Nach einer Jahrzehnte langen geltenden Vorstellung waren die chronischen Pankreatitiden als eine duktulär initiierte Schadensfolge anzusehen.

Die *„big duct"*- und die *„common channel"*-Theorie waren zusammen mit den verschiedenen Vorstellungen über einen möglichen biliären oder duodenalen Reflux, einer Stenosierung mit konsekutiver Druckerhöhung sowie einer Hypersekretion gegen ein relatives Abflußhindernis, pathophysiologische Denkmodelle für die Auslösung und Entstehung der akuten Pankreatitis (HALSTED 1901, OPIE 1901, ARCHIBALD 1919, RICH und DUFF 1936, NEWMAN und Mitarb. 1958, MCCUTCHEON 1964, NIEDNER 1966).

Diese Vorstellungen konnten unschwer auf die Pathogenese der chronischen Pankreatitis übertragen werden, nachdem einige klinische Verlaufsformen diese Zusammenhänge zu bestätigen schienen. Der Unterschied zwischen akuter und chronischer Pankreatitis läge nach diesen Überlegungen lediglich in einer unterschiedlichen Intensität und Chronizität der Noxe einerseits und der Reagibilität des Pankreasparenchyms andererseits. Der Umstand, daß die Noxe „*Alkohol*" mit beiden Pankreatitisformen ätiologisch in Verbindung zu bringen ist, könnte als eine Bestätigung dieser pathophysiologischen Anschauungen gelten. Bezüglich des Alkohols bedeutete dies, daß Stase und Rupturen im duktalen System als Folge einer alkoholisch-induzierten Hypersekretion entstehen, mit Rückstau von Pankreassekret in das Parenchym und folgender Enzymaktivierung sowie Auslösung des langsam fortschreitenden entzündlich destruktiven Prozesses. Eine anhaltende Alkoholnoxe verursacht demnach die Progredienz der Destruktion. Auf die Pathogenese der chronisch obstruktiven Pankreatitis lassen sich diese pathophysiologischen Überlegungen durchaus übertragen und machen dabei einige Mechanismen der Entstehung verständlich.

Ganz anders sind die heutigen Vorstellungen über die initialen Vorgänge bei der Entstehung der chronisch kalzifizierenden Pankreatitis, für die vermutlich in anderer Weise der Alkohol als wesentlichster ätiologischer Faktor verantwortlich zu machen ist.

Am Anfang der Läsion scheinen zelluläre Veränderungen zu stehen. Elektronenmikroskopisch ist eine Verminderung der Zymogengranula bei gleichzeitiger Zunahme der Prozymogenkörnchen nachweisbar. Ebenso findet sich eine Dilatation des Ergastoplasmas und des Golgi-Apparates. Hierbei handelt es sich möglicherweise um den Ausdruck sekretorischer Hyperaktivität (TASSO und Mitarb. 1973).

Als nächster Schritt wird die lichtmikroskopisch nachweisbare Degeneration des Zytoplasmas der Azinuszellen beschrieben (FEROLDI und LAUMONIER 1961, FEROLDI 1965). Am Ende steht die Atrophie der Zelle mit der dadurch verbundenen Aufhebung der geordneten Azinusstruktur. In dem Cavum der Azini wie auch in den Endkanälchen finden sich Präzipitationen von eiweißartigem Material, dessen Entstehung noch ungeklärt ist (FIGARELLA und Mitarb. 1969, SARLES und Mitarb. 1971, NAKAMURA und Mitarb. 1972, SARLES 1974, SARLES und Mitarb. 1976). Es konnte gezeigt werden, daß derartige Eiweißniederschläge nicht nur durch Alkohol, sondern auch durch wiederholte Kalziumapplikationen tierexperimentell induziert werden können (SARLES und Mitarb. 1976, TISCORNIA und Mitarb. 1976). Werden diese Präzipitationen bei einem pH von 9 gelöst, lassen sie sich als normales Enzymprotein identifizieren (FIGARELLA und Mitarb. 1969, SARLES 1971). Eine zunehmende Ablagerung von Kalziumsalzen in diesen Präzipitaten führt zur Bildung von Kalziumkarbonatkristallen (seltener Oxalat- oder Phosphatsalzen), welche in aller Regel intraductal entstehen (EDMONDSON und Mitarb. 1949, EDMONDSON und Mitarb. 1950, STOBBE und Mitarb. 1970, NAKAMURA und Mitarb. 1972). Für ihre Entstehung werden Zeiträume bis zu 10 Jahren angegeben (OWENS und HOWARD 1958, HOWARD 1960, MARKS und BANK 1976).

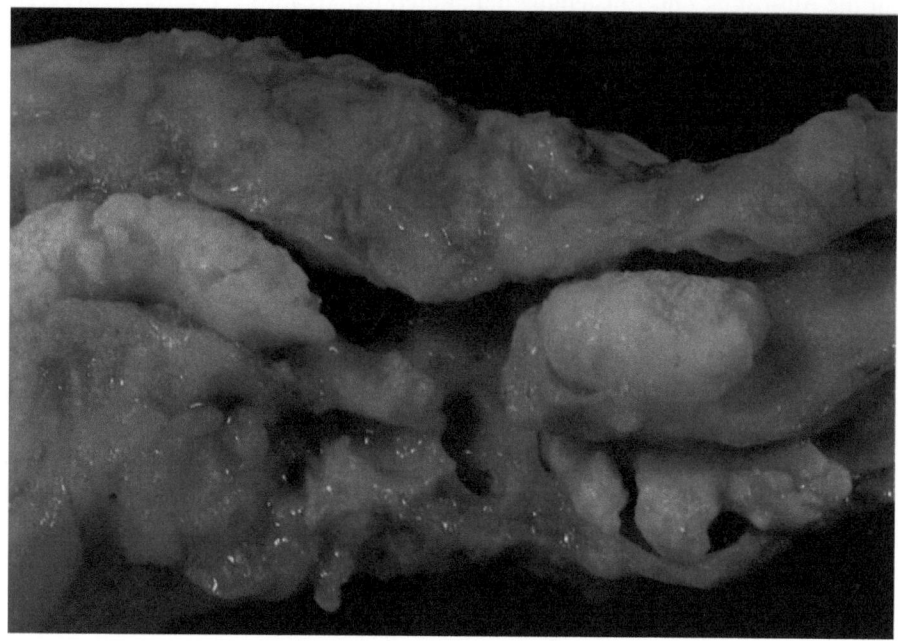

Abb. 24. Intraduktale Konkrementbildung

Innerhalb des gesamten Krankheitsprozesses sind die diffusen Verkalkungen sehr viel häufiger, Steinbildungen also in den Seitenästen des Ductus Wirsungianus. Solitäre Steine des Hauptganges sind eher selten (ELIASON und WEETY 1948). Die im späteren Verlauf der Erkrankung auftretenden Konkremente im Hauptgang sind Teil des generalisierten Kalzifizierungsprozesses (Abb. 24). Die Konkrementbildungen fördern durch Reizwirkung eine perikanalikuläre Bindegewebswucherung. Diese dehnt sich sodann auf intra- und perilobäre Bereiche aus und führt dort zu bindegewebigem Umbau des Parenchyms, zur Fibrose und später zur Sklerose. Die ductalen Strukturen selbst zeigen deutliche Veränderungen, vor allem im Bereich des Epithels: Zellabflachungen, Hyper- und Metaplasien (RICH und DUFF 1936, PAYAN und Mitarb. 1972). STRUM und SPIRO (1971) bestätigten frühere Untersuchungen, nach denen squamöse Metaplasien in den ductalen Epithelien zu Sekretrückstau in die Azini und die ductalen Endstrecken führen können (PRIESEL 1922, BALO und BALLON 1929, RICH und DUFF 1936, EDMONDSON und Mitarb. 1949, WAINWRIGHT 1951). Perikanalikuläre Fibrosen und Sklerosen, einhergehend mit den beschriebenen Epithelveränderungen, verursachen segmentäre, zum Teil zystische Erweiterungen der Gänge (NAKAMURA und Mitarb. 1972) (Abb. 25–28). Gleichzeitig führen Bindegewebsproliferationen zu Obstruktionen und Gangstenosierungen. Derartige Passagebehinderungen führen bei verbliebener Restsekretion ihrerseits zu prästenotischer Gangdilatation und zu einem Druckanstieg in den passagebehinderten Gängen. Die Folge ist oft eine Exsudation von Pankreassekret in das umliegende Parenchym mit einer konsekutiven peripankreatischen Fibrosierung.

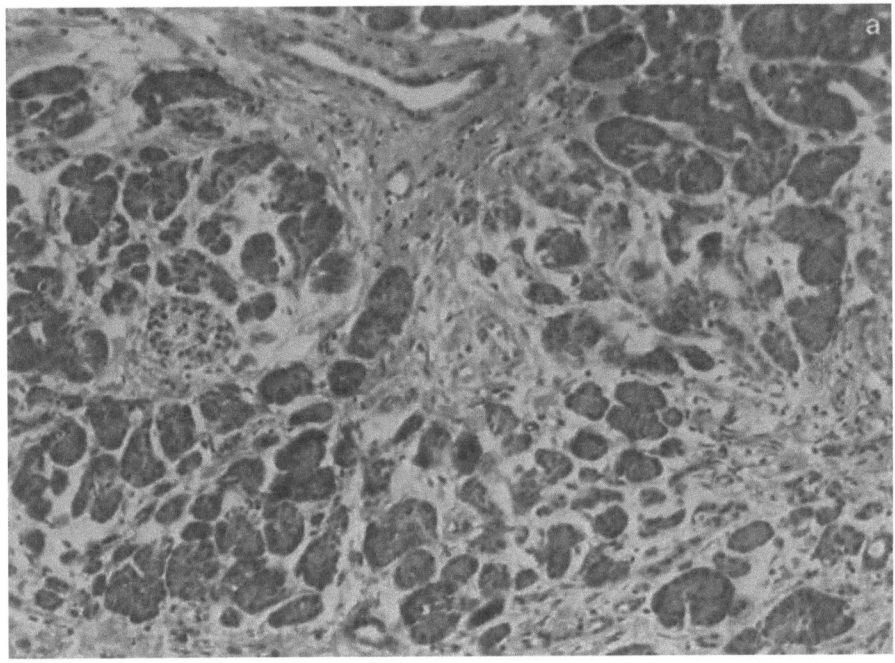

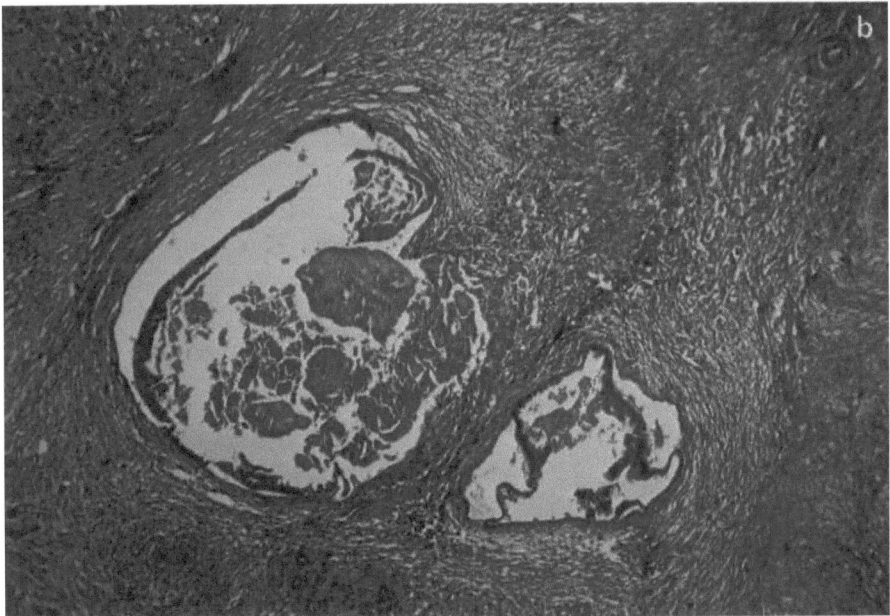

Abb. 25. a Histologisches Präparat: Beginnende Gangaufweitung; angedeutete pericanaliculäre Fibrose (HE-Färbung, 160-fache Vergrößerung), **b** Histologisches Präparat: Deutliche Gangaufweitungen und periductale Fibrose (HE-Färbung, 100-fache Vergrößerung)

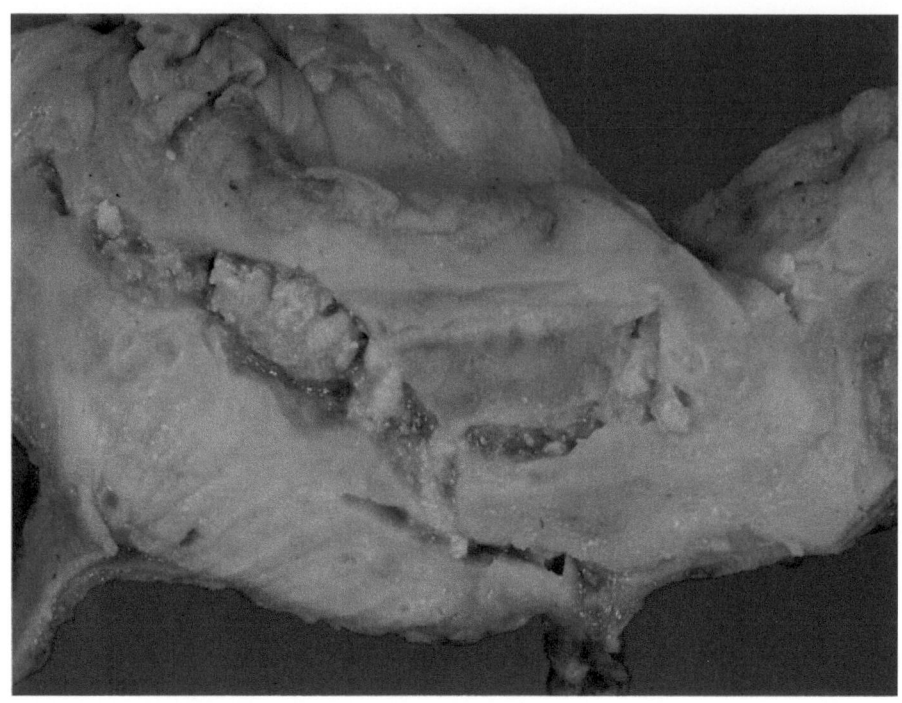

Abb. 26. Operationspräparat: Ausgedehnte Fibrose, Gangdilatationen und -stenosierungen mit intraductaler Konkrementbildung

Bei der chronisch-kalzifizierenden Pankreatitis liegt demnach das primum movens in einer veränderten Sekretionsdynamik, wobei eine veränderte Zusammensetzung des Pankreassekretes eine Konsistenzvermehrung und eine Änderung des Druckgradienten innerhalb der Sekretions-Endstrecken bewirken (SARLES und Mitarb. 1976). Die sich als Folge daraus entwickelnden Gangveränderungen treten mit der anfänglichen sekretorischen Dysfunktion in eine sich perpetuierende Wechselbeziehung, wobei sich entwickelnde Sekretstasen erschwerend auf die sekretorische Dysfunktion auswirken, vice versa diese die Gangdestruktion propagiert.

Der Ductus Wirsungianus kann lange Zeit von diesem Prozeß unberührt bleiben. Meist aber spiegeln sich die parenchymatösen Umbauvorgänge in zunehmenden Strukturveränderungen wieder, insbesondere Kaliberschwankungen und zunehmende Gangdilatation (LEGER und Mitarb. 1957, LEGER 1961, SARLES und Mitarb. 1961). Nach SARLES und SAHEL (1976) ist die Erweiterung des Hauptganges mit seinen zuführenden Gängen immer auf einen Überdruck des Pankreassekretes zurückzuführen. Vergleichbare Hinweise finden sich auch bei anderen Autoren (DU VAL 1958, BRADLEY 1982). Demnach spiegelt auch hier das Zusammenwirken von Stase und Dysfunktion das pathophysiologische Korrelat dieser Erkrankung wieder. Als häufigste Ursache findet sich eine unterschiedlich lange Stenose im Kopfbereich, wobei abgelagerte Konkremente im Pankreas-

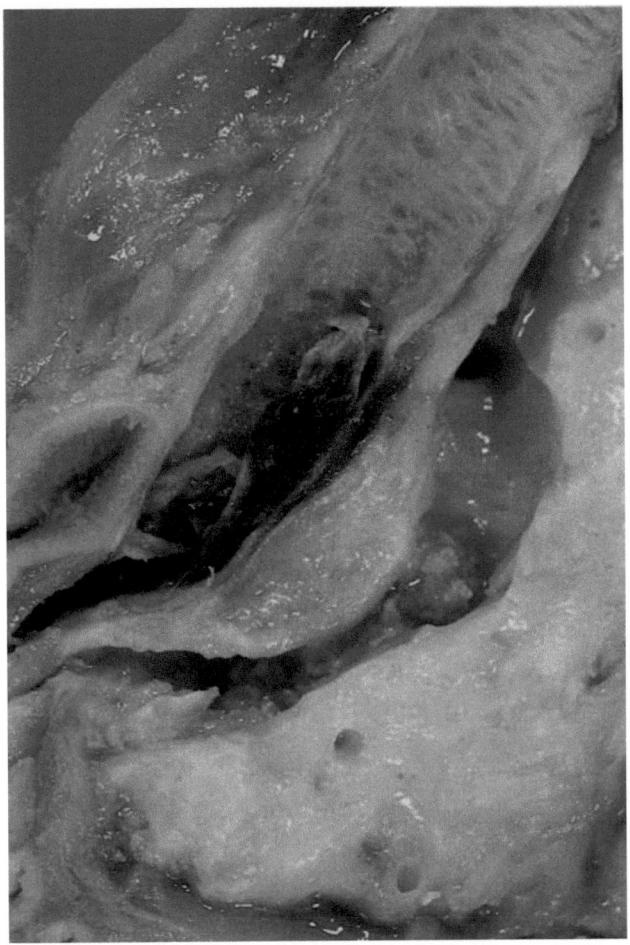

Abb. 27. Operationspräparat: Ausgedehnte periduktale Fibrose mit fortgeschrittenen Strukturveränderungen des Pankreasganges

gang eine zusätzliche Passagebehinderung darstellen können. Am Ende des progredienten destruktiven Entzündungsprozesses steht der Verlust des gesamten Parenchyms zu Gunsten ausgedehnter Fibro-Sklerosierungen (HOWARD und NEDWICH 1971) (Abb. 29 und 30).

Stehen die Anfänge der Erkrankung somit im Lichte verstehbarer Zusammenhänge, so bleibt die Frage nach den Faktoren, welche die Progredienz beeinflussen bzw. bewirken. Hier ist in erster Linie der Fortbestand der initial auslösenden Noxe *„Alkohol"* zu nennen, welcher nicht nur bei geeigneter Prädisposition die entzündliche Destruktion in Gang zu bringen, sondern durch eine fortbestehende Beeinflussung und die dargestellten Veränderungen, die irreversible Denaturierung des Pankreasparenchyms progredient fortzusetzen vermag. Während auf diese Weise die direkte Beziehung und die Kontinuität von Ursache und Wirkung für die Progredienz der Erkrankung verantwortlich zu machen sind, bilden sich

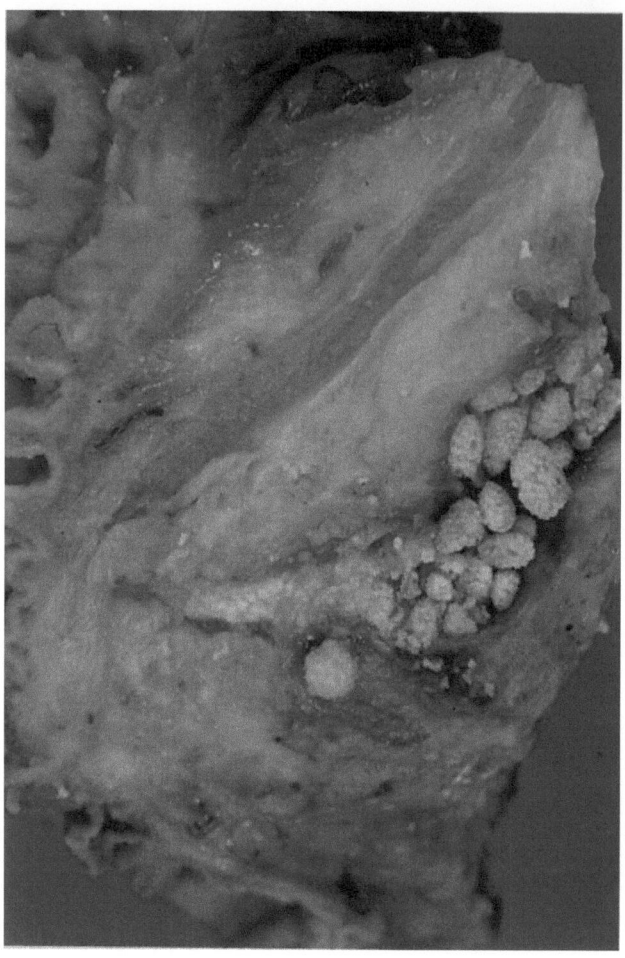

Abb. 28. Operationspräparat: Fortgeschrittene periductale Fibrosklerosierung; der morphologische stark veränderte Pankreasgang ist angefüllt mit multiplen intraductalen Konkrementen

im weiteren Krankheitsverlauf einige Faktoren, welche die Verselbständigung, die Perpetuierung des Krankheitsprozesses bewirken. Die durch den Destruktionsprozeß geschaffenen strukturellen Veränderungen, vor allem Stenosen und Strikturen großer und kleiner Gangabschnitte, vermitteln das Fortbestehen der krankheitsmitverursachenden gestörten Sekretionsdynamik. Somit wird die Stase als Folge morphologischer, entzündungsbedingter Veränderungen zu einem wesentlichen Faktor der Progredienz und Verselbständigung (Perpetuierung). Eher hypothetisch, wenn auch denkbar, dürfte die Krankheitsverselbständigung auf Grund immunologischer Mechanismen sein. Beim Entzündungsprozeß frei werdende Antigenitäten könnten verantwortlich sein für das in Gang kommende Wechselspiel von Antikörperbildung und weiterer sensibilisierender Zelldestruktion (THAL und Mitarb. 1959, TAFT und Mitarb. 1960, FONKALSRUD und LONGMIRE 1961, ALARCÓN-SEGOVIA und Mitarb. 1964). Die perifokalen Entzündungs-

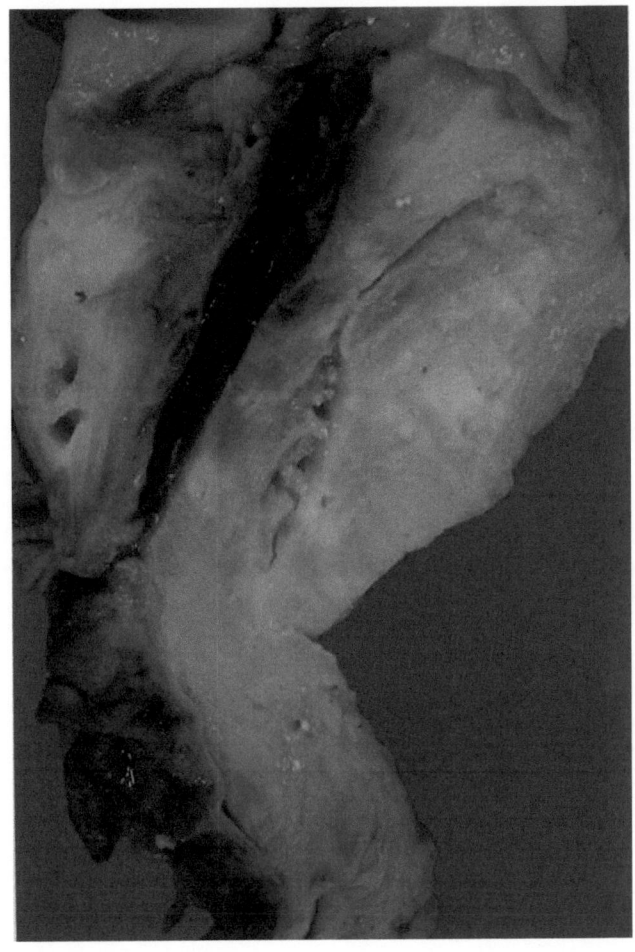

Abb. 29. Operationspräparat: Ausgedehnte Fibrosklerosierung im Bereich des Pankreaskopfes

folgen greifen auf benachbarte Organe und Organstrukturen über *("peripankreatische Sklerose")*. Die veränderten, zum Teil stenosierten Pankreasarterien lassen sich angiographisch darstellen. Stenosen der V. portae können zur Ausbildung einer portalen, solcher der V. lienalis, zu einer segmentalen portalen Hypertension führen (LAMY und Mitarb. 1968). Venöse Thrombosen können ebenso die Folge sein, wie durch die portale Hypertension verursachte gastrointestinale Blutungen (McELROY und CHRISTIANSEN 1972).

Die Einbeziehung des Ductus choledochus führt zu der häufigen Komplikation der biliären Abflußbehinderung (LAMY und Mitarb. 1968, McCOLLUM u. JORDAN 1975, BECKER und STOLTE 1976, LUX u. Mitarb. 1977) (Abb. 31). In gleicher Weise kann das Duodenum vom peripankreatischen Entzündungsprozeß betroffen sein bis hin zur Ausprägung einer Stenose mit der Folge einer Magenentleerungsstörung. Nicht selten allerdings sind Raumforde-

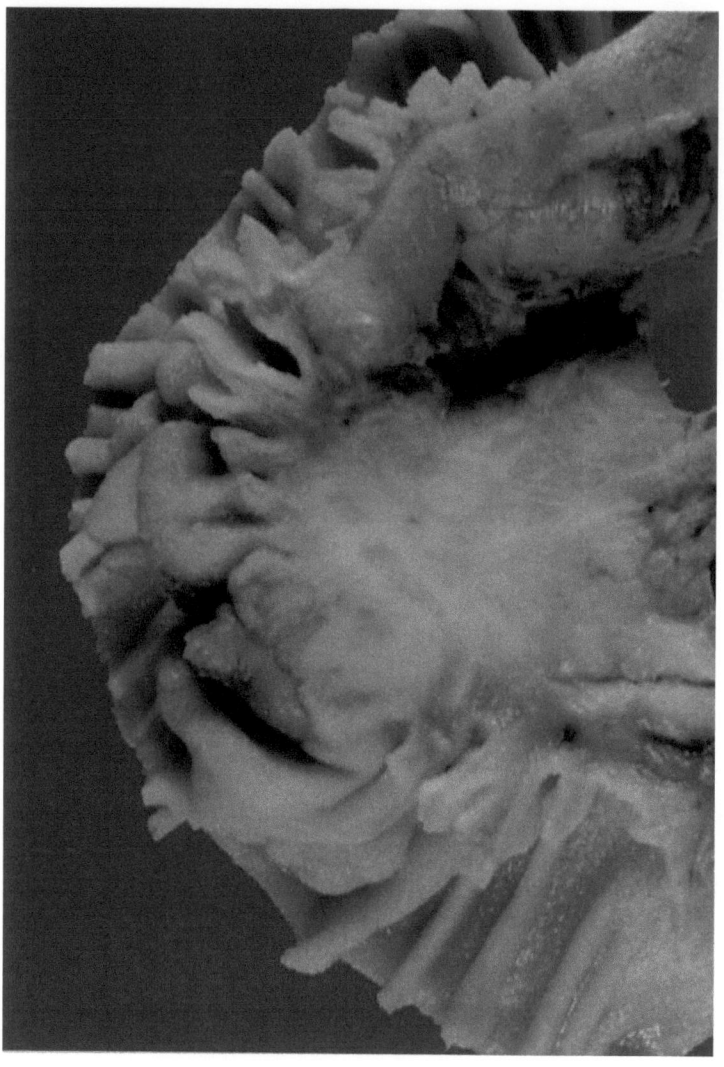

Abb. 30. Operationspräparat: Fortgeschrittene Fibrosklerosierung im Pankreaskopfbereich

rungen im Sinne von Zystenbildungen an der Stenosierung des Duodenum beteiligt.

Pankreaszysten und Pseudozysten sind häufige Folgen des destruktiven Umbauprozesses im Pankreas (Abb. 32). Am Anfang ihrer Entstehung steht dabei die beschriebene duktuläre Stenose mit der prästenotischen Dilatation (NAKAMURA und Mitarb. 1972). Eine anhaltende Sekretion in diesem obstruierten Bezirk bewirkt die Größenzunahme des abflußgestörten Areals. Zum Teil handelt es sich aber auch um tryptische Prozesse, die zu Gewebsnekrosen mit sekundärer Verflüssigung führen (NAKAMURA und Mitarb. 1972). Insgesamt können Zysten und

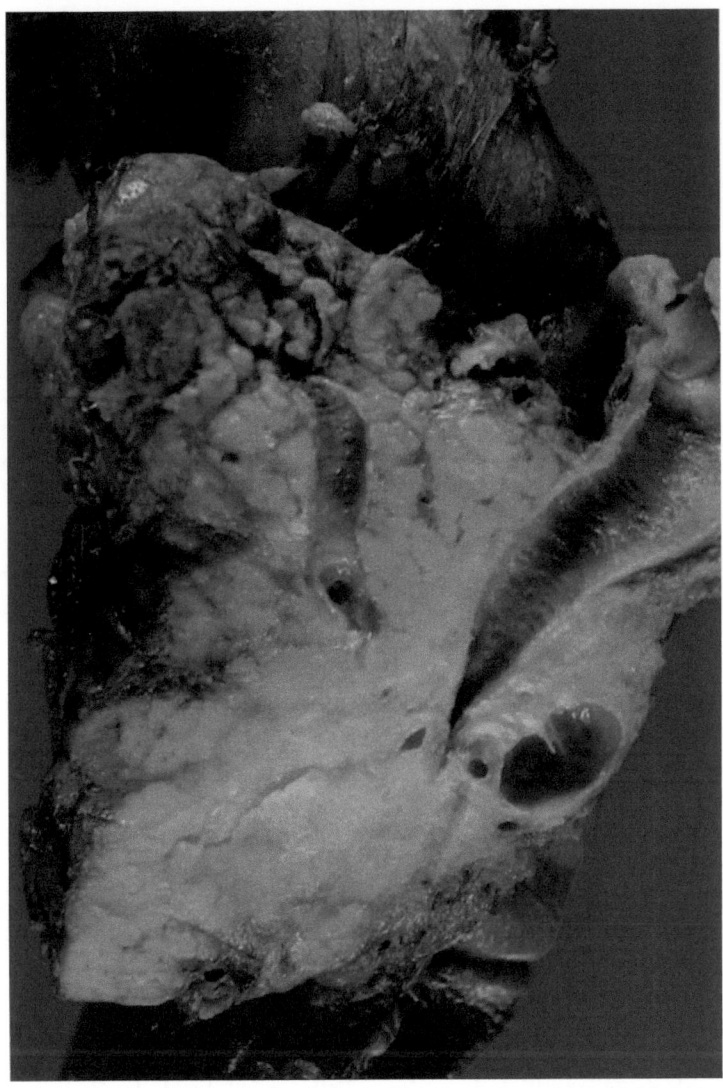

Abb. 31. Operationspräparat: Fibrosklerosierung im Bereich des Pankreaskopfes mit Stenosierung des Ductus choledochus

Pseudozysten eine beträchtliche Größe erreichen und damit Kompressionen auf benachbarte Organe ausüben. Durch auftretende Komplikationen können sie zudem zu einer akuten Krankheitsverschlechterung beitragen (Perforation, Blutung, Infektion).

Der chronischen Pankreatitis als Krankheitsmanifestation beim Hyperparathyreoidismus liegen möglicherweise ähnliche pathophysiologische Mechanismen zugrunde. MIXTER und Mitarb. (1962) gehen davon aus, daß das Ca^{++}-reiche Pankreassekret eher zur intraduktalen Präzipitation neigt, wodurch bei ent-

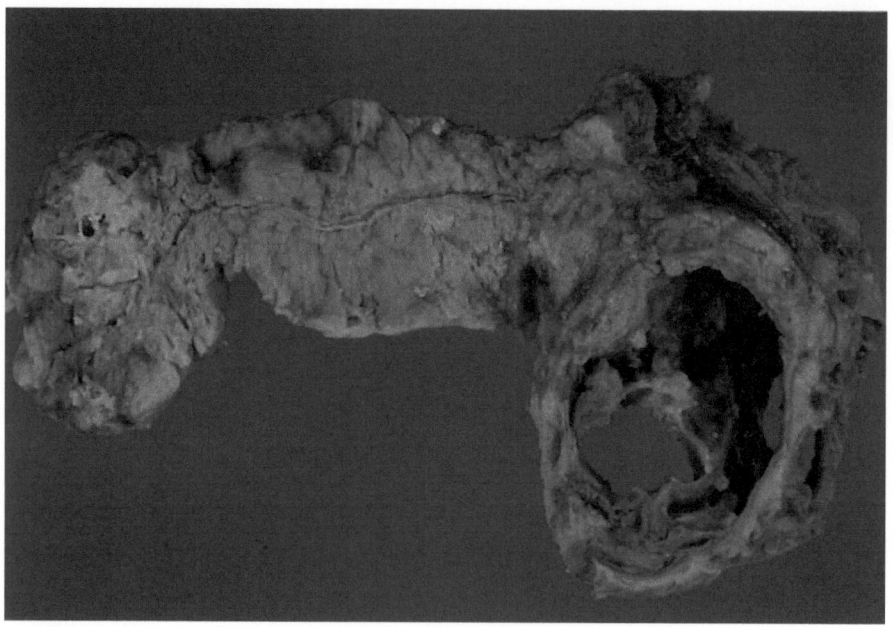

Abb. 32. Sektionspräparat: Ausbildung von Pseudozysten im Pankreasschwanzbereich bei chronischer Pankreatitis

stehender Passagebehinderung im Bereich der Ductuli der Entzündungsprozeß getriggert wird. HAVERBACK und Mitarb. (1960) nehmen dagegen an, daß der erhöhte Kalzium-Gehalt des Pankreassekretes die Konversion von Trypsinogen zu Trypsin auslöst und so perpetuierend einen entzündlich-tryptisch-destruktiven Prozeß in die Wege leitet.

Diese Darstellungen spiegeln die Vielfalt der pathogenetischen Vorstellungen bei der Entstehung der chronischen Pankreatitis wieder. Ein Großteil der im Zusammenhang mit dieser Erkrankung zu beobachtenden Veränderungen werden durch sie verständlich. In anderen Fällen wird durch das Zusammenwirken vieler verursachender Mechanismen das Gesamtbild komplex und damit weniger plausibel. Heterogene Noxen führen nicht selten zu isomorphen Pankreasveränderungen, wobei sich deren Erklärung nicht selten in deskriptiven Beschreibungen erschöpft. Es ist wesentlich zwischen der Initial- und der Progressionsphase zu unterscheiden, und häufig sind es im Rahmen des entzündlichen Prozesses entstandene Veränderungen, die ihrerseits den Entzündungsprozeß perpetuierend unterhalten und somit an der weiteren Progredienz Anteil haben (Abb. 33).

Während sich die initialen Veränderungen der chronisch-kalzifizierenden Pankreatitis in die sekretorische Endstrecke lokalisieren, hat die chronisch-obstruktive Pankreatitis ihre Anfänge in einer primären Abflußbehinderung im Bereich des Hauptausführungsganges des Pankreas. Hierfür sind eine Reihe von morphologischen Veränderungen innerhalb des Gangsystems verantwortlich zu machen, wobei die Lokalisation und das Ausmaß der durch sie bewirkten Abfluß-

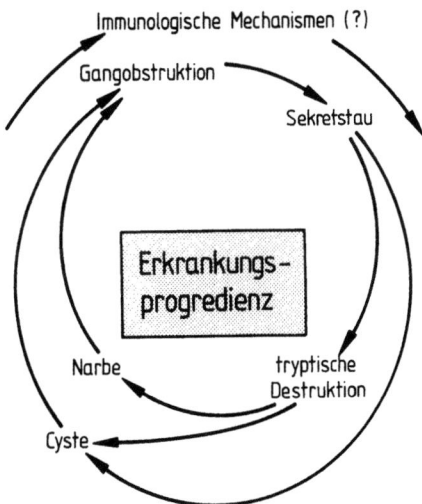

Abb. 33. Faktoren der Entzündungsprogredienz

behinderung sehr unterschiedlich sein können. Im Bereich der Papille spielen Papillitiden, Divertikel, Tumoren, Gallenwegskonkremente und anatomische Anomalien eine besondere Rolle (BECKER 1980, BØDKER und Mitarb. 1981, BANGERTER und Mitarb. 1982, SUTHERLAND und Mitarb. 1983). Es können aber auch pathologische Veränderungen im Verlauf des Ductus pancreaticus zu Stenosierungen und damit zu einer absoluten bzw. relativen Abflußbehinderung Anlaß geben (SARLES und MERCADIER 1960, SARLES und Mitarb. 1961, CHAMOUN und Mitarb. 1983, LAUGIER und Mitarb. 1983). Hier spielen durch Zysten verursachte Kompressionen ebenso, wenn auch seltener, Karzinome oder gutartige Tumoren eine Rolle (HAUNZ und BAGGENSTOSS 1950, SARLES und Mitarb. 1965). Einen Sonderfall stellt die traumatische Läsion des Pankreasganges dar, deren narbige Restriktion nicht selten eine Unwegsamkeit des Hauptganges zur Folge hat mit der Möglichkeit der konsekutiven chronischen Pankreatitis im prästenotischen Pankreasanteil (CATTELL und WARREN 1952).

Sowohl ätiologisch als auch pathogenetisch wirft die mögliche Koexistenz von Gallen- und Pankreaserkrankungen Probleme auf, die zu sehr unterschiedlicher Einschätzung Anlaß geben. Von der chronisch-obstruktiven Pankreatitis als Folge einer Abflußbehinderung im Papillenbereich war die Rede. Zahlenmäßig spielt sie eine eher untergeordnete Rolle. Seit OPIE (1901) die Wechselbeziehung zwischen Gallenwegen und Pankreas über die gemeinsame Endstrecke beider Gangsysteme in die Diskussion gebracht hat, sind vielfältige Vorstellungen und pathogenetische Modelle entwickelt worden, die für die verschiedenen phänomenologischen Erscheinungsformen der Pankreatitis eine Erklärung liefern sollten. So sind die Zusammenhänge zwischen Gallenwegserkrankungen und den Formen der akuten Pankreatitis sehr viel besser untersucht und tierexperimentell bzw. klinisch gesichert, als dies bei der chronischen Verlaufsform der Fall ist. Hier ist die Grenze zwischen reiner Koexistenz und kausaler Beziehung schwer zu ziehen, sieht man von den wenigen Fällen der chronisch-obstruktiven Form bei distaler Choledocholithiasis bzw. sekundären Papillenveränderungen ab. Der Begriff der „*Cholecystopankreatitis*" beleuchtet dieses Problem (HESS 1969, KIEFHABER und

Mitarb. 1979). Trotz vieler Hinweise auf lymphogene Verbindungen zwischen Gallengang und Pankreaskopf (Sim und Mitarb. 1966, Weiner und Mitarb. 1970, Brunner und Mitarb. 1978), ergeben sich daraus keine gesicherten Hinweise auf eine auf diesem Wege induzierten biliären chronischen Pankreatitis. Hier sind noch weitere Untersuchungen notwendig, bis die Definition der kausalen Beziehung möglich und damit die ätiologische Abgrenzung gerechtfertigt sein wird.

Klinischer Verlauf und Symptome

Die Krankheit der chronischen Pankreatitis hat ihre Anfänge lange bevor sie durch auftretende Symptome Aufmerksamkeit abverlangt. Die Krankheitsverläufe sind individuell verschieden. Statistisch allerdings gelingt eine Systematisierung entsprechend der am häufigsten auftretenden Symptome. Es darf dabei nicht außer Acht gelassen werden, daß im Einzelfall jedes der im folgenden dargestellten Symptome das erste und lange Zeit auch das einzige Symptom bleiben kann.

Allgemein lassen sich zwei klinische Verlaufsformen unterscheiden. Je nachdem, ob eine langsam sich entwickelnde Schmerzsymptomatik oder aber rezidivierende Pankreatitisschübe, begleitet von heftigen Schmerzattacken im Vordergrund stehen, spricht man von einer primär chronischen und einer chronisch rezidivierenden Pankreatitis. Diese phänomenologische Differenzierung rechtfertigt allerdings keine nosologische Schlußfolgerung. Daneben gibt es auch völlig asymptomatische Verlaufsformen (Fitzgerald 1972, Ammann und Mitarb. 1973). Bei der chronisch rezidivierenden Pankreatitis ist oft, zumindest in der Initialphase der Erkrankung, die Abgrenzung zur rezidivierenden akuten Pankreatitis schwierig, wenn gar unmöglich (Howard und Ehrlich 1961, Sarles und Mitarb. 1965, Spiro 1971, Ammann und Mitarb. 1973). Die Entscheidung ist erst im weiteren Verlauf durch das Auftreten einer zunehmenden endokrinen und exokrinen Dysfunktion zu treffen. Hierbei vergehen allerdings im Durchschnitt drei Jahre vom Einsetzen der phasenhaft auftretenden Schmerzen bis zum Nachweis einer eingeschränkten Funktion (Ammann und Mitarb. 1973). Die Progredienz der Erkrankung hängt dabei nicht unwesentlich von der täglichen Alkoholmenge ab (Ishii und Mitarb. 1973). Man kann zahlenmäßig davon ausgehen, daß etwa jeder 4. Patient mit anfänglichen Pankreatitis-Schüben eine chronische Pankreatitiserkrankung entwickelt (Anderson 1969, Hivet und Mitarb. 1976).

Die langsame Progredienz der Erkrankung und die unterschiedlich ausgeprägte Symptomatik führen im allgemeinen dazu, daß die Krankheit erst in der Phase der Progredienz diagnostiziert wird. Zwischen dem Zeitpunkt erster Symptome und dem Zeitpunkt der Diagnosestellung liegen durchschnittlich 4–5 Jahre (2–20 Jahre) (Du Val und Enquist 1961, Lempke und Mitarb. 1963, Ammann 1970, Creutzfeldt und Mitarb. 1970, Ammann und Mitarb. 1973, Way und Mitarb. 1974, Warshaw und Mitarb. 1980).

Schmerz

Der Schmerz ist im allgemeinen das beherrschende Symptom; er besteht bei ca. 95–100% der Patienten mit chronischer Pankreatitis (Tab. 9). Allerdings wird auch von Fällen völlig schmerzfrei verlaufender chronischer Pankreatitiden berichtet (KRARUP und Mitarb. 1977). In dem 1973 von AMMANN referierten Patientenkollektiv waren dies 20%. Beim Vorhandensein des Symptoms „Schmerz" läßt dieser eine große Varianz hinsichtlich Intensität, Dauer, Nahrungsabhängigkeit und Ausstrahlung erkennen. Im Unterschied zu Gallensteinkoliken sind die Schmerzen bei der chronischen Pankreatitis meist anhaltend und von gleichbleibender Intensität. Im späteren Verlauf kann eine Schmerzphase von einem passageren Ikterus gefolgt sein; selten ist es umgekehrt, daß der Ikterus der Schmerzsymptomatik zeitlich vorausgeht (SARLES und SAHEL 1978). Insgesamt ist im Laufe der Krankheitsprogredienz eine Intensitätssteigerung mit zunehmendem Leidensdruck festzustellen. Er kann schließlich übergehen in einen therapieresistenten Dauerschmerz, wobei er mehr und mehr zu einem Analgeticaabusus und mitunter zu Toxicomanie führen kann (KÜMMERLE und MANGOLD 1976). Typischerweise erfährt der Patient durch eine nach vorne gebeugte Haltung (Kopf auf den Knien) Erleichterung *(„Pankreasstellung")*. Mitunter allerdings nehmen Häufigkeit und Intensität der Schmerzkrisen mit fortschreitender Erkrankung ab bis hin zur völligen Schmerzfreiheit *(„secondary painless pancreatitis")* (AMMANN und Mitarb. 1973). Die einzelnen Schmerzattacken können, vor allem am Anfang der symptomatisch werdenden Erkrankung, kurz sein – Minuten oder Stunden –, sie können aber auch, oft in anhaltender Intensität, über Tage andauern (SINGER und Mitarb. 1978). Von COMFORT und Mitarb. (1968) stammt die Charakterisierung,

Tabelle 9. Häufigkeit des Symptoms „Schmerz" in den einzelnen Patientenkollektiven

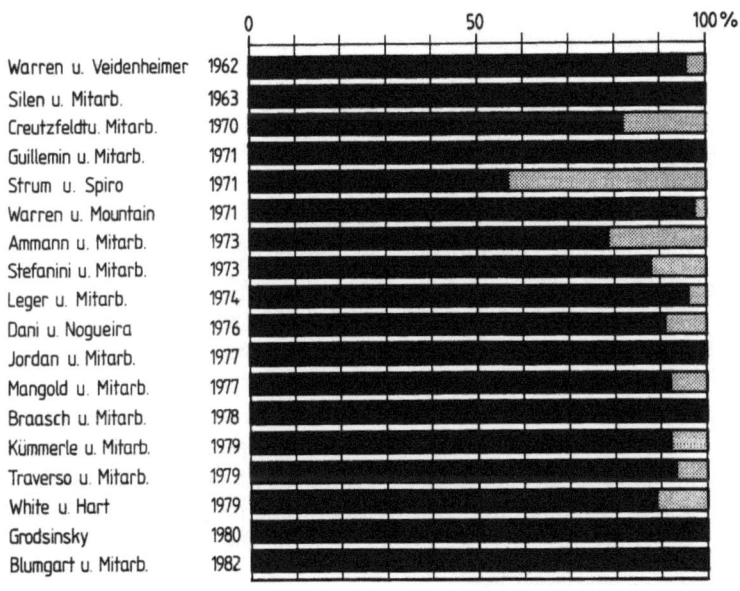

nach welcher der Pankreasschmerz in Tagen, Gallenschmerzen dagegen in Stunden bemessen werden.

Am häufigsten ist der im Epigastrium empfundene Schmerz (nach Sarles und Sahel (1976) in 79%). Weniger oft, aber für diese Pankreaserkrankung als charakteristisch geltend, besteht eine Schmerzprojektion in den Rücken (nach Sarles und Sahel in 56%). Durch zusätzliche Schmerzausstrahlung in die rechte und linke Flanke entsteht das nahezu pathognomonische Zeichen des *„zirkulären"* Schmerzes. Ausgehend von der klinischen Erfahrung, bestätigt durch Elektrostimulationsversuche, nach denen den drei Pankreasabschnitten Kopf, Korpus und Schwanz verschiedene Schmerzprojektionsfelder im Epigastrium zuzuordnen sind (Bliss und Mitarb. 1950), erlaubt die Lokalisation der Schmerzsymptomatik eine grobe Orientierung über die betroffenen Pankreasareale. Die Intensität des Schmerzes hängt in der Regel von Grad und Ausmaß des Krankheitsprozesses ab.

Hervorgerufen wird der Schmerz in aller Regel durch Passagebehinderungen und Staubildungen innerhalb der großen und kleinen Pankreasgänge (Bradley 1982). Zwar werden auch andere Ursachen für die Schmerzentstehung diskutiert, wie etwa peripankreatitische und perineurale Entzündungen, doch scheint das Stasephänomen zunächst einen wichtigen Anteil an der Schmerzentstehung zu haben (Dixon und Englert 1971, White und Keith 1973, Leger und Mitarb. 1974, Jordan und Mitarb. 1977).

Durch Nahrungsaufnahme können Schmerzattacken ausgelöst werden bzw. bestehende Schmerzkrisen aggravieren (Sarles und Mitarb. 1965, Sarles und Gerolami 1972). Dies trifft vor allem für den Alkoholgenuß und die Aufnahme fettreicher Nahrung zu (Sarles 1971). Dieser Mechanismus ist wesentlich verantwortlich zu machen für das zweite, nahezu immer nachzuweisende Symptom der Gewichtsabnahme. Eine Korrelation zwischen Gewichtsreduktion und auftretenden Schmerzattacken läßt sich vor allem in den frühen Phasen der Erkrankung nachweisen. Dieser Zusammenhang ist in den späten Phasen der Erkrankung weniger ausgeprägt; im allgemeinen werden dann die schmerzfreien Intervalle zu kurz, um eine Gewichtsrestitution zu ermöglichen.

Gewichtsreduktion

Die Gewichtsabnahme hat im Ablauf der Erkrankung verschiedene Ursachen, wobei sich diese Ursachen mit zunehmender Krankheitsdauer summieren und sich damit gegenseitig verstärken können. Während die Gewichtsreduktion in der ersten Erkrankungsphase reaktiv den einzelnen Schmerzattacken zugeordnet werden kann, wird sie im weiteren Verlauf wesentlich von der progredienten exokrinen Insuffizienz verursacht. Zu der Malnutrition und dem Schmerz gesellt sich schließlich noch der Diabetes mellitus als weiterer Faktor für eine mögliche Gewichtsabnahme. Schließlich resümiert aus allem eine Appetitlosigkeit als Ausdruck der gestörten Nahrungsaffinität und als Promotor für weitere Reduktion.

Auf diese Weise kann, vor allem in den fortgeschrittenen Stadien der Erkrankung, die Gewichtsabnahme bis zu 15 kg in einem Monat betragen (Sarles und Sahel 1976).

Die weitgestreuten Angaben über das dokumentierte Symptom „Gewichtsabnahme" in den einzelnen, in der Literatur mitgeteilten Patientenkollektiven (Tabelle 10), resultiert aus der unterschiedlichen Krankheitssituation der einzelnen Patienten, wobei in statistischer Bewertung davon ausgegangen werden kann, daß hohe Prozentsätze einen jeweils großen Anteil bereits fortgeschrittener Erkrankungen bedeuten. Je fortgeschrittener die Erkrankung, desto konstanter läßt sich dieses Symptom feststellen (SINGER und Mitarb. 1978).

Steatorrhoe

Auch die Steatorrhoe kann anfangs phasenweise, vor allem während der Schmerzkrisen auftreten. Sie wird dann zunehmend Teil der Spätsymptomatik und reflektiert das Ausmaß der exokrinen Insuffizienz und der durch sie verursachten Malabsorption. Der Steatorrhoe kann innerhalb der Krankheitsentwicklung lange Zeit ein anhaltender Meteorismus vorausgehen. Daß es sich bei der Steatorrhoe in der Tat um ein Spätsymptom handelt, geht aus Untersuchungen hervor, nach denen in diesen Fällen die Lipasesekretion um mindestens 90% reduziert gemessen wurde (DI MAGNO und Mitarb. 1973, HOTZ und Mitarb. 1973). Ebenso wie die Fette werden fettlösliche Vitamine reduziert resorbiert (BRAUNSTEIN 1961, CHEY und Mitarb. 1963, THOMPSON und Mitarb. 1966). Die eingeschränkte Protein-, Fett- und Kohlehydratverwertung führt zu erniedrigten Albuminspiegeln und klinischen Anzeichen der Asthenie. Weitere Folgen der Mangelernährung können Osteoporosen bzw. Osteomalazie, Hautveränderungen und Muskelschwund sein (BINDER und Mitarb. 1965, SARLES und SAHEL 1976). Die unterschiedliche Häufigkeit des Symptoms „Steatorrhoe" in den einzelnen Krankenkollektiven ist in Tabelle 11 wiedergegeben.

Tabelle 10. Häufigkeit des Symptoms „Gewichtsabnahme" in den einzelnen Patientenkollektiven

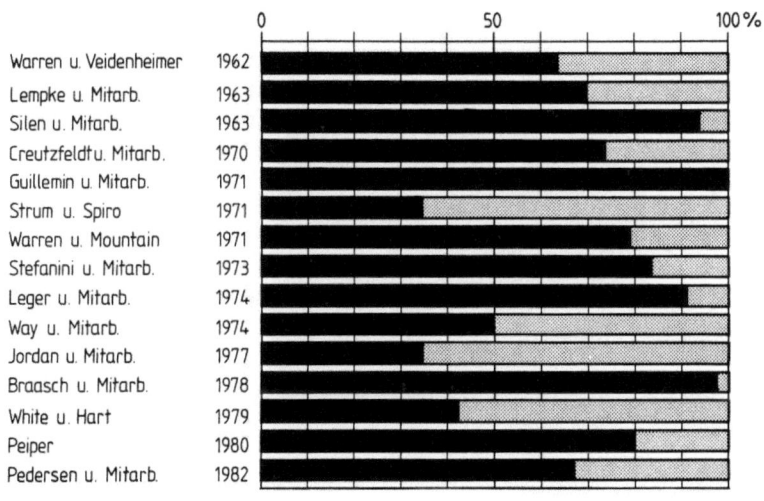

Diabetes mellitus

Malabsorption und Diabetes mellitus sind klinisch faßbare Funktionsstörungen, an denen sich der Grad des parenchymatösen Gewebsverlustes bemessen läßt. Beide sind demnach Symptome der späten Krankheitsphase. Bei klinischen Untersuchungen des Krankengutes mit chronischer Pankreatitis fanden sich jeweils zu ca. einem Drittel ein manifester Diabetes mellitus sowie zu einem weiteren Drittel eine eingeschränkte Glucose-Toleranz (LEMPKE und Mitarb. 1963). Dieser Differenzierung zwischen manifestem und latentem Diabetes mellitus wird bei der Wiedergabe der Diabetesinzidenzen innerhalb der einzelnen Krankenkollektive nur selten Rechnung getragen (Tabelle 12).

Das Auftreten eines Diabetes mellitus ist im Ablauf dieser Erkrankung nur eine Frage der Zeit. Nach HOWARD und JORDAN (1960) stellt der Diabetes mellitus die häufigste Todesursache der chronischen Pankreatitis dar. Im Gegensatz zum primären Diabetes mellitus sollen bei der durch die chronische Pankreatitis verursachten sekundären Form Folgeerkrankungen wie Retinopathien, Nephropathien oder Arteriosklerosen weniger konstant auftreten (MARKS und BANK 1976). Andererseits scheinen Neuro- und Myopathien besonders häufig nachweisbar zu sein (BANK und Mitarb. 1975). Es ist jedoch durchaus denkbar, daß diese vermeintlich unterschiedliche Phänomenologie durch die primäre Noxe, den Alkohol, bewirkt wird.

Kalzifizierung

So wie der Diabetes mellitus einen Ausdruck der Krankheitsprogredienz darstellt, dokumentieren auftretende Kalzifizierungen den irreversiblen morphologischen Schaden. Somit dokumentieren auch sie den Tatbestand der Progredienz

Tabelle 11. Häufigkeit des Symptoms „Steatorrhoe" in den einzelnen Patientenkollektiven

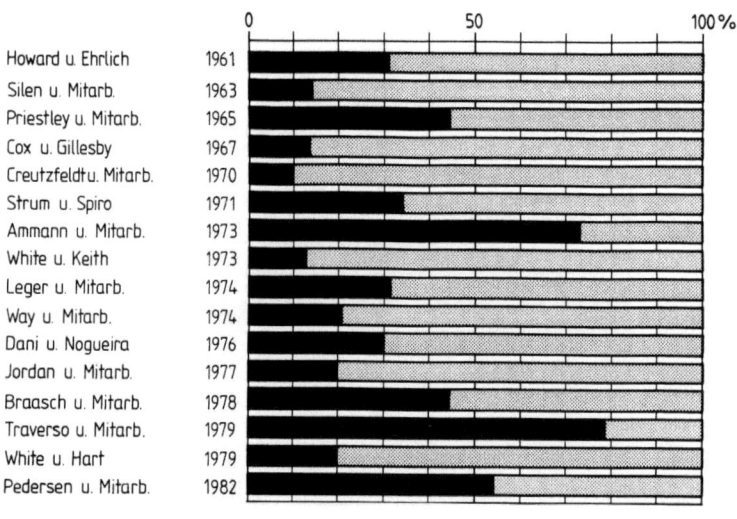

Tabelle 12. Häufigkeit des Diabetes mellitus in den einzelnen Patientenkollektiven.

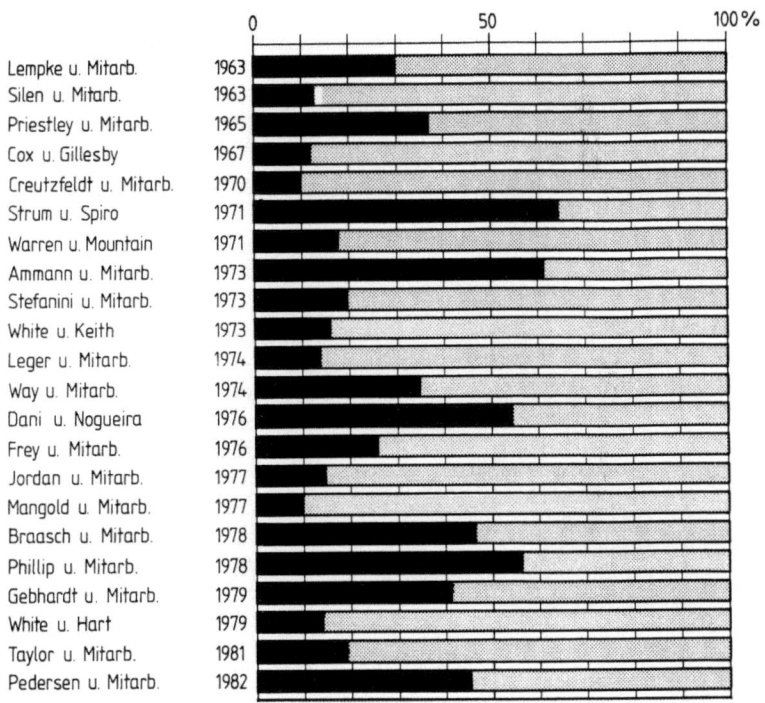

(Marks und Mitarb. 1976). Nach Cattell und Warren (1951) besteht zwischen dem Diabetes mellitus und der Steatorrhoe als klinischem Korrelat zur endokrinen und exokrinen Funktionseinschränkung und den Kalzifikationen ein enger Zusammenhang. Auch dieses morphologische Kriterium der Kalzifizierung weist eine große Variationsbreite innerhalb der einzelnen Krankenkollektive der Literatur auf, was einerseits auf eine unterschiedlich strenge ätiologische Zuordnung, zum anderen auf unterschiedlich große Anteile schwerer Pankreatitisformen hinweist (Tabelle 13).

Spontanverlauf der chronischen Pankreatitis

Anhand der bei der chronischen Pankreatitis auftretenden Symptome, ihrer Häufigkeit und ihrer zeitlichen Zuordnung zum Krankheitsverlauf läßt sich eine Repräsentanz-Kurve erstellen, die in statistischer Verallgemeinerung die Krankheitsentwicklung wiederspiegelt (Abb. 34). Zwischen Krankheitsbeginn und der Diagnosestellung liegen durchschnittlich 4–5 Jahre mit allerdings großer Streubreite. Die Stringenz der Diagnose ist dabei abhängig, entweder von der Feststellung einer Funktionseinschränkung, dem Nachweis von Kalzifikationen oder dem histologischen Beleg (Ammann 1968, Ammann 1970, Creutzfeldt und Mitarb. 1970).

Tabelle 13. Häufigkeit der Kalzifizierung in den einzelnen Patientenkollektiven

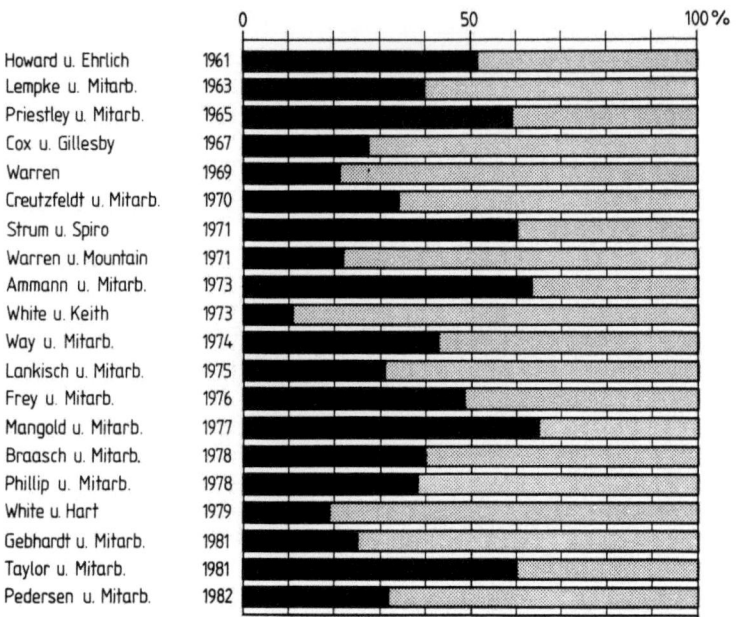

Aus der sich in zeitlichem Ablauf ergebenden Addition der symptomatischen Beeinträchtigungen resultiert eine zunächst langsame, sich in zunehmendem Maße aber beschleunigende Reduktion des Allgemein- und Ernährungszustandes des Patienten. Dies ist nicht notwendigerweise gleichbedeutend mit einer Beschleunigung der Progredienz des Entzündungsprozesses selbst. Faktoren, welche den Prozeß der entzündlichen Destruktion beeinflussen, sind heute noch nicht hinreichend definiert. Immerhin scheint dem Alkohol ebenso wie sekundären, durch die Krankheit selbst entstehenden Veränderungen (Stenosen, Striktu-

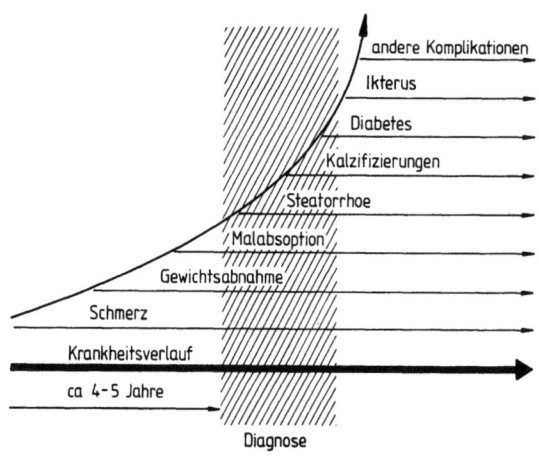

Abb. 34. Fiktiver Krankheitsverlauf der chronischen Pankreatitis

ren, Zysten etc.) eine wesentliche Bedeutung hinsichtlich des weiteren Verlaufes zuzukommen.

In einem individuell unterschiedlichen Zeitintervall folgt der Diagnosestellung die Therapie: konservativ oder chirurgisch. Unabhängig von den therapeutischen Möglichkeiten stellt sich die Frage nach dem Spontanverlauf. Alle bisherigen Untersuchungen gehen davon aus, daß bei der chronisch kalzifizierenden Pankreatitis nur eine symptomatische Therapie möglich ist; die Progredienz der entzündlichen Pankreaserkrankung selbst kann nicht wesentlich beeinflußt werden (WARSHAW und Mitarb. 1980). Lediglich die Geschwindigkeit der Progredienz ist von der Therapie einerseits und dem Verhalten des Patienten andererseits abhängig insofern, als bei persistierender Noxe die Progredienz beschleunigter abläuft. Während sich diese Feststellungen auf die eigentliche Eigenprogredienz der Erkrankung beziehen, lassen sich zusätzliche progredienzbeschleunigende Faktoren, wie sie Stenosen oder Strikturen darstellen, im allgemeinen recht gut chirurgisch beeinflussen, wie in den Kapiteln zur operativen Verfahrenswahl weiter ausgeführt wird.

Der natürliche weitere Krankheitsverlauf ist schließlich dadurch gekennzeichnet, daß keine exokrine oder endokrine Funktion mehr nachzuweisen ist. Das morphologische Substrat hierfür ist die völlig zerstörte, narbig umgewandelte Bauchspeicheldrüse – das Pankreas ist *„ausgebrannt"* bzw. *„ausgebeutet"*. Dieser Zustand kann mit dem Erreichen völliger Schmerzfreiheit assoziiert sein (GAMBILL und Mitarb. 1960, TUMEN 1960, AMMANN 1970, LEVRAT und Mitarb. 1970, MCELROY und CHRISTIANSEN 1972, AMMANN und Mitarb. 1973). AMMANN (1970) hat den Zusammenhang zwischen einer zunehmenden exokrinen Dysfunktion und dem Nachlassen bzw. völligem Verschwinden der Schmerzsymptomatik belegt (AMMANN und Mitarb. 1973). Voraussetzung für einen solchen Spontanverlauf ist das Ausbleiben von Komplikationen. In der Untersuchung von AMMANN fand sich eine derartige *„secondary painless pancreatitis"* in 36% der Fälle in einem Beobachtungszeitraum von durchschnittlich 6,6 Jahren. Nach PEIPER (1977) erfolgt das spontane Ausbrennen der Pankreatitis bei ca. ⅔ aller Fälle innerhalb eines Zeitraumes von etwa 7 Jahren.

Neben dieser Schmerzfreiheit, die aus dem irreversiblen Untergang des Pankreasparenchyms resultiert, sind im Ablauf dieser Erkrankung immer wieder Phasen längerzeitiger Schmerzfreiheit bzw. Schmerzlinderung festzustellen, was den schubweisen Verlauf des Krankheitsprozesses wiederspiegelt. Auf diesem Hintergrund sind therapeutische Erfolge schwer zu evaluieren und nur durch Langzeituntersuchungen zu belegen (LEGER und Mitarb. 1974). In summativer Gegenüberstellung stellten PHILLIP und Mitarb. (1978) nach konservativer Therapie in 70,7% Behandlungserfolge fest, nach chirurgischer Behandlung in 68,2%.

Die 10-Jahresüberlebensrate für das Krankengut *„Chronische Pankreatitis"* gibt MARKS und Mitarb. (1980) unabhängig von der Therapie mit 25% an. Dies entspricht etwa den von RÖSCH und Mitarb. (1981) mitgeteilten Langzeituntersuchungsergebnissen, die in Abbildung 35 dargestellt sind. Für die 5-Jahresüberlebensrate nach chirurgischer Behandlung ergaben sich in Abhängigkeit vom durchgeführten chirurgischen Eingriff Werte zwischen 55 und 74% (PRINZ und GREENLEE 1981, SARLES und Mitarb. 1982). In anderen Untersuchungen wird von einer mittleren Lebenserwartung von 45 Jahren bei alkoholischer Pankreatitis be-

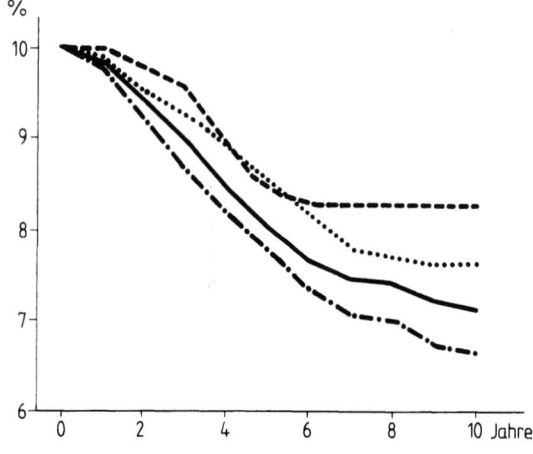

Abb. 35. Kumulierte Überlebensraten; Patientenkollektiv: Chronische Pankreatitis. (—— = Gesamtkollektiv, --- = konservativ, -·-·- = operativ, ···· = operativ, abzüglich OP-Letalität) (RÖSCH und Mitarb. 1981)

richtet (BOCKUS und RAFFENSBERGER 1948, HOWARD und EHRLICH 1961). Erklärt wird dies durch die Vielzahl möglicher Komplikationen und die verhängnisvolle Interaktion zwischen Asozialität und Alkohol.

Diese Zahlen zeigen, daß bei Patienten mit chronischer Pankreatitis die Prognose ernst und die Lebenserwartung im allgemeinen eingeschränkt ist. Immerhin wird in allen Untersuchungen deutlich, daß durch konservative, chirurgische, vor allem aber diätetische Maßnahmen (Alkoholabstinenz) auf die Progredienz der Erkrankung wesentlich Einfluß genommen werden kann. Bei dieser Einschätzung kommt den seltenen Fällen von chronisch obstruktiver Pankreatitis eine Sonderstellung insofern zu, als bei ihnen die Möglichkeit der kausalen Therapie besteht. Jedoch wird auch hier der weitere Verlauf von der Früherkennung und der frühzeitigen Therapie abhängen.

Komplikationen der chronischen Pankreatitis

Im Zusammenhang mit der Krankheitsprogredienz können Komplikationen auftreten, welche das symptomatische Spektrum erweitern bzw. völlig verändern, wobei sie sich in aller Regel erschwerend auf den Krankheitsverlauf auswirken. Die Komplikationsmöglichkeiten sind vielfältig und tragen in sehr unterschiedlicher Weise zur Erkrankungsaggravation bei. Einen Überblick gibt die Tabelle 14.

Ikterus

Anatomisch benachbarte Organe wie der Magen, das Duodenum und das Quercolon können durch die peripankreatitische Sklerose in den Krankheitsprozeß mit involviert werden; in aller Regel ist eine Stenosierung – unabhängig von der funktionellen Wirksamkeit – die Folge. Eine Sonderstellung nehmen der Ductus

Tabelle 14. Komplikationen der chronischen Pankreatitis

1. Stenosen bzw. Kompressionen
    des Ductus choledochus
    des Magens
    des Duodenums
    des Kolons
    der V. lienalis
    der V. portae
2. Zysten bzw. Pseudozysten (vergl. Tabelle 19)
3. Primäre Pankreasfisteln
4. Pankreatogener Aszites
5. Ulcus duodeni bzw. Erosionen
6. Blutungen
    in die Peritonealhöhle
    in die Duodenalwand
    Obere Gastrointestinalblutung (vergl. Tabelle 22)
7. Pleuro- pulmonale Affektionen, Pericarderguß
8. Tuberkulose
9. (Leberzirrhose)

choledochus ebenso wie die unmittelbar hinter dem Pankreas gelegenen venösen Gefäße (V. lienalis, V. portae) ein, insofern, als durch die enge anatomische Assoziation eine Beeinträchtigung besonders häufig ist. Die distale Stenose des Ductus choledochus läßt sich somit häufig nachweisen, wobei die symptomatische Manifestation durch den auftretenden Ikterus in ca. 10–30% der Fälle festzustellen ist (Tabelle 15). Häufig sind es zunächst nur Episoden mit Dunkelfärbung des Urins und schnell wieder verschwindendem Sklerenikterus. Morphologisch handelt es sich dabei um passagere Pankreaskopfschwellungen mit zeitweiliger Beeinträchtigung des Gallenabflusses.

Weit häufiger aber als der manifeste Ikterus sind röntgenologisch nachweisbare Strukturveränderungen im Bereich des distalen Choledochus, wobei Grad und Ausdehnung der Stenosierung sehr unterschiedlich sein können (SCOTT und Mitarb. 1977). In Abhängigkeit vom Schweregrad des entzündlichen Pankreasprozesses fanden RÖSCH und Mitarb. (1981) in 12,3% bei leichten Pankreatitiden und in 50% bei schweren chronischen Pankreatitiden eine Choledochusenge, dagegen nur in 8,6% einen klinisch manifesten Ikterus. Betroffen von der Einengung ist dabei lediglich der intrapankreatisch verlaufende Anteil des Ductus choledochus; der proximal gelegene Abschnitt zeigt hingegen eine mehr oder weniger stark ausgeprägte Dilatation; die Papillenregion selbst ist in diesen Fällen nicht verändert (OTTO 1974). Die Verursachung der Choledochuseinengung beruht bei der fortgeschrittenen chronischen Pankreatitis zum Teil auf sklerosierenden, vernarbenden Prozessen im Bereich des Pankreaskopfes, zum Teil auf im Kopf lokalisierten Pankreaszysten (GADACZ und Mitarb. 1983). Letztere können durch wechselnde Raumforderung auf Grund eines sich ändernden Füllungsdruckes ebenfalls zu dem Symptom eines intermittierenden Ikterus führen. Auch ein Verschlußikterus durch ein großes Aneurysma der A. gastroduodenalis bei chronischer Pankreatitis ist beschrieben worden (PONHOLD und Mitarb. 1981).

Das Symptom „*Ikterus*" kann gleichermaßen Folge eines Pankreaskopfkarzinoms bzw. Papillenkarzinoms wie auch Folge der chronischen Pankreatitis sein.

Tabelle 15. Häufigkeit der Komplikation „Ikterus" in den einzelnen Patientenkollektiven

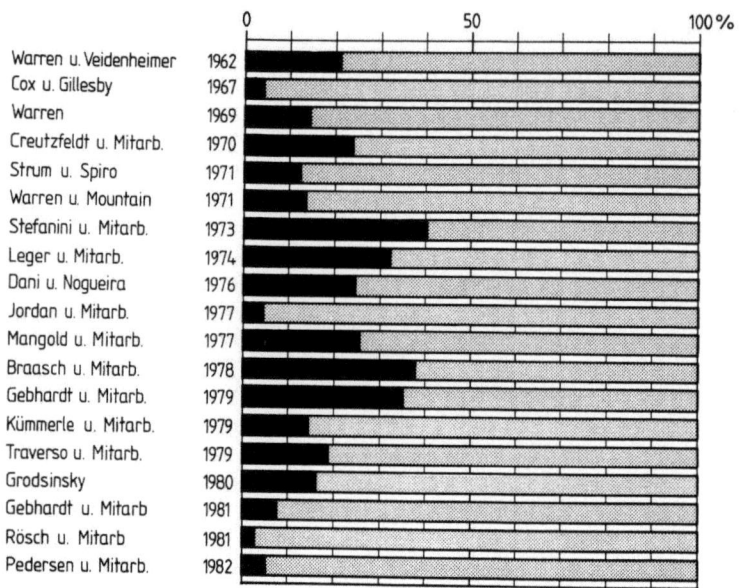

Anamnestische Angaben geben bestenfalls andeutend Hinweise auf eine Differenzierung, nachdem das Pankreaskarzinom sehr schnell zu einer allgemeinen Reduktion des Allgemein- und Ernährungszustandes des Patienten führt. Während bei der chronischen Pankreatitis meist eine unterschiedlich lange Schmerzanamnese festzustellen ist, bedeutet der Ikterus im Zusammenhang mit dem im Pankreaskopf gelegenen Karzinom in aller Regel die erste klinische Manifestation. Der wechselnd stark ausgeprägte Ikterus ist eher eine Folge der chronischen Pankreatitis. In aller Regel wird durch den Einsatz diagnostischer Maßnahmen die Dignitätsfrage zu klären sein. Wie jede Komplikation birgt auch der Ikterus als Folge einer mechanischen Abflußbehinderung im Bereich der Gallenwege die Möglichkeit von Folgeproblemen. Ganz allgemein begünstigt Stase oder Stau das Entstehen von Infektionen, welche gleichermaßen hämatogen wie aszendierend entstehen können. So stellt die Cholangitis eine wesentliche Krankheitserschwernis dar mit der nicht seltenen allgemein-septischen Exacerbation. Ein über längere Zeit bestehender Ikterus, einhergehend mit cholangitischen Schüben, kann sich bis hin zur biliären Zirrhose entwickeln (WARSHAW und Mitarb. 1976, SCOTT und Mitarb. 1977).

Duodenalstenose

Der Prozeß der chronischen Entzündung im Bereich des Pankreaskopfes führt nicht selten zu Veränderungen im Bereich des unmittelbar benachbarten Duodenums. Hierbei sind häufiger lediglich Strukturveränderungen im Bereich der Konkavität des Duodenums röntgenologisch feststellbar; dennoch können, vor

Tabelle 16. Häufigkeit der Komplikation „Duodenalstenose" in den einzelnen Patientenkollektiven

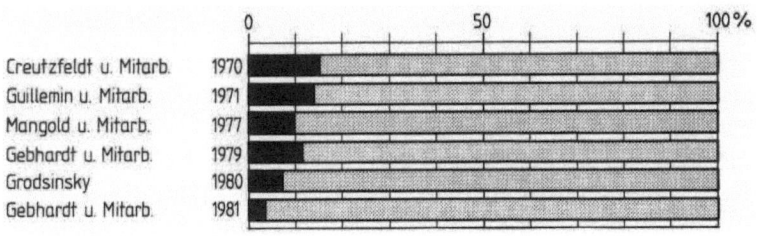

allem im Spätstadium der Pankreatitis, durch ausgedehnte peripankreatisch sklerosierende Prozesse die entsprechenden Duodenalabschnitte soweit in den Entzündungsprozeß involviert sein, daß durch Stenosierung eine Entleerungsstörung des Magens resultiert. Diese Folgeerscheinung kann als typische, wenn auch nicht sehr häufige Komplikation der chronischen Pankreatitis gelten (GUIEN und CAMATTE 1971, BRECHT und Mitarb. 1978) (Tabelle 16). Immerhin war bei 9 von 36 Patienten (14,3%) eine derartige Komplikation der Grund für eine notwendig werdende Intervention (GUILLEMIN 1972). Röntgenologische Veränderungen im oberen Duodenalknie sowie im Pars descendens duodeni fanden RÖSCH und Mitarb. (1981) in 17,7%. Nur 3,2% der Patienten hatten jedoch eine funktionell wirksame Duodenalstenosierung.

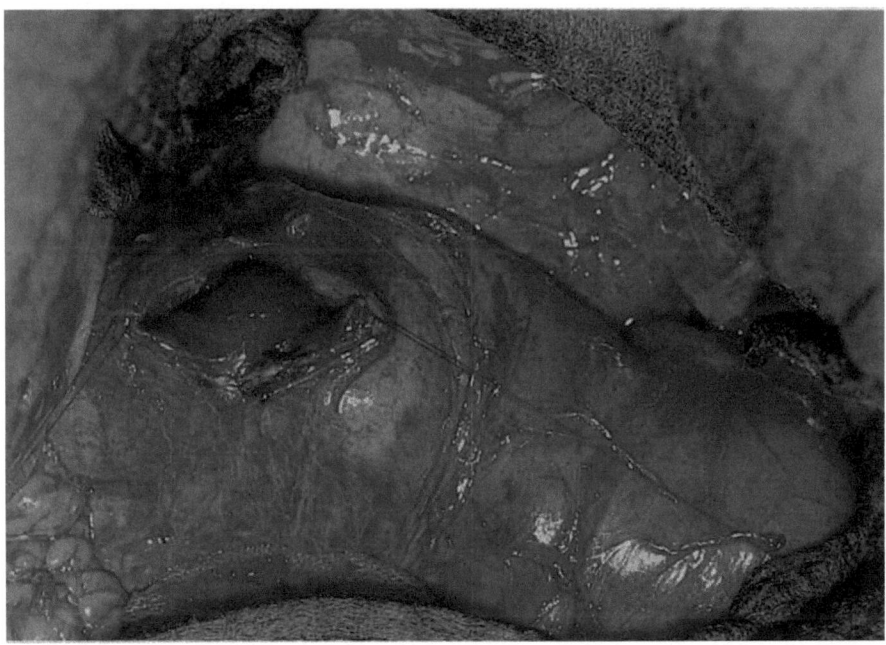

Abb. 36. Duodenalwandhämatom (nach Inzision und Entlastung)

Eine derartige Stenose des Duodenums mit begleitender Magenentleerungsstörung greift in den Mechanismus der gestörten Nahrungsaufnahme durch immer wieder auftretendes Erbrechen verhängnisvoll ein, so daß eine baldige chirurgische Therapie unumgänglich wird. Differentialdiagnostisch muß bei röntgenologisch nachgewiesener Enge auch an die Möglichkeit von Duodenalwandzysten oder intramuraler Duodenalwandhämatome gedacht werden, die in einer Häufigkeit von bis zu 38,5% der Fälle vorhanden sein können (BECKER 1980). In aller Regel handelt es sich allerdings um Einzelfallbeschreibungen (GOLDING und Mitarb. 1963, KISSEL und Mitarb. 1963, VAN SPREEUWEL und Mitarb. 1981, AUFSCHNAITER u. Mitarb. 1982) (Abb. 36). Die Entstehungsursache von intramuralen Duodenalwandhämatomen ist unklar. Sie werden im Zusammenhang mit dem Krankheitsbild der chronischen Pankreatitis beschrieben, wobei bestehende Blutgerinnungsstörungen fakultativ erwähnt und nicht in jedem Fall als Ursache angeschuldigt werden können. Häufig ist anamnestisch ein vermehrter Alkoholkonsum festzustellen (VAN SPREEUWEL und Mitarb. 1981), wobei unklar bleibt, inwieweit es sich hierbei um eine direkte alkoholtoxische Veränderung oder um eine Folge der peripankreatischen Sklerose handelt.

Kolonstenose

Eine eher seltene Komplikation der chronischen Pankreatitis stellt die Kolonstenose dar, welche weit häufiger als Folge einer aktuen Pankreatitis auftritt. Ihr Entstehungsmechanismus entspricht demjenigen der Duodenal- und Choledochusstenose. Die trotz enger anatomischer Beziehung bestehende größere Distanz des Kolons zum Pankreas im Vergleich zum Ductus choledochus und Duodenum bedingt das seltenere Auftreten. Es handelt sich um Einzelfallbeschreibungen (REMINGTON und Mitarb. 1947, MOHIUDDIN und Mitarb. 1971, PEIPER 1980, GREINER 1982). Es handelt sich dabei in aller Regel um eine Beeinträchtigung der linken Kolonflexur, wobei die Stenosierung distal der Flexura lienalis typisch sein soll für die mit der chronischen Pankreatitis assoziierten Kolonstenose, während die Veränderungen bei akuter Pankreatitis eher proximal der Flexur lokalisiert sind (GREINER 1982). Eine chirurgische Therapie ist selten erforderlich (HOFFMEISTER und TREDE 1977), obwohl die Kolonstenose bei chronischer Pankreatitis im allgemeinen eine schlechtere Rückbildungstendenz zeigt, als dies bei der akuten Pankreatitis der Fall ist (WEISMANN und Mitarb. 1977).

Venöse Komplikationen

Nicht nur durch Kompression infolge von Pankreaspseudozysten, viel häufiger durch die peripankreatische Sklerose kann es zur obstruktiven Mitbeteiligung der V. portae oder, und häufiger, der V. lienalis kommen (ARNER und FERNSTROM 1961). RÖSCH und Mitarb. (1981) beschreiben eine Häufigkeit von 5,1%. Bei gezieltem diagnostischem Einsatz läßt sich eine solche Komplikation allerdings weit häufiger nachweisen. LEGER und Mitarb. (1968) fanden in 54% der Fälle (69 von 126 Patienten) angiographisch nachweisbare Veränderungen im Bereich der

Tabelle 17. Häufigkeit der Komplikation „segmentale portale Hypertension" in den einzelnen Patientenkollektiven

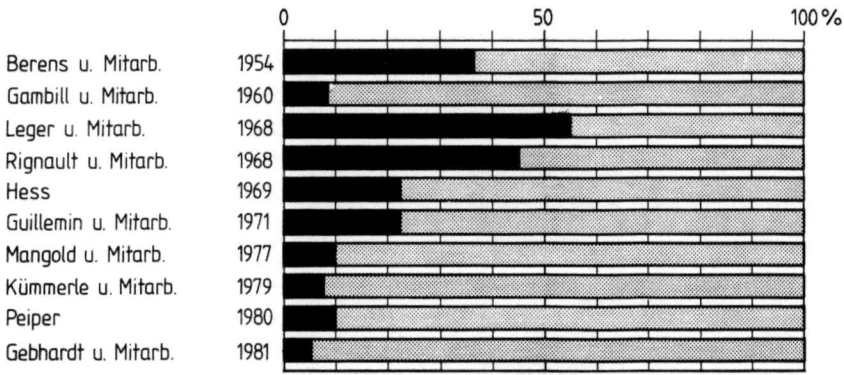

V. lienalis; in 24% lag ein Verschluß vor. Über ähnliche Ergebnisse berichtet MoRISSEY (1953) (Tabelle 17).

Die Obstruktion, wie auch die fakultativ folgende Thrombose, führt zur portalen Hypertension bei Beteiligung der V. portae, zur segmentalen Hypertension bei Verschluß der V. lienalis. Die lienale Hypertension hat eine isolierte Magenvarikosis zur Folge, wobei sich der Kollateralkreislauf über die V. gastricae breves sowie die linke V. gastroepiploica ausbildet (RÖSCH 1974, DIXON und Mitarb. 1983). Die portale Hypertension kann zur Entstehung von Oesophagusvarizen führen.

Blutungen aus Varizen des Magens und des Oesophagus stellen Komplikationen dieser Veränderungen dar. Ein seltenes Ereignis dürfte die intraperitoneale Blutung als Folge eines spontanen Milzeinrisses sein, insbesondere bei aufgetretener Splenomegalie infolge einer venösen Abflußbehinderung (GUILLEMIN und Mitarb. 1968).

Pankreaspseudozysten

Pankreaspseudozysten lassen sich in ca. 20–35% im Krankheitsverlauf der chronischen Pankreatitis nachweisen (AMMANN und Mitarb. 1973, LEGER und Mitarb. 1974, LIGUORY und CALETTI 1976, BECKER 1980) (Tabelle 18). Bei den Pankreaspseudozysten ist das lumenauskleidende Epithel verloren gegangen; ein erhöhter Innendruck bewirkt Wachstum und reaktiv-bindegewebige Wandverdickung. Die Pseudozysten unterscheiden sich demnach in ihrer Größe, der mehr oder minder stabilen Kapselwandung, der vorhandenen oder fehlenden Pankreasgangkommunikation und dem komplikativem symptomatischen Muster, welches durch sie bewirkt wird. Sie können solitär oder auch multipel auftreten (TÖNISSEN und Mitarb. 1984).

Bezüglich des Entstehungsmechanismus sind sie von den Pseudozysten nach akuter Pankreatitis abzugrenzen. Diese entstehen durch Nekrose und koliquativer Einschmelzung von Pankreas- und peripankreatischem Gewebe. Sie haben

Tabelle 18. Häufigkeit der Komplikation „Pseudozyste" in den einzelnen Patientenkollektiven

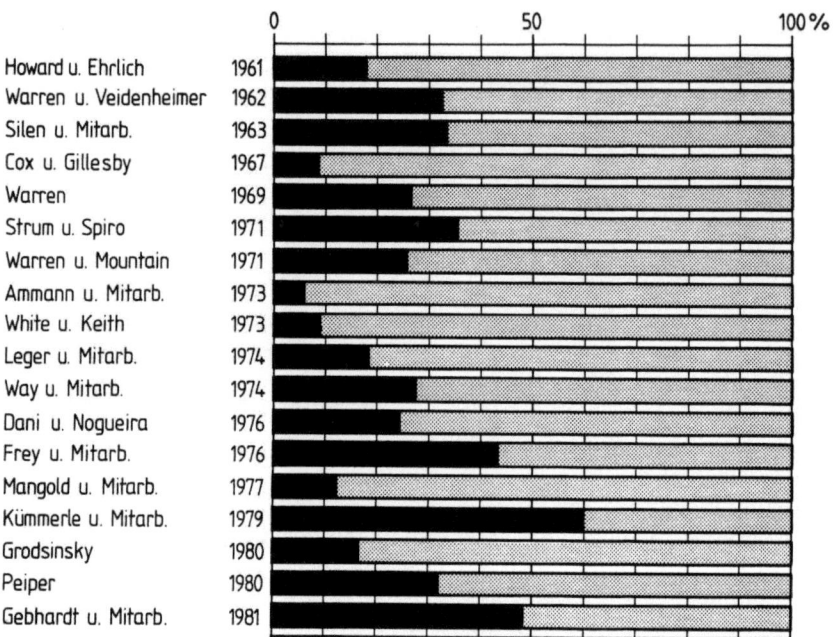

eine größere Rückbildungstendenz als die Pseudozysten, die im Verlaufe einer chronischen Pankreatitis entstehen (SARLES und SAHEL 1976). Diese Form der Zystenentstehung spielt bei der chronischen Pankreatitis eher eine untergeordnete Rolle. Bei ihnen handelt es sich ursprünglich um zystische Gangdilatationen, verursacht durch Gangokklusion und Gangstenosierung (SARLES und Mitarb. 1979). Das Gangepithel wird als Folge des zunehmenden Innendrucks druckatrophisch, die Zyste gewinnt an Größe, die Wandung wird durch bindegewebigen Um- und Anbau dicker und damit stabiler. Die Entstehungszeit dieser Zysten kann mitunter sehr kurz sein – wenige Wochen bis Monate (LENGGENHAGER 1973). Zudem sind Änderungen hinsichtlich der Größe durch wechselnden Innendruck möglich. Entsprechend ihrer Entstehungsgeschichte liegen sie entweder innerhalb des Pankreas oder aber im angrenzenden peripankreatischen Gewebe (Abb. 37 u. 38). Ebenfalls aus dem Entstehungsmechanismus abzuleiten, ist die in ca. 50% der Fälle nachweisbare Kommunikation mit dem Pankreasgang (RÖSCH 1979).

Pseudozysten geben ihrerseits nicht selten Anlaß zu weiteren Komplikationen und Symptomveränderungen. Eine Übersicht gibt die Tabelle 19. Je nach Größe der Zysten können sie in unterschiedlichem Ausmaß zu Kompressionen im Bereich benachbarter Organe bzw. Organstrukturen führen (LEGER und Mitarb. 1970, MAIR und Mitarb. 1976, HOFFMEISTER und TREDE 1977, WEISMANN und Mitarb. 1977, RÖSCH und Mitarb. 1981). Weitere Komplikationen entstehen durch Blutungen, Rupturen, Arrosionen oder durch Ausbildung eines Abszesses bei kanalikulärer oder hämatogener Infektion. Die Folge ist in aller Regel eine

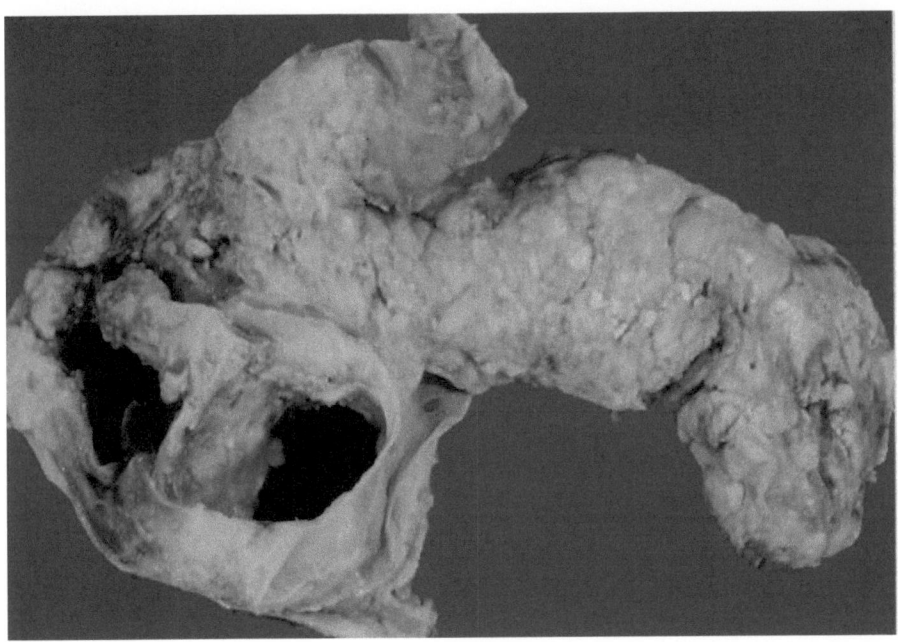

Abb. 37. Sektionspräparat: Disseminierte Pankreasfibrose mit Ausbildung von Pseudozysten im Pankreaskopfbereich

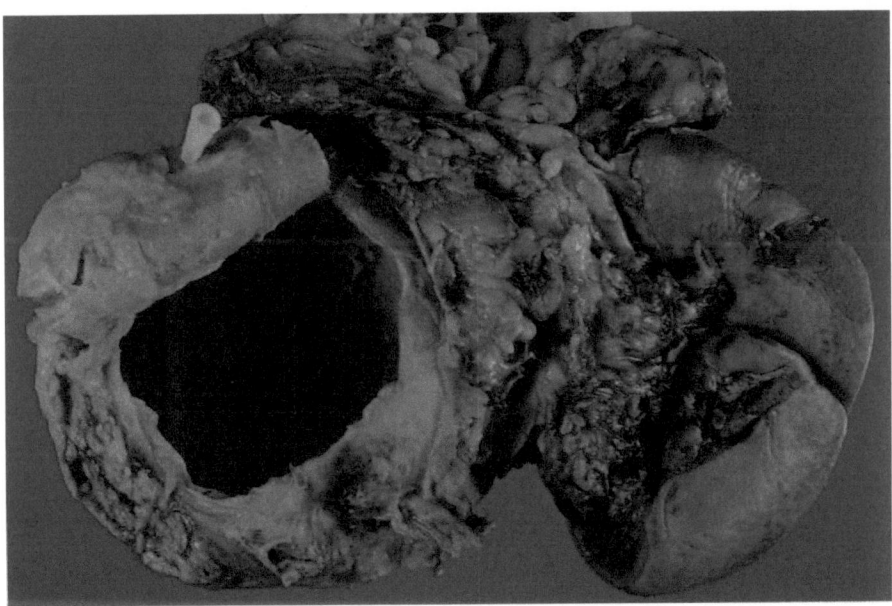

Abb. 38. Operationspräparat: Pankreasschwanzresektion wegen einer dort lokalisierten Pseudozyste (die Kanüle bezeichnet die Kommunikation mit dem Pankreasgang)

akute Krankheitsverschlechterung mit der Dringlichkeit einer sofortigen operativen Intervention. Die Häufigkeit derartiger akuter Komplikationen wird mit 30–40% angegeben (SANKARAN und WALT 1975, BRADLEY und Mitarb. 1979). Neben Rupturen in die freie Peritonealhöhle (HANNA 1960), sind Rupturen in benachbarte Organe beschrieben worden (BRADLEY und CLEMENTS 1976, BRADLEY und Mitarb. 1979).

Tabelle 19. Komplikationen bei Pankreaspseudozysten

Blutung [8, 15, 19, 30]
   in die Zyste [5, 10, 16, 20, 22, 27, 32, 36, 38]
   in den Ductus Wirsungianus [3, 14, 33]
   in die Peritonealhöhle [13, 22, 25, 26, 32]
   in das Duodenum, den Magen oder das Kolon [4, 9, 13, 15, 23, 32, 33]
   in das Gallengangsystem [14]
Ruptur [8, 19, 30]
   in die Peritonealhöhle [1, 24, 29]
   in das Duodenum, den Magen oder das Kolon [22, 23, 29, 38, 43]
   in den Oesophagus [22]
Fistel
   zum Duodenum, zum Magen [43]
   Aszites [22, 24, 30]
   in das Nierenbecken [43]
   in den Halsbereich [11]
Kompression
   des Ductus choledochus [8, 21, 24, 29, 30, 41, 44, 46]
   des Duodenums oder des Magens [19, 24, 34, 37]
   des Dünndarms oder des Kolons [6, 24]
   Segmentale portale Hypertension [2, 13, 24, 46]
   Varikozele [40]
   Mediastinum [26]
Arrosion
   der Milz [16, 18, 30]
   der Leber [24]
   der Vena portae [39]
   der Aorta [35]
Abszedierung [7, 8, 12, 13, 17, 19, 29, 30, 31, 42]

[1] Hanna 1960; [2] Jurasz 1961; [3] Bismuth und Mitarb. 1964; [4] Sarles und Mitarb. 1965; [5] Bucknam 1966; [6] Jordan und Howard 1966; [7] Steedman und Mitarb. 1967; [8] Becker und Mitarb. 1968; [9] Cogbill 1968; [10] Dardik und Dardik 1968; [11] Sybers und Mitarb. 1968; [12] Moreaux und Bismuth 1969; [13] Thomford und Jesseph 1969; [14] Dalton und Mitarb. 1970; [15] Greenstein und Mitarb. 1971; [16] Warshaw und Mitarb. 1972; [17] Hutson und Mitarb. 1973; [18] Bötticher und Schwemmle 1974; [19] Hastings und Mitarb. 1975; [20] Lam und Bricker 1975; [21] Mc Collum und Jordan 1975; [22] Sankaran und Walt 1975; [23] Bradley und Clements 1976; [24] Grace und Jordan 1976; [25] Moazzenzadeh und Mitarb. 1976; [26] Stanley und Mitarb. 1976; [27] Wu und Mitarb. 1977; [28] Borlaza und Mitarb. 1979; [29] Bradley und Mitarb. 1979; [30] Bretholz und Mitarb. 1979; [31] Frey und Mitarb. 1979; [32] Hoffmeister und Reiter 1979; [33] Kelch und Adlung 1979; [34] Martin und Mitarb. 1979; [35] Sindelar und Mason 1979; [36] Ganser und Lenz 1981; [37] Sandy und Mitarb. 1981; [38] Maruotti und Mitarb. 1982; [39] Schoch und Schumacher 1982; [40] Dixon und Mitarb. 1983; [41] Eckhauser und Mitarb. 1983; [42] Laugier und Mitarb. 1983; [43] Sbrocchi und Anderson 1983; [44] Skellenger und Mitarb. 1983; [45] Sitzmann und Imbembo 1984; [46] Tönissen und Mitarb. 1984

Blutungen entstehen oft in der Zyste selbst, allerdings können auch Blutungen in die freie Peritonealhöhle vorkommen (L'HERMINÉ u. Mitarb. 1971, STANLEY und Mitarb. 1976). Differentialdiagnostische Probleme entstehen sehr häufig bei auftretenden Wirsungorrhagien dann also, wenn bei bestehender Kommunikation zwischen bestehender Zyste und Pankreasgangsystem das Blut über die Papilla duodeni abgeht und somit zu dem Bild einer oberen Gastrointestinalblutung führt. Eine durch eine Pankreaszyste verursachte Hämobilie dürfte eher eine Rarität darstellen (DALTON und Mitarb. 1970). Eine weitere zystenverursachte Gastrointestinalblutung stellt die Blutung aus Magenvarizen bei segmentärer portaler Hypertension als Folge einer Kompression bzw. eines konsekutiven thrombotischen Verschlusses der V.lienalis oder der V.portae dar (BRADLEY und CLEMENTS 1975).

Nicht selten bilden sich Pseudozysten spontan zurück, wobei dies allerdings im Zusammenhang mit der chronischen Pankreatitis seltener der Fall ist, als bei der akuten Pankreatitis. SANKARAN und WALT (1975) beobachteten eine spontane Rückbildung in 8% der Fälle, BRADLEY und Mitarb. (1979) geben eine Zahl von 20% an.

Beim Nachweis von zystischen Prozessen sollte man sich der differentialdiagnostischen Möglichkeiten bewußt sein, insofern, als sich nicht selten hinter den zystischen Formationen ein Cystadenom oder ein Cystadenocarcinom verbirgt (Tabelle 20). BECKER und Mitarb. (1965) fanden in einem Kollektiv von 117 Patienten bei 15 von ihnen (12,8%) zystische Neoplasien. MAHORNER und MATTSON (1931) hingegen diagnostizierten nur zwei Cystadenome bei 108 Patienten mit bestehender Pankreaszyste. Bezüglich der Häufigkeit verteilen sie sich auf alle Pankreasabschnitte etwa zu gleichen Teilen; als seltene Lokalisation wurden Cystadenome innerhalb der Milz gelegen gefunden, die sich präoperativ lediglich als Milzzysten darstellten (SATAKE und Mitarb. 1979).

Beim Cystadenoma handelt es sich um eine gutartige Neoplasie, die insgesamt selten auftritt (MAHORNER und MATTSON 1931, FRANTZ 1959), und das Alter zwischen 40 und 60 Jahren bevorzugt. Frauen sind weit häufiger betroffen (etwa 10-fach) (SCOTT 1971). Die Histologie zeigt fibröse und myxoide Elemente mit Ausbildungen von Zysten und jeweils serösen oder mukoiden Einschlüssen (MOZAN 1951). Das anzustrebende Therapieziel ist die totale Entfernung nicht zuletzt wegen der bestehenden Malignisierungstendenzen.

Tabelle 20. Differentialdiagnose zystischer Pankreasprozesse

1. Dysontogenetische Zysten
2. Pseudozysten bei akuter Pankreatitis
3. Pseudozysten bei chronischer Pankreatitis
4. Posttraumatische Zysten
5. Cystadenome
6. Cystadenocarcinome
7. Zystisches Neoplasma
8. Parasitäre Zysten (Echinokokkus)

Noch seltener als die Cystadenome sind die Cystadenocarcinome (CULLEN und

Mitarb. 1963). Der durchschnittliche Altersgipfel liegt ca. 10–20 Jahre vor demjenigen des Pankreaskarzinoms. Es ist etwa 3mal häufiger bei Frauen anzutreffen. Histologische Untersuchungen lassen es als möglich erscheinen, daß sich das Cystadenocarcinom aus dem gutartigen Cystadenom entwickelt. Häufig finden sich in den zystischen Gebilden papilläre Strukturen (SCOTT 1971).

Ulcus duodeni

Ausgehend von der „*Aggression-Defension*"-Theorie bei der Genese des Ulcus duodeni erfahren beide Seiten bei der Erkrankung der chronischen Pankreatitis Veränderungen, woraus insgesamt ein gehäuftes Auftreten von Duodenalgeschwüren resultiert (SARLES und MERCADIER 1960, DREILING und NAQUVI 1969, SINGER und Mitarb. 1978) (Tabelle 21). Einerseits bewirkt die Reduzierung des Pankreassekretflusses als Ausdruck der exokrinen Dysfunktion eine eingeschränkte Neutralisierungsfähigkeit des sauren Magensaftes; andererseits ist bei den Patienten mit chronischer Pankreatitis eine reduzierte Säuresekretion im Magen festzustellen (KRAVETZ und SPIRO 1965, BANK und Mitarb. 1966, BANK und Mitarb. 1967, CHEY und Mitarb. 1968). Insgesamt wird die Ulkusinzidenz im Krankengut „*Chronische Pankreatitis*" sehr unterschiedlich hoch angegeben (OWENS und HOWARD 1958, MARKS u. Mitarb. 1967, DREILING und NAQUVI 1969, STRUM und SPIRO 1971, BERNADES und CALLET 1975, SARLES und Mitarb. 1979, VANTINI und Mitarb. 1982), wobei die Unterschiedlichkeit dieser Angaben nicht zuletzt durch den Untersuchungsmodus erklärt werden können, dadurch also, wie zufällig oder regelmäßig gezielte Untersuchungen durchgeführt wurden. In einem Kollektiv von 190 Patienten mit chronisch rezidivierender Pankreatitis fanden VANTINI und Mitarb. (1982) in 21,5% (41 Patienten) ein Duodenalulkus. Die endoskopische Verlaufskontrolle zeigte keinen Zusammenhang mit Eßgewohnheiten, Nikotin- oder Alkoholkonsum, allerdings war ein Zusammenhang mit dem Ausmaß der exokrinen Funktionseinschränkung herzustellen.

Tabelle 21. Häufigkeit der Komplikation „Ulcus duodeni" in den einzelnen Patientenkollektiven

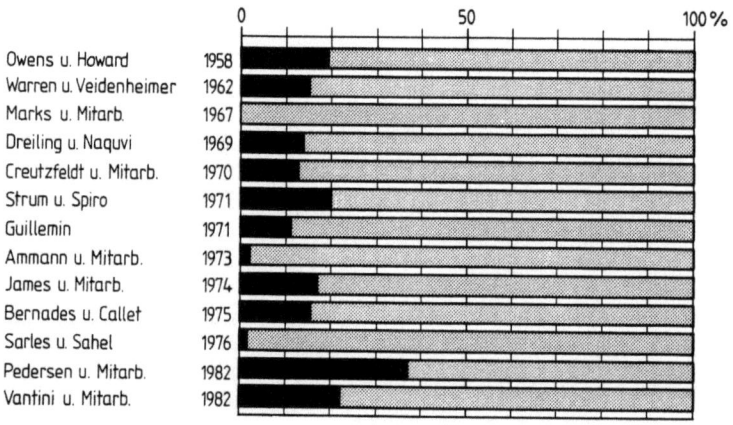

SCHULZE und Mitarb. (1983) untersuchten den Einfluß der exokrinen Dysfunktion auf die duodenale Ulkusinzidenz. Im Vergleich zu einem Normalkollektiv war diese bei eingeschränkter Funktionsleistung deutlich erhöht (25%:3,8%).

Nicht selten scheint es so zu sein, daß differentialdiagnostisch bei entsprechender Symptomatik nicht an die Möglichkeit einer chronischen Pankreatitis gedacht wird und röntgenologisch nachweisbare Veränderungen im Duodenum im Sinne eines Ulkus fehlinterpretiert werden (SARLES und SAHEL 1976). So wird unter der Vielzahl möglicher morphologischer Veränderungen von einer polypösen Duodenitis bei dem Krankheitsbild der chronischen Pankreatitis berichtet, die durch eine Behinderung des Chymusabflusses entstehen soll (KIEFHABER und Mitarb. 1979).

Gefäßarrosion

Der bindegewebige bzw. narbige Umbau des Parenchyms hinterläßt auch seine Spuren im Bereich der venösen und arteriellen Gefäße. Neben Kompressionen, welche sich im allgemeinen angiographisch gut darstellen lassen, können aneurysmatische Veränderungen entstehen oder Gefäßwandungen direkt arrodiert werden (STECKMAN und Mitarb. 1984). An diesen Veränderungen sind nicht selten auch kleine und große Pseudozysten beteiligt. Die Häufigkeit der dabei betroffenen Gefäße ist in Abbildung 39 dargestellt. Arrosionsblutungen (GADACZ und Mitarb. 1978, KELCH und ADLUNG 1979, HALL und Mitarb. 1982, YOKOYAMA und Mitarb. 1984) werden damit zwar zu seltenen, aber dennoch keineswegs ungewöhnlichen Folgeerscheinungen der chronischen Pankreatitis.

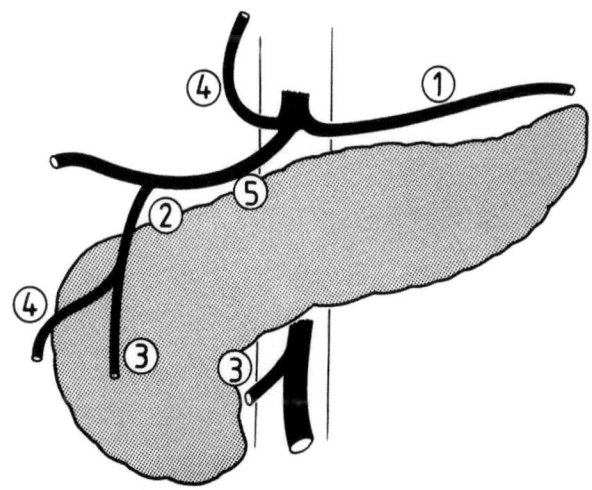

Abb. 39. Gefäßarrosionen nach der Häufigkeit ihres Vorkommens (1 = A. lienalis, 2 = A. gastro-duodenalis, 3 = A. pancreatico duodenalis sup. und inf., 4 = A. gastroepiploica dextra, A. gastrica sinistra, 5 = A. hepatica communis)

Obere Gastrointestinalblutung

Eine Vielzahl von möglichen Ursachen für eine obere gastrointestinale Blutung wurden bereits erwähnt. Zahlenmäßig spielen die Blutungen aus Duodenalgeschwüren, varikösen Magenvenen und Wirsungorrhagien unterschiedlicher Genese die wesentliche Rolle (Tabelle 22). Seltener sind Arrosionsblutungen und Blutungen aus den Magen oder das Duodenum arrodierten Pseudozysten. Nur in einzelnen Fällen wurden Hämobilien, Blutungen aus dem Ductus pancreaticus accessorius oder aorto-duodenale Fisteln beschrieben.

Anämie

Eine Anämie ist bei Patienten mit chronischer Pankreatitis keineswegs selten. Rezidivierende und oftmals klinisch nicht apparente Blutungen bieten im Sinne der Blutungsanämie eine mögliche Erklärung. Oftmals ist das Symptom einer rezidivierenden Melaena unzweideutig, die Blutungsquelle allerdings röntgenologisch und endoskopisch nicht eruierbar. Selbst bei explorativer Laparotomie können sich kleine Zysten dem Nachweis entziehen. Häufig führt eine Angiographie zur Diagnosefindung (STANLEY und Mitarb. 1976, HALL und Mitarb. 1982). Nicht selten handelt es sich jedoch auch um Eisenmangelanämien, wie sie sich aus der gestörten Nahrungsaufnahme leicht erklären lassen. Auch wurde über eine gestörte Vitamin B 12-Resorption bei der chronischen Pankreatitis berichtet (VEEGER und Mitarb. 1968).

Fisteln

Im Unterschied zu sekundären Pankreasfisteln nach operativen Eingriffen entstehen primäre Fisteln durch Parenchymdefekte im Bereich des Pankreas, welche eine Kommunikation zwischen dem Pankreasgangsystem und dem peripankreatischen Umfeld herstellen. Diese gewinnen entweder Anschluß an ein anatomisch benachbartes Organ oder aber entleeren das Sekret in die freie Bauchhöhle mit der konsekutiven pankreatogenen Aszitesbildung. Immer gehen Fisteln von Pankreaspseudozysten aus, sei es, daß sie auf dem Boden kleinster zystischer Gangdilatationen entstehen, sei es durch feinste Rupturen im Bereich der Wandung größerer Pseudozysten.

Pankreatogener Aszites

Der pankreatogene Aszites ist im Zusammenhang mit der chronischen Pankreatitis ein eher seltenes Vorkommnis (SMITH und Mitarb. 1973, HOTZ und Mitarb. 1977, MORTON und Mitarb. 1981, BRETZKE 1982). Für die Entstehung werden unterschiedliche Gründe angegeben, wobei sich die Notwendigkeit verschiedener Entstehungsmechanismen schon allein aus der Beobachtung wechselnder Eigenschaften der Aszitesflüssigkeit ergibt: sie kann serös, sanguinolent oder aber

Tabelle 22. Ursachen einer oberen Gastrointestinalblutung bei der chronischen Pankreatitis

1. Ulcus duodeni [2,12]
2. Varizen des Magens und des Oesophagus [4, 9, 12]
3. Wirsungorrhagie [7, 21, 24]
4. Pseudozysten [5, 6, 8, 10, 11, 13, 15, 17, 18]
5. Arrosionsblutungen [14, 16, 18, 21]
6. Pseudoaneurysma [1, 14, 20, 21, 23]
7. Hämobilie [5]
8. Blutung aus dem Ductus pancreaticus accessorius [22]
9. Mallory-Weiss [12]
10. Aorto-Cystoduodenale Fistel [19]

[1] Hughes und Joske 1955; [2] Sarles und Mitarb. 1965; [3] Cogbill 1968; [4] Looby und Mitarb. 1969; [5] Dalton und Mitarb. 1970; [6] Mühe und Mitarb. 1970; [7] Sandblom 1970; [8] Wolstenholme 1974; [9] Bradley und Clements 1975; [10] Lam und Bricker 1975; [11] Sankaran und Walt 1975; [12] Marks und Mitarb. 1976; [13] Stanley und Mitarb. 1976; [14] White und Mitarb. 1976; [15] Stenberg und Mitarb. 1977; [16] Gadacz und Mitarb. 1978; [17] Favriel und Mitarb. 1979; [18] Kelch und Adlung 1979; [19] Sindelar und Mason 1979; [20] Ponhold und Mitarb. 1981; [21] Hall und Mitarb. 1982; [22] Starker und Mitarb. 1982; [23] Cahow und Mitarb. 1983; [24] van Rooyen und Mitarb. 1984

chylös sein. Seröse Aszitesformen werden nach Rupturen bzw. Auftreten kleiner Fissuren an Zysten beschrieben (PARRISH und Mitarb. 1968, DONOWITZ und Mitarb. 1974. SANKARAN und WALT 1975). Auch ein direkter Austritt des Pankreassekretes aus duktulären Defekten ist möglich (CAMERON und Mitarb. 1967 u. 1976). Eine Differenzierung zwischen einem hepatogenen und einem pankreatogenen Aszites ist oft schon durch den Nachweis einer Amylaseerhöhung im Aszitespunktat möglich (DAVIS und GRAHM 1975, LEVINE und Mitarb. 1977, AAGAARD und Mitarb. 1982). Durch eine Blockade des abdominellen Lymphabflusses bei gleichzeitig enzyminduzierter Peritonealreizung, entsteht ein eher chylöser Aszites (GAMBILL und Mitarb. 1960, SCHMIDT und WHITEHEAD 1962). In jedem Fall kann die Tendenz zur Aszitesbildung durch das Auftreten einer portalen Hypertension verstärkt werden. Diese kann Folge einer alkoholischen Leberzirrhose oder der chronischen Pankreatitis und der sich dabei entwickelnden Obstruktion im venösen Abfluß sein (Mc DERMOTT 1960, BRADLEY und CLEMENTS 1975). Ein sanguinolenter Aszites ist eher selten und muß in aller Regel an ein malignes Geschehen denken lassen. Allerdings kann eine solche Konstellation auch bei Zystenrupturen auftreten.

Leberzirrhose

Die Leberzirrhose ist auf dem Hintergrund des gemeinsamen ätiologischen Faktors *„Alkohol"* eher als eine koexistente Erkrankung anzusehen. Die Angaben über die Häufigkeit sind widersprüchlich. HOWARD und JORDAN (1960) fanden in 47% eine konkomitierende Leberzirrhose, GREINER und Mitarb. (1983) in 30,7%. Andere Untersucher finden sie gar nicht oder nur in einem sehr geringen Prozentsatz (THAL und Mitarb. 1959, MARKS und BANK 1963, DREILING und Mitarb. 1964, SARLES und Mitarb. 1965, LAMY 1968, CREUTZFELDT und Mitarb. 1970, Forell und Stahlheber 1973, Hardt und Mitarb. 1980, Pedersen und Mitarb. 1982). Auf der anderen Seite konnte gezeigt werden, daß bei ca. 50% der Patienten mit alkoholisch bedingter Leberzirrhose eine Störung der exokrinen Pankreasfunktion nachgewiesen werden kann (Van Goidsenhoven und Mitarb. 1963, Mezey und Mitarb. 170).

Als echte Komplikation der chronischen Pankreatitis muß hingegen die Entwicklung einer biliären Zirrhose angesehen werden. Sie ist Folge eines persistierenden Gallensekretstaus bei pankreatogener Obstruktion der Gallenwege. Es dürfte sich dabei jedoch nur um Einzelfälle handeln (Warshaw und Mitarb. 1976, Schulte und Mitarb. 1977).

Die Dissoziation zwischen Pankreas und Leber hinsichtlich der toxischen Schädigung hat vermutlich mehrere Erklärungen, wobei der Ernährungsfaktor eine wesentliche Rolle spielen dürfte. Die bei der chronischen Pankreatitis häufig auftretende fett- und eiweißreiche Ernährung fehlt in aller Regel bei den Zirrhose-Patienten. Dieser Faktor mag zugleich auch für die zeitlich unterschiedliche Krankheitsmanifestation verantwortlich zu machen sein, wonach die chronische Pankreatitis ca. 10 Jahre bis zur klinisch erkennbaren Ausprägung benötigt, die Leberzirrhose dagegen ca. 15 Jahre (Martini und Bode 1970).

Pleuropulmonale Affektionen

Weit seltener als bei der akuten Pankreatitis finden sich bei den chronischen Verlaufsformen Pleuraergüsse bzw. basale pulmonale Alterationen (Infiltrationen bzw. streifige Kompressionsatelektasen). Das Auftreten auf der linken Seite ist bevorzugt. Pleuraergüsse, als Begleiterscheinung von entzündlichen pankreatitischen Schüben, lassen sich insofern leicht als solche identifizieren, als im Punktat ein erhöhter Amylase und Lipasegehalt festgestellt werden kann. Während bei der akuten Pankreatitis das Zwerchfell häufiger von dem entzündlich destruktiven Prozeß mitbetroffen ist, lassen sich die Pleuraergüsse bei der chronischen Pankreatitis wohl am ehesten durch ein *„Überschwappen"* enzymreicher Lymphe über die zahlreichen transdiaphragmal verlaufenden Lymphgefäße bei partieller oder kompletter Blockade des Ductus thoracicus erklären (Kümmerle und Mangold 1973). Der Pleuraerguß kann mit einem Perikarderguß (Debray und Mitarb. 1969) ebenso wie mit einem pankreatogenen Aszites assoziiert sein (Machado und Mitarb. 1976). Weniger häufig treten Pleuraergüsse als Folge von pankreatogenen Fisteln auf (Neher und Mitarb. 1977).

Tuberkulose

Eine nicht seltene Komplikation bzw. Begleiterkrankung der chronischen Pankreatitis ist die Tuberkulose (Fry und Mitarb. 1965, Sarles und Mitarb. 1965, Creutzfeldt und Mitarb. 1970, Hivet und Mitarb. 1976, Rosado und Mitarb. 1983). Marks und Mitarb. (1976) berichten über 18% in ihrem Krankengut *„Chronisch kalzifizierende Pankreatitis"*, wobei sie auf die Unterschiede hinweisen zu den nicht kalzifizierenden chronischen Pankreatitisformen; bei den letzteren ist die Inzidenz deutlich geringer. Meist handelt es sich dabei um eine pulmonale Tuberkulose, wenngleich auch abdominelle und renale Manifestationen beschrieben wurden (GUILLEMIN und Mitarb. 1957). Hier macht sich der oft niedrige soziale Status der Patienten ebenso wie die Malnutrition und die endokrine Funktionsstörung als Folge der chronischen Pankreatitis bemerkbar. Ein unerwartet beschleunigter Kräfteverfall sowie eine Reduktion des Allgemeinzustandes sollte immer an eine solche Komplikation denken lassen.

Chronische Pankreatitis und Alkohol

Der Alkohol gilt als bedeutsamster ätiologischer Faktor im Zusammenhang mit der Entstehung einer chronischen Pankreatitis. Diese Zusammenhänge sind durch eine Vielzahl von Untersuchungen belegt. Die Bedeutung des Alkohols bei der Entstehung der chronischen Pankreatitis ist so groß, daß der Gedanke an eine eigenständige Erkrankung manche Berechtigung hat. Dennoch, so unterschiedlich der prozentuale Anteil dieses ätiologischen Faktors in den einzelnen, in der Literatur dargestellten Patientenkollektiven auch ist, es bleibt immer ein Teil ungeklärter oder eben anderer ätiologischer Zusammenhänge, so daß das Problem der nosologischen Entität auch weiterhin offen bleibt. Es wird eine Frage der zukünftigen Terminologie und Krankheitsklassifizierung sein, welchen Grad an Eigenständigkeit der alkoholischen Pankreatitis zugesprochen werden muß und wie die Krankheitscharakteristika definiert werden sollen.

Gilt der Alkohol als Initiator der Erkrankung, so bleibt die Frage nach seiner Bedeutung während des weiteren Krankheitsverlaufes. Es kann als gesichert gelten, daß sich Alkoholabstinenz auf die Krankheitsprogredienz, die klinische Symptomatik und, vor allem, auf die Überlebenszeit positiv auswirkt. So gibt es einige Berichte darüber, daß allein schon der Verzicht auf Alkohol den Spontanverlauf in ca. 30% günstig beeinflussen kann (MARKS und BANK 1963, STRUM und SPIRO 1971). In vielen Untersuchungsergebnissen wird der Einfluß des Alkohols auf die operativen Erfolgsraten mitgeteilt. Während AUFSCHNAITER und BODNER 1980) sowie SARLES und Mitarb. (1982) zwischen Operationserfolg und Alkoholaffinität keinen gesicherten Zusammenhang herstellen konnten, wird von einer Vielzahl anderer Untersucher die Bedeutung der Alkoholabstinenz hinsichtlich des operativen Eingriffs unterstrichen (SMITH 1972, SMITH 1973, WHITE und KEITH 1973, WAY und Mitarb. 1974, FREY und Mitarb. 1976, KÜMMERLE und Mitarb. 1978, PHILLIP und Mitarb. 1978, PRINZ und Mitar. 1978, AMMANN und Mitarb. 1979).

Auch auf die postoperative Rezidivrate hat der Alkohol nicht unwesentlich Anteil (LOUW und Mitarb. 1963, PHILLIP und Mitarb. 1978). Nach WHITE und KEITH (1973) haben Patienten, die sich nach einer Operation des Alkohols enthalten, eine im Vergleich zum Normalkollektiv kaum eingeschränkte Lebenserwartung (Abb. 40). Durch viele weitere Untersuchungsergebnisse konnte der Einfluß der Alkoholabstinenz auf die Überlebenszeit bestätigt werden (FREY und Mitarb. 1976, KÜMMERLE und Mitarb. 1978, AUFSCHNAITER und BODNER 1980,

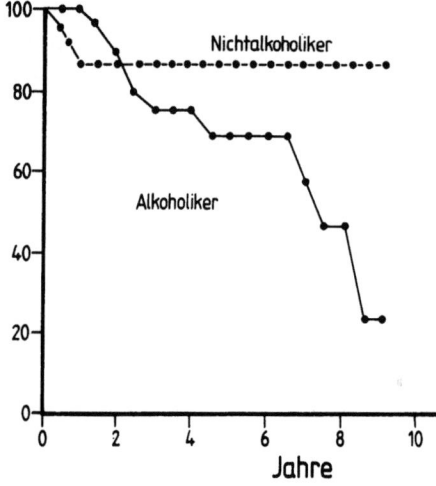

Abb. 40. Überlebensrate nach Pankreaticojejunostomie in Abhängigkeit vom Alkoholkonsum (White und Keith 1973)

PRINZ und GREENLEE 1981, SARLES und Mitarb. 1982). (Abb. 41 und 42). Nach PHILLIP und Mitarb. (1978) weisen Patienten mit postoperativer persistierender Alkoholaffinität eine 4,4-fach höhere Letalität auf. Dazu ergänzend berichten WHITE und KEITH (1973), daß 77% der Patienten mit fortgesetztem Alkoholabusus während des Beobachtungszeitraumes von 12 Jahren starben.

Dadurch, daß der Alkohol für den Organismus eine vielseitig toxische Noxe darstellt und sich in sehr unterschiedlicher Form lebensbeeinträchtigend oder -limitierend auswirken kann, ist der Effekt der Abstinenz nicht rein pankreasbezogen zu sehen. Dennoch kann nach diesen Untersuchungsergebnissen gefolgert werden, daß dem Alkohol sowohl in der Entstehungsphase als auch in der weiteren Entwicklung der chronischen Pankreatitis eine zentrale Bedeutung zu-

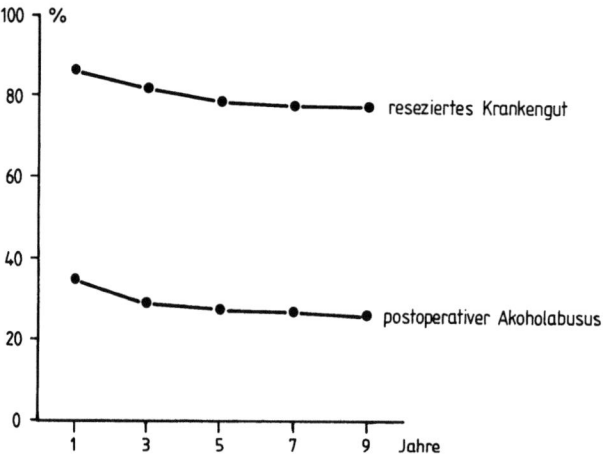

Abb. 41. Überlebensrate nach Resektionsbehandlung der chronischen Pankreatitis in Abhängigkeit von postoperativem Alkoholabusus (KÜMMERLE und Mitarb. 1978)

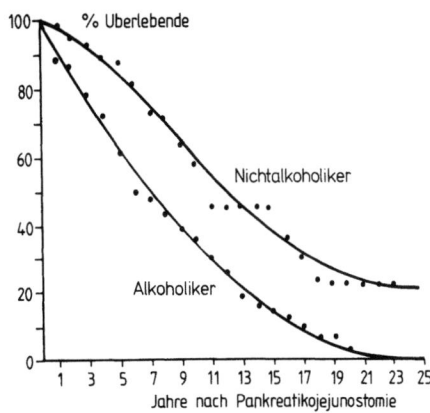

Abb. 42. Überlebensrate nach Pankreaticojejunostomie in Abhängigkeit vom Alkoholabusus (PRINZ und GREENLEE 1981)

kommt. Allerdings lassen sich hieraus leichter medizinisch-therapeutische Konsequenzen ableiten, als anhängige soziale Probleme im Einzelfall lösen.

Chronische Pankreatitis und Pankreaskarzinom

Eine Vielzahl von Beobachtungen spricht für eine gehäufte Koinzidenz von chronischer Pankreatitis und Pankreaskarzinom. Theoretische Überlegungen machen zudem diesen Zusammenhang wahrscheinlich:

1. Das alte Denkmodell der chronischen Noxe als Wegbereiter für ein Karzinom hat sich mehrfach bewahrheitet (BECKER 1975, 1978).
2. Beide Erkrankungen zeigen eine Zunahme, die allerdings für das Pankreaskarzinom deutlicher ist (KRAIN 1970).
3. Der Altersgipfel des Pankreaskarzinoms liegt jenseits des 50. Lebensjahres, demnach 10–15 Jahre nach demjenigen der chronischen Pankreatitis (ISHII und Mitarb. 1973, WANKE und BAUMANN 1980).
4. Der Pankreaskopf ist für beide Erkrankungen die bevorzugte Lokalisation (FITZGERALD 1972, WANKE und BAUMANN 1980).

Die Frage, inwieweit die chronische Pankreatitis eine Präkanzerose darstellt, kann heute noch nicht abschließend beurteilt werden. Daß auf dem Boden einer chronischen Pankreatitis ein Karzinom entstehen kann, ist mehrfach mitgeteilt worden (NAGEL 1972, BECKER und Mitarb. 1976). Dennoch erfüllt die chronische Pankreatitis nach WANKE und BAUMANN (1980) die strengen Kriterien einer Präkanzerose nicht. Immerhin muß mit einem gehäuften Auftreten von Karzinomen bei dem Krankheitsbild der chronischen Pankreatitis gerechnet werden, woraus sich die Notwendigkeit zu besonderer diagnostischer Sorgfalt im Einzelfall ableitet (PAULINO und Mitarb. 1960, CREUTZFELDT und Mitarb. 1970, GAMBILL 1971, SARLES und GEROLAMI 1972). In Tabelle 23 sind die Karzinom-Vorkommnisse in verschiedenen Patientenkollektiven wiedergegeben. Sie vermitteln etwa eine Vorstellung davon, wie häufig sich hinter dem Krankheitsbild der chronischen Pankreatitis ein Karzinom verbergen kann. Zwar ist insgesamt zu vermerken, daß das Karzinom innerhalb des Patientengutes „*Chronische Pankreatitis*" häufiger als in der Normalbevölkerung auftritt, dennoch lassen die Zahlen keine Schlußfolgerung über etwaige pathogenetische Zusammenhänge zu.

Bei der chronisch kalzifizierenden Pankreatitis scheint die Karzinomhäufigkeit besonders ausgeprägt zu sein (Paulino-Netto und Mitarb. 1960, Nagel 1972, Bank 1979). Anhand einer Analyse von Schultz und Finkler (1980) wird dies allerdings in Zweifel gezogen. Tucker und Moore (1963) berichten von einem zeitlichen Zusammenhang zwischen der Spontanauflösung von Kalzifizierungen und einem sich entwickelndem Adenocarcinom. Bislang ist dies die einzige Beschreibung dieser Art und es stellt sich die Frage nach der Zufälligkeit des Zusammentreffens beider Ereignisse. Dies um so mehr, als spontane Entkalzifizierungen auch ohne die Entstehung eines Karzinoms beobachtet wurden (Stein 1965). Weitere Auflösungen zuvor bestandener Kalzifizierungen wurden im Zusammenhang mit einer Papillenplastik sowie einer spontan auftretenden Pankreaszyste beschrieben (Baltaxe und Leslie 1967, Donowitz und Mitarb. 1974). Diese wenigen Einzelfälle besagen noch nichts über die generelle diagnostische Bewertung nachweisbarer Verkalkungen. Zwar ist ihr Vorhandensein ein gewichtiger, aber dennoch kein pathognomonischer Beleg für das Bestehen einer chronischen Pankreatitis. Auch Pankreaskarzinome können gelegentlich Verkalkungen aufweisen, wenngleich es sich dabei um Einzelbeobachtungen handeln dürfte (Rösch und Beckmann 1983).

Tabelle 23. Karzinomhäufigkeit bei der chronischen Pankreatitis

Autor	Jahr	Karzinomhäufigkeit %
Cattell und Warren	1952	3,4
Owens und Howard	1958	9,3
Paulino-Netto und Mitarb.	1960	1% bei nicht kalzifizierender Pankreatitis 25% bei kalzifizierender Pankreatitis
Jhonson und Zintel	1963	3,6
Creutzfeldt und Mitarb.	1970	3,3
Guillemin und Mitarb.	1971	0
Marks und Mitarb.	1972	0,9
Ammann und Mitarb.	1973	0
White und Keith	1973	18,0
Hegglin und Mitarb.	1974	9,0
Hermann und Mitarb.	1974	3,1
Mangold und Mitarb.	1977	2,5
Singer und Mitarb.	1978	5,0
Ammann und Mitarb.	1980	2,4 1,4% bei nicht kalzifizierender Pankreatitis 2,9% bei kalzifizierender Pankreatitis
Prinz und Greenlee	1981	3,0
Taylor und Mitarb.	1981	2,2
Pedersen und Mitarb.	1982	1,6

Auch der umgekehrte Vorgang, die Verursachung einer chronischen Pankreatitis durch ein Karzinom ist möglich und beschrieben (BARTHOLOMEW 1958, LEGER und Mitarb. 1961). Zwar neigt nahezu jedes Karzinom zu einer mehr oder weniger stark ausgeprägten perifokalen entzündlichen Reaktion (BECKER 1978), doch besteht auch die Möglichkeit der Entwicklung einer chronisch-obstruktiven Pankreatitis als Folge eines den Gang stenosierend wachsenden Pankreaskopfkarzinoms (SARLES und Mitarb. 1965).

Die Differentialdiagnose zwischen Pankreaskarzinom und chronischer Pankreatitis wirft oft Probleme auf. BIRNSTINGL (1959) hat auf die Schwierigkeiten hingewiesen, hinter der oft phänomenologisch im Vordergrund stehenden chronischen Pankreatitis das Karzinom zu entdecken. Hier ist zusätzlich dem Umstand Rechnung zu tragen, daß die ein Karzinom begleitende perifokale entzündliche Reaktion die eigentliche Ausdehnung des Karzinoms weit übertreffen kann (BOWDEN 1954). Als die Differentialdiagnose zusätzlich erschwerend kann sich die Erfahrung auswirken, daß auch Karzinome mit einer exokrinen und endokrinen Funktionseinschränkung einhergehen können, worauf BOUNETTI und Mitarb. (1980) hingewiesen haben.

Auch hinter zystischen Formationen können sich Karzinome verbergen, wobei es sich nicht immer um Cystadenocarcinome handeln muß (BOUNETTI und Mitarb. 1980). Diese enge Assoziation zwischen beiden Erkrankungen macht in jedem Falle große diagnostische Sorgfalt erforderlich, wobei das therapeutische Vorgehen bei begründetem Verdacht auf ein Karzinom so lange vom Tatbestand des Malignoms auszugehen hat, bis das Gegenteil bewiesen ist.

Immer wieder wird auf die Möglichkeit begleitender, heterotoper Karzinome hingewiesen. Die Zusammenhänge sind im Einzelnen unklar und dürften nicht selten eher zufälligen Charakter haben. Allerdings gilt der Alkohol als der wesentliche ätiologische Faktor der chronischen Pankreatitis auch als ein prädisponierender Karzinomfaktor im oro-pharyngo-oesophagealen Bereich. Weitere Zusammenhänge können nur vermutet werden: Nikotin, Mangelernährung oder auch Immundefekte. Ob die hier gelegentlich als konkomitierend beschriebenen Karzinome überdurchschnittlich häufig im Zusammenhang mit der chronischen Pankreatitis vorkommen, ist bislang nicht gesichert (Tabelle 24).

Psychosozialer Aspekt

Umfassende Informationen und Mitteilungen von klinischen Untersuchungsergebnissen erlauben uns, eine detaillierte Abfolge der symptomatischen Veränderungen und möglichen Komplikationen darzustellen. Das Verständnis dieser Zusammenhänge ist Voraussetzung für eine erfolgversprechende Therapie am Pankreas selbst, einschließlich der mitbetroffenen Organe.

Nur weniges ist über das Psychogramm oder das soziale Umfeld dieser Patienten berichtet worden, obwohl die Wichtigkeit derartiger Zusammenhänge allein schon aus dem Umstand der erhöhten Alkoholaffinität hervorgeht. Immer wieder

Tabelle 24. Heterotope Karzinome bei der chronischen Pankreatitis

Autor	Jahr	Patienten-kollektiv n	Heterotope Karzinome n	Lokalisation
Fry und Mitarb.	1965	20	1	Lunge
Sato und Mitarb.	1975	71	1	Parathyreoidea
Ammann und Mitarb.	1980	246	21	Lunge (8) Mundhöhle (6) Larynx (3) Magen (2) Rektum/Kolon (2)
Pedersen und Mitarb.	1982	64	7	Leukämie (2) Hoden (2) Mundhöhle (1) Oesophagus (1) Magen (1)

wird betont, daß psychosoziale Faktoren wesentlichen Anteil haben am Erfolg einer konsequent durchgeführten Therapie, daß gar die Entscheidung zur Operation und gegebenenfalls die Methodenwahl von derartigen Vorkenntnissen abhängig zu machen ist. Meist allerdings bleiben diese Entscheidungen mehr oder weniger der Zufälligkeit im individuellen Einzelfall überlassen.

Wenn Howard und Jordan (1960) davon ausgehen, daß der Diabetes mellitus einer der häufigsten Todesursachen im Zusammenhang mit der chronischen Pankreatitis darstellt, so wohl nicht zuletzt deshalb, weil die Gewähr für eine kontinuierliche therapeutische Überwachung auf Grund differenter psychosozialer Faktoren nicht hinreichend gewährleistet ist.

Sarles und Sahel (1976) haben bei ihren Patienten einige psychosoziale Charakteristika herausgearbeitet, welche die Besonderheit dieses Problems andeuten. Nach diesen Ergebnissen handelt es sich nicht selten um Patienten mit „*im allgemeinen geringen intellektuellen Fähigkeiten und Anzeichen geistiger Labilität*". Weiterhin spielen Neigungen zu Depressionen und bei manchen Patienten „*Anfälle eines Delirs vom schizophrenen Typ*" eine Rolle. Lawton und Phillips (1955) verweisen auf psychosexuelle und allgemeine Kontakt- und Bindungsprobleme hin.

Von vielen wird die Erfahrung geteilt, daß es sich bei diesen Patienten nicht selten um in der Gesellschaft gescheiterte und sozial abgeglittene Menschen handelt. Unabhängig von jeder Wertung handelt es sich wohl um Patienten, die auf Grund verschiedenartiger sozialer Kontaktstörungen Kompensationsmechanismen entwickeln, wobei der Alkoholkonsum einen dieser Faktoren darstellt. Diesen Aspekt nicht außer Acht zu lassen, gebietet die Intention, die auf die Heilung des ganzen Menschen gerichtet ist. Immerhin wird das Bewußtsein und die Wahrnehmung auch dieses Aspektes nicht unwesentlichen Anteil am Therapieerfolg haben.

Es soll jedoch nicht versäumt werden, auch in diesem Zusammenhang darauf hinzuweisen, daß nicht jede chronische Pankreatitis durch Alkohol verursacht wird; es bleibt ein jeweils großer Prozentsatz idiothatischer Formen, bei denen auch heute noch eine Zuordnung zu auslösenden Noxen nicht gelingt. Es soll auf die Gefahr hingewiesen werden, die aus vorschneller Projektion einseitiger ätiologischer Vorstellung auf den Patienten resultiert. Unvoreingenommenheit wird somit zu einem wesentlichen Bestandteil der Anamneseerhebung.

Diagnostik

Vor jeder apparativen und labortechnischen Untersuchung gibt eine sorgfältige Anamnese wichtige Hinweise auf die Art der Erkrankung, auf ihre Dauer und ihre Schwere. Das damit erfaßte Spektrum der Symptome wird gleichzeitig über bereits aufgetretene Komplikationen Aufschluß geben. Die körperliche Untersuchung wird sodann zusätzliche Informationen vermitteln, die zur Differenzierung und Einschätzung der Erkrankung hilfreich sind. Durch eine Reihe sich anschließender diagnostische Maßnahmen, die sich sinngerecht, je nach Aussagewert und Invasivität, in das gesamte diagnostische Muster einfügen, lassen sich zum einen andere Erkrankungen differentialdiagnostisch aufschließen, zum anderen Art und Schwere der bestehenden chronischen Pankreatitis ermessen. Neben einer großen Anzahl diagnostischer Kriterien ist der schlüssige Nachweis schließlich durch drei Indizien zu belegen. Hierzu gehören der Nachweis einer exokrinen Insuffizienz, der röntgenologische Beleg für vorhandene Kalzifizierungen sowie eine histologische Bestätigung des chronisch entzündlichen Prozesses (AMMANN 1968, 1970, CREUTZFELDT und Mitarb. 1970).

Anamnese

Neben der Kontaktherstellung und Vertrauensbildung zwischen Arzt und Patient dient die genaue anamnestische Befragung der differentialdiagnostischen Abgrenzung und Einschätzung der Erkrankungsschwere. Ätiologie und klinischer Verlauf einschließlich möglicher Komplikationen sind in den entsprechenden Kapiteln dargestellt. Auf dem Hintergrund dieser Phänomenologie und ätiologischen Zuordnungsmöglichkeiten sind differentialdiagostische Abwägungen möglich, die über die Aussagemöglichkeiten des reinen Untersuchungsbefundes hinausgehen.

Eine Vielzahl von Erkrankungen im Bereich des Oberbauches kann zu ähnlichen symptomatologischen Momentaufnahmen führen. Die Dimension der Anamnese erweitert die Möglichkeit der differentialdiagnostischen Zuordnung.

Folgende anamnestische Kriterien haben im Zusammenhang mit der chronischen Pankreatitis Bedeutung:

▶ *Dauer und Art der Beschwerden:* Schmerzausstrahlung, alimentäre Schmerzauslösung, Dauer und Charakterisierung der auftretenden Schmerzattacken, Nachweis schmerzfreier Intervalle, Gewichtsverlauf, Leistungsfähigkeit.

- *Eß- und Trinkgewohnheiten:* Alkoholaffinität, Fett- und Eiweißgehalt der Nahrung, Appetit, Unverträglichkeiten.

- *Stuhlverhalten:* Meteorismus, Steatorrhoe, Diarrhoe.

- *Hinweise auf Mangelerscheinungen:* Ödem, Hautveränderungen, Anämie.

- *Hinweise auf Komplikationen:* Ikterus, Erbrechen, Änderung der Schmerzqualität, Stuhlunregelmäßigkeiten.

- *Hinweise auf begleitende Erkrankungen:* Leber-, Gallenwegs-, Magen- oder intestinale Erkrankungen.

- *Psychosoziale Anamnese:* Sozialer Status, berufliche Tätigkeit, familiäre Situation, psychische Befindlichkeit.

Es muß immer wieder darauf hingewiesen werden, daß eine Gewichtsreduktion kein malignomspezifisches Symptom darstellt. Bei einer Vielzahl gastrointestinaler Erkrankungen ist dieses Merkmal Bestandteil der Erkrankungssymptomatologie und resümiert entweder aus einer gestörten Nahrungsaufnahme oder einer eingeschränkten Digestion oder Absorption.

Klinische Untersuchung

Der Feststellung des aktuellen Beschwerdebildes folgt die Inspektion, die palpatorische und auskultatorische Untersuchung des Abdomens, die Untersuchung des Thorax sowie die Einschätzung der aktuellen somatischen und psychischen Gesamtbefindlichkeit. Die klinische Untersuchung ermöglicht zusätzliche Informationen hinsichtlich der differentialdiagnostischen Abgrenzung zu anderen Oberbaucherkrankungen, schließlich aber auch eine Einschätzung der Krankheitsschwere, des Allgemein- und Ernährungszustandes und gegebenenfalls der Operabilität.

Inspektion

Durch die Inspektion lassen sich folgende Informationen gewinnen: Allgemein- und Ernährungszustand, dystrophische Veränderungen (Ödeme, Hautkolorit und -beschaffenheit), Hinweise auf begleitende Erkrankungen bzw. Komplikationen (Ikterus, Palmarerythem, Spider naevi, Aszites *("Froschbauch"),* konfigurative Auffälligkeiten (Bauchdeckenprominenz bei großen Zysten) (Abb. 43), psychische Befindlichkeit.

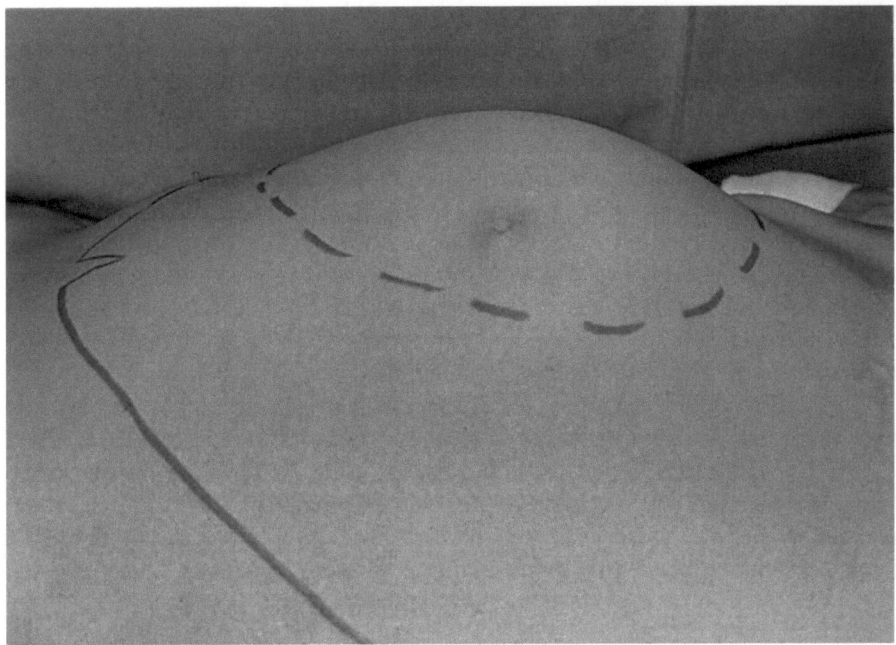

Abb. 43. Bauchdeckenprominenz bei großer Pankreaspseudozyste

Untersuchung des Abdomens

Durch Palpation und Auskultation sind folgende Befunde abzuklären: Beschaffenheit der Bauchdecken (Schmerzhaftigkeiten, Resistenzen, Entzündungszeichen), intestinale Funktion (Meteorismus, Paralyse), begleitende Erkrankungen bzw. Komplikationen (Lebervergrößerungen, Aszites, tastbare bzw. schmerzhafte Gallenblase, großer luftgefüllter Magen, tastbare Zysten), Abklärung von Voroperationen (Narbenbeschaffenheit, Narbenhernien).

Untersuchung des Thorax

Neben der allgemeinen klinischen Untersuchung des Thorax durch Perkussion und Auskultation muß die Frage nach einem eventuell bestehenden Pleuraerguß beantwortet werden. Vor allem während akuter Entzündungsexazerbationen sind vor allem linksseitige basale pleuro-pulmonale Affektionen keine Seltenheit.

Differentialdiagnose

Obwohl die chronische Pankreatitis in aller Regel eine Erkrankung des gesamten

Organs „*Pankreas*" darstellt, können sich im Ablauf der Erkrankung Aggravationsschwerpunkte ausbilden (Pankreaskopf, Pankreasschwanz), woraus jeweils eine unterschiedliche Schmerzsymptomatik bzw. Schmerzprojektion resultiert. Die Symptomatologie wird weiterhin durch eventuell auftretende Komplikationen überlagert und nicht zuletzt stehen im Krankheitsverlauf ganz unterschiedliche Symptome bestimmend im Mittelpunkt. In der Ausgangsphase sind es häufiger rezidivierende Entzündungsschübe, in der Spätphase anhaltende Schmerzen und die Folgen der eingeschränkten Funktion. Somit ist die Phänomenologie der Erkrankung „*Chronische Pankreatitis*" komplex, abhängig vom Stadium und die Abgrenzung zu anderen Erkrankungen gestaltet sich nicht selten schwierig. In der Phase rezidivierender Entzündungsschübe stellt sich nicht selten das differentialdiagnostische Problem des akuten Oberbauches.

Der für Pankreaserkrankungen charakteristische gürtelförmige Schmerz läßt sich nur in ca. 40–50% der Fälle nachweisen (SARLES und SAHEL 1976, OTTE 1979). Am häufigsten findet sich eine Projektion ins Epigastrium mit Ausstrahlung in den linken oder rechten Oberbauch. Demnach sind bei differentialdiagnostischen Überlegungen Erkrankungen dieser Region bzw. Erkrankungen mit ähnlicher Schmerzprojektion in Erwägung zu ziehen (Tabelle 25, 26, 27).

Tabelle 25. Differentialdiagnose der Erkrankungen mit Schmerzlokalisation im Epigastrium

---

Chronische Pankreatitis
Pankreaspseudozysten
Komplikationen der Pseudozysten:
  Blutung
  Ruptur
  Abszeß

Akute Pankreatitis
Zwerchfellhernien (Inkarzeration)
Gedeckt perforiertes, penetriertes Ulcus ventriculi
Aortenaneurysma
Herzinfarkt

Eine genaue Anamneseerhebung, zusammen mit einer eingehenden klinischen Untersuchung und unterstützt durch Hinweise, die sich aus begleitenden Laboruntersuchungen ergeben, wird im allgemeinen die Diagnose ermöglichen. Immer ist zu bedenken, daß eine Reihe von Krankheitsmanifestationen Folgezustände der Grunderkrankung „*Chronische Pankreatitis*" sein können – auch dies allerdings, daß die chronische Pankreatitis im Sinne der chronisch-obstruktiven Pankreatitis eine Reihe von Erkrankungen begleiten bzw. komplizieren kann (Gallenwegserkrankungen, Papillitiden, Duodenaldivertikel, kleine Pankreaskopfkarzinome, Pankreasrupturen). In jedem Fall ist die genaue Diagnosestellung in bezug auf das Pankreas selbst wie auf das gesamte Umfeld die Voraussetzung für eine erfolgreiche Therapie. „*Therapieversager sind mehrheitlich Diagnoseversager*" (AMMANN 1979).

Tabelle 26. Differentialdiagnose der Erkrankungen mit Schmerzlokalisation im rechten Oberbauch

---

> Chronische Pankreatitis
> Pankreaspseudozysten
> Komplikationen der Pseudozysten:
>   Blutung
>   Ruptur
>   Abszeß
> Duodenalwandhämatom

Akute Pankreatitis (Pankreaskopf)
Gedeckt perforiertes und penetriertes Ulcus duodeni
Entzündliche Gallenblasenerkrankungen
   Cholecystitis
   Gedeckte Perforation
   Empyem
Cholangitis
Akute Appendicitis (atypische Lage)
Gedeckte Perforation eines Flexurenneoplasmas
Lebererkrankungen
   Akute Stauung
   Abszeß
   Hepatitis
Rechtsbasale Bronchopneumonien
Nierenerkrankungen
   Nierenbeckenstein
   Perinephritischer Abszeß
Retroperitoneale Tumoren

Tabelle 27. Differentialdiagnose der Erkrankungen mit Schmerzlokalisation im linken Oberbauch

---

> Chronische Pankreatitis
> Pankreaspseudozysten
> Komplikationen der Pseudozysten:
>   Blutung
>   Ruptur
>   Abszeß
> Milzvenenthrombose

Akute Pankreatitis (Pankreasschwanz)
Gedecke Perforation bzw. Penetration eines Ulcus ventriculi
Milzinfarkt
Bronchopneumonie links
Nierenerkrankungen
Herzinfarkt
Retroperitoneale Tumoren

Labortechnische Untersuchungen

In der Initialphase der chronischen Pankreatitis ist eine labortechnische Sicherung der Erkrankung nicht möglich (DANI und Mitarb. 1974). Lediglich die Erhöhung der Serum- und Urinamylase während der einzelnen akuten Schübe sind als Hinweise auf den entzündlichen Krankheitsprozeß im Bereich des Pankreas zu werten. Eine Abgrenzung von der akuten Pankreatitis gelingt allerdings in diesem Stadium nicht. Neben dem Umstand, daß rezidivierende Entzündungsschübe mit einer Amylase- und Lipaseerhöhung einhergehen können, ist auch an die Möglichkeit von extrapankreatisch verursachter Amylase- und Lipaseerhöhung zu denken (SCHMIDT und SCHLAEGER 1972, OTTE und Mitarb. 1975, SOMMER und Mitarb. 1975, AMMANN 1976) (Tabelle 28). Auch in schmerzfreien Intervallen ist gelegentlich eine erhöhte Amylase bzw. Lipase nachzuweisen, wobei dies allerdings auch für das Vorhandensein von Pankreaszysten bzw. Pseudozysten sprechen kann. Vergleichbares gilt auch für das Pankreaskarzinom. Handelt es sich dagegen um eine langsam fortschreitende entzündliche Destruktion des Pankreas ohne das Auftreten von Schüben oder Entzündungsexazerbationen, so ist kaum mit einem Ansteigen der Amylase- und Lipasewerte im Serum zu rechnen (AMMANN 1968).

Tabelle 28. Mögliche extrapankreatische Ursachen für eine Amylase- und Lipaseerhöhung (nach AMMANN 1976)

Ursache	Erhöhte Serumwerte		Hyper-amylasurie
	Amylase	Lipase	
Ulcusperforation	+	+	+
Peritonitis	+	+	+
Mesenterialinfarkt	+	+	+
Parotitis	+	–	+
Pankreatitis bei Parotitis	+	+	+
Niereninsuffizienz	+	+	–
Extrauteringravidität	+	–	+
Paraneoplast. Syndrom	+	–	+
Diabetische Azidose	+	–	+
Opiate	+	+	+

Die Laboruntersuchungen im Zusammenhang mit dem Krankheitsbild „*Chronische Pankreatitis*" haben das Ziel, die im Rahmen der Progredienz auftretende Funktionseinbuße quantitativ zu erfassen und die damit zunehmende Parenchymdestruktion zu dokumentieren, bzw. die Diagnose zu sichern.

Die exokrine Funktion kann methodisch durch zwei unterschiedliche Verfahren gemessen werden:

a) *Direkte Methoden:* dabei wird die Sekretionsleistung (Bikarbonat, Enzyme) direkt gemessen (Sekretin- Pankreozymin-Test, Lundh-Test)
b) *Indirekte Methoden:* Die digestive Leistung erlaubt Rückschlüsse auf die Pan-

kreassekretion (Chymotrypsin-Bestimmung im Stuhl, NBT-PABA-Test, Pancreolauryl-Test, Isomylasen, Trypsin-RIA).

Der Vorzug der direkten Untersuchungsverfahren liegt in der besseren Korrelation zur Sekretionsleistung sowie in der Unabhängigkeit von möglichen Störgrößen (SCHMIDT und LANKISCH 1975) (Abb. 44). Obwohl alle Methoden eine mehr oder weniger exakte Aussage über die exokrine Kompetenz des Pankreas ermöglichen, lassen sie keine Schlußfolgerungen hinsichtlich der Ursache einer möglichen Funktionseinschränkung zu. So ist auch eine Differenzierung zwischen chronischer Pankreatitis und Pankreaskarzinom auf Grund der Funktionsuntersuchungen nicht möglich. Ursachen für einen exokrinen Funktionsverlust können sein:

a) Schwund des Pankreasparenchyms durch zunehmende chronisch entzündliche Destruktion.
b) Restriktion des Parenchyms durch chirurgische Resektion.
c) Obstruktion des Ductus pancreaticus mit quantitativer Reduktion der Sekretionsmenge.

Die exokrinen Funktionsreserven des Pankreas sind als sehr hoch einzuschätzen. Erst eine Reduktion auf ca. 10% der Norm macht sich im Sinne einer klinischen Funktionseinschränkung, das heißt maldigestiven Symptomatik, bemerkbar (DI MAGNO und Mitarb. 1973). Dieser Tatbestand erklärt insbesondere den diagnostischen Hiatus, die Länge des Zeitintervalls zwischen Beginn der Erkrankung und diagnostizierbarer Funktionseinschränkung (AMMANN 1976).

Stuhlgewicht und Stuhlfettbestimmung

Ein Stuhlgewicht über 300 g/24 Std. gilt als Hinweis für eine sekretorische Funk-

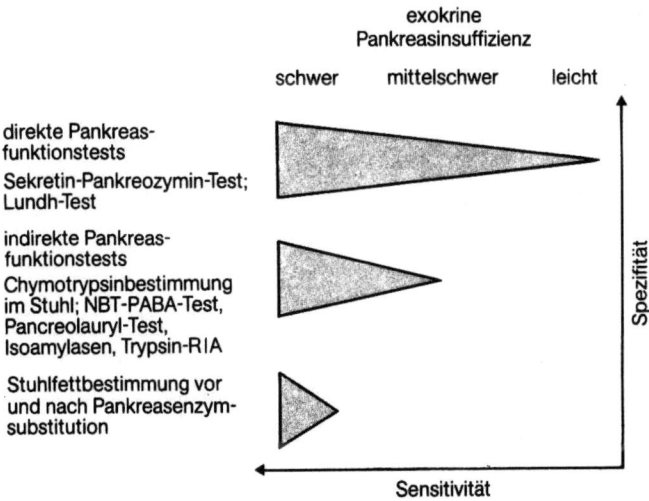

Abb. 44. Aussagekraft direkter und indirekter Pankreasfunktionstests (LANKISCH und Mitarb. 1981)

tionseinschränkung. Ebenso ist der mikroskopische Nachweis von Fetttröpfchen oder Fettsäurenadeln pathologisch. Allerdings gilt als Voraussetzung für eine auswertbare Untersuchung das Einhalten einer Standardernährung über einige Tage, wie sie von VAN DE KAMER und Mitarb. (1949) vorgeschlagen wurde (BARTELHEIMER 1973). Diese Methode gilt als nicht sehr zuverlässig und ist zudem aufwendig, so daß sie weitgehend zu Gunsten aussagekräftigerer Untersuchungsverfahren verlassen wurde.

Chymotrypsinbestimmung im Stuhl

Prinzip: Aus der im Stuhl ausgeschiedenen Menge des aktiven Chymotrypsins (ca. 5% der vom Pankreas sezernierten Enzyme (AMMANN 1967) wird auf die Pankreassekretionsleistung geschlossen.

Die Restaktivität des Chymotrypsins im Stuhl ist über mehrere Tage, auch bei Raumtemperatur, stabil und erlaubt demnach einen Versand zu entsprechenden Laboratorien. Vor der Durchführung der Untersuchung müssen Enzymsubstitutionspräparate abgesetzt werden. Der diagnostische Wert dieser Untersuchungsmethode ist unbestritten (SCHNEIDER und Mitarb. 1974, AMMANN 1967, 1969, HOTZ und GOEBELL 1975).

Die Chymotrypsinbestimmung im Stuhl eignet sich wegen ihrer Einfachheit der Durchführung als Suchtest ebenso wie zur Verlaufskontrolle (AMMANN und Mitarb. 1968, LANKISCH und Mitarb. 1980). Die Treffsicherheit dieser Methode nimmt mit der Schwere der exokrinen Funktionseinschränkung zu (DÜRR und Mitarb. 1978). Nach AMMANN ist der aufwendige Sekretin-Pankreozymin-Test erst dann indiziert, wenn bei der Stuhl-Chymotrypsinbestimmung niedrige Werte (<120 µg/g) gemessen werden.

NBT-PABA-Test

Prinzip: Von einer oral verabfolgten Testsubstanz (N-Benzoyl-L-Tyrosyl-Para-Aminobenzoesäure) wird durch Chymotrypsin Para-Aminobenzoesäure abgespalten (IMONDI und Mitarb. 1972). Nach Resorption und Konjugation in der Leber erfolgt die Ausscheidung über die Niere.

24 Std. vor Untersuchungsbeginn muß auf die Einnahme von folgenden Medikamenten verzichtet werden: Sulfonamide, Sulfonylharnstoffe, Diuretica und Pankreasenzympräparate (LANKISCH und Mitarb. 1981). MITCHELL und Mitarb. (1978) weisen auf die Probleme der Befundauswertung hin, vor allem bei gleichzeitig bestehenden Erkrankungen des Dünndarms und der Leber. Auch bei Diabetikern fanden sich zum Teil falsch-positive Testresultate (IMAMURA und Mitarb. 1978).

Pancreolauryl-Test

Prinzip: Ein oral verabreichter Fluoreszein-Dilaurin-Säureester wird durch pankreasspezifische Laurylesterasen gespalten. Die Menge des im Urin ausgeschiedenen Fluoreszein läßt auf die Sekretionsleistung des Pankreas schließen.

Es ist darauf zu achten, daß durch riboflavinhaltige Medikamente eine Verfälschung des Untersuchungsergebnis auftreten kann (LANKISCH und Mitarb. 1980).

Bei beiden diagnostischen Verfahren, dem NBT-PABA-Test wie dem Pancreolauryl-Test müssen ca. 5 Tage vor Durchführung der Untersuchung die Pankreasenzympräparate abgesetzt werden.

Sekretin-Pankreozymin-Test

Prinzip: Das Pankreassekret wird über eine im Duodenum plazierte Sonde gesammelt und gemessen. Nach Injektion von Sekretin und Pankreozymin wird der hormonelle Stimulationseffekt anhand der ausgeschiedenen Menge von Bicarbonat und Enzymen bestimmt.

Die Untersuchung ist zeit- und personell aufwendig; sie stellt aber die derzeit sicherste Methode zur Erfassung der exokrinen Sekretionsleistung des Pankreas dar (AMMANN 1969, HOTZ und GOEBELL 1975, AMMANN 1976, REBER 1978, TYMPNER und Mitarb. 1979). Ein pathologischer Sekretin-Pankreozymin-Test fand sich in 99% der Fälle in dem von AMMANN (1973) untersuchten Kollektiv von Patienten mit chronischer Pankreatitis. Nach dieser Methode ist folgende Klassifizierung der Pankreasinsuffizienz möglich (DREILING 1975, LANKISCH und Mitarb. 1981):

a) Leichte Pankreasinsuffizienz:
   Volumen- und Bicarbonat-Sekretion normal;
   Enzymsekretion teilweise erniedrigt.
b) Mittelschwere Pankreasinsuffizienz:
   Volumen- und Bicarbonat-Sekretion leicht eingeschränkt; Sekretion aller Enzyme erniedrigt.
c) Schwere Pankreasinsuffizienz:
   Alle Parameter erniedrigt.

Vielfach konnte gezeigt werden, daß das Ergebnis des Sekretin-Pankreozymin-Tests gut mit dem Schweregrad der chronischen Pankreatitis korreliert (SUN und SHAY 1960).

Lundh-Test

Prinzip: Mittels einer Duodenalsonde wird die Sekretionsleistung des Pankreas basal und stimuliert gemessen. Als Stimulationsreiz fungiert bei dieser Methode eine definierte Testmahlzeit.

Die Vorzüge des Lundh-Tests im Vergleich zum Sekretin-Pankreozymin-Test liegen in seiner Einfachheit der Durchführung und physiologischen Art der Pankreasstimulierung. Nachteilig wirkt sich die fehlende Aussage über die Volumen- und Bicarbonat-Sekretion aus. Zudem ist die Durchführung an intakte anatomische und funktionelle Verhältnisse im Bereich des Magens und des oberen Dünndarms gebunden. Nach Magenresektion und Vagotomie ist der Test nur bedingt aussagefähig, ebenso bei bestehenden entzündlichen Dünndarmerkrankungen (DI MAGNO und Mitarb. 1972).

Isoamylasen

Prinzip: Messung der Pankreasisoamylase im Serum: Durch Bestimmung der Isoamylasen ist eine organspezifische Zuordnung der im Serum zu messenden Amylasewerte möglich. Die Pankreasisoamylase macht ca. 30% der Gesamtamylasemenge im Serum aus. Bei chronischer Pankreatitis finden sich erniedrigte Werte (SKUDE und ERIKSSON 1976, MAGID und Mitarb. 1977).

Die unterschiedliche Sensitivität dieser Funktionsteste bedeutet eine unterschiedliche Treffsicherheit der Diagnose der chronischen Pankreatitis. Der Sekretin-Pankreozymin-Test gilt derzeit als die sensitivste Methode zum Nachweis einer Sekretionseinschränkung. An ihr läßt sich der Wert und die Aussagebedeutung der anderen Testverfahren bemessen.

Die Treffsicherheit des Lundh-Tests wird mit ca. 90% angegeben (JAMES 1973). Die Chymotrypsin-Bestimmung im Stuhl zeigt mit zunehmender Pankreasinsuffizienz eine Verbesserung ihrer Treffsicherheit. In den Bereichen geringer oder mittelschwerer Sekretionseinschränkung zeigte dieses Verfahren 10% falsch-positive und 13% falsch-negative Werte auf (AMMANN 1967). Weniger günstig wird die Chymotrypsin-Bestimmung von DÜRR und Mitarb. (1978) beurteilt, wonach 28% der Patienten ein falsch-negatives Ergebnis aufweisen.

Dem NBT-PABA-Test wird im Vergleich zur Chymotrypsin-Methode einer höheren Treffsicherheit zugesprochen (LANKISCH und Mitarb. 1980). Ingesamt kann gefolgert werden, daß die indirekten Untersuchungsmethoden eher geeignet sind schwere Funktionseinschränkungen zu diagnostizieren, wohingegen die direkten Verfahren auch die Bereiche der leichten Sekretionsstörungen erfassen (LANKISCH und Mitarb. 1980).

Bei bereits nachgewiesener Pankreasinsuffizienz eignet sich die Stuhlgewicht- und Stuhlfettbestimmung zur Klärung der Enzym-Substitutionsbedürftigkeit. Steatorrhoen sind in aller Regel Folge einer bis zu 90%igen Reduktion der Lipasesekretion (DI MAGNO und Mitarb. 1973). Eine Substitution ist erforderlich, wenn die Fettausscheidung im Stuhl ca. 10 g überschreitet.

Endokrine Funktion

Die exokrine Funktionsleistung korreliert nicht notwendigerweise mit der endokrinen Funktion. Sie bedarf einer zusätzlichen Überprüfung insbesondere dann, wenn in Zusammenhang mit dem Krankheitsbild der chronischen Pankreatitis eine exokrine Funktionsstörung festgestellt ist. Insgesamt läßt sich innerhalb eines Patientenkollektivs in ca. einem Drittel der Fälle ein manifester Diabetes und in einem weiteren Drittel eine eingeschränkte Glucosetoleranz nachweisen.

Abdomenleeraufnahme

Die Abdomenübersichtsaufnahme kann wichtige Hinweise auf das Bestehen einer chronischen Pankreatitis liefern. Diese gilt als erwiesen, wenn Kalzifizierungen im Bereich des Pankreas sichtbar werden. Damit kann dieses einfache röntgenologische Untersuchungsverfahren zu einer Schlüsseluntersuchung werden und ist somit allen anderen morphologischen Untersuchungsmethoden überlegen (AMMANN 1976). In 30–60% sind Verkalkungen bei der chronischen Pankreatitis nachweisbar (vergl. Tabelle 7). Will man zur besseren Darstellung der Kalzifikationen die Überlagerung mit den Strukturen der Wirbelsäule vermeiden, so kann dies durch eine 30°-Seitenanhebung des Patienten erreicht werden (RUMPF und PICHLMAYR 1982). Die diffuse oder segmentäre Verkalkung ist weit häufiger als die seltener anzutreffende isolierte Konkrementbildung im Ductus Wirsungianus. Bei den Verkalkungen handelt es sich um intraduktale Kalzifizierungen unterschiedlichen Ausmaßes auch dann, wenn sich röntgenologisch eine disseminierte Verkalkung des gesamten Organes darstellt (Abb. 45 und 46). Zirkumskripte Areale mit zum Teil homogener Verkalkung sind von den eigentlichen Verkalkungsmustern bei chronischer Pankreatitis zu unterscheiden; bei ihnen handelt es sich in der Regel um Verkalkungen innerhalb isolierter Nekrosehöhlen bzw. Hämatombildungen, meist nach tryptischen Parenchymdestruktionen EATON und FERRUCCI 1973) (Abb. 47). Auch Pseudozysten weisen gelegentlich Verkalkungen auf.

In der akuten Phase können auf der Abdomenübersichtsaufnahme Bilder entstehen, wie sie für die akute Pankreatitis typisch sind. Es handelt sich hierbei um die Zeichen einer mehr oder weniger ausgeprägten Paralyse mit Schwerpunkt im Oberbauch (*„sentinal loop"*, *„cut off sign"* des Kolons) (STUART 1956, FREENY und LAWSON 1982) (Abb. 48).

Thoraxaufnahme

Besonders im Verlauf des akuten Schubes einer sich entwickelnden chronischen Pankreatitis besteht die Möglichkeit der pleuralen Ergußbildung sowie der basalen pulmonalen Affektion (Infiltrationen, streifige Plattenatelektasen). Sie sind häufiger links, mitunter aber auch beidseits nachzuweisen (FREIMANIS und NELSON 1964, MARKS und Mitarb. 1976). Die pankreatogene Verursachung dieser

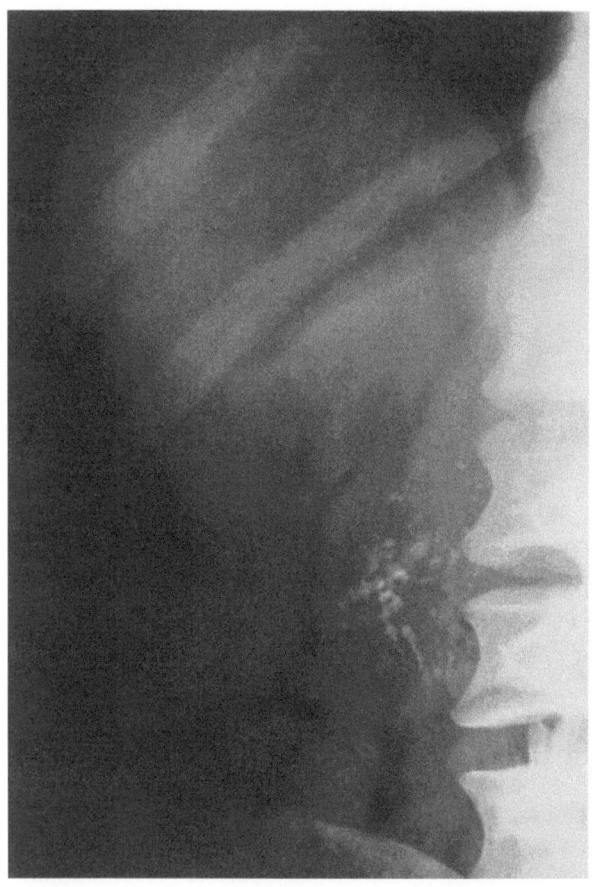

Abb. 45. Ausschnitt aus einer Abdomenübersichtsaufnahme: Perlschnurartige Konkrementbildungen im Pankreaskopfbereich

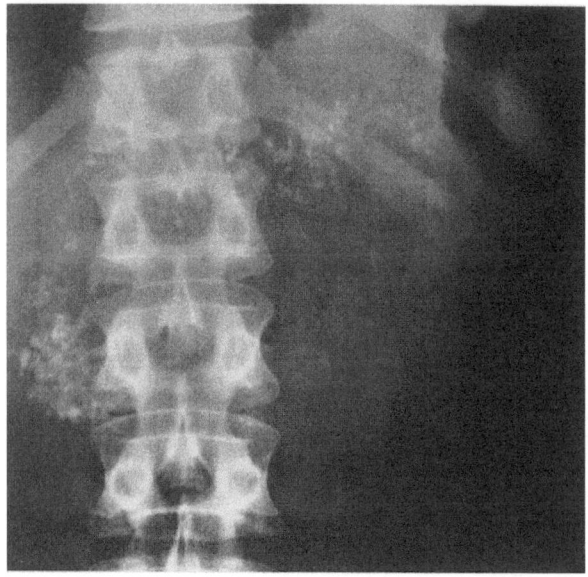

Abb. 46. Ausschnitt aus einer Abdomenübersichtsaufnahme: Disseminierte Pankreasverkalkungen

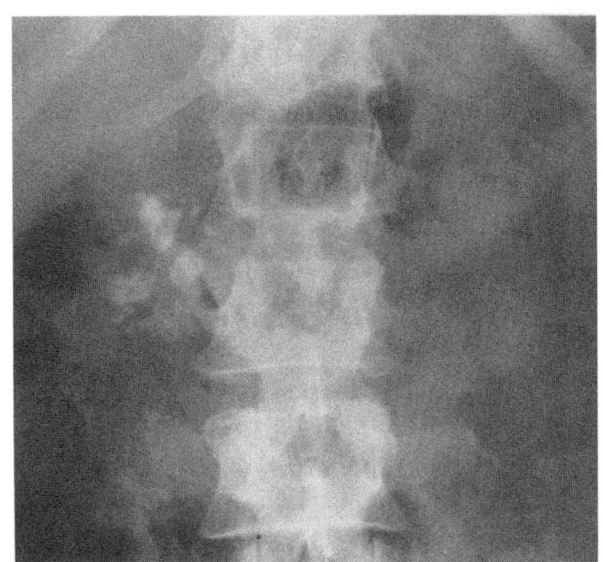

Abb. 47. Ausschnitt aus einer Abdomenübersichtsaufnahme: Grobschollige Verkalkungen im Pankreaskopfbereich nach rezidivierender akuter Pankreatitis

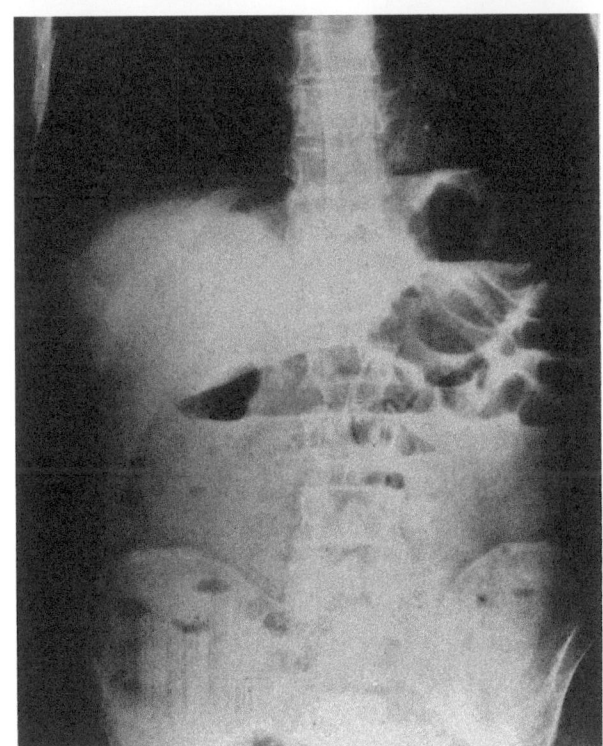

Abb. 48. Abdomenübersichtsaufnahme: Oberbauchparalyse als Folge eines akuten Entzündungsschubes bei chronisch-rezidivierender Pankreatitis

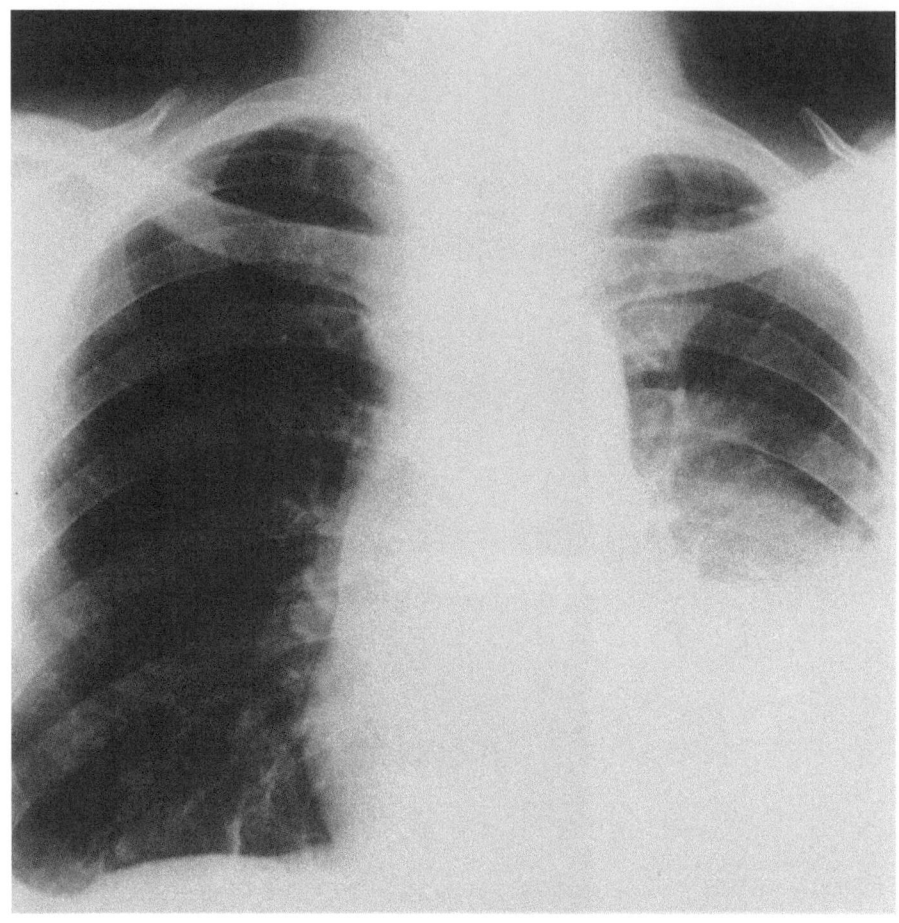

Abb. 49. Thoraxaufnahme: Linksbasale pulmonale Infiltrationen und Ergußbildung als Folge eines akuten Entzündungsschubes bei chronisch rezidivierender Pankreatitis

Ergüsse läßt sich durch den Nachweis erhöhter Amylasewerte im Pleurapunktat bestätigen (Hammarsten und Mitarb. 1959, Roseman und Mitarb. 1960, Fischbein und Mitarb. 1962, Bank 1979) (Abb. 49).

Sonographie

Die Sonographie hat in der Abfolge des diagnostischen Vorgehens bei der Abklärung der chronischen Pankreatitis ihren fest etablierten Platz. Die Sicherheit bei der Beantwortung spezifischer Fragestellungen hat sich nicht zuletzt auf Grund verbesserter technischer Voraussetzungen in den letzten Jahren erheblich vergrößert. Ihr großer zusätzlicher Vorteil ist die Nicht-Invasivität, was sie vor alle weiteren Untersuchungen stellen läßt (RETTENMAIER 1973, LUTZ und Mitarb. 1975, SCHEUER und Mitarb. 1978, TYMPNER und Mitarb. 1979, COTTON und Mitarb. 1980, BIRNHOLZ 1983). Auf dem Hintergrund aller verfügbaren anamnestischen und klinischen Daten muß das Sonographieergebnis interpretiert werden, wodurch weitere wichtige Informationen möglich sind. Auch wenn, wie häufig, das Pankreas selbst wegen Gasüberlagerung nicht beurteilbar ist (FUCHS und Mitarb. 1980), lassen sich wichtige Aussagen über benachbarte Organe bzw. Raum- und Organstrukturen treffen (Leber, Gallenwege, Milz, Nieren, peripankreatischer Raum).

In vielen Fällen wird es möglich sein, das Pankreas selbst zu beurteilen und Auskunft über mögliche Organvergrößerungen bzw. Strukturveränderungen zu gewinnen. Entsprechend der Fibro-Sklerosierung und narbigen Schrumpfung (Atrophie) des Pankreas, gewinnt dieses an Echodichte, wobei der Durchmesser vor allem im Körper- und Schwanzbereich abnimmt (LAWSON 1978, SWOBODNIK und Mitarb. 1983). Neben diesem Merkmal sind oft eine Reihe weiterer Veränderungen auszumachen, die insgesamt für die Vielfalt der pathomorphologischen Folgezustände der chronischen Pankreatitis charakteristisch sind. Hierbei handelt es sich um Vergrößerungen des Organs oder einzelner Organbezirke mit entsprechender Strukturauflockerung (Abb. 50 und 51), zystischen Aufhellungen und Gangveränderungen, besonders dann, wenn eine Gangerweiterung vorliegt (BOTZLER und MAHLKE 1981, FREENY und LAWSON 1982) (Abb. 52). In einer Untersuchung von KREMER und Mitarb. (1977) war eine chronische Pankreatitis in 85% der Fälle sonographisch zu diagnostizieren. Diese Erfahrung wird von anderen Autoren bestätigt (WEILL und Mitarb. 1975, RETTENMAIER 1976, SCHIERL und Mitarb. 1979). Auch Kalzifikationen lassen sich leicht nachweisen (WEINSTEIN und Mitarb. 1980).

Zystische Aufweitungen ebenso wie im Ablauf des Entzündungsprozesses entstandene Pseudozysten lassen sich ab einer Größe von ca. 1–2 cm mit großer Exaktheit und räumlicher Zuordnung nachweisen (ARGER und Mitarb. 1979) (Abb. 53 und 54). Die sich unterschiedlich darstellenden Binnenechos geben nicht selten Hinweise auf Art, Homogenität und Dichte der Zysteninhalte (blande Zyste, nekrotische Einschmelzung, Abszeß, Hämatom). Insbesondere bietet sich die ultrasonographische Untersuchung zur Verlaufsbeobachtung, vor allem zur Größen- und Wandbeurteilung von Pseudozysten an. Hieraus ergeben sich wichtige Informationen bei der Indikationsstellung zur operativen Intervention (BRADLEY und CLEMENTS 1974).

Karzinome stellen sich meist als solide, tumoröse Veränderungen mit geringerer Schalldichte dar. Bei der Differenzierung zwischen chronischer Pankreatitis und Pankreaskarzinom hat sich die Sonographie, dank verbesserter Technik und zunehmender Erfahrung, als sehr hilfreich erwiesen (BRAGANZA und Mitarb. 1978, RUSSEL und Mitarb. 1978, LEES und Mitarb. 1979, MACKIE und Mitarb. 1979).

Informationen über die intra- und extrahepatischen Gallenwege sind im Zusammenhang mit der chronischen Pankreatitis von besonderem Interesse (Abb. 55). Mit großer Zuverlässigkeit lassen sich dabei bestehende Konkremente in den Gallenwegen diagnostizieren. Bei dem Nachweis dilatierter Gallenwege bzw. bei bestehendem Cholestasesyndrom, ist eine i. v. bzw. Infusions-Cholangio-

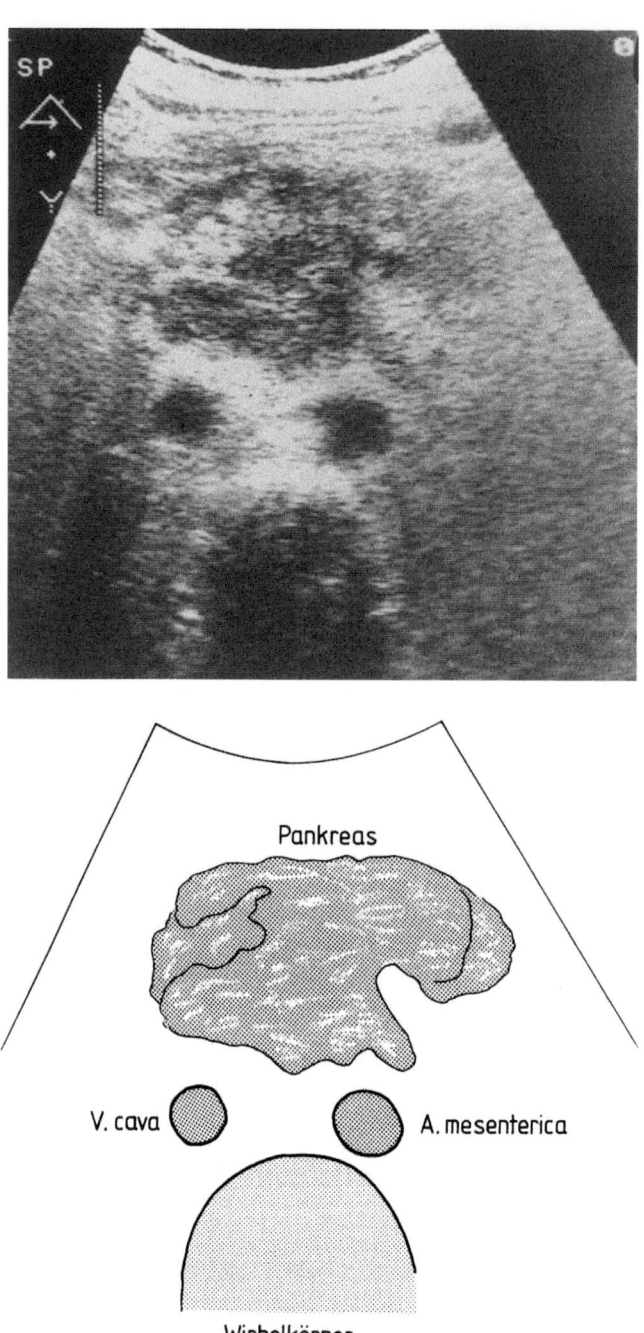

Abb. 50. Sonographisch dargestellte Pankreaskopfvergrößerung

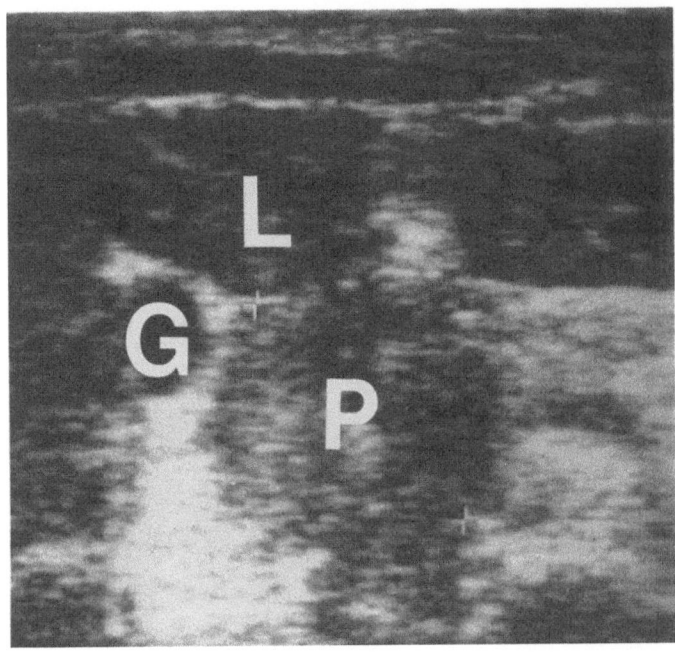

Abb. 51. Sonographisch dargestellte Pankreaskopfvergrößerung mit zystischer Strukturauflockerung. (G = Gallenblase, L = Leber, P = Pankreaskopf)

graphie angezeigt, soweit dies ein evtl. bestehender Ikterus zuläßt (LEE und Mitarb. 1977, SCOTT und Mitarb. 1977).

Cholangiographie

Nachdem der distale Ductus choledochus mit dem Pankreaskopf auf das Engste assoziiert ist und in ca. 65% intrapankreatisch verläuft (FREENY und LAWSON 1982), können chronisch-entzündliche Prozesse leicht morphologische Veränderungen und damit Passagebehinderungen bewirken. Röntgenologisch finden sich bei der Darstellung der Gallenwege wichtige Hinweise auf die Art der Pankreserkrankung, wobei ein Teil der Veränderungen als pathognomonisch für die chronische Pankreatitis gelten kann. Bis zu einem Gesamt-Bilirubingehalt im Serum von ca. 4 mg% ist eine i.v. bzw. Infusions-Cholangiographie durchführbar. Bei höheren Werten wird zur Abklärung der Gallenwege enweder eine endoskopisch-retrograde oder eine perkutane-transhepatische Cholangiographie notwendig. Die für die chronische Pankreatitis typischen Veränderungen im Bereich des distalen Choledochus sollen im Folgenden, unabhängig vom diagnostischen Verfahren, dargestellt werden.

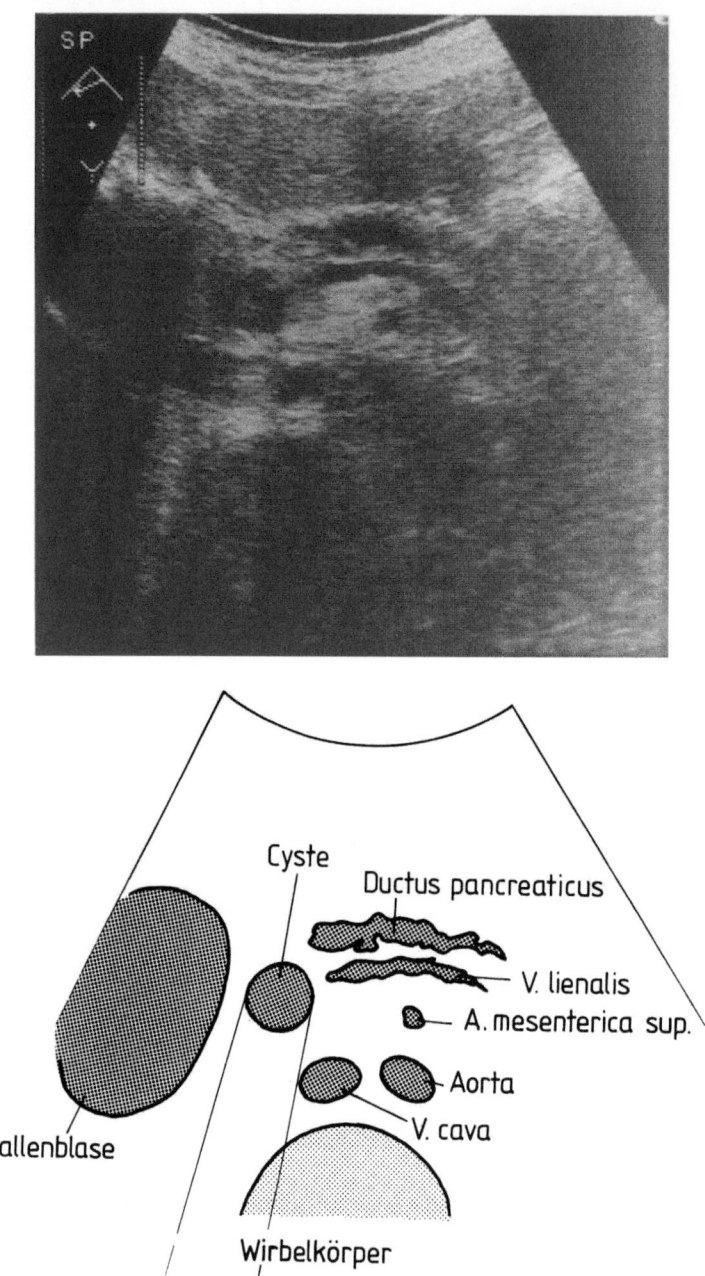

Abb. 52. Sonographisch dargestellte Pankreasgangerweiterung; zusätzlicher Zystenachweis im Pankreaskopf

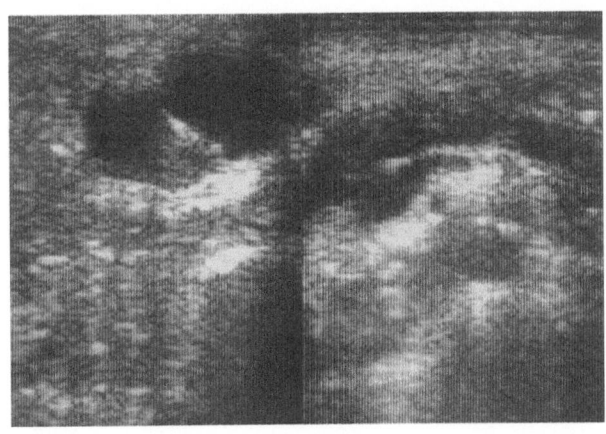
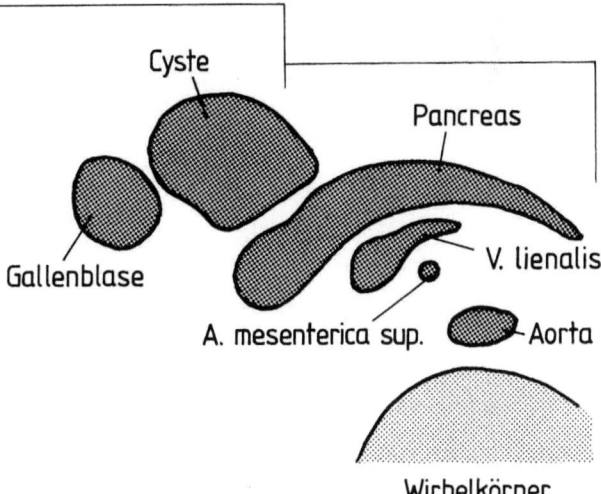

Abb. 53. Sonographischer Nachweis einer Pankreaskopfzyste

Als pathognomonisch für die chronische Pankreatitis kann der Typ I nach CAROLI und NORA (1952, 1953) sowie SARLES und Mitarb. (1958) gelten. Es findet sich eine langstreckige Stenosierung des distalen Choledochus mit harmonischer Wandbegrenzung. Die Länge der Stenosierung entspricht dem intrapankreatischen Anteil des Ductus choledochus und beträgt ca. 3 cm oder mehr, je nach Grad der Pankreaskopfschwellung oder zusätzlicher zystischer Raumforderung (SCHULTE und Mitarb. 1977, LITTENBERG und Mitarb. 1979). Die Papille und damit der Abfluß in das Duodenum, ist frei. Der proximale Anteil ist mehr oder weniger dilatiert (Abb. 56 und 57b). Auch der Typ III, die *„Wespentaille"* des Ductus choledochus, ist charakteristisch für das Vorliegen einer chronischen Pankreaskopferkrankung. Bei den seitlichen Kompressionen mit gleichzeitiger Verdrängung des Ductus choledochus wird eine glattrandige Begrenzung mehr für die chronische Pankreatitis (Abb. 57c), hingegen unregelmäßige Wandstrukturen

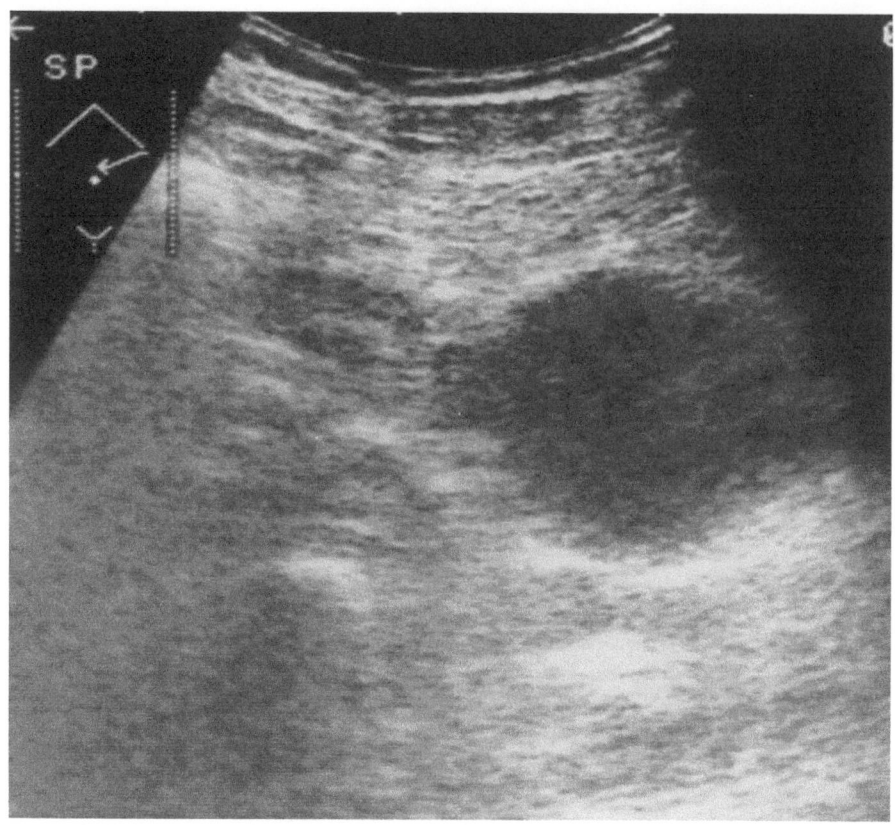

Abb. 54. Sonographischer Nachweis einer Pankreasschwanzzyste

mehr für das Karzinom sprechen (Abb. 57 d). Der Typ V mit totalem Verschluß in Höhe der Einmündung des Ductus choledochus in den Pankreaskopf weist eher auf ein Karzinom hin und ist nur in Ausnahmefällen durch eine chronische Pankreatitis verursacht (PETERSEN und COLE 1945, BISGARD 1946, GREMILLION und Mitarb. 1979) (Abb. 57 e, 58 und 59).

Die lokalisierte Stenose in Höhe der Papille (Typ II) ist Hinweis auf eine lokale Erkrankung, sei sie gutartig (Odditis, Papillensklerose) oder maligne (Papillenkarzinom). Eine chronische Pankreatitis ist bei dieser Konstellation eher unwahrscheinlich. Allerdings könnte ein in der Papille lokalisierter Prozeß die Ursache für eine beginnende chronisch-obstruktive Pankreatitis sein.

SARLES und SAHEL (1976) fanden bei ihren Patienten mit chronischer Pankreatitis nur in 33% normale Gallengangsverhältnisse, während 50% den Typ I aufwiesen. Über eine vergleichbare Häufigkeit von Gallengangsveränderungen berichten RÖSCH und Mitarb. (1981), allerdings fand sich nur in 8,6% ein manifester Ikterus.

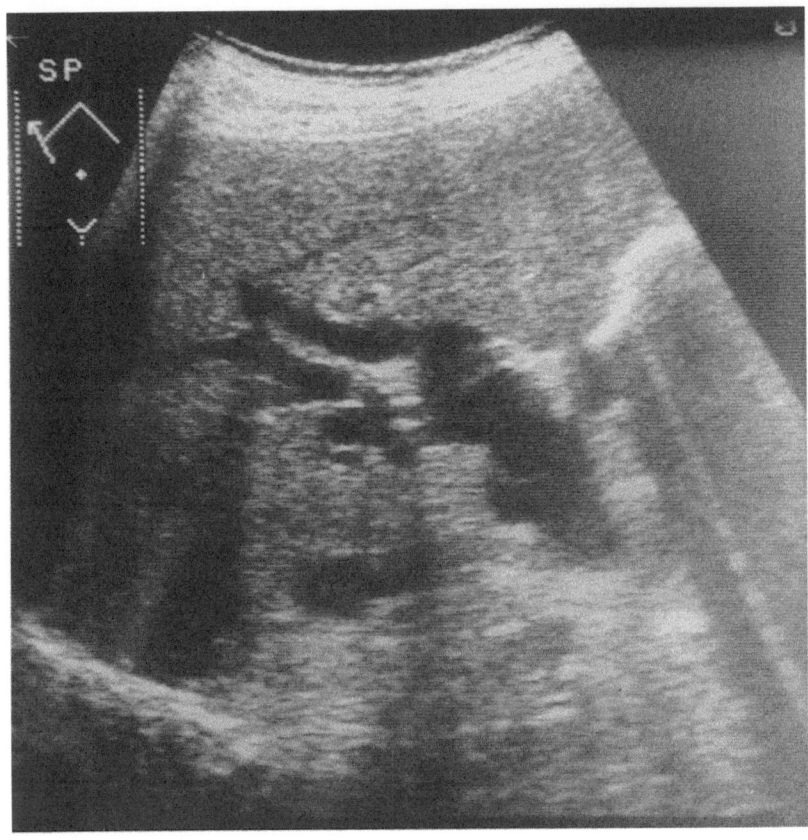

Abb. 55. Sonographischer Nachweis erweiterter Gallengänge

Magen-Darmpassage

Zur Einschätzung der Progredienz und komplikativen Entwicklung der chronischen Pankreatitis ist die Durchführung der Magen-Darmpassage, in besonderen Fällen der hypotonen Duodenographie, unerläßlich. Der Magen, vielmehr noch aber das Duodenum, stehen in enger anatomischer Beziehung zum Pankreas. Hieraus erklärt sich die Vielzahl der röntgenologisch nachweisbaren Veränderungen, die sich als Folge des chronisch-entzündlichen Prozesses vor allem im Bereich des Pankreaskopfes nachweisen lassen.

Im Bereich des Magens sind es vor allem Kompressionen unterschiedlichen Ausmaßes, die durch Zysten (GUIEN 1972), ausgehend vom Korpus- und Schwanzbereich, bewirkt werden (Abb. 60 und 61). Bei einer Schwellung bzw. Vergrößerung des Pankreaskopfes ist das Antrum meist verlagert und von dorsal her komprimiert *("pad sign")* (HERSHENSON 1937). Bei der Abgrenzung zu malignen Prozessen im Bereich des Pankreaskopfes kann insbesondere die hypotone Duodenographie zusätzliche Informationen liefern (GERHARDT 1975).

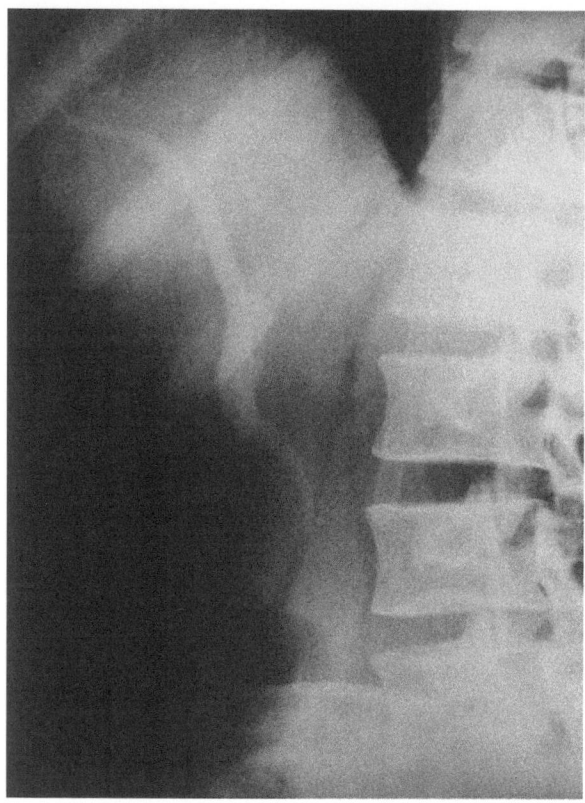

Abb. 56. Distale Stenosierung des Ductus choledochus bei chronischer Pankreaskopfpankreatitis

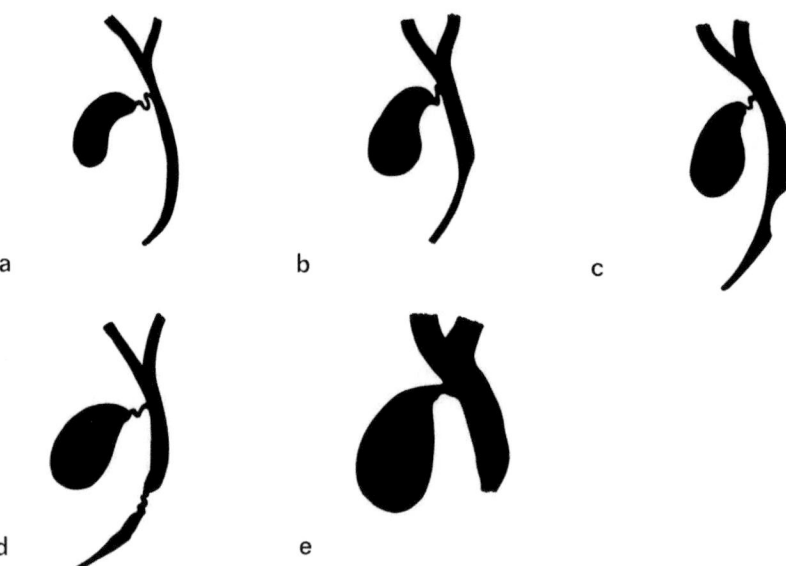

Abb. 57. a Normale Gallengangsverhältnisse, **b** Langstreckige Stenose des distalen Choledochus, **c** Seitliche, glattrandige Kompression des distalen Ductus choledochus, **d** Einengung mit unregelmäßiger Wandstruktur im Bereich des Ductus choledochus, **e** Totaler Verschluß des distalen Ductus choledochus (in aller Regel Hinweis auf ein Karzinom)

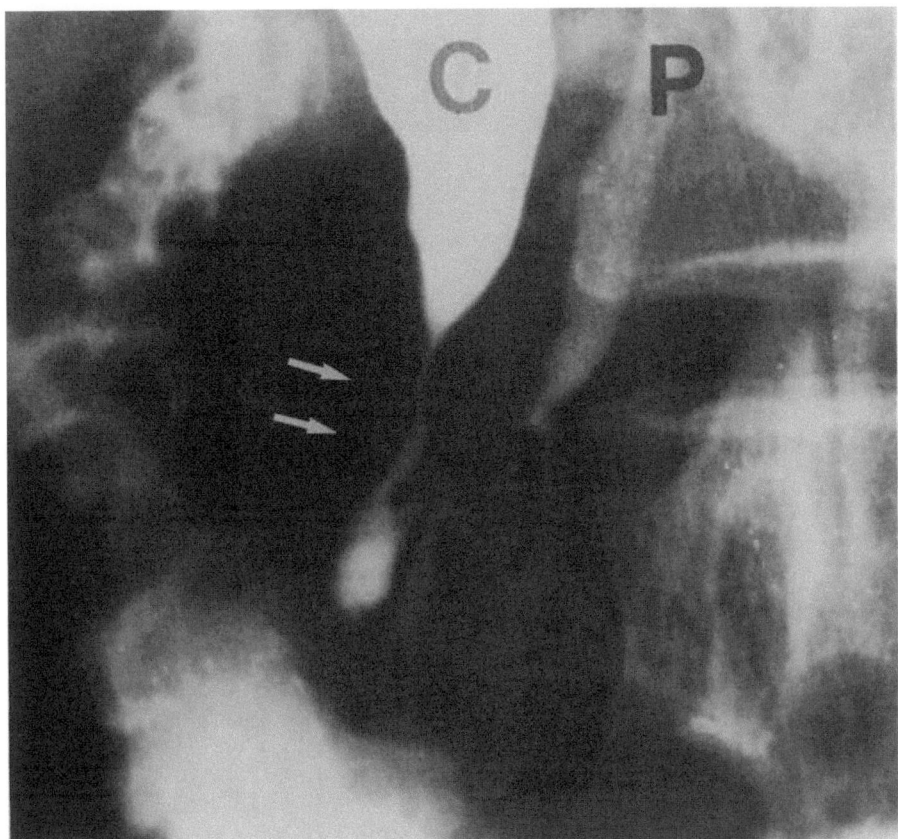

Abb. 58. Nahezu völliger Verschluß des distalen Ductus choledochus bei chronischer Pankreatitis. (C = Ductus choledochus, P = Ductus pancreaticus)

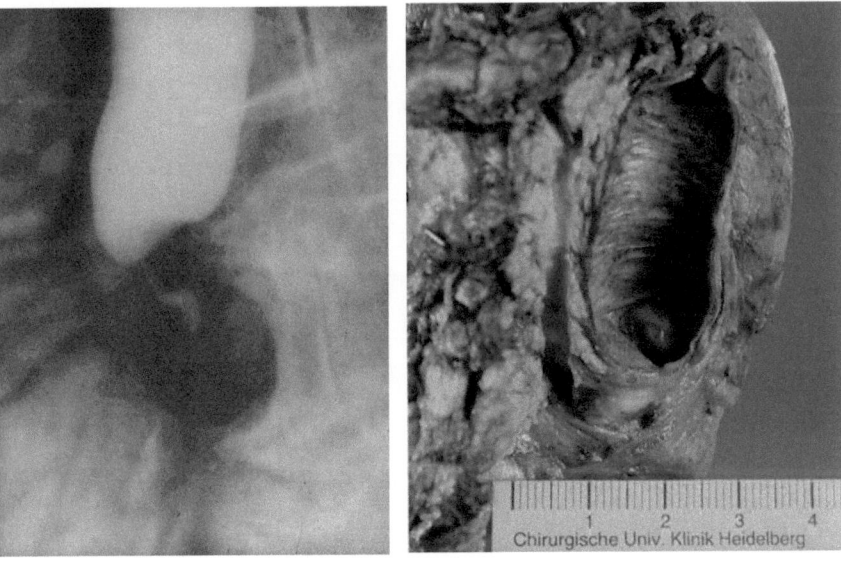

Abb. 59. Nahezu völliger Verschluß des distalen Ductus choledochus bei Pankreaskopfkarzinom. Rechts: Operationspräparat

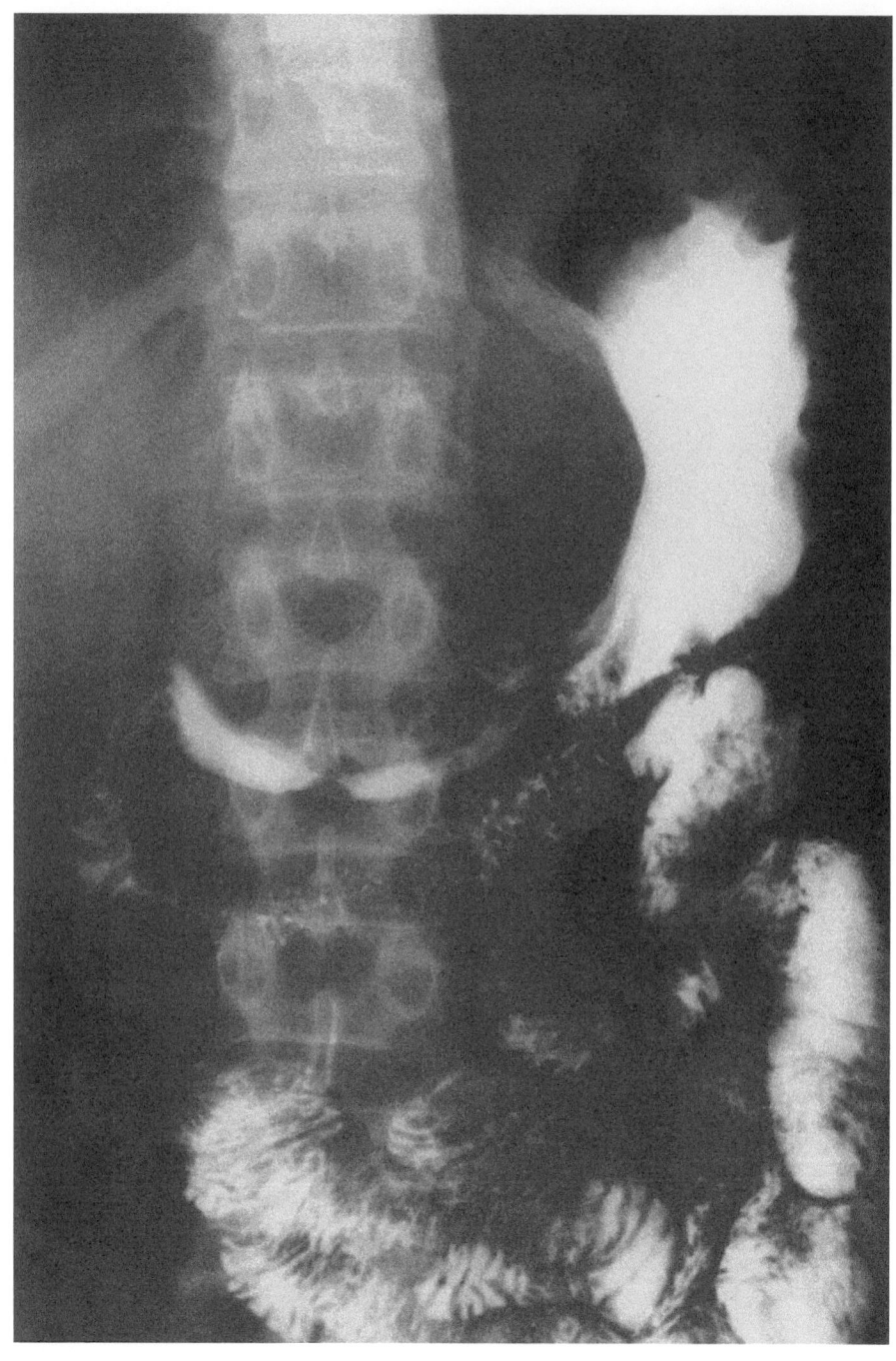

Abb. 60. Kompression des distalen Magens durch eine vom Pankreaskorpus ausgehende Pseudozyste

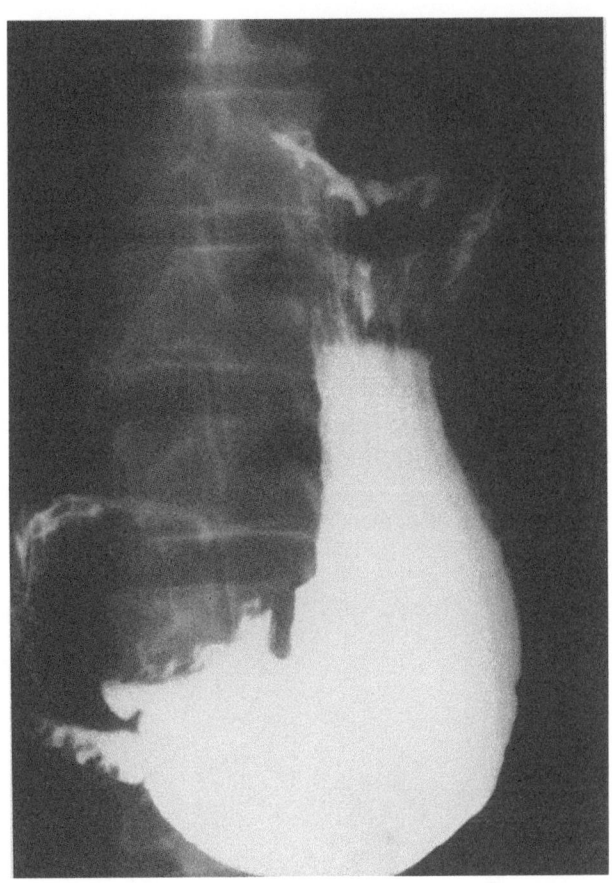

Abb. 61. Kompression des Antrum ventriculi durch eine Pankreaskopfschwellung („pad sign")

Im Duodenum finden sich je nach Schweregrad und Progredienz der chronischen Pankreatitis unterschiedliche Veränderungen. Von der segmentären Glättung der Konturen über die bogenförmige Kompression bis zur Stenosierung finden sich alle Übergänge (Abb. 62–64). Das duodenale „C" kann insgesamt vergrößert bzw. geweitet sein. Dieses Zeichen gilt allerdings nur dann als charakteristisch für das Bestehen einer chronischen Pankreatitis, wenn gleichzeitig in der Konkavität Veränderungen im Sinne von Doppelkonturen, Spicula-artige, feinste Ausziehungen oder eine Aufhebung der Duodenalfaltung in diesem Bereich erkennbar sind (BILBAO und Mitarb. 1967, BILBAO und Mitarb. 1968, EATON und Mitarb. 1970) (Abb. 65).

Mitunter kann eine Pankreaskopfvergrößerung, zusammen mit einem gleichzeitigen Ödem der Duodenalwand, eine Vorwölbung ober- und unterhalb der Papille hervorrufen. Es entsteht das Zeichen der umgekehrten „3" (Frostberg'sches Zeichen). Große solitäre Pankreaspseudozysten können zum Teil zu beträchtlichen Duodenalausziehungen mit entsprechender funktioneller Passagebehinderung führen.

Selten kommen papillennahe Duodenaldivertikel (juxtapapilläre Divertikel) zur Darstellung, welche Stenosierungen, bzw. Funktionsbeeinträchtigungen der Papille bewirken können. Eine chronisch-obstruktive Pankreatitis kann die Folge sein (Abb. 66).

Gastroskopie

Die endoskopische Untersuchung des Magens und des Duodenums stellt eine zur Magen-Darmpassage komplimentäre diagnostische Maßnahme dar. Im Vorfeld der differentialdiagnostischen Abklärung hat die Endoskopie einen wichtigen Stellenwert zum Ausschluß vor allem ulcerativer aber auch tumoröser Veränderungen im Magen und Duodenum.

Bei bereits gesicherter Diagnose einer chronischen Pankreatitis ist es von Wichtigkeit, die bei dieser Erkrankung vermehrt vorkommenden Ulcera duodeni

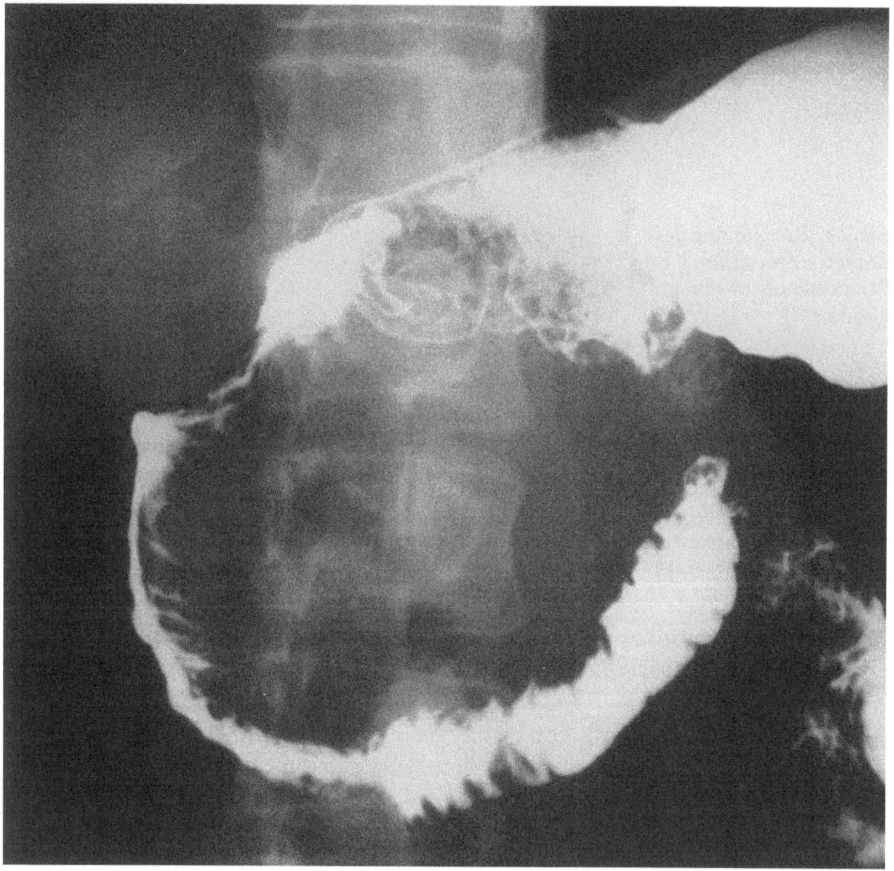

Abb. 62. Segmentale Konturenglättung des Duodenums bei Pankreaskopfschwellung

zu diagnostizieren und entsprechend im therapeutischen Konzept mit zu berücksichtigen. Bei auftretenden Komplikationen (Kompression des Magens, Duodenalstenose) lassen sich durch die endoskopische Untersuchung zusätzliche Informationen über die Ausdehnung der Veränderung sowie über zusätzliche Läsionen im Bereich der Schleimhautstrukturen gewinnen. Liegen die Schwerpunkte der röntgenologischen Untersuchung hinsichtlich der diagnostischen Aussage auf dem Gebiet der räumlichen Zuordnung sowie der Beurteilung von Prozessen, welche im Stande, sind die Organkonfiguration, insbesondere das Lumen der jeweiligen Organabschnitte, zu verändern, so vermittelt die endoskopische Untersuchung Hinweise über Art und Ausmaß von Schleimhautveränderungen. Beide Informationsinhalte komplettieren sich hinsichtlich der diagnostischen Bewertung.

In der akuten Phase eines pankreatitischen Schubes findet sich nicht selten ein Schleimhautödem im vor allem pankreasbenachbarten Duodenalbereich mit entsprechender Faltenglättung. Die Papille selbst zeigt dabei häufig entzündliche, vor allem oedematöse Veränderung, während sie ansonsten, außerhalb eines akut

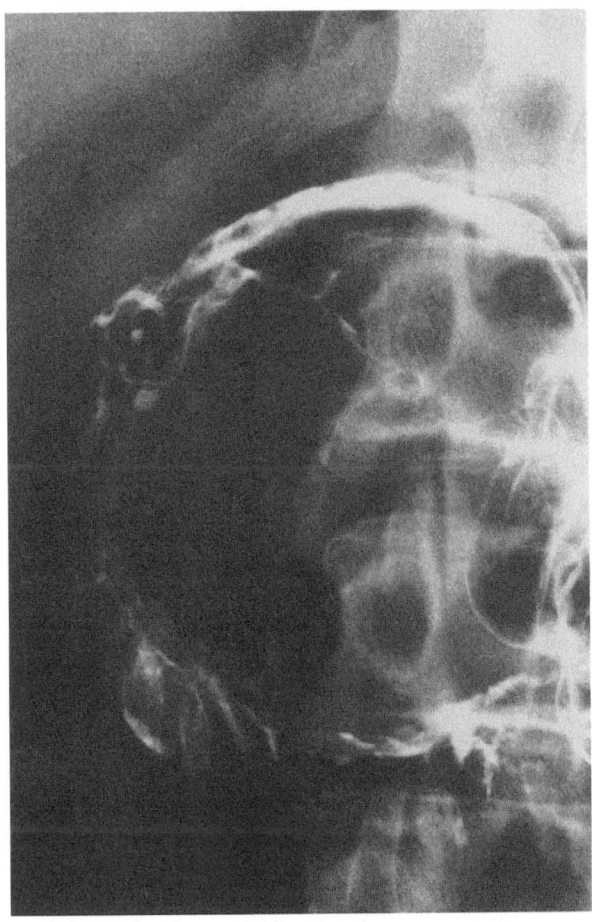

Abb. 63. Massive Aufweitung des duodenalen „C" bei Pankreaspseudozyste

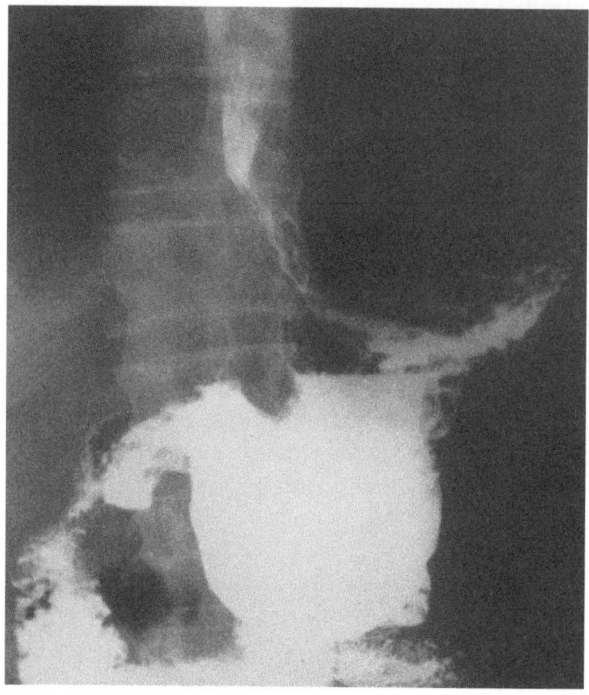

Abb. 64. Stenosierung des Duodenums bei chronischer Pankreaskopfpankreatitis

entzündlichen Schubes, vom chronisch destruktiven Entzündungsprozeß des Pankreas unberührt bleibt.

Im Zusammenhang mit einer oberen gastro-intestinalen Blutung als Komplikation einer chronischen Pankreatitis vermittelt die Gastroskopie in vielen Fällen eine wichtige Lokalisationshilfe bei der Identifikation der Blutungsquelle (Ulcus duodeni, Oesophagus-Magenvarizen, Magen-Duodenalwandarrosion durch Pankreaspseudocysten, Wirsungorrhagie).

Computertomographie

Die Computertomographie ist geeignet, als bildgebendes Verfahren die Aussagemöglichkeit über den Zustand des Pankreas einschließlich der peripankreatischen Strukturen wesentlich zu erweitern (FUCHS und Mitarb. 1980). Folgende Merkmale lassen sich nach Art, Größe und räumlicher Zuordnung evaluieren: Größe des Organs, Parenchymstrukturen nach Homogenität und Dichtigkeit, Verkalkungen, Pankreasgangveränderungen, vor allem bei vorliegender Dilatation, peripankreatische Strukturveränderungen, Flüssigkeitsansammlungen ebenso wie zystische Gebilde sowie Veränderungen im Bereich der Gallenwege.

Bezüglich der Größe des Organs „*Pankreas*" gibt es absolute wie auch relative

Erfahrenswerte, wobei sich letztere im allgemeinen auf den queren Wirbelkörperdurchmesser beziehen (Abb. 67).

a) Für den a. p.-Durchmesser sind folgende Größen angegeben worden: Kopf 2,0–2,5 cm, Körper 1,5–2,0 cm, Schwanz 1,0–1,5 cm (LAWSON 1978).
b) Der pankreato-vertebrale Quotient beträgt im Kopfbereich maximal 1, im Körper und Schwanz bis zu ⅔ (HAAGA und Mitarb. 1976, HAAGA und ALFIDI 1977, KREEL und Mitarb. 1977).

Im Zusammenhang mit dem Krankheitsbild der chronischen Pankreatitis finden sich hinsichtlich der Größe sehr unterschiedliche Befunde. Neben der Darstellung in unveränderter Größe finden sich lokale oder diffuse Vergrößerungen, während die Größenabnahme bei gleichzeitiger Dichtigkeitszunahme in aller Regel den Endzustand der Pankreassklerosierung repräsentiert (FERRUCCI und Mitarb. 1979, ISHERWOOD und FAWCITT 1979) (Abb. 68–70).

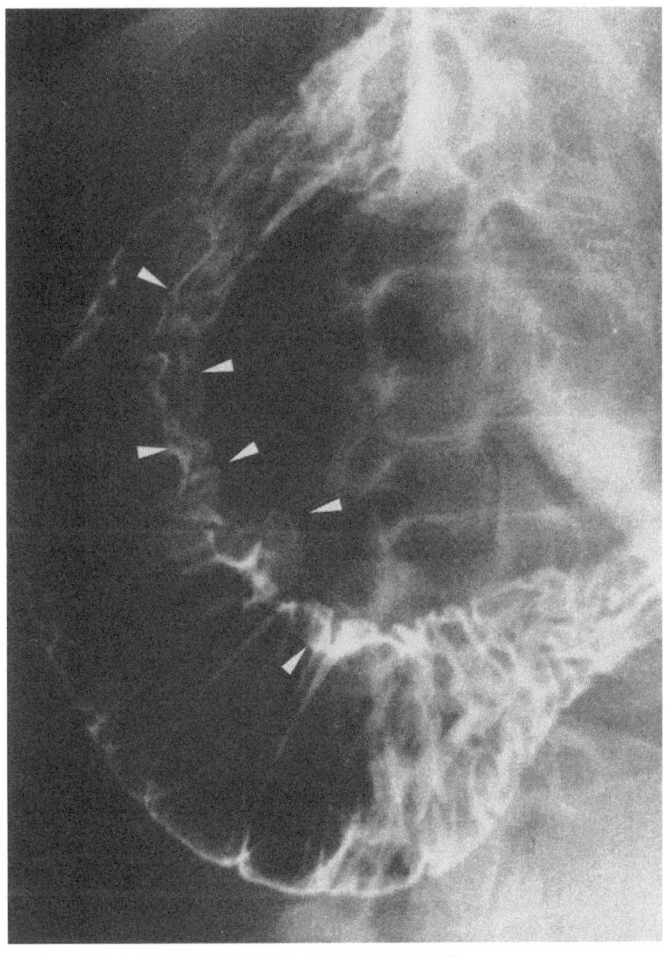

Abb. 65. Spicula-artige Ausziehungen bei narbiger Pankreaskopfdegeneration

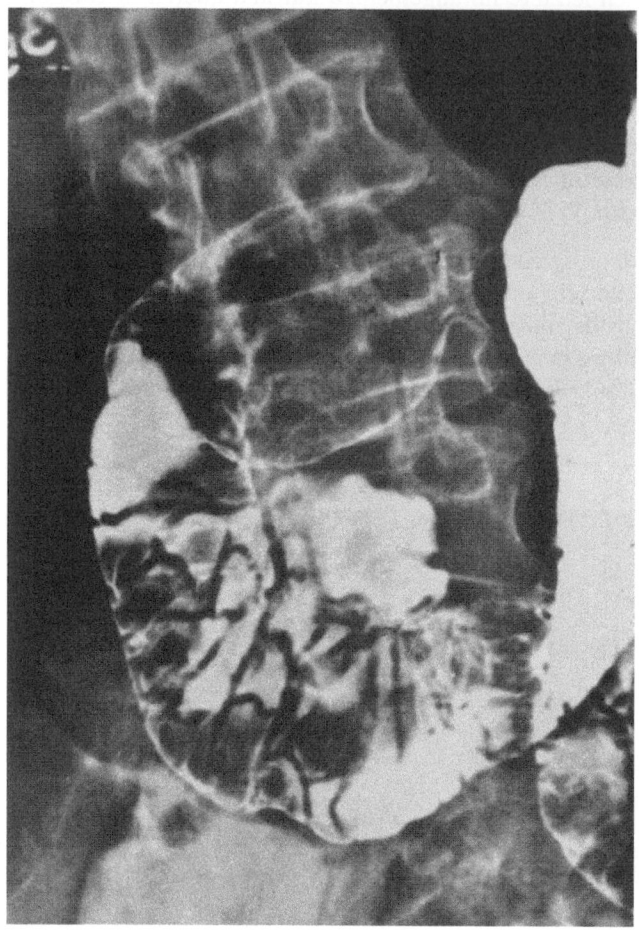

Abb. 66. Juxtapapilläres Duodenaldivertikel

Die lokale Größenzunahme allein ermöglicht ohne zusätzliche Informationen noch keine Entscheidung über die häufig anstehende Frage der Dignität. Gleichzeitig vorhandene Kalzifizierungen sind zwar nahezu beweisend für das Vorliegen einer chronischen Pankreatitis; ein Karzinom ist damit jedoch nicht mit letzter Sicherheit auszuschließen.

Bei bester, heute möglicher Auflösung, ist der normale Pankreasgang in ca. 70% der Fälle zu identifizieren (BERLAND und Mitarb. 1981). Im Falle der Dilatation ist diese in 80–90% nachweisbar (FISHMAN und Mitarb. 1979, BERLAND und Mitarb. 1981) (Abb. 71 und 72). Wenn auch die CT-Untersuchung Hinweise auf evtl. vorhandene Gangveränderungen liefert, so bleibt doch die genaue Strukturanalyse der ERP vorbehalten. Die Computertomographie erlaubt eine gute Darstellbarkeit von intra- und extrapankreatischen Flüssigkeitsansammlungen. Solitäre und multiple Zysten sind nach Größe, Wandbeschaffenheit und nach Art der Binnenstrukturen beurteilbar (Abb. 73–76). Im Bereich des Pankreaskopfes ist

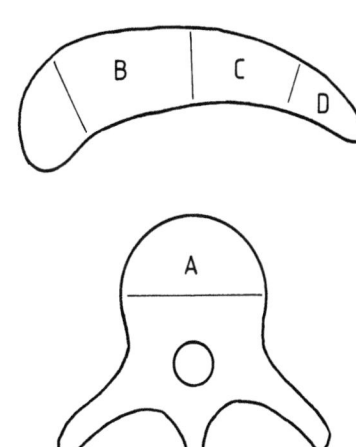

Abb. 67. Pankreato-vertebraler Quotient (im Kopfbereich maximal 1; im Korpus- und Schwanzbereich maximal 2/3)

differentialdiagnostisch an die Möglichkeit eines dilatierten Ducuts choledochus zu denken (Abb. 77–79). Die Vorzüge der CT-Untersuchung liegen nicht zuletzt in der Beurteilung der benachbarten Organe bzw. Organstrukturen (MÖDDER und Mitarb. 1978). Die Beantwortung von Größe und Lagebeziehungen wie auch die Darstellung extrapankreatischer Prozesse (etwa paraaortale Lymphknoten-Vergrößerungen) liefert differentialdiagnostisch wichtige Hinweise.

Endoskopische, retrograde Pankreaticographie (ERP)

Die erste retrograde Sondierung der Papilla Vateri gelang RABINOW 1965. Ab 1970 wurde dieses Verfahren in die Diagnostik der Pankreaserkrankungen eingebracht, wodurch die diagnostische Distanz zu diesem Organ wesentlich verringert wurde (DEMLING und CLASSEN 1970, OI 1970, TAKAGI und Mitarb. 1970, ANACKER und Mitarb. 1971, CLASSEN und Mitarb. 1972, COTTON und Mitarb. 1972, KATTON 1974). Ihre Bedeutung für die chirurgische Therapieplanung erhellt aus der seit dieser Zeit sprunghaft ansteigenden operativen Frequenz bei dem Krankheitsbild der chronischen Pankreatitis (SCHWEMMLE 1974) (Abb. 80).

Trotz verbesserter Technik und vielseitiger praktischer Erfahrungen – die Darstellung des Pankreasganges gelingt in ca. 80–90% (CLASSEN und DEMLING 1972, OKUDA und Mitarb. 1973, KOCH und Mitarb. 1974, MIEDERER und Mitarb. 1974) – ist dieses Untersuchungsverfahren mit einer Komplikationsrate von 0,3–3% behaftet, was zu einer strengen Indikationsstellung Anlaß geben sollte (COTTON 1972, NEBEL und Mitarb. 1975, BELOHLAVEK und Mitarb. 1976, BILBAO und Mitarb. 1976, DEMLING 1976). Dabei gilt die Erfahrung, daß Komplikationen nicht selten auf Überspritzungen (Parenchymanfärbung) und Zystendarstellungen zurückzuführen sind (TYMPNER und Mitarb. 1979). Eine Indikation zur Durchfüh-

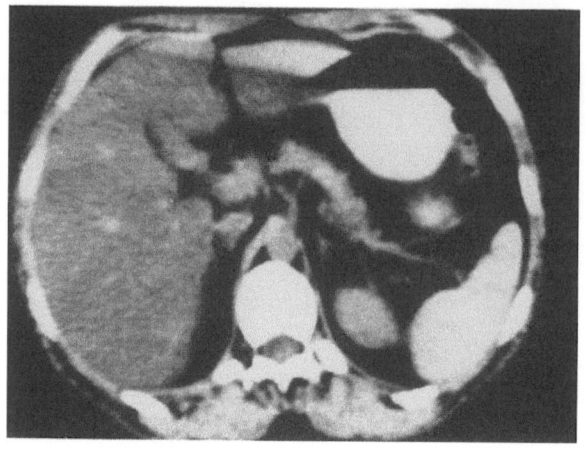

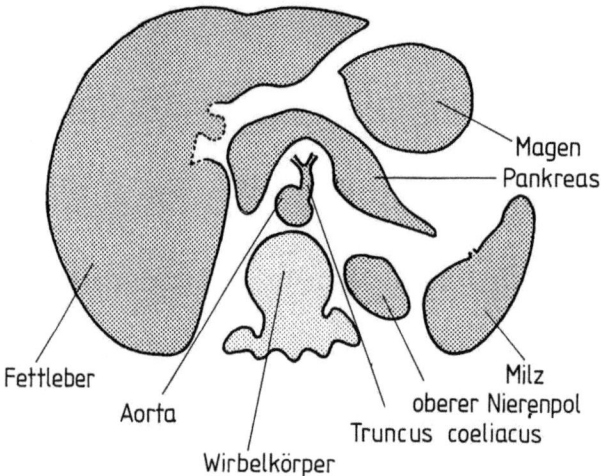

Abb. 68. Computertomographie: Atrophisches, sklerosiertes Pankreas

rung einer ERP im Zusammenhang mit dem Krankheitsbild der chronischen Pankreatitis ist gegeben zur

a) Diagnosestellung
b) Dignitätsklärung
c) präoperativen Therapieplanung

Diagnosestellung

Bei der Abklärung einer Pankreaserkrankung ist die ERP nicht das Untersuchungsverfahren der ersten Wahl. Besteht der Verdacht auf eine chronische Pankreatitis, so ist zuerst an weniger invasive diagnostische Verfahren zu denken (funktionelle Untersuchungen, Abdomenübersicht, Sonographie, gegebenenfalls Computertomographie). Bei den vor allen in den Anfangsstadien der Erkrankung oft uncharakteristischen Beschwerden werden im Rahmen differentialdiagnostischer Erwägungen eine Anzahl weiterer Untersuchungen eine Abgrenzung zu anderen Erkrankungen ermöglichen (i.v. Cholangiogramm, Gastroskopie bzw. Magen-Darmpassage, i.v. Pyelogramm sowie eine Reihe von Laboruntersuchungen (Amylase, Lipase, Transaminasen, alkalische Phosphatase etc.)).

Ist auf Grund nachweisbarer Kalzifikationen oder einer eingeschränkten exokrinen Funktion eine chronische Pankreatitis anzunehmen, kann im Einzel-

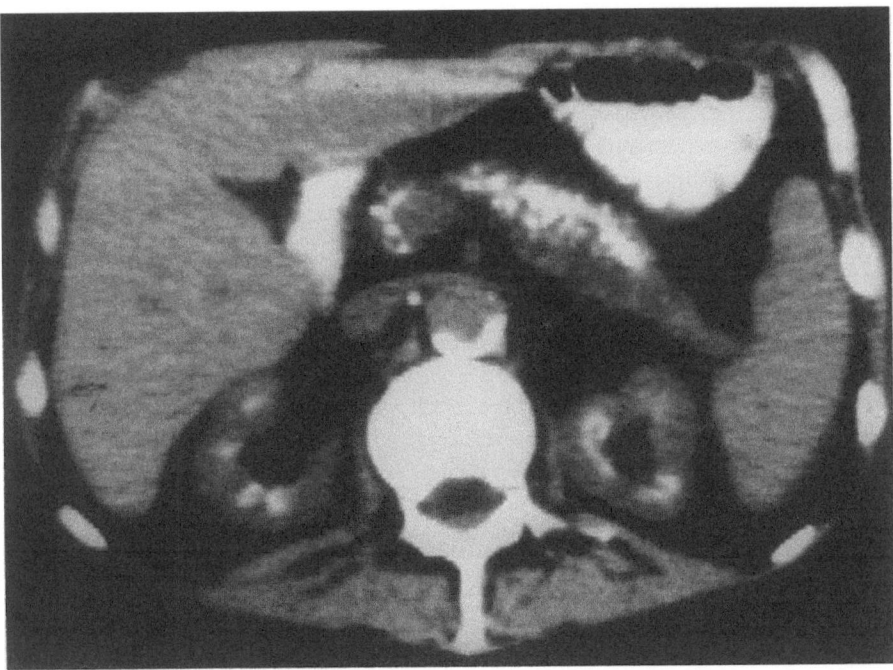

Abb. 69. Computertomographie: Disseminierte Pankreaskalzifizierungen

fall über die Indikation zur ERP entschieden werden. Dies hängt davon ab, inwieweit die Diagnose weiter gesichert werden muß, oder ob auf Grund einer als bereits gesichert geltenden chronischen Pankreatitis mit der konservativen Therapie begonnen werden kann. Eine absolute Indikation zur Durchführung einer ERP ist dann gegeben, wenn auf Grund anamnestischer, symptomatischer oder morphologischer Kriterien der Verdacht auf ein Malignom geäußert werden muß. Dies gilt auch dann, wenn die konservative Therapie bei der Behandlung der bereits diagnostizierten chronischen Pankreatitis keinen Erfolg erkennen läßt (Tabelle 29).

Die durch den chronisch entzündlichen Prozeß verursachten Veränderungen im Bereich des Pankreasganges sind, wenngleich vielgestaltig, so doch charakteristisch. Sie nehmen im Ablauf der Erkrankung zu, so daß es möglich ist, den einzelnen Krankheitsstadien typische Pankreasgangveränderungen zuzuordnen. Bedenkt man allerdings die pleomorphen Veränderungen, zu deren Ausbildung die Erkrankung der chronischen Pankreatitis fähig ist, dann ist eine solche mor-

Tabelle 29. Chronische Pankreatitis: Indikation zur ERP. (CP = chronische Pankreatitis, PC = Pankreascarcinom)

	relative Indikation	absolute Indikation
gesicherte CP (vor konservativer Therapie)	+	
Verdacht auf PC		+
gesicherte CP (nach erfolgloser konservativer Therapie)		+

phologische Klassifizierung nur mit Vorbehalten möglich und der Einzelfall kann sich dieser Bewertung durchaus entziehen.

Die für die chronische Pankreatitis charakteristischen Veränderungen beginnen in aller Regel in den Seitenästen 1. und 2. Ordnung (ROHRMANN und Mitarb. 1974, KASUGAI 1975, KRUSE und Mitarb. 1978). Im Bereich der Abzweigungen vom Hauptgang lassen sich zum Teil Stenosierungen nachweisen, wobei die Darstellung der Seitenäste nicht selten wegen intraduktaler Protein-Präzipitationen vermindert ist. Zur selben Zeit stellen sich beginnende Irregularitäten der Wandung des Ductus pancreaticus dar, die in zunehmendem Maße den Fortgang des entzündlichen Prozesses dokumentieren (KASUGAI und Mitarb. 1972, COTTON 1977 (Abb. 81–85)).

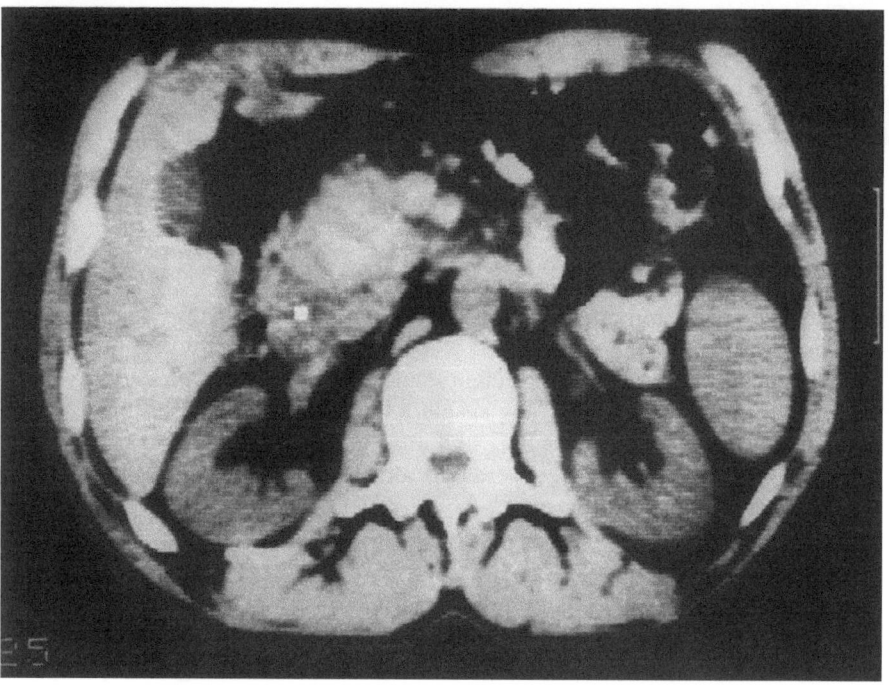

Abb. 70. Computertomographie: Entzündliche Pankreaskopfschwellung mit zum Teil zystischer Auflockerung

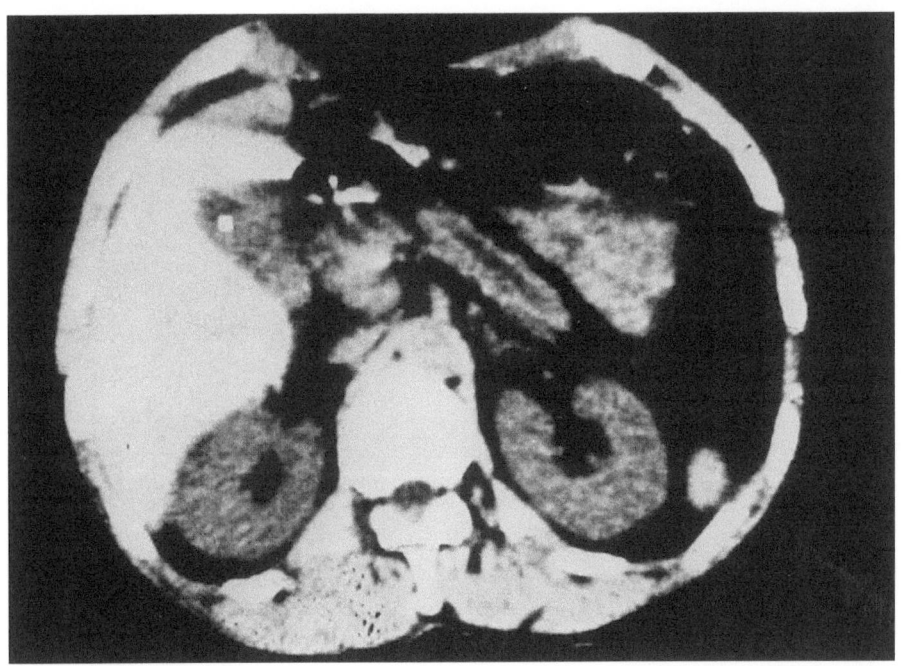

Abb. 71. Computertomographie: Atrophisches Pankreas; Pankreasgangdilatation

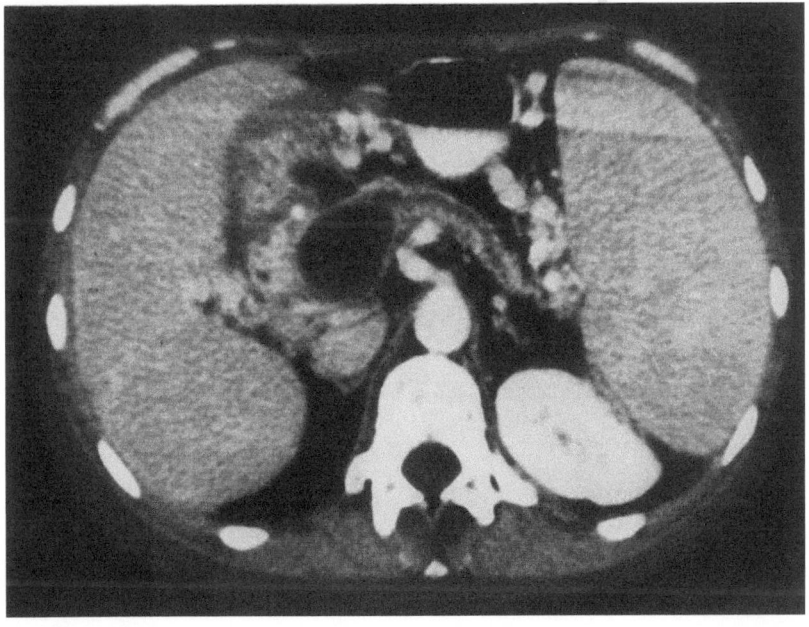

Abb. 72. Computertomographie: Sklerosiertes Pankreas, Pankreaskopfzyste, dilatierter Pankreasgang, deutliche Vergrößerung der Milz

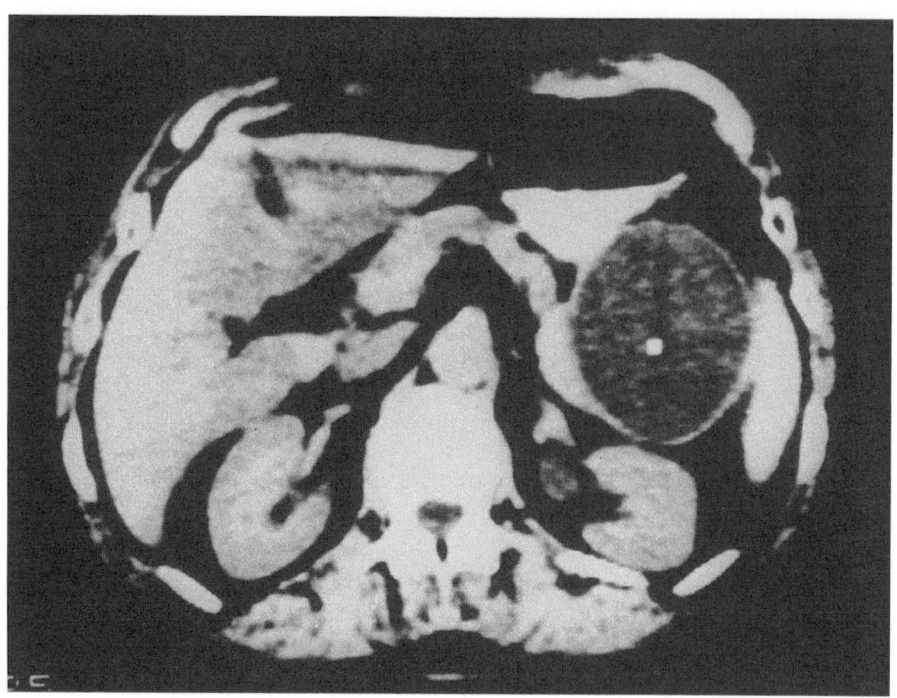

Abb. 73. Computertomographie: Sklerosiertes Pankreas; Pankreasschwanzzyste

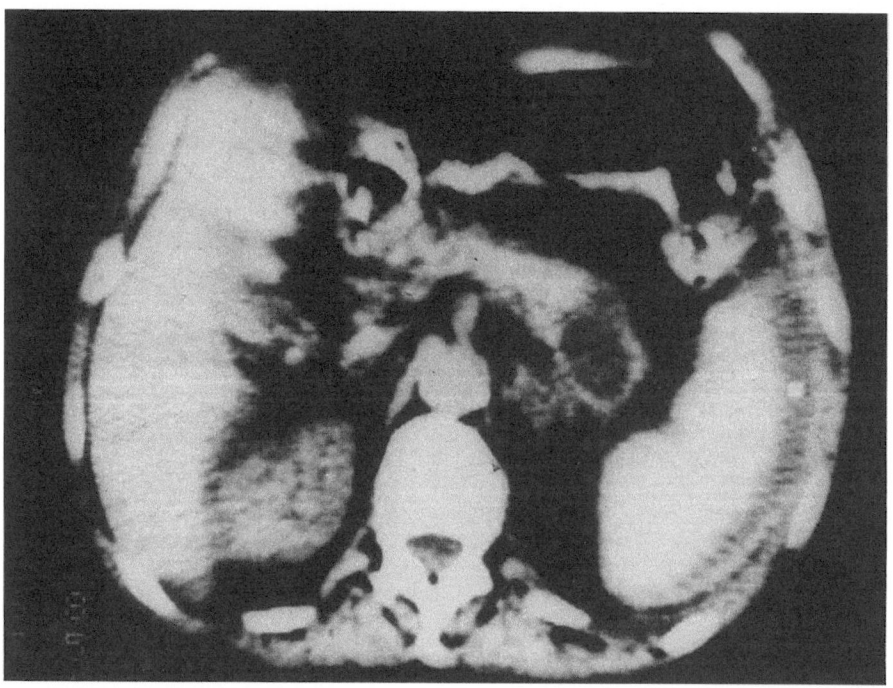

Abb. 74. Computertomographie: Kleine Pankreasschwanzzyste

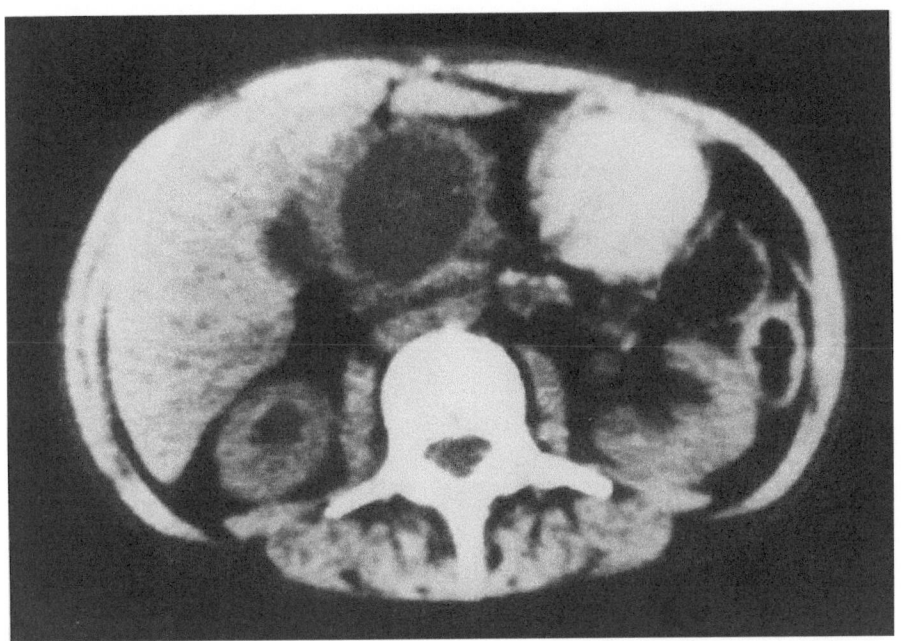

Abb. 75. Computertomographie: Pankreaskopfzyste

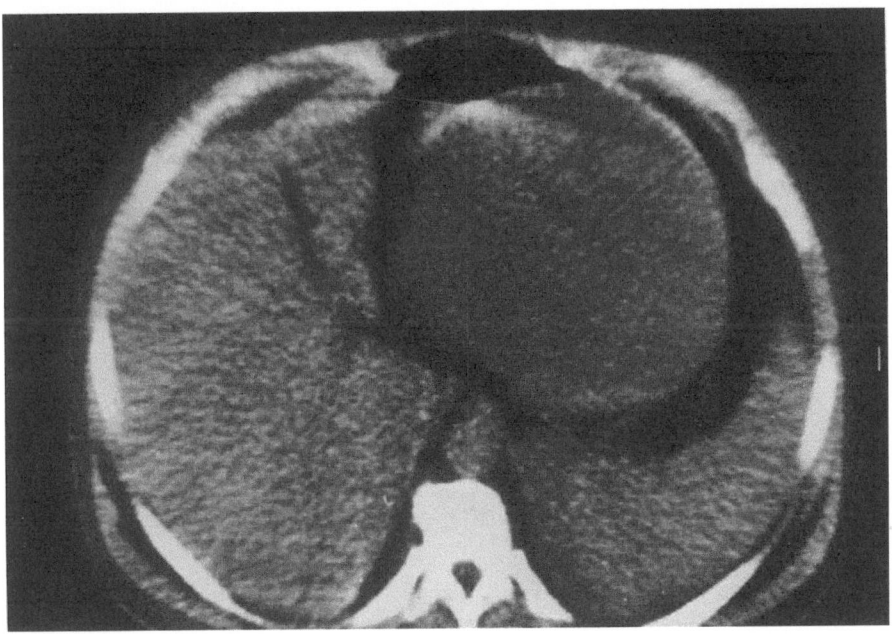

Abb. 76. Computertomographie: Voluminöse Pankreaszyste, vom Corpus ausgehend

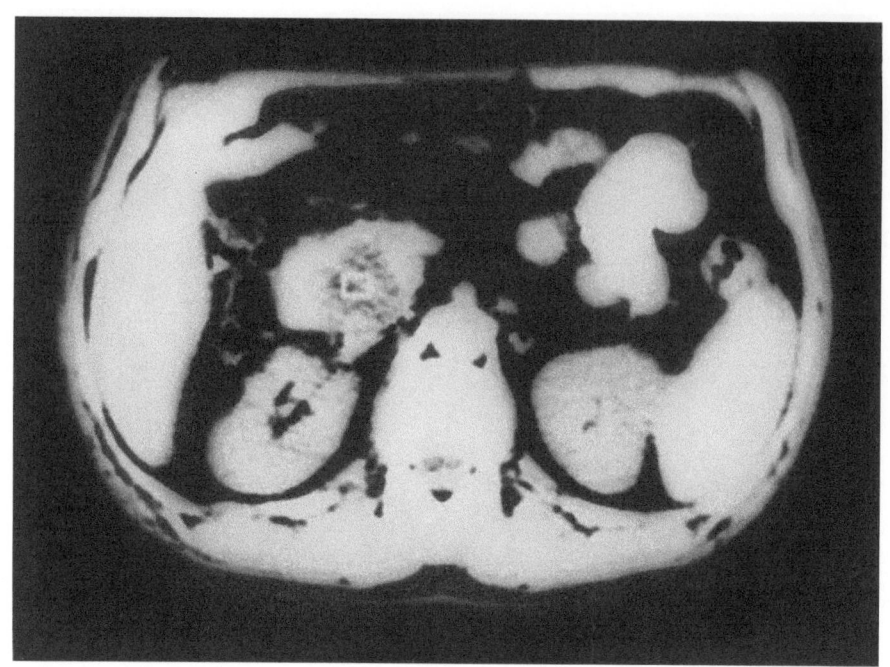

Abb. 77. Computertomographie: Zystischer Bereich im Pankreaskopf

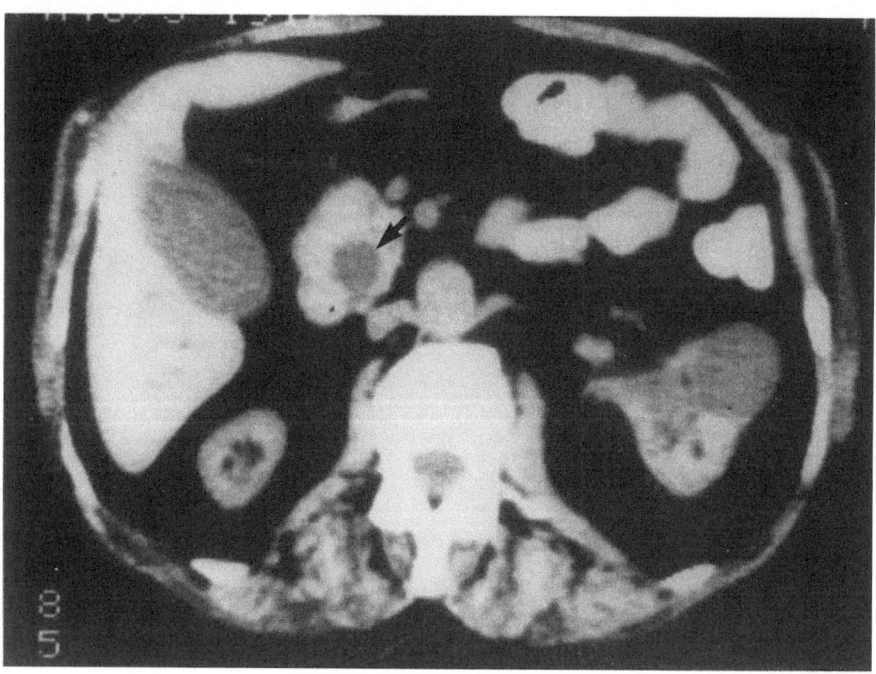

Abb. 78. Computertomographie: Aufgestaute Gallenwege bei Papillenkarzinom; im Pankreaskopf ist die Choledochusdilatation erkennbar

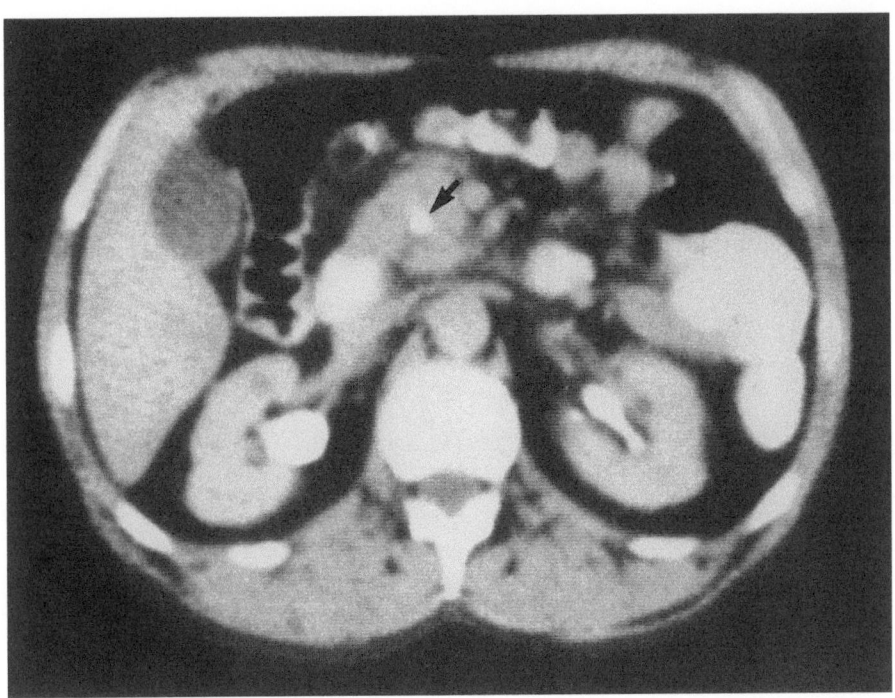

Abb. 79. Computertomographie: Intraduktaler Solitärstein im Pankreaskopfbereich

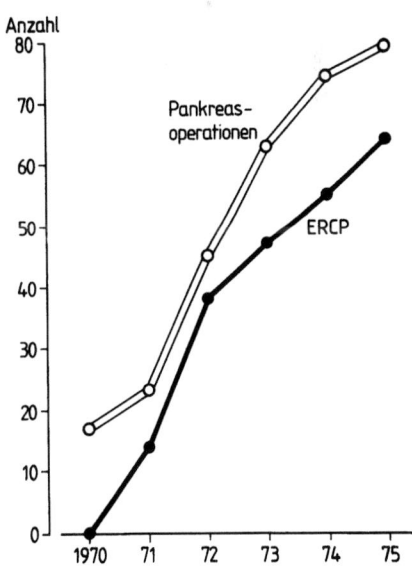

Abb. 80. Pankreas-Operationsfrequenz in Abhängigkeit von der Häufigkeit der ERCP-Untersuchungen (nach SCHWEMMLE 1976)

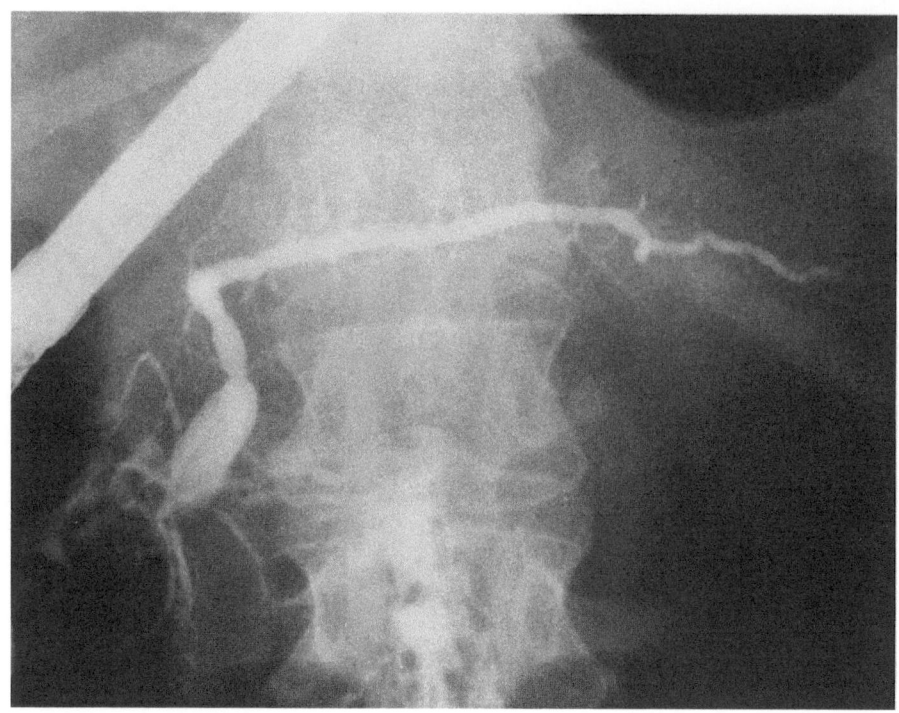

Abb. 81. ERP: Beginnende Strukturveränderungen im Bereich der Seitenäste erster Ordnung: Stenosierungen und Dilatationen

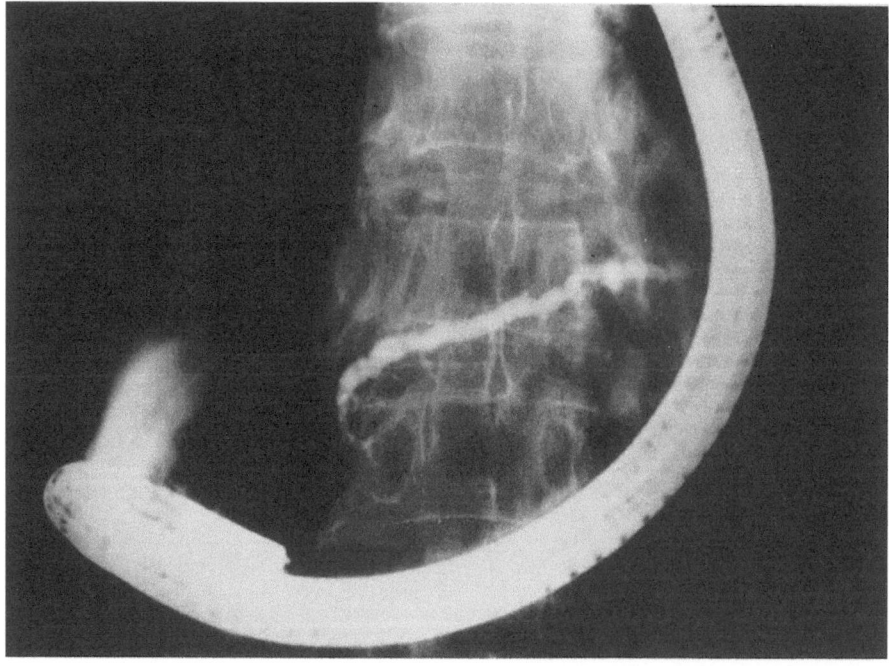

Abb. 82. ERP: Beginnende Strukturveränderungen im Bereich des Hauptganges sowie der Seitenäste 1. Ordnung

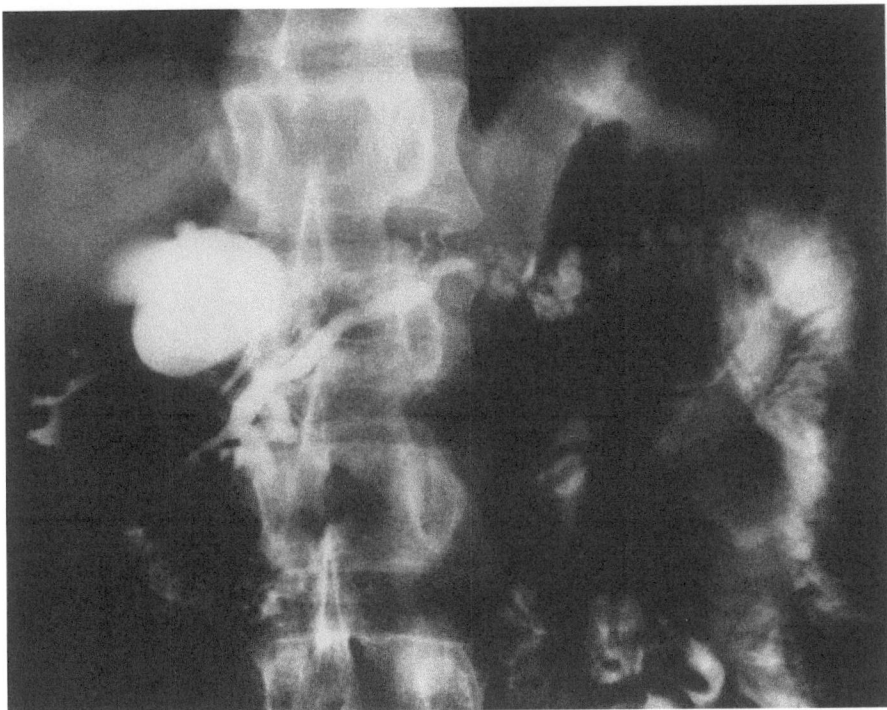

Abb. 83. ERP: Fortgeschrittene chronisch-entzündliche Pankreasgangveränderungen im Korpus- und Schwanzbereich

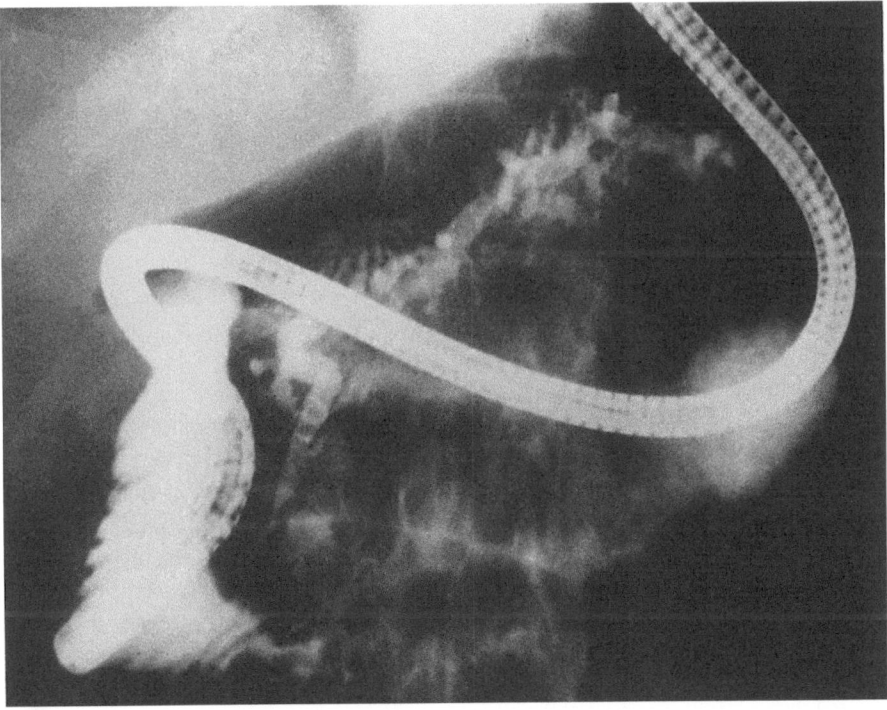

Abb. 84. ERP: Fortgeschrittene chronisch-entzündliche Pankreasgangveränderungen; intraduktale Konkremente

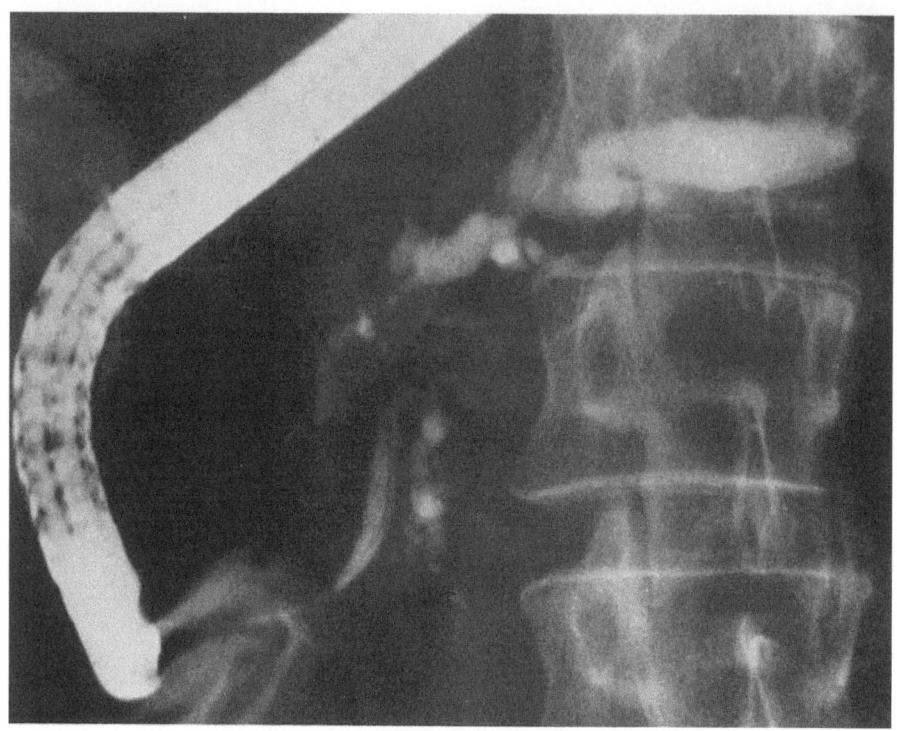

Abb. 85. ERP: Multiple Dilatationen und Stenosen im Bereich des Pankreashauptganges

Stenosen, meist kurzstreckig, und Dilatationen kennzeichnen das Bild. Sie treten solitär oder multipel auf und bilden im letzteren Falle das perlschnurartige Bild („*string-of-pearls*" oder „*chain-of-lakes*" (PUESTOW und GILLESBY 1958), (BERENS und Mitarb. 1954, SATAKE und Mitarb. 1975)) (Abb. 86). Auch die Entleerungsgeschwindigkeit nach Durchführung der ERP kann Hinweise auf eine bestehende Abflußstörung liefern; sie beträgt normalerweise ca. 3–5 Minuten (CLASSEN und Mitarb. 1973). Stenosen von einem oder mehreren Zentimeter Länge sprechen eher für das Vorliegen eines Karzinoms (SILVIS und Mitarb. 1973, ROHRMANN und Mitarb. 1974). Der totale Verschluß des Hauptganges ist für die chronische Pankreatitis eher ungewöhnlich; zumindest impliziert dieser Befund die Notwendigkeit der weiteren differentialdiagnostischen Abklärung (ROHRMANN und Mitarb. 1976).

Ein zusätzliches Entscheidungskriterium für die Dignitätsabwägung liefert die Art der Gangdarstellung zwischen Papille und der vorliegenden Obstruktion. Vorhandene entzündliche Veränderungen in diesem Gangabschnitt sprechen insgesamt eher für das Vorliegen einer chronischen Pankreatitis, während ein morphologisch unauffälliger Gang den Verdacht auf ein Karzinom eher erhärtet.

Kalzifikationen sind in aller Regel durch vorgeschaltete Untersuchungsverfahren (Abdomenübersicht, Sonographie, Computertomographie) bereits bekannt, dennoch läßt sich durch die ERP ein genaues Verteilungsmuster, vor allem im Be-

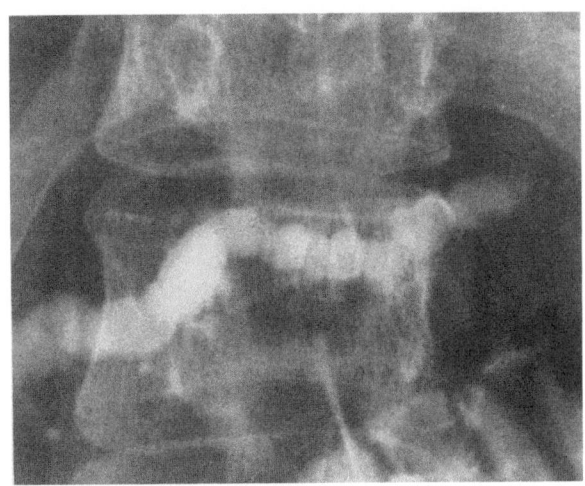

Abb. 86. ERP: „chain-of-lakes"

reich des Hauptganges, darstellen. Dabei ist vor allem zu entscheiden, inwieweit Konkremente an der eventuell vorhandenen Obstruktion beteiligt sind oder sie gar verursachen (Abb. 87).

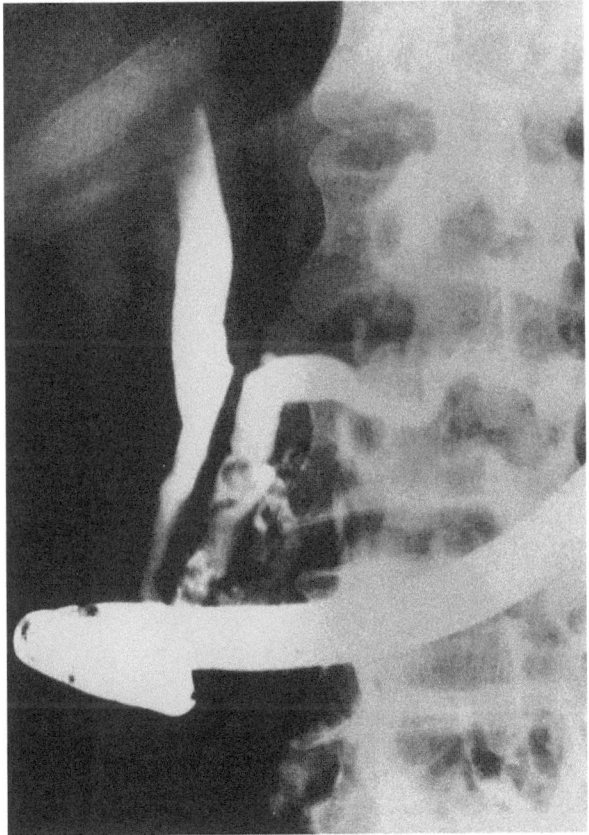

Abb. 87. ERCP: Intraduktale Konkremente im präpapillären Anteil des Pankreasganges

Der Nachweis von Pankreaspseudozysten erfolgt meist durch die Sonographie bzw. die Computertomographie oder aber auf Grund seiner komplikativen Beeinträchtigung benachbarter Organe, deren diagnostische Abklärung den Hinweis auf einen zystischen Prozeß im Bereich des Pankreas liefert. Bei unzureichenden diagnostischen Ergebnissen ist von der ERP weitere Klärung zu erwarten. Der positive Nachweis einer Zyste gelingt dabei entweder durch den Befund einer durch den zystischen Prozeß bewirkten Pankreasgangverdrängung (Kompression) (SEIFERT und Mitarb. 1974), oder durch die direkte Anfüllbarkeit der Zyste. (Abb. 88 und 89). Letzteres gilt für ca. 30–80% der Fälle (SILVIS und Mitarb. 1974, ANDERSON und Mitarb. 1977). Auch an der Verlagerung und Einengung des Ductus choledochus in seiner Endstrecke ist gelegentlich eine Zyste erkennbar (SEIFERT und Mitarb. 1974). Eine komplette Anfüllung der Pankreaspseudozyste ist ebenso zu vermeiden wie die Überspritzung des Pankreasparenchyms bei der Gangdarstellung (BILBAO und Mitarb. 1976). Die Komplikationen, die als Folge der endoskopischen Darstellung von Zysten auftreten können, sind nicht zu unterschätzen. SCHRAMM und Mitarb. (1981) berichten von einer Infektionsrate von 7,5%; auch können postendoskopische Pankreatitiden den Verlauf komplizieren (KOCH 1976). Die Verfahrensweise nach erfolgter Zystendarstellung wird unterschiedlich beurteilt. Der Auffassung, daß innerhalb der darauffolgenden 24 Stunden in jedem Fall eine operative Behandlung zu erfolgen hat (DEMLING und CLASSEN 1973, SEIFERT und Mitarb. 1974, CLASSEN und DEMLING 1975), steht die Meinung gegenüber, daß man eine eher abwartende Haltung einnehmen und die Operation von eventuell auftretenden Komplikationen abhängig

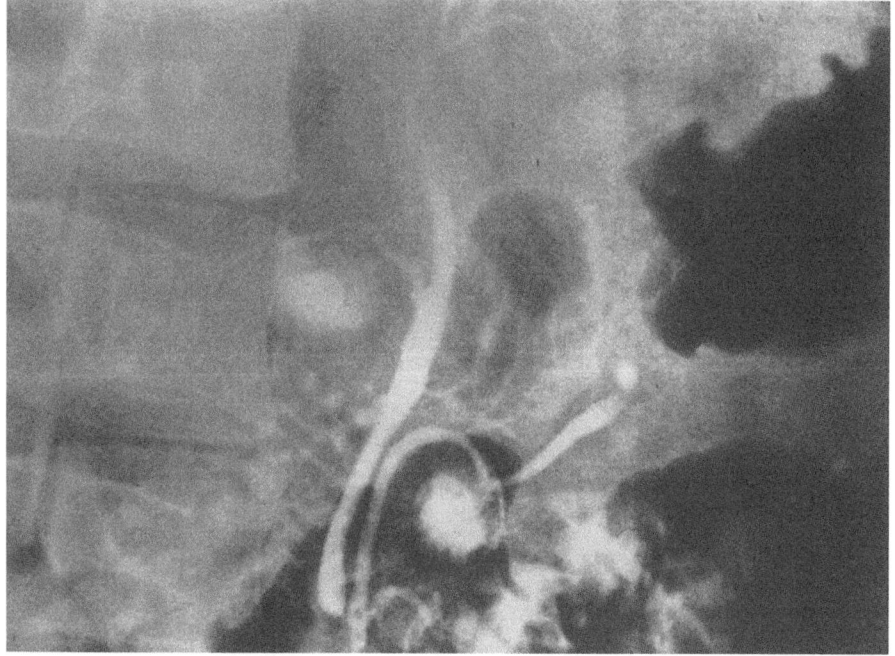

Abb. 88. ERCP: Kleine Pankreaskopfzyste mit Anschluß an das Gangsystem

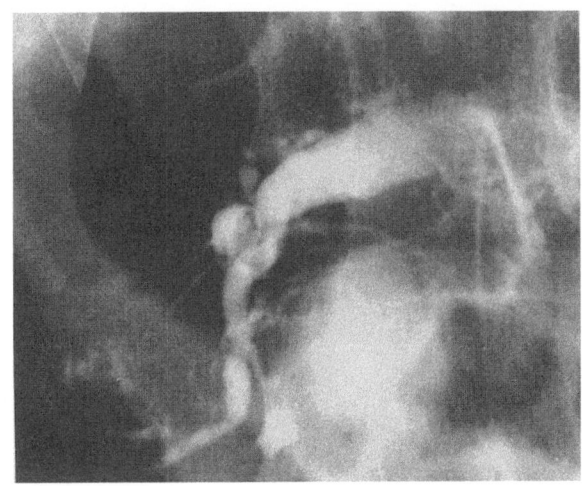

Abb. 89. ERP: Große Pankreaskorpuszyste; die Untersuchung wird nach Teilfüllung abgebrochen

machen kann (SARLES und Mitarb. 1979). In jedem Fall ist eine konsequente klinische Verlaufsbeobachtung indiziert mit der Möglichkeit der rechtzeitigen operativen Intervention. Bei ausbleibenden Komplikationen richtet sich die Indikationsstellung zur Operation nach den für die Pseudozysten geltenden Richtlinien.

Tritt im Verlauf der chronischen Pankreatitis ein Aszites auf, so ist durch die ERP die Lokalisation einer eventuell bestehenden Fistel möglich (DAVIS und GRAHM 1975, LEVINE 1977).

Dignitätsklärung

Die Differenzierungsmöglichkeiten zwischen einer chronischen Pankreatitis und einem Pankreaskarzinom auf Grund der ERP-Untersuchung werden unterschiedlich eingeschätzt. Während einige Autoren davon ausgehen, daß in ca. 90% der Fälle die bei der ERP zur Darstellung kommenden Veränderungen eine Klärung der Dignität erlauben (ANACKER und Mitarb. 1977, REUBEN und COTTON 1979, SWOBODNIK und Mitarb. 1983), wird von anderen der Wert der ERP bei der Klärung dieser Frage eher als eingeschränkt angesehen. Insbesondere soll nach dieser Einschätzung die Treffsicherheit dann gering sein, wenn das ERP-Ergebnis allein der Beurteilung zu Grunde gelegt wird (COTTON 1972, AMMANN und Mitarb. 1974, KOCH und Mitarb. 1974, AMMANN 1976).

Die einzelnen Kriterien für die Einschätzung der Dignität sind in Tabelle 30 dargestellt. Ein totaler Gangabbruch spricht eher für das Vorliegen eines Karzinoms, wenngleich die Gangkonfiguration im Okklusionsbereich selbst wie auch im nachgeschalteten Pankreasgangsegment (zwischen Papille und Okklusion) differentialdiagnostische Hinweise liefern können (Abb. 90a und 91a). Sind in diesem nachgeschalteten Gangsegment chronisch-entzündliche Veränderungen nachweisbar und zeigt die Stenosierung bzw. Okklusion eher harmonische Konfiguration, so sind dies Merkmale, die durchaus mit dem Vorliegen einer chronischen Pankreatitis vereinbar sind. Längerstreckige Stenosen bei sonst unauffälli-

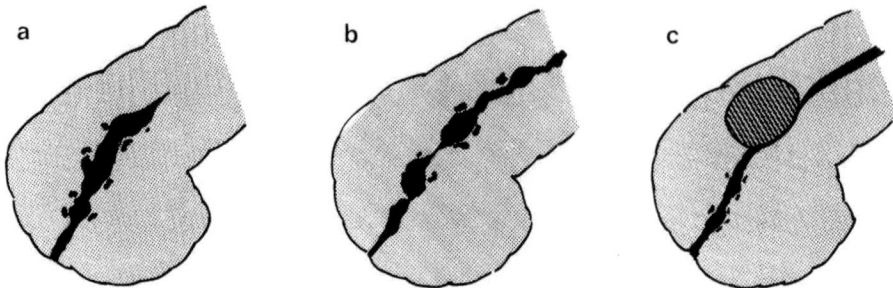

Abb. 90 a–c. ERP: Merkmale der chronischen Pankreatitis. **a** Chronisch entzündliche Gangveränderungen zwischen Papille und Obstruktion, **b** Kurzstreckige Stenosen und Dilatationen im Bereich des Pankreasganges, **c** Glatt konturierte Einengung des Pankreasganges (Zyste)

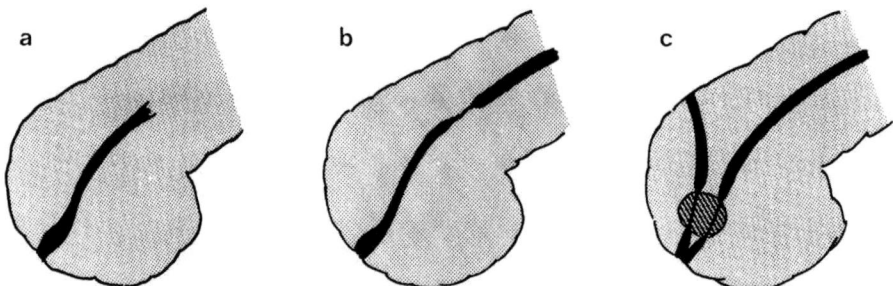

Abb. 91 a–c. ERP: Merkmale des Pankreaskarzinoms. **a** Unauffälliger Gang zwischen Papille und Obstruktion, **b** Langstreckige Stenosierung des Pankreasganges, **c** „double-duct-sign"

gen Gangverhältnissen deuten auf ein Karzinom hin (Abb. 90 b und 91 b). Ein nahezu untrügliches Zeichen für das Vorliegen eines Karzinoms ist die gleichzeitige Stenosierung des Ductus choledochus und Ductus pancreaticus *(„double-duct-sign")* (Abb. 91 c und 92).

Tabelle 30. Dignitätskriterien der endoskopisch-retrograden Pankreasgangdarstellung (ERP)

	Chronische Pankreatitis	Pankreas-karzinom
Gangabbruch mit unregelmäßiger Konfiguration		+
Gangabbruch bei harmonischer Konfiguration	+	
Stenosen		
< 1 cm	+	
Stenosen		
> 1 cm		+
Entzündliche Gangveränderungen zwischen Papille und Stenose	+	
Unauffälliger Gang zwischen Papille und Stenose		+
„double-duct-sign"		+

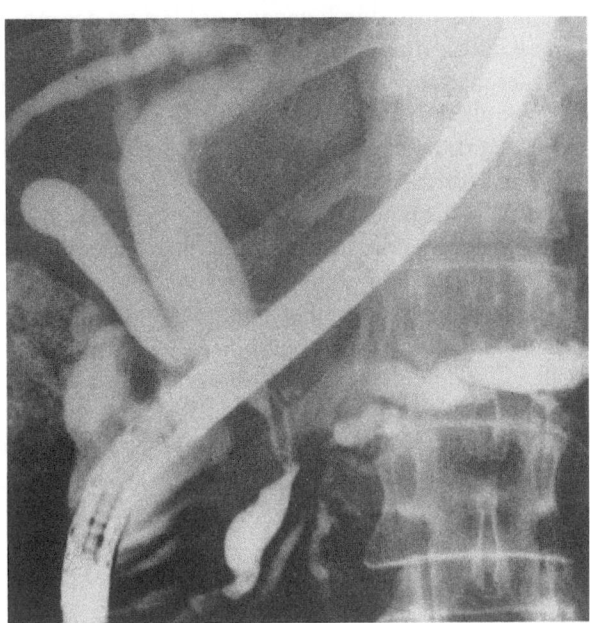

Abb. 92. ERCP: „double-duct-sign"; gleichzeitige Stenosierung des Ductus choledochus und Ductus pancreaticus

Die ERP bietet noch eine weitere Möglichkeit bei der Differenzierung zwischen Pankreatitis und Pankreaskarzinom. Der nach Sekretin- bzw. Cholecystokinin-Applikation aufgefangene Pankreassaft ermöglicht nach entsprechender Aufarbeitung eine sekretorische (MINAURE und Mitarb. 1973, GOODALE und Mitarb. 1981) und zytologische Untersuchung (WEIDENHILLER und Mitarb. 1975, MACKIE und Mitarb. 1979, GOODALE und Mitarb. 1981, MOOSSA und LEVIN 1981, HUNT und BLUMGART 1982), sowie die Messung geeigneter Tumormarker (CARR-LOCKE 1980, Go und Mitarb. 1981). Hierbei haben sich die Bestimmung des carcinoembryonalen Antigens (CEA) des tumorassoziierten Antigens CA 19-9 sowie des „pancreatic oncofetal antigen" (POA) als sehr unterschiedlich zuverlässig erwiesen (FARINI und Mitarb. 1980, SCHMIEGEL und Mitarb. 1981, 1983, TATSUTA und Mitarb. 1983, STAAB und Mitarb. 1984). Keiner dieser Tumormarker besitzt eine ausschließliche Pankreasspezifität; sie können vielmehr auch bei anderen gastrointestinalen Karzinomen erhöht sein. Immerhin können sie bei der Differenzierung zwischen chronischer Pankreatitis und Pankreaskarzinom einen zusätzlichen Hinweis auf das Bestehen einer der beiden Erkrankungen liefern. Dem CA 19-9 kommt dabei vermutlich die größte Bedeutung zu (KLAPDOR und Mitarb. 1983, SCHMIEGEL und Mitarb. 1983). Weitere Untersuchungen sind jedoch erforderlich.

ERP zur präoperativen Therapieplanung

Vor einem operativen Eingriff sollte sowohl durch die Diagnostik des Umfeldes (Sonographie, i.v. Cholangiogramm, Magen-Darmpassage, Computertomogramm), als auch durch genaue Abklärung der morphologischen Veränderungen innerhalb des Pankreas die Voraussetzung für eine individuell geplante Operation geschaffen werden. Hierbei kommt der ERP eine entscheidende Bedeutung zu. Vor allem für die operative Verfahrenswahl bei der unkomplizierten chronischen Pankreatitis liefern die morphologischen Gangveränderungen wichtige Kriterien für das jeweilige operative Vorgehen (Wong und Mitarb. 1980).

Die ERP ist nur in jenen Fällen verzichtbar, in denen auf Grund aufgetretener Komplikationen die Entscheidung über das operative Vorgehen eindeutig vorgegeben ist (Duodenalstenose, Ikterus). Hat etwa eine Pankreaskopf-Pankreatitis zu der Komplikation einer Abflußbehinderung durch Kompression im Bereich des distalen Choledochus geführt, so wird in aller Regel die Indikation zur partiellen Duodenopankreatektomie, auch ohne die Durchführung der ERP zu stellen sein. Es bleibt in diesen Fällen sogar zu fragen, inwieweit bei dieser Konstellation das zusätzliche Risiko der biliären Kontamination durch die ERP eingegangen werden soll (septische Cholangitis) (Nebel und Mitarb. 1975, Bilbao und Mitarb. 1976).

Pankreasgangveränderungen, Funktion und histologischer Befund

Nachdem es drei harte Kriterien für den diagnostischen Nachweis einer chronischen Pankreatitis gibt, eine eingeschränkte exokrine Funktion, der Nachweis von Kalzifikationen sowie die histologische Sicherung des chronisch entzündlichen Prozesses, entsteht die Frage nach der Korrelation endoskopisch nachweisbarer Pankreasgangveränderungen zu dem Ergebnis der funktionellen Untersuchung einerseits und den histologischen Veränderungen andererseits.

Eine gute Übereinstimmung zwischen Gangveränderungen und Funktion fand Kozu (1979) in einer Untersuchung an 274 Patienten. Je ausgeprägter die Gangveränderungen desto häufiger fand sich ein pathologisches Ergebnis des Sekretin-Pankreozymin-Tests. Es zeigt sich allerdings, daß in der Frühphase der chronischen Pankreatitis diese Korrelation weniger ausgeprägt ist, worauf einige Autoren auf Grund eigener Untersuchungen ebenfalls hinweisen (Sarles und Gerolami 1972, Löffler und Mitarb. 1974, Ammann 1976, Braganza und Mitarb. 1982). Vergleichbares gilt für den Vergleich von histologischem Befund und nachweisbaren Gangveränderungen. Auch hier ist die Übereinstimmung pathologischer Befunde besonders hoch bei fortgeschrittenen Erkrankungen. Nicht selten sind in der Frühphase der Erkrankung noch unauffällige Gangverhältnisse nachweisbar (Sarles und Mitarb. 1961, Howard und Nedwich 1971) und umgekehrt konnte in einzelnen Fällen gezeigt werden, daß trotz erkennbarer Gangveränderungen die Sekretionsleistung noch nicht eingeschränkt war (Nakano und Mitarb. 1974).

Die gute Korrelation zwischen Gangveränderungen und histologischem Befund einerseits und der nachweisbaren Funktionseinschränkung andererseits, spiegelt sich auch in den Untersuchungsergebnissen von Löffler und Mitarb.

(1978) wieder: Das Auftreten von Verkalkungen als dem Ausdruck fortgeschrittener destruktiver Gewebsveränderungen war im Vergleich zu den Patienten mit fehlender Kalzifizierung mit einer starken Funktionseinbuße verbunden. Es zeigte sich, daß bei bestehenden Verkalkungen in 93% die Funktionseinschränkung und in 94% Gangveränderungen nachzuweisen waren.

Perkutane Pankreaticographie

Die perkutane sonographisch gesteuerte Pankreaticographie ist nicht als Routinemaßnahme gedacht, sondern soll vielmehr in jenen Fällen eine diagnostische Lücke schließen, bei denen die Durchführung einer ERP nicht möglich ist. Besonders geeignet scheint dieses Untersuchungsverfahren bei dilatiertem Pankreasgang zu sein. Die wichtigste Voraussetzung allerdings ist die Erfahrung nicht zuletzt auf dem Gebiete der Sonographie. Bislang liegen lediglich kasuistische Mitteilungen vor (COOPER-BERG und Mitarb. 1979, ZIMMON 1979, MATTER und Mitarb. 1983).

Angiographie

Innerhalb des diagnostischen Vorgehens beim Krankheitsbild der chronischen Pankreatitis lassen sich zwei Indikationsbereiche für die Durchführung einer Angiographie definieren:

a) Differentialdiagnostische Abklärung tumoröser Veränderungen
b) Vorbereitung für ein resezierendes Operationsverfahren

Diagnostische Angiographie

Nach sonographischer und computertomographischer Identifikation und Lokalisation eines tumorösen Prozesses innerhalb des Pankreas steht die Abklärung der Dignität an. Beide genannten Untersuchungsverfahren können zwar Hinweise liefern, sie sind jedoch hinsichtlich der Beweisführung nicht stringent. In vielen Fällen sind die bei der ERP zur Darstellung kommenden Veränderungen im Bereich des Ductus pancreaticus aussagekräftig; allerdings ergeben sich auch dabei Probleme, zumal eine Reihe von Veränderungen (Stenosen, Füllungsdefekte, Gangabbrüche) bei beiden Erkrankungen, der chronischen Pankreatitis und dem Pankreaskarzinom, vorkommen können (STADELMAN und Mitarb. 1974, ROHRMANN und Mitarb. 1976).

Eine Vielzahl angiographischer Veränderungen kennzeichnet die unterschiedlichsten Phasen der entzündlichen Progredienz. Bei leichten Formen sind sie nur angedeutet ausgeprägt oder fehlen ganz (GOLDSTEIN und Mitarb. 1974). Während akuter Entzündungsschübe ist oft eine Hypervaskularität bei allgemeiner oder lokalisierter Vergrößerung des Organs festzustellen. Kaliberschwankungen, gestreckte Gefäßverläufe, Gefäßschlängelungen und fleckförmige Parenchymanfärbungen sind weitere typische Merkmale (REUTER und Mitarb. 1969, KHADEMI und Mitarb. 1973, BAUM und ATHANASOULIS 1979, SCHMARSO und KIEFER 1979) (Abb. 93 und 94). Das Endstadium der atropischen Sklerosierung zeigt meist eine Rarifizierung der Gefäßversorgung oft ebenfalls begleitet von deutlichen Kaliberschwankungen und Gefäßschlängelungen (RÖSCH und BRET 1965, MOSKOWITZ und Mitarb. 1968, BOIJSEN und Mitarb. 1972, GOLDSTEIN und Mitarb. 1974, BAUM und ATHANASOULIS 1979) (Abb. 95 und 96).

Mitunter kommen pseudoaneurysmatische Veränderungen zur Darstellung als Folge lokaler Parenchymdestruktionen (WHITE und Mitarb. 1976). Meist sind sie klein; größere Formationen können Ausgangspunkt von Blutungen sein (HARRIS und Mitarb. 1975, SPINSI und Mitarb. 1983). Bei akut auftretenden Blutungen vermag die präoperative Angiographie Hinweise auf die Blutungslokalisation zu geben (STABILE und Mitarb. 1983).

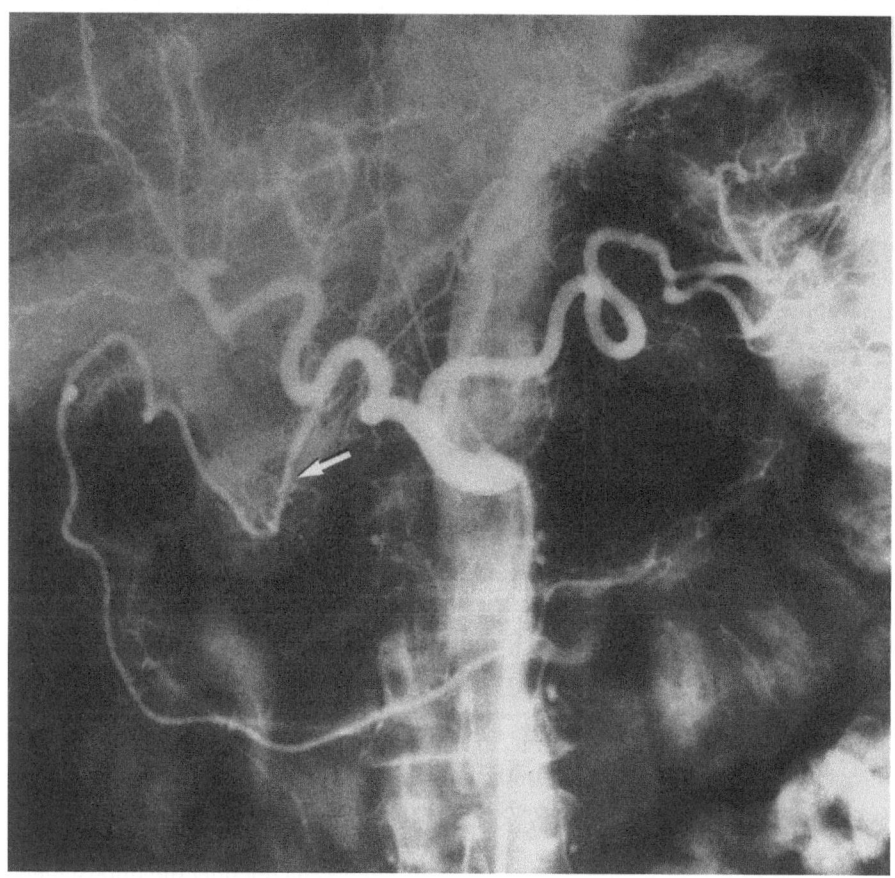

Abb. 93. Selektive Angiographie (Truncus coeliacus). Zum Teil gestreckte, zum Teil geschlängelte Gefäßverläufe im Bereich des Pankreaskopfes; Kalibersprung im Bereich des A. gastroduodenalis

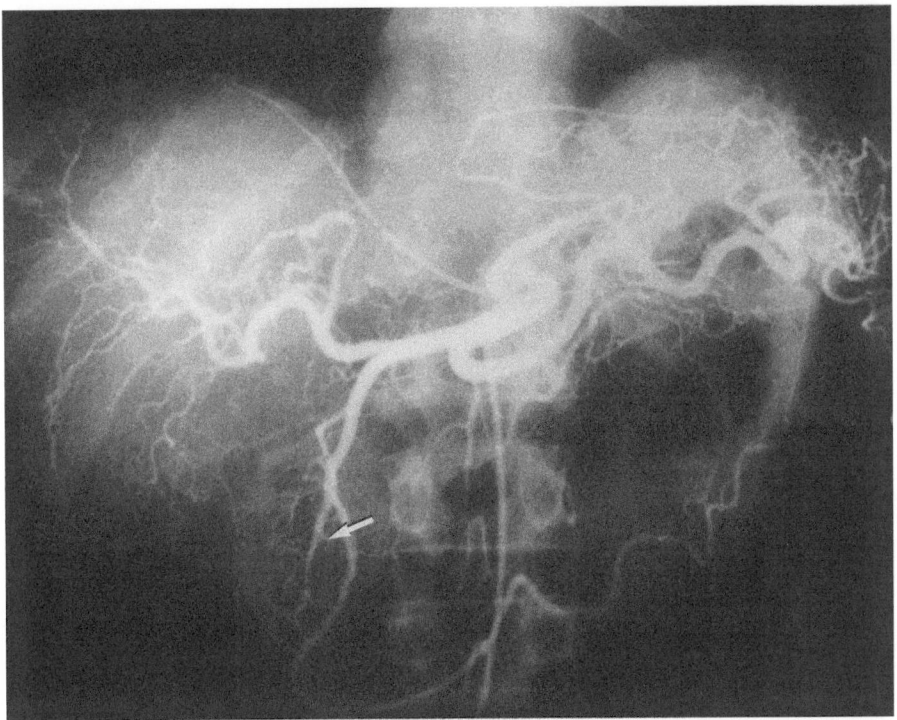

Abb. 94. Selektive Angiographie (Truncus coeliacus). Gestreckter Gefäßverlauf und Kalibersprünge im Ausbreitungsgebiet der A. pancreatico-duodenalis

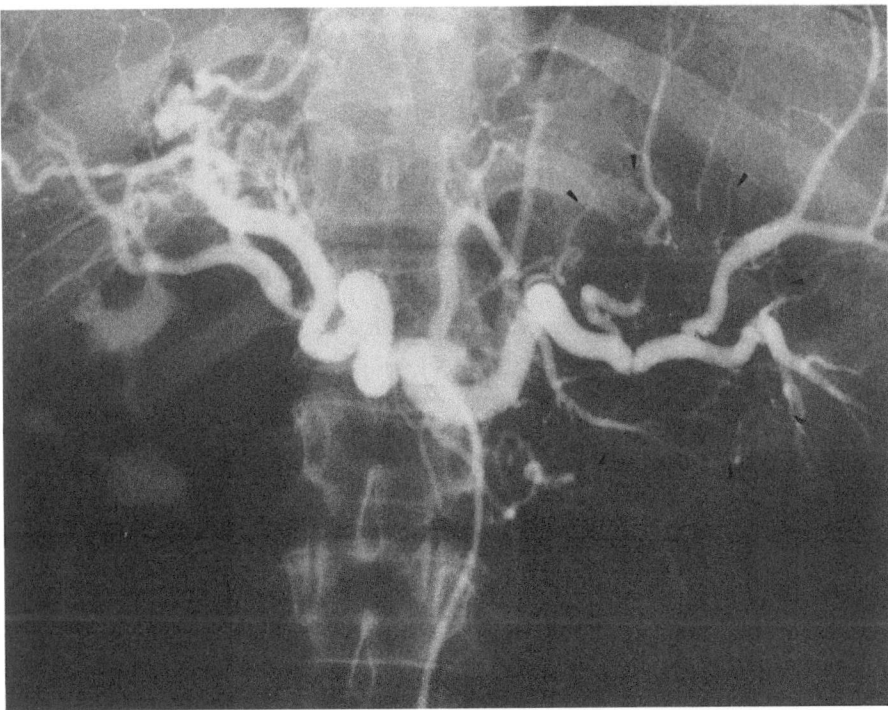

Abb. 95. Selektive Angiographie (Truncus coeliacus). Zystischer Prozeß im Pankreasschwanzbereich mit perifokaler Entzündungsreaktion (Gefäßschlängelungen, Kalibersprünge). Stenosierung des Abganges der A. hepatica dextra als Folge narbiger Pankreaskopfdestruktion

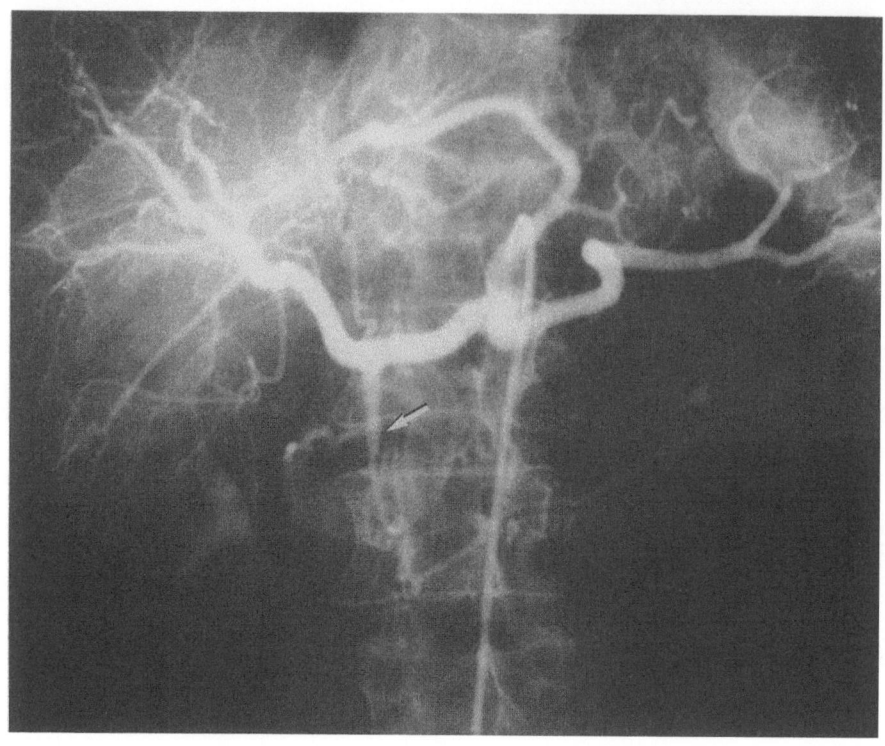

Abb. 96. Selektive Angiographie (Truncus coeliacus). Gefäßrarifizierung im Pankreaskopfbereich; Kalibersprünge der A. pancreatico-duodenalis

Auch in der venösen Phase sind oft für die chronische Pankreatitis typische Veränderungen zu erkennen. Am häufigsten ist hierbei die V. lienalis betroffen und zwar durch Kompressionen oder gar völligen Verschluß (Abb. 97). In gleicher Weise können die V. portae und die V. mesenterica superior betroffen sein (RÖSCH und JUDKINS 1968, GOLDSTEIN und Mitarb. 1974) (Abb. 98).

Wenngleich sich in einigen Fällen eine differentialdiagnostische Klärung zwischen chronischer Pankreatitis und Pankreaskarzinom angiologisch nicht herbeiführen läßt und nicht zuletzt bei koexistenter Erkrankung besondere Interpretationsprobleme auftreten, lassen sich doch häufig wichtige Hinweise auf die Dignität der Erkrankung finden (LAMY und Mitarb. 1968, SCHMARSOW u. KIEFER 1979, WANKE und BAUMANN 1980, ROSCH und KELLER 1981). Karzinome bewirken in aller Regel fokale avaskuläre Bezirke mit Gefäßabbrüchen – arteriell und venös. Auf Grund der in vielen Fällen ausgeprägten perifokalen Entzündungsreaktion lassen sich um derart veränderte Bereiche häufig entzündliche Gefäßveränderungen darstellen.

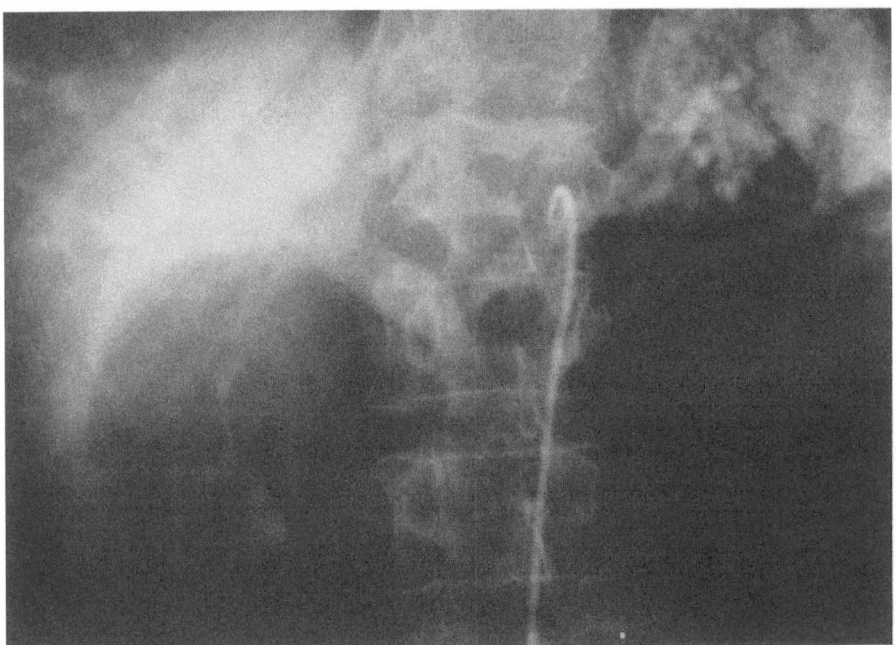

Abb. 97. Venöse Phase der selektiven Angiographie (Truncus coeliacus). Stenosierung der V. lienalis mit Ausbildung von Varizen im Fundusbereich

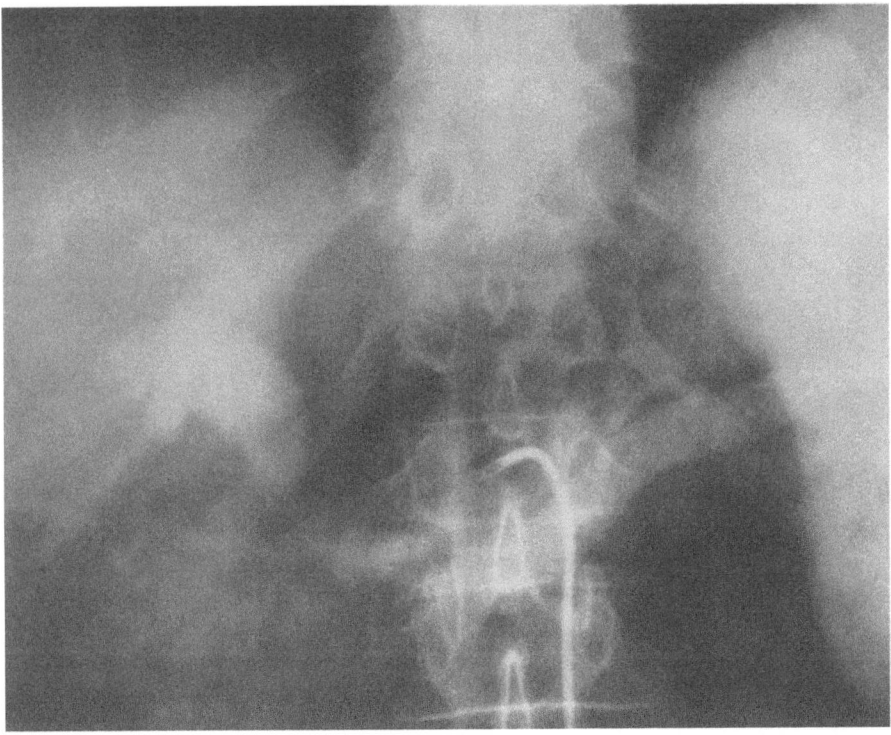

Abb. 98. Venöse Phase der selektiven Angiographie (Truncus coeliacis). Stenosierung der V. portae und des Konfluenz (deutlich vergrößerte Milz)

Angiographie vor resezierenden Eingriffen

Ist die Angiographie innerhalb der diagnostischen Abklärung einer chronischen Pankreatitis nur gelegentlich indiziert, so sollte sie doch stets vor einem geplanten größeren und vor allem resezierenden operativen Eingriff durchgeführt werden. Die vielfältigen Variationsmöglichkeiten, vor allem der arteriellen Gefäßversorgung des Pankreas, sollten nicht zum Gegenstand intraoperativer Überraschungen werden. Das Wissen um die Gefäßarchitektur ist Voraussetzung für sorgfältiges, schonendes und vor allem sicheres Operieren (HOFFMEISTER und TREDE 1982). Ähnliches gilt für eventuell vorliegende Veränderungen im Bereich der peripankreatischen Venen.

Nachdem an der arteriellen Versorgung der Truncus coeliacus ebenso wie die A. mesenterica superior beteiligt sind, müssen zur Beurteilung der Gesamtsituation beide Arterienstämme dargestellt werden. Hier ist insbesondere auf die in 10% der Fälle vorkommende ausschließliche oder akzessorische arterielle Versorgung des rechten Leberlappens aus der A. mesenterica superior hinzuweisen. (Vgl. Kapitel *„Arterielle Versorgung"*)

Splenoportographie

Während die Splenoportographie lange Zeit die einzige präoperative bzw. nichtoperative Möglichkeit zur Darstellung des portalen Systems darstellte, ist sie heute durch die indirekte Darstellung, im Zusammenhang mit der selektiven Arteriographie (venöse Phase), verdrängt worden (BÜCHELER und Mitarb. 1971, SINGER und Mitarb. 1971). Für die direkten Darstellungsverfahren, der transjugulären Portographie (HANAFLE und WEINER 1967, RÖSCH und Mitarb. 1975) und der transhepatischen Portographie (BIERMAN und Mitarb. 1952) gibt es im Zusammenhang mit der Abklärung der chronischen Pankreatitis kaum eine Indikation.

Pankreasszintigraphie

Die anfänglich großen Hoffnungen, mittels nuklearmedizinischen Untersuchungen diagnostische Lücken schließen zu können, entstanden vor allem durch das Fehlen kompetenter Untersuchungsverfahren (BLAU und BENDER 1962). Die Erwartungen haben sich nicht erfüllt, die Differenzierungsmöglichkeiten blieben begrenzt. Heute gilt dieses Verfahren weitgehend als verlassen, Dank der etablierten sublimeren Methoden wie Sonographie, Computertomogramm, ERP sowie Angiographie (BEN-PORATH und Mitarb. 1968, LIEWENDAHL und KRIST 1970, FEINE 1975, SCHNEIDER und MONTZ 1975, BERGER und Mitarb. 1979, DOBRILLA 1979).

Perkutane transhepatische Cholangiographie

Trotz verbesserter Technik und Verwendung feiner, flexibler Punktionsnadeln (Chiba-Nadel) lastet diesem Verfahren eine nicht zu unterschätzende Komplikationsrate an, wie eine multizentrische Untersuchung von HARBIN und Mitarb. (1980) zeigen konnte. Dabei beliefen sich die Komplikationen auf insgesamt 3,28%; an erster Stelle die Sepsis (1,84%), gefolgt von Gallefisteln (1,03%) und intraperitonealen Blutungen (0,28%). Todesfälle wurden mit 0,14% beobachtet. Nach OKUDA und Mitarb. (1974) ist mit einer Komplikationsrate von 7,9% zu rechnen (Gallefisteln 0,95%, gallige Peritonitis 0,64%, Blutungen 0,64%). PUROW und Mitarb. (1979) berichten von einer Letalität von 0,3% bei 1415 Patienten.

Diese Daten müssen bei der Indikationsstellung zu diesem Untersuchungsverfahren mitberücksichtigt werden, wobei Risiko und zu erwartende diagnostische Information gegeneinander abzuwägen sind. Während die perkutane transhepatische Cholangiographie vor allem bei hilusnahen, malignen Erkrankungen der Gallenwege wichtige Hinweise auf Art und Ausdehnung des tumorösen Prozesses sowie die Möglichkeiten des chirurgischen Vorgehens liefern kann, ergibt sich im Rahmen der diagnostischen Abklärung einer chronischen Pankreatitis kaum eine Indikation. In aller Regel ist der distale Ductus choledochus betroffen. Sollte eine präoperative Abklärung der morphologischen Veränderungen nicht möglich sein, kann dies während der Operation leicht und komplikationsfrei geschehen.

Perkutane Aspirationszytologie

Bei der Abklärung unklarer tumoröser Veränderungen im Bereich des Pankreas hat sich die perkutane Feinnadel-Aspirationszytologie als hilfreich erwiesen. Die Punktion wird unter sonographischer, computertomographischer oder angiographischer Kontrolle durchgeführt und erfordert demnach eine entsprechend apparative Ausrüstung und Erfahrung (HANCKE und Mitarb. 1975, EVANDER und Mitarb. 1978, COHEN 1979, HIDVEGI und Mitarb. 1979, HOLM und KRISTENSEN 1980).

COHEN (1983) berichtet von einer Sensitivität von 90% und einer Spezifität von 100%. Bei über 100 Patienten wurde keine Komplikation beobachtet. Nach den Ergebnissen von TOREGARD und Mitarb. (1982) war in 62% der 121 Patienten die Diagnose eines Karzinoms sicher zu stellen.

Die diagnostische Aussagefähigkeit belief sich in anderen mitgeteilten Untersuchungsergebnissen auf ca. 80–100% (Tabelle 31).

Die Indikation zur perkutanen Feinnadel-Aspirationszytologie wird jedoch nur in Einzelfällen zu stellen sein; in aller Regel ergeben sich aus den vorgeschalteten diagnostischen Verfahren ausreichende Hinweise für Diagnose und Therapieplanung.

Tabelle 31. Terffsicherheit der perkutanen Feinnadel-Aspirationszytologie

Autor	Jahr	Diagnostische Treffsicherheit %
Hancke und Mitarb.	1975	81
Tylén und Mitarb.	1976	76
Evander und Mitarb.	1978	60
Mc Loughlin und Mitarb.	1978	89
Weiss und Mitarb.	1978	82
Yamanaka und Mitarb.	1979	89
Otto und Mitarb.	1980	100
Schwerk und Schmitz-Moormann	1980	87,5
Willems und Löwhagen	1980	71
Braun und Dormeyer	1981	93
Bret und Mitarb.	1982	100
Lüning und Mitarb.	1982	89
Toregard und Mitarb.	1982	62
Cohen	1983	90

Diagnostische Zystenpunktion

Die zunehmende technische Verbesserung der bildgebenden Verfahren (Sonographie, Computertomographie) gewährt zunehmende Sicherheit bei der Durchführung diagnostischer Punktionen. So hilfreich auf diese Weise gewonnene diagnostische Informationen auch sein können, so kritisch muß der Indikationsbereich abgesteckt werden. Welche Hinweise lassen sich aus einer diagnostischen Zystenpunktion gewinnen?

Auch wenn man die Erfahrungen von Yamanaka und Mitarb. (1980) zu Grunde legt, die je nach dem LDH- und CEA-Gehalt, einschließlich zytologischer Untersuchungen des Punktates Hinweise auf die Dignität gewinnen konnten, ist eine sichere Entscheidung nicht in jedem Fall und mit letzter Sicherheit möglich. Sollte sich durch die Punktion der Verdacht auf ein Karzinom erhärten, folgt notwendigerweise der chirurgisch-therapeutische Eingriff. Im negativen Fall bleibt Ungewißheit hinsichtlich des Befundes bis zur endgültigen chirurgischen Sicherung.

Auch die Frage nach einer eventuellen bakteriellen Besiedlung (Differenzierung: Abszeß-Cyste) hat geringe klinische Relevanz zumal die Frage in aller Regel auf Grund der Symptomatik entschieden werden muß. Die Punktion würde bei Bestätigung einer bakteriellen Besiedlung lediglich die Notwendigkeit und Dringlichkeit einer chirurgischen Intervention bekräftigen. Die hohe Letalitäts- und Komplikationsrate pankreatogener Abszedierungen legt es nahe, jede Verzögerung und unsachgerechte Therapie zu vermeiden.

Es bleibt die Frage, inwieweit diagnostische Zystenpunktionen bei der Entscheidung über eine eventuell notwendig werdende operative Zystenbehandlung hilfreich sein können. Hierfür liefert diese Untersuchung keine Hinweise; die

Richtlinien für die Indikation zu einer chirurgischen Behandlung von Zysten gelten unabhängig von Informationen, welche die Punktion liefern kann. Die Hoffnung schließlich, daß aus der diagnostischen eine therapeutische Punktion werden könnte, daß also die Zyste durch diese Maßnahme endgültig zu behandeln wäre, wird in den meisten Fällen enttäuscht.

Somit bleibt lediglich die Halbherzigkeit dieses Verfahrens festzustellen. Die Entscheidung für oder gegen einen operativen Eingriff wird durch das Ergebnis der diagnostischen Zystenpunktion kaum beeinflußt.

Retrograder Kolon-Kontrasteinlauf

Kolonstenosen infolge chronischer Pankreatitiden sind selten; in der Literatur sind es nicht mehr als kasuistische Mitteilungen (HOFFMEISTER und TREDE 1977, GREINER 1982). Immerhin muß an die Möglichkeit auch einer solchen Komplika-

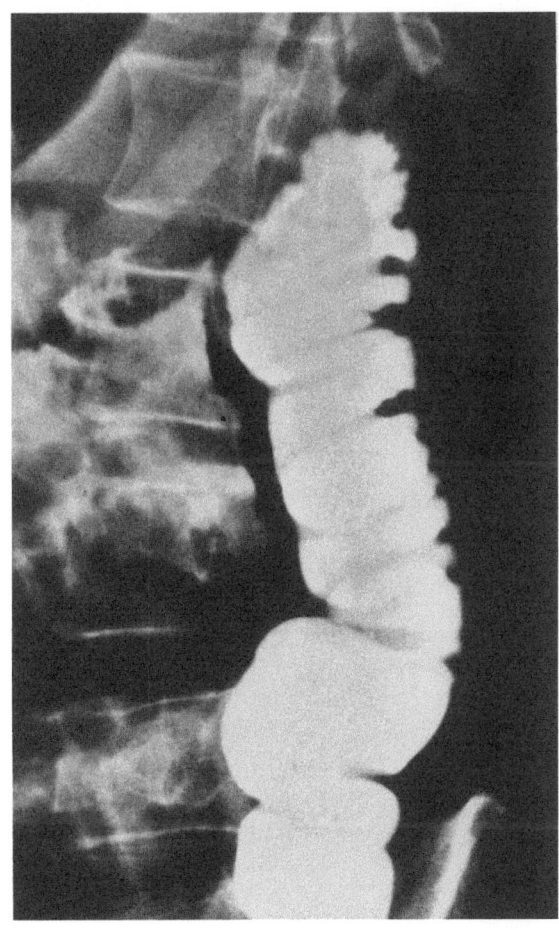

Abb. 99. Chronische Pankreatitis: Stenosierung des Colon descendens distal der linken Flexur

tion gedacht werden, um sie differentialdiagnostisch richtig einzuschätzen. Der retrograde Kolon-Kontrasteinlauf gibt Auskunft über Grad und Lokalisierung der Stenose; die linke Flexur gilt als Prädilektionsstelle (Abb. 99). Große Pankreaspseudozysten können mitunter zu einer ganz erheblichen Deviation des Querkolons führen (Abb. 100), die Passage erweist sich jedoch als nur selten gestört.

Diagnostisches Vorgehen bei der chronischen Pankreatitis

Anamnese und klinischer Befund liefern erste Anhaltspunkte für die differentialdiagnostische Abgrenzung, wobei die Leitsymptome Schmerz, Steatorrhoe und Gewichtsverlust an die chronische Pankreatitis denken lassen. Durch die Abdomenübersichtsaufnahme und die sonographische Untersuchung des Oberbauches kann der Verdacht auf eine Pankreaserkrankung weiter verfestigt werden, bzw. die chronische Pankreatitis als erwiesen gelten, wenn sich Kalzifikationen im Bereich des Pankreas nachweisen lassen.

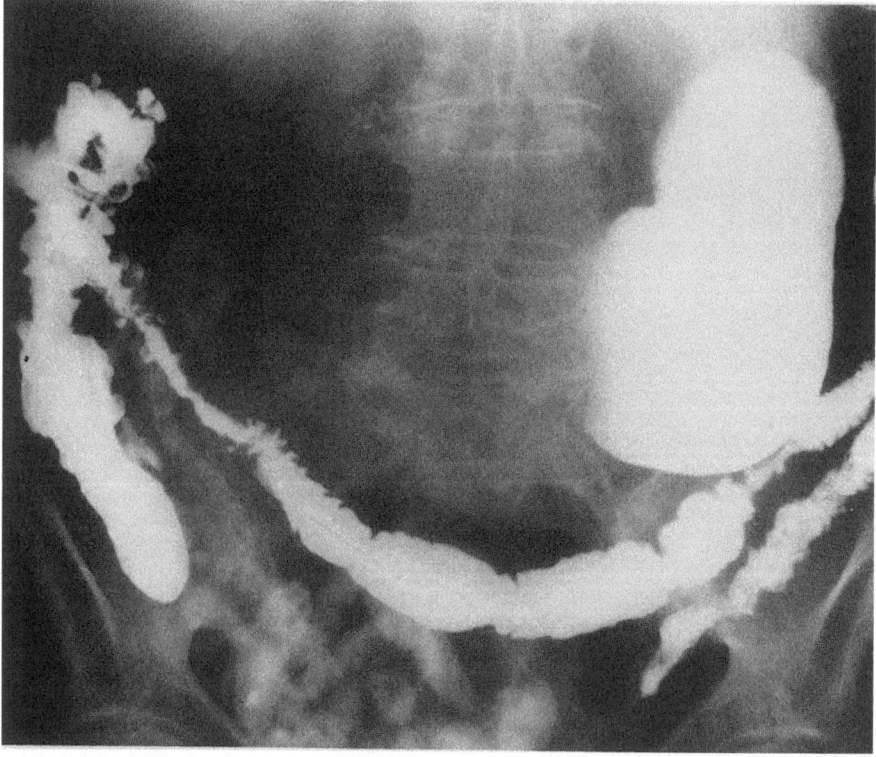

Abb. 100. Deviation des Quercolons durch große Pankreaspseudozysten; Kompression des Magenausganges

Als einfachste und dennoch sensitive Untersuchung der exokrinen Pankreasfunktion gilt heute die Chymotrypsin-Bestimmung im Stuhl. Erst bei Nachweis von pathologischen Werten ist die Durchführung des direkten Untersuchungsverfahrens, des Sekretin-Pankreozymin-Testes angezeigt. Neben dem Nachweis von Kalzifikationen gilt durch die Dokumentation einer eingeschränkten exokrinen Funktion das Bestehen einer chronischen Pankreatitis als erwiesen.

Aus der Diagnose leitet sich die Therapie ab, die immer zunächst konservativ ist. Sollten sich allerdings Hinweise auf einen tumorösen Prozeß im Bereich des Pankreas ergeben, dann steht die Klärung der Dignitätsfrage an und weitere diagnostische Schritte werden notwendig. Die Computertomographie, die ERP und gegebenenfalls die Angiographie geben differentialdiagnostische Hinweise, die sich durch eine Reihe zusätzlicher Untersuchungen ergänzen lassen: Die Bestimmung von Tumormarkern im Serum sowie im Pankreassekret mit zusätzlicher Sekretionsanalyse und zytologischer Auswertung. Bei gegebenen Voraussetzungen liefert die perkutane Feinnadel-Aspirationszytologie wertvolle Informationen. Weiterhin strittige Befunde müssen durch eine explorative Laparotomie operativ abgeklärt werden.

Ergibt sich nach den ersten eingrenzenden diagnostischen Untersuchungen kein Hinweis für eine Pankreaserkrankung, so müssen andere Erkrankungen differentialdiagnostisch in Erwägung gezogen werden. In diesen Fällen geben die Symptomatik ebenso wie die Anamnese weitere Orientierungshilfen, wobei abzuwägen ist, welche Erkrankungen möglich und demzufolge durch geeignete Untersuchungsverfahren abgeklärt werden müssen (Tabelle 32).

Differentialdiagnose: Chronische Pankreatitis – Pankreaskarzinom

Die chronische Pankreatitis und das Pankreaskarzinom sind Erkrankungen, welche nicht selten differentialdiagnostisch Probleme aufweisen. Anamnestische und symptomatische Indikatoren führen nicht immer weiter und es bleiben nicht wenige Fälle, bei denen der Einsatz sehr unterschiedlicher diagnostischer Verfahren notwendig wird, um eine Dignitätsklärung herbeizuführen. Die geringe Trennschärfe dieser beiden Erkrankungen erklärt sich aus der engen morphologischen, phänomenologischen und nicht zuletzt pathogenetischen Assoziation. Hierbei ist zunächst zu berücksichtigen, daß nahezu jedes Karzinom zu einer unterschiedlich stark ausgeprägten perifokalen Entzündung führt. Aber auch kleine Karzinome können bei entsprechender juxtaduktulären Lokalisation zu einer ausgedehnten chronischen Entzündung Anlaß geben, im Sinne der chronisch-obstruktiven Pankreatitis. Die Möglichkeit der Karzinomentstehung auf dem Boden einer chronischen Pankreatitis stellt unter diesem Gesichtspunkt ein zusätzlich erschwerendes Moment dar (GROEZINGER und Mitarb. 1969). Inwieweit dieser Zusammenhang zahlenmäßig eine Rolle spielt, ist weiterhin ungewiß.

Diagnostische Verfahren wie Sonographie, Computertomographie, ERP und Angiographie liefern in unterschiedlicher Verläßlichkeit Hinweise auf das Vorlie-

Tabelle 32. Diagnostisches Vorgehen bei der chronischen Pankreatitis. (CP = Chronische Pankreatitis, PC = Pankreascarcinom, CT = Computertomographie)

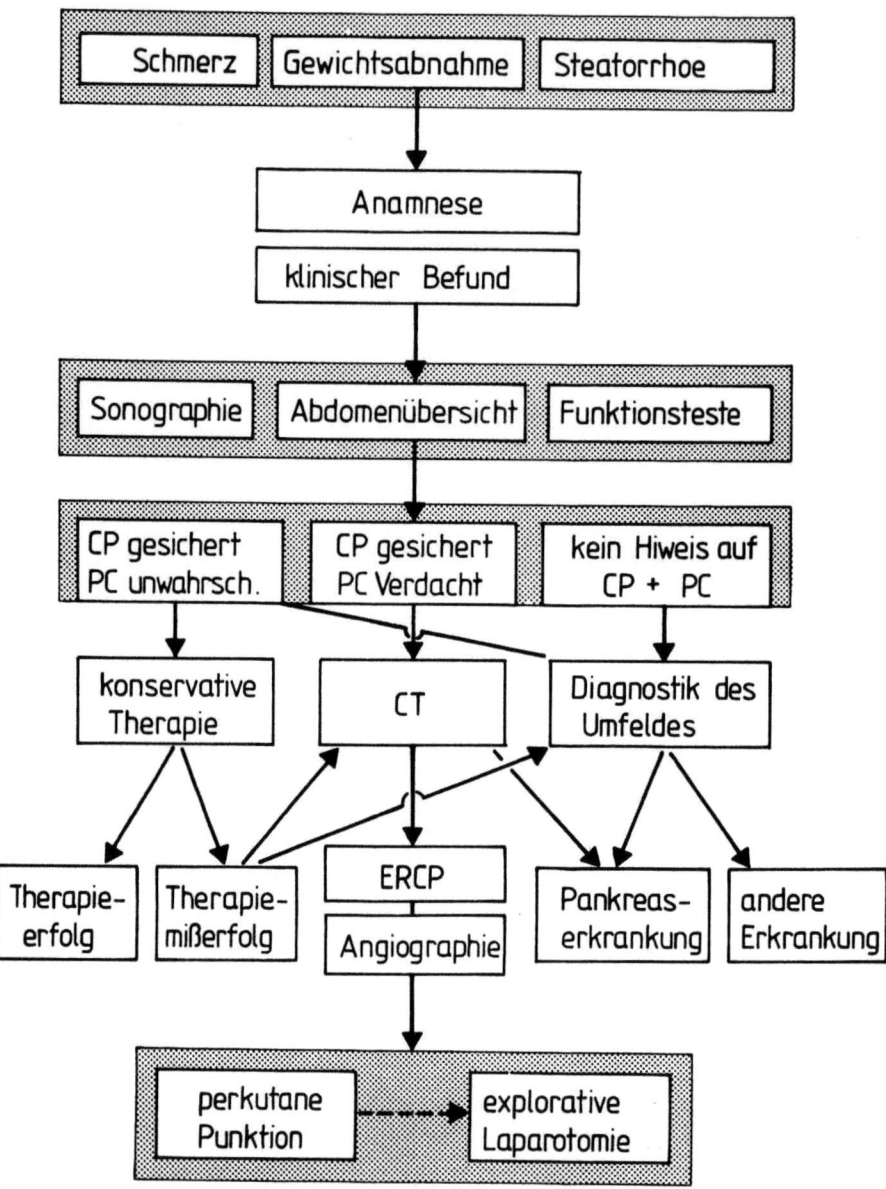

gen eines Karzinoms. Die Beweisführung ist jedoch nur durch direkte Diagnoseverfahren möglich; diese können sowohl prä- als auch intraoperativ erfolgen (Tabelle 33). Grundsätzlich ist nur ein positiver Nachweis eines Karzinoms ein beweisender Befund. Der Ausschluß eines Karzinoms ist nur mit approximativer, nicht aber mit letzter Sicherheit möglich. Allerdings ist es durch die heute üblichen Diagnoseverfahren, vor allem die direkten Verfahren der Histologie und

Tabelle 33. Direkte und indirekte Untersuchungsverfahren zur differentialdiagnostischen Klärung von chronischer Pankreatitis und Pankreaskarzinom.

	Indirekte diagnostische Verfahren	Direkte diagnostische Verfahren

Präoperativ	Sonographie
	Computertomographie
	Angiographie
	ERP
	Tumormarker
	  – Serum
	  – Pankreassekret
	Perkutane Pankreatikographie
		Perkutane Feinnadel-Aspirationszytologie
		Pankreassekretzytologie

Intraoperativ	Inspektion
	Palpation
	Pankreatikographie
		Fernmetastasen (Histologie)
		Lymphknotenmetastasen (Histologie)
		Biopsie (Histologie)
		  Keil-
		  Punktions-
		Feinnadel-Aspirationszytologie

Zytologie, zusammen mit dem Spektrum der Indikatoren, resultierend aus den indirekten Verfahren, die approximative Sicherheit vergrößert worden. Der letzte verbleibende Rest an Unsicherheit liefert bei nicht schlüssiger Dignitätsklärung die Rechtfertigung für das chirurgisch-therapeutische „*in dubio pro*". Dies hat Bedeutung bei der Entscheidung etwa zur partiellen Duodenopankreatektomie im Falle tumoröser Pankreaskopfveränderungen, die zwar den Verdacht auf ein Karzinom nahelegen, dieser jedoch trotz Einsatz aller diagnostischer Mittel weder bestätigt noch widerlegt werden kann.

Konservative Behandlung der chronischen Pankreatitis

In Abhängigkeit vom Krankheitsverlauf der chronischen Pankreatitis lassen sich zwei verschiedene konservative Behandlungskonzeptionen unterscheiden. In der Frühphase der Erkrankung sind die Behandlungsmaßnahmen denjenigen bei akuter Pankreatitis vergleichbar. In der Spätphase rückt die exokrine und endokrine Funktionseinschränkung in den Mittelpunkt der konservativen Therapie.

Konservative Therapie in der Frühphase

Der akute entzündliche Schub einer chronischen Pankreatitis ist in der Frühphase der Erkrankung nicht von der rezidivierenden akuten Pankreatitis zu unterscheiden. Das therapeutische Vorgehen ist für beide Situationen gleich. Die diagnostischen Maßnahmen haben das Ziel, im Falle der rezidivierenden akuten Pankreatitis die Ursache für das rezidivierende Auftreten von Schüben aufzudecken; in vielen Fällen handelt es sich dabei um Gallenwegserkrankungen. Rezidivierende Schübe der Initialphase der chronischen Pankreatitis lassen meist keine unmittelbare Ursache erkennen – außer derjenigen des Alkohols. Dies in den Anfängen der Erkrankung zu erkennen, beinhaltet die Möglichkeit frühzeitiger Einflußnahme.

Bei den rezidivierenden Entzündungsschüben der chronischen Pankreatitis handelt es sich pathomorphologisch um ödematöse-infiltrative Entzündungen, wobei die Parenchymdestruktion schrittweise voranschreitet. Im Unterschied zu der hämorrhagisch nekrotisierenden Form der akuten Pankreatitis, bei der das Schockgeschehen in den Mittelpunkt der therapeutischen Maßnahmen rückt, gilt das therapeutische Anliegen bei der ödematösen Form der Ruhigstellung und der Schmerzbehandlung.

Die Ruhigstellung des Organs „*Pankreas*" wird durch Null-Diät sowie das Legen einer Magenverweilsonde erreicht. Parenteral erfolgt die notwendige Flüssigkeitszufuhr (ca. 3 Ltr./24 Std), wobei für eine entsprechende Elektrolyt-Bilanzierung zu sorgen ist. Der Erfahrung einer häufig bestehenden Gewichtsreduktion folgend, müssen in ausreichender Menge Kalorien verabfolgt werden (ca. 2000–3000 Kalorien).

Zur Schmerzbehandlung eignen sich Spasmolytica, wenn erforderlich in Kombination mit Analgetica. Stärkere Schmerzen können mit Pentazocin (Fortral), Buprenorphin (Temgesic) sowie durch Procain als Dauertropf-Infusion (maximal

2 g/24 Std) behandelt werden. Morphin-Präparate sind streng kontraindiziert wegen ihrer spasmogenen Wirkung auf die Sphinctermuskulatur der Papilla Vateri. Eine Antibiotika-Therapie ist bei diesen Formen der rezidivierenden Pankreatitisschüben nicht indiziert.

Verursachende oder koexistente Gallenwegserkrankungen sind in jedem Fall zu sanieren, da in keinem Fall auszuschließen ist, daß sie als Verursacher weiterer Entzündungsschübe zur Progredienz der Erkrankung beitragen.

Konservative Therapie in der Spätphase

Die drei harten Kriterien für die Diagnose einer chronischen Pankreatitis (eingeschränkte exokrine Funktion, nachweisbare Kalzifizierungen, histologische Bestätigung) sind diagnostische Spätmerkmale: die Krankheit ist manifest – die Therapie ist symptomatisch. Der Substitutionsbehandlung der funktionellen Insuffizienz gilt das Hauptaugenmerk. Die konservative Therapie beinhaltet demnach folgende Punkte:

a) Substitutionstherapie: exokrin und endokrin
b) Diät
c) Schmerzbehandlung
d) Antacida
e) Resozialisierung

Substitutionstherapie: exokrin

Ziel dieser Behandlung ist die ausreichende Menge an Enzymen, vor allem Proteinasen und Lipasen zur Verfügung zu stellen und zu gewährleisten, daß die Enzymaktivität am Ort der Resorption (proximaler Dünndarm) voll zur Entfaltung kommen kann. Dies ist an einen pH von >6 gebunden. Die fehlende Wirksamkeit verabreichter Enzympräparate kann möglicherweise ihre Ursache in zu niedrigen pH-Werten haben. Hier können Antacida korrigierend eingreifen.

Die Substitution von Lipasen ist in der Regel mit größeren Problemen verbunden als diejenige von Proteinasen. Selbst bei ausreichenden Mengen substituierter Lipase beträgt die Fettresorption nur 50–80% des normalen (CREUTZFELDT und Mitarb. 1961, SCHULTIS und WAGNER 1968). Vor allem nach partieller und totaler Duodenopankreatektomie eignet sich die Darreichungsform von Kapseln weniger, als diejenige von Granulaten oder Pulver. Wegen der beschleunigten Passage lösen sich Kapseln erst im distalen Jejunum und setzen enzymatische Aktivitäten in weniger resorptiv aktiven Dünndarmabschnitten frei (WANITSCHKE und Mitarb. 1973). Die Applikationsform von Pankreasferment-Präparaten ist von den Aziditätsverhältnissen des Magens abhängig zu machen. Bei Hyperchlorhydrie ist die Dragée-Form, bei Hypo- oder Anazidität das Granulat geeigneter (FORELL 1970, GRAHAM 1977). Zudem sollte der in den einzelnen Enzympräparaten sehr unterschiedliche Lipasegehalt bei der Dosierung berücksichtigt werden (GOEBELL

1971). Nach Di Magno und Mitarb. (1977) ist es bezüglich des therapeutischen Effektes unerheblich, wie die Medikation zeitlich erfolgt: lediglich zu den Mahlzeiten oder in regelmäßigen Abständen unabhängig von der Nahrungsaufnahme. Im allgemeinen wird jedoch der Standpunkt vertreten, daß die Einnahme von Substitutionspräparaten zu den Mahlzeiten erfolgen soll (Goebell 1971, Hotz 1983). Wichtig ist in jedem Fall die ausreichend hohe Dosierung. Bei Diarrhoen sollten Gallesäure-haltige Präparate nicht gegeben werden; bei nachgewiesener Leberschädigung sind sie kontraindiziert.

Eine ausreichende Substitutions-Therapie vermag das Pankreas sekretorisch zu entlasten. Dies kann sich günstig auf die Progredienz der Erkrankung auswirken. Daß allein durch eine Enzymsubstitution in einem Prozentsatz von ca. 30% Schmerzlinderung erzielt werden kann, konnten Isaksson und Ihse (1983) zeigen.

Substitutionstherapie: endokrin

Die Diabetes mellitus-Behandlung entspricht den gesicherten Therapieprinzipien, wobei Diät und die täglich erforderliche Insulinmenge aufeinander abgestimmt werden müssen. Zu achten ist auf die Einhaltung der Diät, wobei diese nicht unabhängig von den verabfolgten Enzym-Präparaten gesehen werden kann. Jedes Absetzen dieser Medikamente kann hypoglycämische Zustände hervorrufen.

Diät

Die diätetischen Richtlinien basieren auf rationalen Überlegungen; sie haben jedoch stets der individuellen Situation Rechnung zu tragen. Drei Aspekte sind zu berücksichtigen:

a) Absolute Alkoholkarenz
b) Diätetische Grundlage der antidiabetischen Behandlung
c) Komplementäre Maßnahme bei der Kompensierung der exokrinen Insuffizienz

Zu a: Der Alkohol ist der Hauptverursacher der chronisch-kalzifizierenden Pankreatitis. Im weiteren Krankheitsverlauf ist er verantwortlich für die beschleunigt ablaufende Progredienz mit allen sich daraus ergebenden Folgen. Per definitionem kann durch Alkoholkarenz die Erkrankung nicht zum Stillstand kommen oder gar ausheilen, dennoch kann durch sie die Progredienz ganz wesentlich verlangsamt werden (Marks und Bank 1963, Strum und Spiro 1971) (vergl. Kapitel „*Chronische Pankreatitis und Alkohol*").

Zu b: Eine ausgewogene Diätetik liefert die Basis für die antidiabetische Behandlung, die zusammen mit der jeweils notwendig werdenden medikamentösen Therapie bzw. Insulin-Substitution für die Konsolidierung des Kohlehydratstoffwechsels Sorge trägt. Die erforderliche tägliche Insulinmenge richtet sich nach dem Ausmaß der endokrinen Insuffizienz. Der durch eine chronische Pankreatitis verursachte Diabetes mellitus erfordert im allgemeinen geringere Insulinmengen, da das Insulin zusammen mit dem gegenregulatorisch wirksamen Glucagon dem Parenchymuntergang zum Opfer fällt. Aus dem selben Grund zeichnet sich diese Form des Diabetes durch eine große Labilität und Neigung zu hypoglycämischen Zuständen aus.

Zu c: Die häufig festzustellende Unterernährung der Patienten mit chronischer Pankreatitis erfordert die Restitution einer hochkalorischen Diät (2500 bis 3500 Kalorien/die). Voraussetzung für die Wirksamkeit dieser kalorischen Substitution ist die Gabe ausreichender Mengen von Pankreasenzym-Präparaten. Wegen der guten Resorbierbarkeit stellen Kohlehydrate einen geeigneten Kalorienträger dar und können bis zu 40% der Gesamtkalorien-Menge zugesetzt werden. Beim manifesten Diabetes mellitus ist die Kohlehydratmenge mit der Insulindosis abzustimmen.

Für einen ausreichenden Anteil an Proteinen ist Sorge zu tragen, wobei die tägliche Mindestmenge ca. 100–120 g beträgt. Besonders geeignet sind Milchprodukte, Fisch, gekochtes Fleisch und Eier. Etwa die Hälfte sollte in Form von tierischem Eiweiß zugefügt werden.

Auf die richtige Fettzusammensetzung ist besonders Gewicht zu legen. Manche langkettige Fettsäuren haben einen starken sekretionsstimulierenden Effekt, wodurch sie entzündungsfördernd wirken können (Hotz 1983). Auch ist die erforderliche Digestion nicht gewährleistet, so daß die auch ohne Lipasemitwirkung resorbierbaren wasserlöslichen mittelkettigen Fettsäuren Verwendung finden sollten (80–120 g/die) (Senior 1968, Sickinger 1968). Wegen der Flüchtigkeit dieser Triglyzeride beim Kochen müssen spezielle Zubereitungsarten berücksichtigt werden. Vor allem bei ausgeprägten Steatorrhoen kann die Resorption fettlöslicher Vitamine eingeschränkt sein (D, A, K, E). Eine entsprechende parenterale Substitution kann notwendig werden.

Die Diätberatung ist Teil einer engagierten konservativen Therapie. Sie sollte allerdings berücksichtigen, daß positiv formulierte Angebote bessere Wirkung haben als restriktive Maßregelungen (mit Ausnahme des Alkohols). Es gilt, dem Patienten Mut zu machen und ihn nicht durch eine Fülle von Einschränkungen seine Krankheit zu dokumentieren, bzw. sein Selbstwert- und Lebensgefühl weiter einzuengen.

Schmerzbehandlung

Alkoholkarenz und konsequent durchgeführte konservative Therapie wirken in vielen Fällen schon allein schmerzlindernd oder gewähren oft vorübergehende Schmerzfreiheit. Leichte Schmerzen können durch zusätzliche Applikation von Spasmolytika, wenn erforderlich in Kombination mit Analgetika oder Sedativa beeinflußt werden. Der therapeutisch günstige Effekt von Anticholinergika könnte durch eine Verminderung der durch den Alkohol bewirkten Erhöhung des cholinergen Tonus in den intrapankreatischen und intraduodenalen Ganglien-Synopsen erklärt werden (Sarles und Mitarb. 1978).

Starke Schmerzen, vor allem Schmerzspitzen, lassen sich mit Opiatanaloga kupieren (Pentazocin (Fortral), Buprenorphin (Temgesic)). Wegen der tonuserhöhenden Wirkung auf den Sphincter Oddi sollte Morphium nicht verwendet werden.

Bei therapieresistenten Schmerzen muß auf dem Hintergrund der Anamnese, der individuellen Situation sowie der Zustandsbefindlichkeit des Patienten eine Operation in Erwägung gezogen werden.

Antacida

Die verminderte Bicarbonatsekretion als Teil der eingeschränkten sekretorischen Leistung bewirkt oft eine unzureichende Neutralisierung des Magensaftes. Eine nicht seltene Komplikation der chronischen Pankreatitis sind dem zufolge Duodenitis und Duodenalulcera. Hier kann je nach Befund der Einsatz von Antacida bzw. von H_2-Rezeptoren-Blockern notwendig werden. Die fehlende oder verminderte Neutralisation bewirkt zudem eine Verschiebung des für die enzymatische Aktivität notwendigen pH-Optimums. Enzympräparate können somit nicht voll wirksam werden. In diesen Fällen kann die Effektivität der enzymatischen Substitutionstherapie durch Antacida verbessert werden.

Bestrahlung

Tierexperimentell wurden die Auswirkungen einer einmaligen (600 R) oder einer Sequenzbestrahlung über mehrere Tage (200 R) auf das Pankreas untersucht. Histologische Veränderungen waren bei dieser Dosis nicht nachweisbar, das Sekretionsvolumen ebenso wie der Enzymgehalt des Sekrets waren jedoch deutlich vermindert (RAUCH und STENSTRÖM 1952). Inzwischen ist über erste Behandlungsversuche an Menschen berichtet worden (WERNER und WETTERFORS 1973); die Erfahrungen reichen jedoch nicht aus, den Stellenwert und die Wirksamkeit dieser therapeutischen Maßnahme zu definieren.

Resozialisierung

Die eigentlichen Ursachen für die Erkrankung „*Chronische Pankreatitis*" liegen bereits zeitlich vor der Alkoholexposition. Sie bezeichnen jene psychosozialen Umstände, welche Labilität bewirken, aus der Abhängigkeit entstehen kann. Jede Therapie – konservativ oder chirurgisch – wird bezüglich des Erfolges dann in Frage gestellt werden, wenn der eigentliche Promotor nicht eliminiert werden kann. In jedem Fall bedeutet eine fortbestehende Alkoholaffinität eine Beschleunigung der Krankheitsprogredienz, diese wiederum eine weitere Abhängigkeit und schließlich eine weitere Destabilisierung (Abb. 101).

Die Anfänge der Therapie liegen somit nicht selten im psychosozialen Bereich. Damit demonstriert das Krankheitsbild der chronischen Pankreatitis gleichnishaft für andere Erkrankungen die Notwendigkeit, nicht isoliert ein Organ, son-

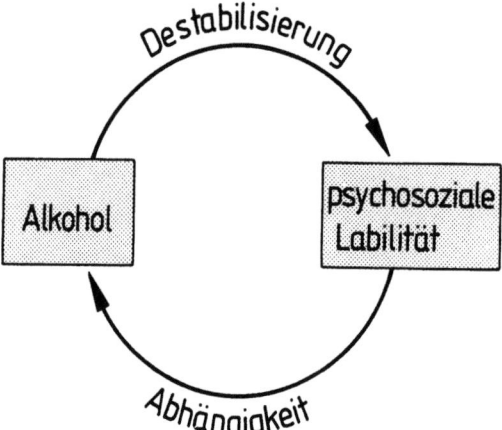

Abb. 101. Circulus vitiosus der Erkrankungsprogredienz

dern vielmehr den gesamten Patienten zum Gegenstand des therapeutischen Bemühens werden zu lassen.

Beurteilung der konservativen Therapie

Die konservative Therapie hat absolute Prävalenz bei der Behandlung der chronischen Pankreatitis. Dies gilt uneingeschränkt für die chronisch kalzifizierende Pankreatitis, bedingt für die chronisch-obstruktive Pankreatitis insofern, als hier eine lokale Läsion mit unterschiedlicher Lokalisation die Progredienz des Entzündungsgeschehens verursacht und so lange unterhält, bis sie nicht – in aller Regel chirurgisch – beseitigt ist. Innerhalb des Gesamtkrankengutes „*Chronische Pankreatitis*" stellen diese Fälle eher die Ausnahme dar.

Durch den gezielten Einsatz der verschiedenen diagnostischen Verfahren lassen sich die wenigen Fälle mit chronisch-obstruktiver Pankreatitis identifizieren und somit jene Patienten selektionieren, welche möglicherweise frühzeitig einer chirurgischen Intervention zugänglich gemacht werden müssen.

In dem großen Kollektiv der Patienten mit unkomplizierter chronischer Pankreatitis ist nicht nur eine konsequente konservative Therapie angezeigt, sie hat auch ganz wesentliche und, bezüglich des Krankheitsverlaufes, entscheidende Behandlungserfolge aufzuweisen. PHILLIP und Mitarb. (1978) berichten bei ca. 70% der 109 konservativ behandelten Patienten von guten Ergebnissen; 16,5% zeigten keine nennenswerte Besserung und nur 4,5% ließen unter der Therapie eine Verschlechterung erkennen.

Die Schwerpunkte der konservativen Therapie sind abhängig vom Erkrankungsstadium. In der Frühphase der Erkrankung werden die größten Erfolge allein schon durch die Eliminierung des Krankheitsverursachers, des Alkohols, zu erzielen sein. Hier spielt auch die mögliche Einflußnahme auf die psychosozialen Probleme eine wesentliche Rolle. Im weiteren Krankheitsverlauf gewinnt zunehmend die substitutive Therapie an Bedeutung, wobei die Probleme des Alkohols und der jeweiligen psychosozialen Konstellation ihren Stellenwert beibehalten. Nachdem durch chirurgische Maßnahmen keine Heilung zu erzielen ist, stellt sie in dieser Phase der Erkrankung keine wirkliche therapeutische Alternative dar. Die konservative Therapie hat ihre Erfolge dann, wenn sie von der Sache her intensiv, in der Durchführung konsequent und entsprechend der individuellen Problematik engagiert durchgeführt wird. Diese Erfolge lassen sich statistisch fassen und liegen bei 60–70% des Krankengutes. Die chirurgischen Möglichkeiten beginnen dort, wo konservativ-therapeutische Grenzen erkennbar werden. Somit bemißt sich der Erfolg des operativen Eingriffes jeweils an den Ergebnissen der vorausgegangenen konservativen Behandlung.

Bei ca. 20–30% der Patienten ist im Verlauf der Erkrankung ein operativer Eingriff erforderlich (AMMANN 1979, BLUMGART und Mitarb. 1982). Die chirurgische Therapie hat dabei adjuvanten Charakter und es bedarf nicht der besonderen Erwähnung, daß die weitere Prognose ganz wesentlich von der auch postoperativ fortgesetzten konservativen Therapie abhängt.

Der Zeitpunkt der Operation resümiert aus der Einschätzung des jeweiligen retro- und prospektiven konservativen Therapieerfolges bzw. Mißerfolges, der Einschätzung der Prognose, der individuellen Situation des Patienten und der therapeutischen Möglichkeiten, welche die chirurgische Therapie in Aussicht stellen kann.

Die konservativen Therapiemöglichkeiten stehen dem zu frühen Einsatz einer chirurgischen Intervention entgegen. Allerdings sollte daran gedacht werden, daß beim Scheitern der konservativen Behandlung, insbesondere bei zunehmender Kachexie des Patienten, auch ein „*Zu-spät*", zumindest aber ein unnötig großes Risiko für die Operation entstehen kann (KÜMMERLE und Mitarb. 1979).

Chirurgische Behandlung der chronischen Pankreatitis

Indikation zur Operation

Die chirurgische Intervention verfolgt bei der Behandlung der chronischen Pankreatitis vier Zielsetzungen:

a) Schmerzausschaltung bei konservativer Therapieresistenz
b) Behandlung von Komplikationen
c) Klärung der Dignität
d) Eingreifen in das kausale Pathogenitätsprinzip

Schmerzausschaltung bei konservativer Therapieresistenz

In den weitaus häufigsten Fällen von chronischer Pankreatitis beginnen die chirurgisch-therapeutischen Überlegungen an der Grenze der konservativ-therapeutischen Möglichkeiten. Nahezu immer geht es dabei um die gezielte Einflußnahme auf den therapieresistenten Schmerz. Dies aus zwei Gründen: Der Schmerz stellt das Symptom der subjektiven Leidensvermittlung dar. Therapieresistenz bedeutet nicht selten schon Analgetica-Abhängigkeit; der Analgetica-Abusus birgt verhängnisvolle Gefahren – somatisch und psychisch.

Desweiteren ist der Schmerz ein wesentlicher Faktor bei der schon frühzeitig einsetzenden Gewichtsreduktion. Der Circulus vitiosus zwischen Schmerz, Inappetenz und verminderter Nahrungsaufnahme, an dessen Ende die Kachexie steht, kann durch die Aufhebung bzw. Linderung des Schmerzes durchbrochen werden.

Behandlung von Komplikationen

Die chirurgisch behandlungsbedürftigen Komplikationen der chronischen Pankreatitis sind vor allem Pseudozysten und Stenosen, weniger häufig Blutungen, Abszedierungen und ganz selten der pankreatogene Aszites. Stenosen bzw. Kompressionen des Ductus choledochus, des Duodenums, des Magens und seltener des Kolons, verlangen bei entsprechender Symptomatik eine Wiederherstellung der freien Passage. Nachdem Pseudozysten auf dem Boden einer chronischen Pankreatitis seltener Rückbildungstendenz zeigen, ihrerseits aber, je nach Lage und Größe, zu Komplikationen Anlaß geben können (Kompression, Blutung, Ruptur, Abszedierung) müssen sie rechtzeitig einer chirurgischen Therapie zugeführt werden.

Klärung der Dignität

Der Verdacht auf ein Karzinom und damit die ungeklärte Situation hinsichtlich der Dignität wird sich durch eine Reihe kompetenter diagnostischer Methoden auf wenige Fälle einengen lassen. Die explorative Laparotomie steht somit als letzte Maßnahme zur Verfügung, die Dignitätsfrage zu klären.

Eingreifen in das kausale Pathogenitätsprinzip

Die Möglichkeiten, kausal in den Krankheitsprozeß einzugreifen, sind gering. Die Voraussetzungen hierfür sind lediglich bei der obstruktiven Form der chronischen Pankreatitis gegeben. Hierbei geht es um die Beseitigung bzw. Umgehung des meist im Papillenbereich lokalisierten obstruktiven Hindernisses (sklerosierende Papillitiden, Divertikel, solitäre Konkremente, Karzinome, Tumoren, Parasiten). Die Sanierung der Gallenwege kann in einigen Fällen eine kausale Therapie der chronischen, meist aber rezidivierenden akuten Pankreatitis bedeuten. Auch die posttraumatische Pankreatitis mit prädilektiver Schwanzlokalisation kann durch den operativen Eingriff (in aller Regel durch Resektion) saniert werden.

Operationszeitpunkt

Der geeignete Operationszeitpunkt ist jeweils ein Resultat interdisziplinärer Absprache mit der Abwägung aller, den Einzelfall betreffender Besonderheiten. Dieser Imperativ bezieht insbesondere seine Legitimation aus dem Umstand, daß im Verlaufe einer chronischen Pankreatitis in zunehmendem Maße der Gesamtorganismus betroffen ist. Er folgert weiterhin aus dem Umstand, daß die primäre Therapie stets konservativ ist und daß in den meisten Fällen durch den chirurgischen Eingriff keine eigentliche Heilung erzielt werden kann.

Es lassen sich drei Kategorien hinsichtlich des Zeitpunktes einer Operation unterscheiden:

a) Absolute Operationsindikation mit hoher Dringlichkeit
b) Absolute Operationsindikation mit aufgeschobener Dringlichkeit
c) Relative Operationsindikation

Absolute Operationsindikation mit hoher Dringlichkeit

Die absolute Operationsindikation mit hoher Dringlichkeit ist bei der chronischen Pankreatitis die Ausnahme. Zu nennen sind hier Blutungen und gelegentlich Zystenrupturen. Auch bei den seltener auftretenden Zysteninfektionen (Abszedierungen) hängt der Therapieerfolg von der unverzüglichen operativen Intervention ab. Bei Blutungen handelt es sich entweder um obere Gastrointestinalblutungen unterschiedlicher Genese oder aber um Blutungen in die Peritonealhöhle nach Zystenperforationen bzw. Arrosion größerer Gefäße. Auch an die Blutung in eine Pankreaspseudozyste ist zu denken, wobei bei großen Zysten die Möglichkeit einer sich schnell entwickelnden Kreislaufinstabilität besteht.

Absolute Operationsindikation mit aufgeschobener Dringlichkeit

Die Operationsindikation mit aufgeschobener Dringlichkeit bedeutet einerseits, daß die Operationsindikation auf Grund der vorgegebenen Krankheitssituation klar zu stellen ist, daß aber bis zur Durchführung des operativen Eingriffes Zeit zur adäquaten Vorbereitung des Patienten verbleibt (Elektrolyt-, Wasserbilanzierung, kalorische Substitution, pulmonale Vorbereitung des Patienten). Der Operationszeitpunkt hängt von der Notwendigkeit solcher vorbereitender Maßnahmen ab. Die Operation erfolgt in der Regel während der folgenden 10–14 Tage.

Die meisten der zur Operation anstehenden Patienten mit chronischer Pankreatitis lassen sich der Rubrik der absoluten Operationsindikation mit aufgeschobener Dringlichkeit zuordnen. Fünf unterschiedliche Indikationsgruppen lassen sich definieren:

a) Die Sanierung der Gallenwege bei koexistener Gallenwegserkrankung (Cholecystolithiasis, Choledocholithiasis, Cholangitis).
b) Die chirurgische Behandlung von Komplikationen mit entsprechender Symptomatik (Stenosen, Zysten).
c) Fälle, bei denen der chirurgische Eingriff als kausal bezüglich der Krankheitsentwicklung angesehen werden kann, bzw. die Aussicht auf Sanierung besteht (chronisch obstruktive Pankreatitis, posttraumatische Pankreatitis).
d) Diejenigen Patienten, bei denen auf Grund des therapieresistenten Schmerzes die Operationsindikation zu stellen ist, der Operationszeitpunkt aber entsprechend der präoperativer Vorbehandlung variabel festgelegt werden kann.
e) Der Ausschluß eines Karzinoms.

Relative Operationsindikation

Die relative Operationsindikation markiert jenen Bereich, in dem die Grenzen der konservativen Therapie zwar sichtbar werden, der Entschluß aber zur Operation aus den unterschiedlichsten Gründen noch nicht als dringend empfunden wird. Zwei Thesen markieren den jeweiligen Entscheidungsspielraum:

a) Die Operationsindikation darf nicht zu früh gestellt werden, das heißt nicht

eher, als alle Möglichkeiten einer konsequenten konservativen Therapie ausgeschöpft sind.
b) Die Operationsindikation darf nicht zu spät gestellt werden; hierbei ist zu berücksichtigen, daß bei fortschreitender Gewichtsabnahme und sich anbahnender Kachexie das Operationsrisiko schnell zunimmt, und somit die Operation für den Patienten eine Gefährdung darstellen muß. Ein zu langes Zögern bei konservativer Therapieresistenz kann sich demnach für den Patienten negativ auswirken.

Zu den relativen Operationsindikationen gehören weiterhin symptomfreie Zysten und andere Komplikationen mit entsprechend nur gering ausgeprägter Symptomatik.

Operationsindikationen bei der unkomplizierten chronischen Pankreatitis

Nur in wenigen Fällen kann der operative Eingriff eine Sanierung bedeuten. Dies ist lediglich bei der seltenen chronisch-obstruktiven und der posttraumatischen Pankreatitis möglich. Durch Anamnese und geeignete diagnostische Verfahren werden sich diese Fälle identifizieren lassen. Die Indikation zum operativen Eingriff entspricht einem logischen Behandlungskonzept, wobei im Einzelfall eine Reihe von Argumenten abzuwägen ist, die sich auf die jeweiligen Erfordernisse und Vorgegebenheiten beziehen. Etwa 30% aller Patienten mit einer chronischen Pankreatitis müssen sich im Ablauf ihrer Erkrankung einer operativen Intervention unterziehen (AMMANN 1979, SKUJA 1979, BLUMGART und Mitarb. 1982). Dem Großteil der chronischen Pankreatitiden liegt ein durch einen chirurgischen Eingriff kausal nicht beeinflußbarer pathogenetischer Mechanismus zu Grunde. Die Therapie – konservativ wie chirurgisch – bleibt symptomatisch. Die Schwierigkeiten, die sich im Zusammenhang mit der Indikationsstellung ergeben, resultieren demnach aus dem Fehlen kausaler Therapiemöglichkeiten.

Allgemein gültige Entscheidungsprinzipien sind somit kaum zu erwarten; vielmehr müssen alle Überlegungen und Abwägungen bezüglich einer eventuell notwendig werdenden Operation der Situation des Einzelfalles Rechnung tragen.

Therapieziel

Nahezu immer ist das Therapieziel die Linderung oder Beseitigung des Schmerzes. Die summative Erfolgsrate von ca. 70% nach konservativer Therapie (PHILLIP und Mitarb. 1978) spiegelt die Wirksamkeit der konservativen Behandlung wieder und unterstreicht die Notwendigkeit, diese Möglichkeiten optimal auszuschöpfen. Auf der anderen Seite müssen die Erfolge des operativen Eingriffes richtig eingeschätzt werden. In 60–80% der Fälle ist Schmerzfreiheit zu erzielen. Es gibt einige Hinweise dafür, daß die operativen Resultate besser ausfallen, wenn eine frühzeitige Intervention erfolgt (HOWARD und JORDAN 1960, DIXON und ENGLERT 1971).

Grad der Dysfunktion

Die Krankheitsprogredienz geht mit einer Zunahme der exokrinen und endokrinen Dysfunktion einher. Die Entscheidung über eine mögliche operative Maßnahme ist in einer jeweils unterschiedlichen Phase der Erkrankung zu fällen. Ausgehend von der Möglichkeit, innerhalb des spontanen Krankheitsverlaufes Schmerzfreiheit durch das völlige Ausbrennen des Pankreas zu erreichen, empfehlen AMMANN und Mitarb. (1973) die Entscheidung zur Operation vom Grad der Dysfunktion abhängig zu machen. Je ausgeprägter die Dysfunktion, desto eher scheint es berechtigt, konservativ den Spontanverlauf bis zum Erreichen der sogenannten *"secundary painless pancreatitis"* abzuwarten.

Diese Überlegungen haben statistisch gesehen Gültigkeit und müssen im Einzelfall mit in Erwägung gezogen werden; sie bezeichnen allerdings nur einen Aspekt. Als wesentliche Ursache der Schmerzentstehung kann der intraduktale Sekretstau angesehen werden. Eine Reihe chirurgischer Verfahren ist geeignet, normale Abflußverhältnisse zu gewährleisten. Allerdings gilt es diejenigen Fälle präoperativ zu charakterisieren, bei denen ein solcher Eingriff den Erfolg in Aussicht stellt.

Neben der Gangektasie sind als günstige Voraussetzungen alkoholische Genese, nachweisbare Verkalkungen und eine eingeschränkte Funktion beschrieben worden (LEMPKE und Mitarb. 1963, LEGER und Mitarb. 1974, WAY und Mitarb. 1974, AMMANN und Mitarb. 1979). Schon DU VAL und ENQUIST (1961) konnten zeigen, daß ihre Operationserfolge schlechter ausfallen, wenn weder Verkalkungen noch ein Diabetes mellitus nachzuweisen ist. Allerdings lassen sich diese Zusammenhänge nicht unabhängig von den jeweils unterschiedlichen Operationsverfahren belegen.

Von einigen Autoren ist eine Funktionsverbesserung durch den operativen Eingriff beschrieben worden (CARNEVALI und Mitarb. 1960, COX und GILLESBY 1967, STEFANINI und Mitarb. 1972, FISCHER und Mitarb. 1973, WAY und Mitarb. 1974, LANKISCH und Mitarb. 1975). Während nach einer Drainageoperation dieser Effekt mit der Wiederherstellung des Sekretabflusses erklärt werden kann, bleibt er bei den wenigen Berichten über eine Verbesserung der exokrinen Funktion nach erfolgter Resektion unverstanden. Aus tierexperimentellen Untersuchungen ergeben sich Hinweise auf ein morphologisches und funktionelles Regenerationsvermögen des Pankreas sowohl nach Resektion, nach Drainageoperation als auch nach Setzen eines toxischen Parenchymschadens (CARNEVALI und Mitarb. 1960, LEHV und FITZGERALD 1968, MARSH und Mitarb. 1968, HOTZ und Mitarb. 1973). Sollten im humanmedizinischen Bereich vergleichbare regenerative Vorgänge möglich sein, für die es bislang keine Bestätigung gibt, so werden sie abhängen von der Schwere und der Ausdehnung der entzündlichen Destruktion und nicht zuletzt von dem Umstand der postoperativ fortbestehenden Noxe. In der Tat sind die Mitteilungen über postoperative Funktionsverbesserungen so singulär, daß sie nicht zu einem Entscheidungskriterium für die operative Indikationsstellung werden können.

Morphologische Veränderungen

Eine genaue Statuserhebung bezüglich bestehender morphologischer Veränderungen ist die Voraussetzung für die Einschätzung des operativen Therapieerfolges. Die schon erwähnten Kalzifizierungen sind Gradmesser der Krankheitsprogredienz. Ihr Vorhandensein hat sich bei bestimmten operativen Verfahren als günstig erwiesen (Du Val und Enquist 1961, Ammann und Mitarb. 1973, Leger und Mitarb. 1974, Way und Mitarb. 1974, Jordan und Mitarb. 1977). Ebenso korrelieren die durch die ERP darstellbaren Gangveränderungen recht gut mit dem Grad der Funktionseinschränkung (Ammann und Mitarb. 1976, Dobrilla und Mitarb. 1976, Rösch 1984). Gleichzeitig aber sind Aufschlüsse über Stenosen und Dilatationen, also das Vorliegen bzw. die Auswirkungen rein mechanischer Abflußbehinderungen zu gewinnen. Das Kriterium „*Gangveränderung*" allein stellt in keinem Fall die Indikation zur Operation dar, außer, daß auf Grund auffälliger Strukturveränderungen ein Karzinomverdacht geäußert werden müßte. Die Gangveränderungen als Folge der chronischen Pankreatitis können nur als ein Kriterium innerhalb der gesamten diagnostischen Bestandsaufnahme auf dem Hintergrund der vorgegebenen Symptomatik gewertet werden und für eine eventuell anstehende Operation von Bedeutung sein. Auf Grund der nachweisbaren Veränderungen lassen sich Art und Ausmaß des operativen Eingriffes planen, wobei die jeweilige Erfolgsrate, Operationsletalität und Morbidität ebenso wie die zu erwartenden Spätergebnisse kalkulierbar werden.

Häufig sind es morphologische Veränderungen, die bei der diagnostischen Abklärung einer chronischen Pankreatitis den Verdacht auf ein mögliches malignes Geschehen erwecken. Sollte es nicht gelingen, trotz Einsatz aller diagnostischen Möglichkeiten, diesen Verdacht hinreichend auszuräumen, dann ist die operative Abklärung unumgänglich. Bei tumorösen Pankreaskopfprozessen wird demzufolge die partielle Duodenopankreatektomie erforderlich. Nach heute einheitlich vertretener Meinung, ist der große Eingriff der Pankreaskopfresektion auch beim nicht histologisch gesicherten Karzinom indiziert in den Fällen makroskopisch dringend verdächtiger Veränderungen (Howard 1968, Warren und Mitarb. 1975, Kümmerle und Mitarb. 1976, Trede und Hoffmeister 1980).

Patientenabhängige Kriterien

Ganz wesentliche Kriterien für die Entscheidung über eine eventuell notwendig werdende Operation ergeben sich aus der individuellen Situation des Patienten selbst. Wenngleich sich ganz offensichtlich bessere Operationserfolge bei Patienten mit Alkohol-induzierter Pankreatitis erzielen lassen (Leger und Mitarb. 1974, Way und Mitarb. 1974, Ammann und Mitarb. 1979), gilt andererseits, daß schon durch Alkoholverzicht allein in vielen Fällen Schmerzfreiheit und ein bedeutend günstigerer Verlauf zu erzielen ist (Marks und Bank 1963, Child und Mitarb. 1969, Strum und Spiro 1971). Aus dem Umstand, daß die zu erwartenden Operationserfolge durch anhaltenden Alkoholkonsum wesentlich eingeschränkt sind, folgert, daß alle Überlegungen hinsichtlich des therapeutischen Vorgehens bei persistierender Noxe relativiert werden (Smith 1973, White und

KEITH 1973, WAY und Mitarb. 1974). Dies folgert nicht zuletzt aus den Überlegungen, die sich aus der heterotopen Organtoxizität des Alkohols ergeben, wobei eine fortschreitende Krankheitsprogredienz zu einem solitären bzw. multiplen Organversagen führen muß. LEGER und Mitarb. (1974) formulieren: *„Retrospectively, postoperative alcoholism appeared as the alone factor affecting long-term survival"*. Diese Einschätzung wird von vielen Autoren geteilt (GAMBILL und Mitarb. 1960, KÜMMERLE und Mitarb. 1978, BAGLEY und Mitarb. 1981). Konsequenterweise sollte demnach auf ein striktes Einhalten der Alkoholabstinenz vor einem eventuellen operativen Eingriff hingewirkt werden (LEGER und Mitarb. 1974, FREY und Mitarb. 1976, MARKS und Mitarb. 1976, SARLES und Mitarb. 1976). Die Problematik, die sich im Einzelfall daraus ergibt ist daraus allerdings nur angedeutet. Alkoholabstinenz ist zwar anzustreben, aber kann im Einzelfall keine Conditio sine qua non für die Entscheidung zu einer notwendigerweise anstehenden operativen Intervention sein. Cox und GILLESBY (1967) konnten schließlich zeigen, daß auch bei fortbestehendem Alkoholgenuß Operationserfolge, wenn auch eingeschränkt, zu erzielen sind.

Für die Entscheidung über eine eventuell durchzuführende Operation ist die Zustandsbefindlichkeit des Patienten von größter Bedeutung. Die Gewichtsreduktion als eine aus vielen Faktoren resümierende Größe kann Ausmaße erreichen, die einen operativen Eingriff von vornherein wegen des zu erwartenden erhöhten Operationsrisikos belasten würde. In einer solchen Situation ist klar abzuwägen, inwieweit von der konservativen Therapie Verbesserungen zu erwarten, bzw. diese therapeutischen Möglichkeiten bereits ausgeschöpft sind. Ein zu langes Zögern kann die Voraussetzungen für eine erfolgreiche operative Therapie nur noch weiter verschlechtern (DIXON und ENGLERT 1971).

Repertoire chirurgischer Möglichkeiten

Die Entscheidung, inwieweit eine Operation notwendig und erfolgversprechend ist, kann nicht ohne das Wissen um die verschiedenen zur Verfügung stehenden operativen Methoden getroffen werden. Die Unterschiedlichkeit hinsichtlich der Erfolgsaussichten auf der einen, Belastungen, Komplikationen sowie Früh- und Spätletalität auf der anderen Seite, ist groß. Darüber hinaus muß über die Eignung des jeweiligen operativen Verfahrens auf dem Hintergrund der individuellen Situation entschieden werden.

Die jeweilige Grenzziehung zwischen der konservativen und operativen Therapie der chronischen Pankreatitis wird durch die Kenntnisse der chirurgischen Möglichkeiten nicht unwesentlich beeinflußt. Durch die Vielzahl der zur Verfügung stehenden operativen Methoden ist eine Individualisierung der chirurgischen Therapie möglich; die für jedes operative Verfahren spezifischen Voraussetzungen, ebenso wie die Einschätzung der jeweiligen Erfolgs- und Komplikationsprofile, sind wesentlich mitentscheidend bei der Therapieplanung im Einzelfall.

Operationsindikation bei Cholecysto- Choledocholithiasis

Gallensteine stehen häufiger in einer koexistenten als in einer kausalen Beziehung zur chronischen Pankreatitis. Um die Bedeutung von Gallenkonkrementen richtig einschätzen zu können, muß zwischen der Früh- und Spätphase der chronischen Pankreatitis unterschieden werden. In der Frühphase rezidivierender Entzündungsschübe ist die chronisch rezidivierende nicht von der rezidivierenden akuten Verlaufsform abzugrenzen. Es fehlen die harten diagnostischen Kriterien für das Bestehen einer chronischen Pankreatitis (Funktionsverlust, Kalzifizierungen bzw. histologischer Befund).

Die in jedem Fall zu stellende Indikation zur chirurgischen Sanierung der Gallenwege bedeutet für die rezidivierende akute Pankreatitis die kausale Therapie. Für die chronisch-rezidivierende Pankreatitis stellen die Gallenwegskonkremente eine möglicherweise, aber nicht begründete, additive pathogene Noxe dar, die durch die operative Gallenwegssanierung eliminiert werden kann.

Auch in der Spätphase der chronischen Pankreatitis ist beim Nachweis von Gallenkonkrementen eine chirurgische Behandlung in jedem Fall indiziert. Nur in seltenen Fällen allerdings verbindet sich damit eine wirklich kausale Therapie. Sie ist nur dann möglich, wenn durch Konkremente verursachte Papillenveränderungen zu einer chronisch-obstruktiven Pankreatitis geführt haben.

Grundsätzlich anders verhält es sich bei der chronisch-kalzifizierenden Pankreatitis. Inwieweit eine gleichzeitig bestehende Gallenwegserkrankung eine zusätzlich pathogene Noxe darstellt, ist nicht geklärt. Wenngleich die Indikation zur Gallenwegssanierung gegeben ist, sollten sich mit ihr bei der chronisch-kalzifizierenden Pankreatitis keine falschen und übersteigerten Hoffnungen hinsichtlich der therapeutischen Einflußnahme auf den entzündlichen Pankreasprozeß verbinden. Letztere haben dazu geführt, ausgedehntere Eingriffe an den Gallenwegen vorzunehmen, um damit einen auf das Pankreas selbst gerichteten Therapieeffekt zu erzielen. Gallenableitende Operationen (Hepaticojejunostomie) wurden unter der Vorstellung durchgeführt, den möglicherweise bestehenden Gallereflux als pathogenen Faktor für die chronische Pankreatitis auszuschalten (BOWERS und GREENFIELD 1951, BOWERS 1955). Bei der Behandlung der chronisch-kalzifizierenden Pankreatitis entbehrt dieses therapeutische Vorgehen jeder nachprüfbaren Grundlage; bei der chronisch-obstruktiven Pankreatitis bedarf der Stellenwert einer zusätzlichen gallenableitenden Maßnahme weiterer Überprüfungen. Sie sind unseres Erachtens nur dann indiziert, wenn es um die Wiederherstellung einer gestörten Gallenwegspassage auf dem Boden einer chronischen Pankreatitis geht.

Allgemeine Schlußfolgerungen

Daß nur eine allgemein gehaltene Schlußfolgerung hinsichtlich einer zu stellenden Operationsindikation möglich ist, ergibt sich aus den Vorbemerkungen. Der progrediente Verlauf der chronischen Pankreatitis ist mit mehr oder weniger, oft aber mit sehr starken Schmerzen verbunden, die konservative Therapie hat über lange Phasen gute Erfolge, nicht zuletzt hinsichtlich der Schmerzlinderung aufzuweisen. Wesentlich mitbeeinflußt wird der Verlauf von dem diätetischen Verhalten des Patienten selbst, in erster Linie von der Bereitschaft zur Alkoholabstinenz.

In manchen Fällen wird das Stadium der *„secondary painless pancreatitis"* erreicht. Allerdings benötigt dieser Prozeß viele Jahre (durchschnittlich 6–7 Jahre) (AMMANN und Mitarb. 1973). Bevor die Auswirkung des progredienten Entzündungsprozesses zur Kachexie führt und bevor eine Analgetica-Abhängigkeit entsteht, sollte die operative Intervention erwogen werden. Eine Vielzahl unterschiedlicher Methoden steht zur Verfügung, welche eine, auf die Belange des Einzelfalles ausgerichtete chirurgische Behandlung ermöglicht. Bei geeigneter Methodenwahl lassen sich in 70–90% gute Ergebnisse erzielen

Konkomittierende Gallenwegserkrankungen müssen chirurgisch saniert werden, wobei allerdings in den wenigsten Fällen der Anspruch auf eine kausale Therapie berechtigt ist (CALLET und Mitarb. 1974, BERNADES und Mitarb. 1975).

Operationsindikation bei Komplikationen

Operationsindikation bei der Choledochusstenose

Beim manifesten Ikterus ist das Stellen der Operationsindikation unproblematisch. Mit Hilfe der diagnostischen Verfahren gelingt meist schon präoperativ die Klärung der Krankheitsursache. Art und Ausmaß der Stenosierung im distalen Choledochus wie auch Strukturveränderungen im Pankreaskopfbereich lassen sich darstellen und ein entsprechendes operatives Vorgehen planen.

Im Unterschied zum Karzinom, welches sich eher durch eine Symptomprogredienz auszeichnet, bestehen bei der chronischen Pankreatitis häufig Phasen wechselnder Symptommanifestierung. Nicht selten ist kurzzeitig ein Sklerenikterus, verbunden mit laborchemischen Cholestasezeichen zu beobachten. RÖSCH und Mitarb. (1981) fanden lediglich in 8,6% der Fälle mit chronischer Pankreatitis einen manifesten Ikterus; in einem sehr viel höheren Prozentsatz, abhängig vom Schweregrad der Erkrankung, eine röntgenologisch nachweisbare *„anikterische"* Choledochusstenose. WISSLØFF und Mitarb. (1982) fanden in ihrem Patientengut *„Chronische Pankreatitis"* in 46% der Fälle Strukturveränderungen im Bereich des distalen Ductus choledochus und nur etwa die Hälfte der Patienten hatte einen klinisch manifesten Ikterus

Die Überlegungen hinsichtlich der Notwendigkeit eines operativen Eingriffes beziehen sich demnach auf jene Fälle mit *„anikterischer"* Stenose bzw. passager auftretenden Subikterusschüben. Von folgenden Kriterien soll das Vorgehen abhängig gemacht werden:

a) Morphologie des Pankreaskopfes
b) Begleitende Symptomatik
c) Cholestasezeichen

Läßt sich bei tumorösen oder zystischen Pankreaskopfveränderungen ein Karzinomverdacht diagnostisch nicht ausschließen, ist die operative Abklärung indiziert. Dies gilt unabhängig von dem Ausmaß eventuell vorhandener Passagebehinderungen im Bereich des distalen Ductus choledochus. Besteht eine Schmerzsymptomatik als Folge des destruktiven Entzündungsprozesses des Pankreas, so gelten die grundsätzlichen Überlegungen der Behandlung der chronischen Pankreatitis, wobei innerhalb der Vielzahl der abzuwägenden Faktoren das Symptom der Cholestase im Zweifelsfall für eine Operation sprechen wird.

Bei völliger Symptomfreiheit, einschließlich fehlendem Ikterus, aber gleichzeitigen laborchemischen Cholestasezeichen, kann unter kontrollierten Bedingungen im allgemeinen zugewartet werden. Die therapeutische Einschätzung der klinisch inapparenten Stenose im Bereich des distalen Ductus choledochus differiert allerdings; die Meinung, daß in jedem Fall – präventiv – operiert werden müsse (ECKHAUSER und Mitarb. 1983), steht derjenigen gegenüber, daß in den meisten Fällen, selbst bei zeitweiligem Subikterus, eine spontane Rückbildung zu erwarten sei (WISLØFF und Mitarb. 1982). Es ist dabei zu bedenken, daß entzündliche Aggravationen im Bereich des Pankreaskopfes zu vorübergehender Beeinträchtigung der Ductus choledochus-Passage führen können, die sich durchaus nach Abklingen der akut entzündlichen Phase rückbilden und die Passageverhältnisse normalisieren können (GREMILLON und Mitarb. 1979). Dies entspricht der Erfahrung, daß durch eine konsequent durchgeführte konservative Therapie in vielen Fällen schon Besserung erzielt werden kann (McCOLLUM und JORDAN 1975, WAPNICK und Mitarb. 1979, WISLØFF und Mitarb. 1982).

Es ist demnach zu folgern, daß der alleinige Nachweis von laborchemischen Cholestasezeichen bei ansonsten klinisch inapparenter Stenose des Ductus choledochus eine abwartende Haltung erlaubt, allerdings unter der Bedingung gleichzeitiger konservativer Therapie und regelmäßiger Kontrolle der laborchemischen Parameter. Eine operative Intervention sollte dann erwogen werden, wenn sich nach mehreren Wochen kein Rückgang der Cholestasezeichen andeutet. Ein zu langes Abwarten bei unverändert nachweisbaren Cholestasezeichen birgt insofern Gefahren in sich, als Fälle von biliärer Zirrhose beschrieben wurden (WARSHAW und Mitarb. 1976, SCOTT und Mitarb. 1977). Eine sofortige operative Behandlung ist bei den Anzeichen einer beginnenden Cholangitis angezeigt (SCHULTE und Mitarb. 1977, GREGG und Mitarb. 1981), um den möglichen septischen Komplikationen einerseits und sekundären Leberveränderungen andererseits vorbeugend entgegen zu wirken.

Eine weitere Frage ist, wie mit einer intraoperativ festgestellten Stenose des distalen Ductus choledochus zu verfahren ist. Im Falle des klinisch manifesten Ikterus ist dies eindeutig zu entscheiden insofern, als für die Wiederherstellung einer freien Passage Sorge zu tragen ist. Haben jedoch die Veränderungen im distalen Gallengang bislang nicht zu einer Passagebehinderung geführt, so stellt sich die Frage einer eventuell *„prophylaktischen"* operativen Deviation. Eine solche wird von MERCADIER und CHIGOT (1974) gefordert. Nach den Erfahrungen von SARLES und Mitarb. (1978) scheint eine solche Maßnahme jedoch nicht in jedem Fall notwendig zu sein. Danach ist durchaus davon auszugehen, daß durch eine Drainageoperation am Pankreas der entzündliche Prozeß abklingen und damit ein Rückgang der den Ductus choledochus beeinträchtigenden Veränderungen erreicht werden kann. Nach Sarles und Sahel (1976) ist dies am ehesten vom Stenosetyp III zu erwarten, weniger vom Stenosierungstyp I (Vgl. Kapitel „*Cholangiographie*").

Indikation zur präoperativen Ikterus-Behandlung

Eine besondere Situation ist dann gegeben, wenn auf Grund allgemein gültiger Kriterien ein operativer Eingriff indiziert ist und die Voraussetzungen durch einen gleichzeitig bestehenden Ikterus kompliziert sind. Es ist die Frage nach der Effizienz einer präoperativen entlastenden Maßnahme zur Normalisierung von Gallenfluß und Leberfunktion sowie zur Vermeidung postoperativer Komplikationen. In aller Regel entsteht dieses Problem vor einer geplanten partiellen Duodenopankreatektomie bei gleichzeitiger distaler Stenosierung des Ductus choledochus.

Die Bedeutung einer präoperativen Entlastungsmaßnahme wird unterschiedlich eingeschätzt (Braasch und Gray 1977, Nakayama und Mitarb. 1978, Pitt und Mitarb. 1981, Norlander und Mitarb. 1972, Husemann 1983). Die Entscheidung wird im Einzelfall zu treffen sein, wobei die Abwägung des Für und Wider eine Reihe von Entscheidungskriterien zu berücksichtigen hat:

a) Die Ausgangssituation des Patienten
b) Die zur Verfügung stehenden Verfahren und deren Komplikationsraten
c) Die Grunderkrankung

Zu a): In Abhängigkeit von der Dauer und dem Ausmaß der Passagestörung im Bereich des Ductus choledochus entstehen klinisch manifeste Leberfunktionsstörungen, wobei die Beeinträchtigung der Blutgerinnung einen wichtigen und nicht zuletzt chirurgisch relevanten Aspekt darstellt. Eine gestörte Passage bedeutet aber auch die Zunahme der Infektgefährdung (Warshaw und Mitarb. 1967, Scott 1971); die septische Cholangitis stellt dabei die gravierendste, weil lebensbedrohliche Komplikation dar. Die Infektionswege sind gleichermaßen aszendierend und hämatogen, nicht selten aber auch apparativ iatrogen.

In aller Regel bleibt bei der chronischen Pankreatitis genügend Zeit, durch parenterale Ernährung die Stoffwechselstörungen zu bilanzieren und durch ausreichende Vitamin K-Substitution die Gerinnung zu normalisieren. Spontan auftretende septische Komplikationen sind die Ausnahme; sie allerdings machen eine sofortige Entlastungsmaßnahme erforderlich.

Zu b): Zur Durchführung einer präoperativen Entlastung stehen verschiedene Verfahren zur Verfügung. Als nicht operative Maßnahmen bieten sich die transduodenale, transpapilläre – (Zimmon und Clemett 1982), sowie die perkutane, transhepatische Drainage an (Teylen und Mitarb. 1977, Nakayama und Mitarb. 1978, Pollock und Mitarb. 1979, Rupp 1979). Hierbei kann nicht außer Acht bleiben, daß beide Verfahren mit einer nicht unerheblichen Komplikationsrate behaftet sind (Komplikationsraten zwischen 3,8 und 20%; Letalität zwischen 0,7 und 2,8% (Teylen und Mitarb. 1977, Pollock und Mitarb. 1979, Hagenmüller und Classen 1982, Classen und Hagenmüller 1983, Gordon und McLean 1983). Relativieren sich diese Komplikationsraten innerhalb des therapeutischen und vor allem des palliativen Vorgehens bei malignen Erkrankungen, so haben sie bei der Behandlung der chronischen Pankreatitis besonderes Gewicht. Tritt als Folge des Ikterus eine Cholangitis spontan auf oder aber als Komplikation der nicht operativen Drainageverfahren (iatrogene apparative Infektion), muß als wesentlichste Therapiemaßnahme ein ausreichender und ungestörter Gallenabfluß garantiert werden. Dies ist nur auf operativem Wege zu erreichen. Hier bietet sich das Einlegen einer T-Drainage ebenso wie die Anlage einer Cholecystostomie gleichermaßen an. Durch beide Verfahren wird der Gallenfluß gewährleistet und das prospektive Operationsgebiet nicht tangiert, was das spätere operative Vorgehen erleichtert.

Zu c): Immer wieder wird betont, daß ein operativer Eingriff bei bestehendem Ikterus häufiger von Komplikationen gefolgt ist als bei anikterischen Patienten (GILSDORF und SPANOS 1973, BRAASCH und GRAY 1977, DENNIN und Mitarb. 1981, KOYAMA und Mitarb. 1981, PITT und Mitarb. 1981, ANDRÉN-SANDBERG und IHSE 1983). Die Erfahrungen beziehen sich im wesentlichen auf Patientenkollektive mit malignen Erkrankungen. In unserem Falle geht es ausschließlich um Patienten, die bei bestehender gutartiger Erkrankung einem operativen Eingriff zugeführt werden sollen: Operabilität an sich ist gegeben und die Entscheidung über das Für und Wider einer präoperativen Entlastung basiert allein auf der „*Störgröße*" des Ikterus. Damit unterscheidet sich diese Situation wesentlich von der maligner Erkrankungen, bei denen vielmehr allgemeine Operabilitätseinschränkungen und der Gedanke der Palliation in den Mittelpunkt rücken. Im Zusammenhang mit der chirurgischen Behandlung der chronischen Pankreatitis gibt es keine gesicherten Hinweise, daß das operative Vorgehen durch das Vorhandensein eines Ikterus risikoreicher würde. Voraussetzung allerdings ist die adäquate präoperative Vorbereitung zur Normalisierung wichtiger Funktionen, einschließlich der Gerinnung.

Insgesamt stellt sich das Problem der eventuellen präoperativen Entlastung bei der chirurgischen Behandlung der chronischen Pankreatitis selten (CLASSEN und HAGENMÜLLER 1983). Eine Erhöhung des Operationsrisikos bei gleichzeitig bestehendem Ikterus ist noch nicht schlüssig erwiesen, insbesondere, wenn man ausschließlich vom Krankengut „*Chronische Pankreatitis*" und einer adäquaten präoperativen Vorbereitung der Patienten ausgeht. In den seltenen Fällen einer bereits bestehenden Cholangitis kann die chirurgische Entlastung mittels einer T-Drainage oder einer Cholecystostomie lebensrettend sein. Der eigentliche operative Eingriff – in aller Regel die partielle Duodenopankreatektomie – schließt sich im Intervall an.

Operationsindikation bei Stenosen des Gastrointestinaltraktes

Am häufigsten sind Duodenalstenosen, selten Kolonstenosen (linke Flexur). Einengungen im Bereich des Magens mit konsekutiver Passagestörung werden in der Regel durch Zysten verursacht (RÖSCH und Mitarb. 1981), ebenfalls aber eine seltene Komplikation. Derartige raumfordernde Zysten im Pankreaskopfbereich, ebenso wie Stenosierungen anderer Genese, sind der Rubrik „*Operationsindikation mit aufgeschobener Dringlichkeit*" zuzuordnen.

Duodenalstenosen entstehen entweder durch tumorös zystische Raumforderungen oder narbige Schrumpfungen. Nicht selten allerdings sind auch intramurale Duodenalwandzysten bzw. Hämatome für eine Lumeneinengung des Duodenums verantwortlich zu machen (BECKER 1980). Ähnlich wie beim Ikterus lassen sich bei der chronischen Pankreatitis sehr viel häufiger röntgenologische Veränderungen im Duodenum nachweisen als manifeste, funktionell wirksame Stenosen (RÖSCH und Mitarb. 1981). Im letzteren Fall ist die Operationsindikation zu stellen. GUILLEMIN (1972) berichtet, daß bei 9 von 63 Patienten mit chronischer Pankreatitis eine funktionell wirksame Duodenalstenose die Indikation zur Operation darstellte. Eine Duodenalenge ohne funktionelle Wirksamkeit bedarf nicht der operativen Behandlung. Ergeben sich allerdings Pankreaskopfveränderungen, die trotz aller diagnostischer Möglichkeiten hinsichtlich der Dignität unklar bleiben, muß eine operative Klärung herbeigeführt werden. Entsprechendes gilt für die seltene Kolonstenose. Ist diese Stenosierung allerdings funktionell wirksam, so ist, anders als bei der akuten Pankreatitis, mit einem spontanen Rückgang nicht zu rechnen. In der Regel bedarf die funktionell wirksame Kolonstenose einer operativen Behandlung (MAIR und Mitarb. 1976, HOFFMEISTER und TREDE 1977, WEISMANN und Mitarb. 1977, RÖSCH und Mitarb. 1981).

Operationsindikation bei Pankreaspseudozysten

In der Meinungsdivergenz zwischen abwartender Haltung (CZAJA und Mitarb. 1975, BUTT 1977) und frühzeitiger Operation (BECKER und Mitarb. 1968, THOMFORD und JESSEPH 1969, HARBRECHT 1972, HASTINGS und Mitarb. 1975, BRETHOLZ und Mitarb. 1979, HOFFMEISTER und REITER 1979, SCHRAMM und Mitarb. 1981) geht es zunächst um die Darlegung der Entscheidungskriterien. Den spontanen Verlauf abzuwarten kann aus zwei Gründen vorteilhaft sein:

a) Eine spontane Rückbildung wurde in 10–50% beobachtet (GONZALEZ und Mitarb. 1965, HARBRECHT 1972, BRADLEY und CLEMENTS 1975, SANKARAN und WALT 1975, GEBHARDT und Mitarb. 1978, POLLACK und Mitarb. 1978, BRADLEY und Mitarb. 1979).
b) In der ersten Phase des Zuwartens hat die Zyste die Gelegenheit zur Ausbildung einer soliden Wandung. Dies ist klinisch wie auch tierexperimentell belegt (WARREN und Mitarb. 1957, VAN HEERDEN und RE MINE 1975).

Gegen das allein abwartende Verhalten sprechen ebenfalls zwei Gründe:

a) die hohe Komplikationsinzidenz zwischen 30 und 40% (SANKARAN und WALT 1975, BRADLEY und Mitarb. 1979);
b) die differentialdiagnostische Möglichkeit von malignen zystischen Tumoren (MAHORNER und MATTSON 1931, BECKER und Mitarb. 1965).

Studien über den Spontanverlauf von Pankreaspseudozysten haben ergeben, daß insgesamt die Rate eintretender Komplikationen höher ist als die Rate der spontanen Rückbildung (HOLLENDER und Mitarb. 1975, BRADLEY und Mitarb. 1979). Allerdings ist dies abhängig von der Zeit. Insbesondere die Untersuchungsserie von BRADLEY und Mitarb. (1979) hat gezeigt, daß nur während der ersten 6 Wochen mit einer spontanen Regression zu rechnen ist. Nach 6 Wochen ist die Zystenwanderung so stabil, daß in der folgenden Zeit kaum noch eine Rückbildungsmöglichkeit gegeben ist. Die Komplikationsrate scheint aber nach 6 Wochen deutlich zuzunehmen. Selten kann es einmal zur Spontanheilung kommen, dann etwa, wenn sich eine Zyste durch Perforation in den Magen bzw. allgemein in den Gastrointestinaltrakt selbst drainiert (AMMANN 1968).

CERILLI und FARIS (1967) konnten die Gefährlichkeit einer zu frühen Operation anhand eigener Untersuchungsergebnisse aufzeigen. Sie fanden eine Operationsletalität von 60% vor der 6. Woche, dagegen nur 9%, wenn die Operation später erfolgte. CRASS und WAY (1981) unterscheiden zwischen *„akuten"* und *„chronischen"* Pseudozysten; letztere bezeichnen die Zysten als Folge der chronischen Pankreatitis. Während sie bei der akuten Zyste eher ein abwartendes Halten empfehlen, nicht zuletzt wegen einer größeren Rückbildungstendenz, sprechen sie sich für eine frühzeitige Operation der chronischen Pseudozysten aus.

Insgesamt kann daraus folgende Behandlungsempfehlung abgeleitet werden: Der Spontanverlauf symptomfreier Pankreaspseudozysten kann während der ersten 6 Wochen unter kontrollierten Bedingungen (Sonographie) abgewartet werden (CZAJA und Mitarb. 1975, BUTT 1977, BRADLEY und Mitarb. 1979). Nach dieser Zeit sollte eine unverändert nachweisbare Zyste der operativen Behandlung zugeführt werden. Bei bereits feststellbaren, durch die Zyste verursachten Beschwerden, besteht eine Operationsindikation mit aufgeschobener Dringlichkeit.

Von einer unverzüglichen operativen Intervention hängt bei auftretenden akuten Komplikationen (Blutung, Ruptur, Abszedierung) der Behandlungserfolg ab.

Ein besonderes Problem ergibt sich dann, wenn im Zusammenhang mit einer ERP unerwartet eine Zyste zur Darstellung gelangt. Diese Fälle sind heute, vor allem durch die Vorschaltung anderer diagnostischer Verfahren (Sonographie, Computertomographie) selten geworden. Die von DEMLING und CLASSEN (1975) aufgestellte Regel, nach der eine endoskopisch dargestellte Zyste innerhalb von 24 Stunden operiert werden muß, trägt der großen endoskopisch verursachten aszendierenden Infektionsgefährdung Rechnung.

BECKER und STOLTE (1976) haben bei Untersuchungen an Resektionspräparaten von Patienten, bei denen vor der Operation eine endoskopische Untersuchung durchgeführt worden war, in einem Großteil der Fälle mesenchymale Reaktionen und Blutungen feststellen können, als Zeichen der Reaktion auf die vorausgegangene Untersuchung. Diese morphologischen Veränderungen unterstreichen die Richtigkeit der Vorstellung, daß die endoskopische Untersuchung des Pankreasgangsystems Traumatisierungen und Reaktionen auslöst, die bei vorhandenen Zysten schwerwiegende Folgen haben können.

Die Regel der unverzüglichen Operation kann dennoch nicht uneingeschränkt gelten und hängt nicht unwesentlich von der Größe der Zyste ab. Unabdingbar allerdings ist die chirurgische Observation und Präsenz mit der Möglichkeit des unverzüglichen Eingriffes. Inwieweit Antibiotika einen Infekt verhüten können, ist zahlenmäßig nicht belegt worden. Ein Zweifel daran scheint angebracht, zumal die Antibiotika-Spiegel in der Zystenflüssigkeit in aller Regel nicht den nötigen Wirkspiegel erreichen können. Auf keinen Fall aber können sie ein Ersatz sein für die Notwendigkeit der strengen und lückenlosen Überwachung des Patienten.

Operationsindikation bei pankreatogenem Aszites

Die Ursache eines Aszites im Zusammenhang mit der chronischen Pankreatitis ist vielgestaltig. Häufig ist der Aszites die Folge einer portalen Hypertension bei koexistenter Leberzirrhose. In anderen Fällen ist der Aszites Folge einer lymphatischen Abflußbehinderung oder Folge von Zystenrupturen, Fissuren oder Fistelbildungen, wobei letztere am Pankreas selbst entstehen können. Neben dem Aszites bestehen nicht selten ein- oder beidseitige Pleuraergüsse (CAMERON und Mitarb. 1976, CAMERON 1978).

Häufig weisen die Patienten mit pankreatogenem Aszites Zeichen der Unterernährung auf; Hypalbuminämie und Anämie sind nahezu die Regel.

Die zunächst indizierte konservative Therapie zielt auf „Rekalorisierung bei" gleichzeitig entwässernden Maßnahmen. Zeigt der Aszites während einer 3–4-wöchigen konservativen Behandlung keine Besserung, dann sollte die Indikation zur Operation gestellt werden. Die chirurgische Behandlung besteht dabei in einer Beseitigung der Aszitesursache am Pankreas selbst, was entweder durch eine innere Drainage oder aber, je nach Befund, eine Resektion erreicht werden kann (CAMERON und Mitarb. 1969, SMITH und Mitarb. 1973, CAMERON 1978, WALT und Mitarb. 1982).

Perioperative Phase

Präoperative Vorbereitung

Nur selten ist beim Krankheitsbild der chronischen Pankreatitis die akute Notfallsituation gegeben und damit der operative Eingriff unverzüglich durchzuführen. Lediglich Komplikationen, wie Blutungen, Rupturen bzw. Infektionen machen dies erforderlich.

In diesen Fällen gelten die präoperativ zu treffenden Maßnahmen den durch die akute Situation entstandenen Veränderungen entsprechend den Richtlinien bei der Versorgung eines akuten chirurgischen Notfalls (Kontrolle der Kreislaufparameter, Substitution von Flüssigkeit, gegebenenfalls von Volumen- bzw. Blutkomponenten, Bilanzierung des Elektrolyt- und Säurebasenhaushaltes; Überwachung der Atmung).

In der Mehrzahl handelt es sich um elektive chirurgische Eingriffe mit klarer therapeutischer Zielsetzung. Der Operationszeitpunkt ist planbar. Wie vielfach belegt, hängt das operative Risiko ganz wesentlich vom Ernährungszustand des Patienten ab (HOLTER und FISCHER 1977, SHIZGAL 1978, HEATLEY und Mitarb. 1979, MULLEN und Mitarb. 1980, MÜLLER und Mitarb. 1982). Das Serum-Albumin reflektiert diesen Zusammenhang am deutlichsten. Somit muß die Zeit bis zur Durchführung des operativen Eingriffes dazu genutzt werden, die Ernährungssituation des Patienten zu optimieren. Nicht selten sind auch unter stationären Bedingungen der oralen Nahrungsaufnahme wegen der dadurch verursachten Schmerzzustände Grenzen gesetzt. In diesen Fällen ist die Durchführung einer hochkalorischen parenteralen Ernährung unausweichlich (ca. 3000 Kalorien). Auf Grund ernährungsphysiologischer Erkenntnisse hat diese kalorische Substitution über mindestens 8–10 Tage zu erfolgen, um dem Organismus während dieser Zeit die notwendigen adaptativen Stoffwechselveränderungen zu ermöglichen. An die Bereitstellung von Vitaminen und gegebenenfalls Spurenelementen (Magnesium, Zink) ist zu denken.

Nicht selten wird man die Erfahrung eines therapeutischen Nebeneffektes der parenteralen Ernährung machen können: Das oft schon wenige Stunden nach Beginn der parenteralen Ernährung festzustellende Nachlassen bzw. gänzliches Verschwinden der Schmerzsymptomatik (SARLES und Mitarb. 1978).

Die parenterale Ernährung sollte insgesamt so lange durchgeführt werden, bis sich die Ernährungssituation des Patienten gebessert bzw. stabilisiert hat (Zunahme mehrerer Kilogramm). Hierbei ist besonders auf die Normalisierung des Serum-Albumins zu achten. Der immer wieder anzutreffenden Vorstellung, daß durch Gabe von Humanalbumin oder Frischplasma die Eiweißmangelsituation zu kompensieren sei, muß entschieden entgegengehalten werden, daß hierdurch bestenfalls ein kosmetischer Effekt zu erzielen ist, nicht aber eine wirkliche Verbesserung der Ausgangssituation bzw. eine Normalisierung der präoperativen Stoffwechsellage.

Anästhesiologische Gesichtspunkte

Anästhesiologische Gesichtspunkte sollen nur insofern Erwähnung finden, als sie für das Patientengut „*Chronische Pankreatitis*" besondere Beachtung erforderlich machen.

In vielen Fällen ist es notwendig, durch parenterale Ernährung die defizitäre Stoffwechsellage zu bilanzieren. Dies wird erreicht durch tägliche präoperative Applikation von Kalorien (2500–3000) in ausgewogener Zusammensetzung bezüglich der Basisenergieträger Kohlehydrate und Fette einerseits sowie Aminosäuren andererseits, wobei vor allem an die ausreichende Substitution essentieller Fettsäuren gedacht werden muß. Bei ausgeprägter Reduzierung des Ernährungszustandes wird eine hochkalorische parenterale Ernährung notwendig, um durch Normalisierung des Stoffwechsels das operative Risiko zu vermindern. Das Serum-Albumin ist hierbei ein wichtiger und bezüglich der operativen Risikoeinschätzung verläßlicher Prädikator.

Die ersten postoperativen Tage sind gekennzeichnet durch die postaggressive Stoffwechselsituation: die Ansprechbarkeit gegenüber dem Insulin ist vermindert. Die antiinsulinären Hormone, wie das Wachstumshormon, das ACTH, die Katecholamine, Glucokortikoide sowie das Glucagon gewinnen deutlich an Einfluß. Die Folge dieser hormonellen Dissoziation sind Glucoseverwertungsstörungen mit Neigung zur Hyperglykämie und Glucosurie, eine gesteigerte Proteinolyse sowie eine Gluconeogenese und eine vermehrte Lipolyse mit konsekutiver Hyperketonämie.

Die unmittelbar postoperative Infusionsplanung hat diesen veränderten Stoffwechselbedingungen Rechnung zu tragen. Im allgemeinen empfiehlt es sich, sich während des ersten postoperativen Tages, neben der Applikation von ca. 500 Kalorien (Kohlehydrate) auf die Flüssigkeits- und Elektrolytsubstitution zu beschränken. Während der folgenden 2–3 Tage kann das Kalorienangebot schrittweise bis zum Erreichen der vollen Kalorienmenge (ca. 2500–3000) gesteigert werden. Ab dem 3.–4. postoperativen Tag ist auch die Zufuhr von Fett zur Komplettierung des kalorischen Spektrums sinnvoll. Hierbei wird versucht, den katabolen Stoffwechselvorgängen durch Infusion hochkonzentrierter kohlehydrat- und aminosäurehaltiger Lösungen entgegen zu wirken.

Wenn auch eine konkomitierende Leberzirrhose bei bestehender chronischer Pankreatitis eher selten ist, so hat man doch mit alkoholtoxischen Leberschädigungen zu rechnen. Diese müssen bei der Auswahl der Narkotika berücksichtigt werden. Unter diesen Gesichtspunkten ist zu prüfen, inwieweit im Einzelfall der Neuroleptanalgesie der Vorzug zu geben ist. Während sich eine Narkose mit Halothan nicht empfiehlt, sind durch neuere Narkotika, wie dem Isofluran, auch unter diesen Voraussetzungen Inhalationsnarkosen wieder möglich geworden.

Immer wieder stellt sich bei diesen Patienten ein Problem durch ein möglicherweise auftretendes Alkoholentzugsdelir. Nachdem der operative Eingriff meist zeitlich planbar ist, sollte das Abklingen des Delirs abgewartet werden. Mit vielerlei Gefahren verbunden und nicht immer leicht therapierbar, sind postoperativ auftretende delirante Zustände. Die ohnehin belastete postoperative Phase wird dadurch zusätzlich beeinträchtigt und gefährdet. Verläßliche Therapeutika stehen nicht zur Verfügung bzw. sind mit nicht unerheblichen Nebenwirkungen behaftet. So wirken sich Clomethiazol-Präparate in der postoperativen Phase nicht selten ungünstig auf die Beatmungssituation aus. Die wirksamste Verhütung eines Alkoholentzugsdelirs ist durch frühzeitige intravenöse Gabe von Alkohol selbst zu erreichen, welcher in Dosen von 80–100 g/die der Infusion zugesetzt wird. Bei Anwendung dieser Maßnahme könnte man durchaus einen Widerspruch vermuten zu der Maxime des generellen Alkoholverbotes. Diese Maxime sollte auch nicht angetastet werden. Vielmehr geht es darum, die Gleichzeitigkeit der Entzugs-und der postoperativen Phase aufzuheben und die Belastungen, die sich mit dem Entzug verbinden, auf eine spätere Zeit zu verlegen. Eine besondere Gefährdung entsteht aus der wenige Tage dauernden Alkohol-Medikation in aller Regel nicht. Hinzuweisen wäre in diesem Zusammenhang auf die völlig unterschiedliche Wirkung des Alkohols auf das Pankreas je nach Applikationsart. Die intravenöse Verabfolgung läßt den sekretionsstimulierenden Effekt, im Gegensatz zur oralen Applikation, völlig vermissen (DREILING und Mitarb. 1952, PRESTON und KUKRAL 1962, WALTON und Mitarb. 1965).

Patienten mit chronischer Pankreatitis haben nicht selten meist linksseitige, basale pleurapulmonale Affektionen: Streifenatelektasen, Infiltrationen oder auch Ergußbildungen. Daraus resultiert die Notwendigkeit einer optimalen präoperativen Vorbereitung sowohl durch eine regelmäßige krankengymnastische Betreuung als auch durch den Einsatz maschineller auxiliärer Atemhilfen (Beatmungsinhalation mit druckbegrenzter Respiration). Während der Operation wird zu entscheiden sein, inwieweit die Verwendung eines PEEP (positiver endexspiratorischer Druck) die Beatmungssituation verbessern kann. In diesem Zusammenhang soll auch die Möglichkeit der Periduralanästhesie (evtl. prolongierte Katheter-Periduralanästhesie) Erwähnung finden, deren Vorteil nicht nur in der Einsparung von Narkotika zu sehen ist, sondern vor allem in der postoperativen Verbesserung und Erleichterung der Atmung.

Pankreaseingriffe sind nicht selten mit größeren intraoperativen Blutverlusten verbunden, wobei sie im wesentlichen aus zwei Größen resultieren, den technischen Schwierigkeiten (proportional) und der Erfahrung des Operateurs (reziprok). Ein anderer Aspekt betrifft die oft mehrstündigen Eingriffe, bei denen per se mit großen Flüssigkeitsverlusten zu rechnen ist. Neben der notwendigen Bilanzierung des Wasser-, Elektrolyt- und Säurebasenhaushaltes, müssen die Blutverluste ausgeglichen werden. Dies geschieht in aller Regel durch die Gabe von Erythrozytenkonzentraten mit gleichzeitiger Substitution von Gerinnungsfaktoren in Form von Fresh-Frozen-Plasma-Infusionen. Frischblut sollte nur bei gezielten Indikationen, etwa bei einer bestehenden Thrombozytopenie, Verwendung finden.

Antibiotika – Prophylaxe und Therapie

Während der letzten Jahre sind neue Richtlinien hinsichtlich des Einsatzes von Antibiotika erarbeitet und durch umfangreiche Studien belegt worden. Hierbei wurde vor allem der Begriff der Antibiotika-Prophylaxe definiert und die Indikationsbereiche abgesteckt. Eine Antibiotika-Therapie setzt eine bestehende Infektion voraus; eine Antibiotika-Prophylaxe soll einen solchen verhindern, wobei ihr Einsatz dann berechtigt ist, wenn mit einer potentiellen Kontamination zu rechnen ist. Hierbei spielen die Überlegungen über die Wechselbeziehungen von Infektiosität des Erregers und der Abwehrlage des Patienten insofern eine Rolle, als man geneigt ist, um so großzügiger mit der Indikation zu einer Antibiotika-Prophylaxe zu verfahren, je mehr die Abwehr des Patienten eingeschränkt ist.

Während für viele chirurgische Bereiche der Stellenwert der Antibiotika-Prophylaxe definiert und durch entsprechende Studienergebnisse begründet ist, sind systematische Untersuchungen für die Pankreaschirurgie nicht verfügbar. Dennoch lassen sich aus den Erfahrungen mit anderen Organbereichen (Kolon, Gallenwege, Magen) ebenso wie aus allgemeinen, theoretischen Überlegungen Verhaltensweisen auch für die chirurgischen Eingriffe am Pankreas ableiten.

Antibiotika-Prophylaxe

Nach adäquater präoperativer Vorbereitung und nicht erkennbaren Risikofaktoren erfolgt ein operativer Eingriff am Pankreas ohne die Durchführung einer Antibiotika-Prophylaxe. Eine Antibiotika-Prophylaxe ist dann indiziert, wenn einerseits eine potentielle Kontamination zu erwarten ist und andererseits Faktoren definiert werden können, welche die Infektmanifestation begünstigen. Hierzu zählen ein reduzierter Ernährungszustand, eine diabetische Stoffwechsellage, ein langer operativer Eingriff oder zusätzliche, die Abwehrlage des Patienten beeinträchtigende Faktoren bzw. Begleiterkrankungen (KORNFIELD und ALBRITTEN 1961).

Mit einer potentiellen Kontamination ist vor allem dann zu rechnen, wenn operative Eingriffe den oberen Gastrointestinaltrakt (Magen, Duodenum, Jejunum) tangieren und gleichzeitig eine anacide Magensekretion nachweisbar ist (HÖGMANN und SAHLIN 1957, BARNES und Mitarb. 1960). Auch bei Stenosierungen des Ductus choledochus kann bei dem Vorhaben der operativen Behandlung eine Antibiotika-Prophylaxe sinnvoll sein (HETLIN und ELIOTT 1973, GUNN 1976, STONE und Mitarb. 1976, GUNN 1982). Auch wenn Stenosierungen des distalen Ductus choledochus klinisch inapparent sein sollten, ist dennoch häufig eine bakterielle Besiedlung nachweisbar (LITTENBERG und Mitarb. 1979).

Bei der Abschätzung des Für und Wider einer Antibiotika-Prophylaxe kann man durchaus die Meinung des *„in dubio pro"* vertreten. Abzulehnen allerdings ist die subjektive Variierung geltender Richtlinien für die Durchführung einer solchen Maßnahme. Die Vorteile einer richtig durchgeführten Antibiotika-Prophylaxe kehren sich dann um in die Nachteile, die mit einer konzeptionslosen Prophylaxe verbunden sind (vor allem Selektion und Resistenzentwicklung) (HERFARTH und Mitarb. 1979, BURDON 1982, KEIGHLEY 1982).

Die Richtlinien einer Antibiotika-Prophylaxe beinhalten:

a) Auswahl des Antibiotikums nach den zu erwartenden Keimen;
b) Erreichen eines perioperativen Antibiotika-Wirkspiegels (Applikation der ersten Dosis mit Narkoseeinleitung);
c) kurze Dauer der Antibiotika-Präsenz (insgesamt 2–3 Applikationen; keine beliebige Verlängerung;
d) systemische Antibiotika-Verabfolgung.

Antibiotika-Therapie

Die allgemeinen Richtlinien der Antibiotika-Therapie haben uneingeschränkt Gültigkeit. Die wenigen Fälle, in denen eine unmittelbar intraoperativ zu beginnende „*Blind-Therapie*" notwendig wird, umfassen im wesentlichen pankreatogene Abszeßbildungen und Cholangitiden. Die Effektivität der Antibiotika-Therapie bei diesen Komplikationen hängt jedoch nicht zuletzt von den eigentlichen operativ-therapeutischen Maßnahmen ab.

Operationstechnische Gesichtspunkte

Laparotomie

Eine Vielzahl von operativen Zugangswegen ist beschrieben worden. Es ist nicht notwendig, sie im einzelnen aufzulisten. Am häufigsten angewandt wird der Subkostal- oder der mediane Ober-Mittelbauchschnitt. Die schräge Eröffnung oder sogar seine Verlängerung in den Thorax im Sinne eines abdomino-thorakalen Zuganges bringt keine wesentlichen Vorteile (Abb. 102).

Die beste Übersicht, vor allem bei adipösen Patienten, bietet zweifellos der Subkostalschnitt, der nach links beliebig verlängert werden kann (GUILLEMIN und Mitarb. 1971, SCHREIBER und Mitarb. 1977). Bei Operationen im Bereich des Pankreasschwanzes kann durch das zusätzliche Einsetzen eines Rochard-Hakens die Übersichtlichkeit und damit die Zugangsmöglichkeit in die Milzloge deutlich verbessert werden (Abb. 103).

Das Pankreas liegt in der Bursa omentalis und bleibt zunächst dem Auge verborgen. Das Foramen Winslowi stellt den einzigen natürlichen Zugangsweg zur Bursa dar. Eine Exploration des Pankreas auf diesem Wege ist nicht möglich; sie ist in keinem Fall repräsentativ. Um die Inspektion und Palpation des Pankreas zu ermöglichen bedarf es einiger präparativer Schritte.

Eröffnung der Bursa omentalis

Durch Skelettierung des Ligamentum gastrocolicum, entfernt von den gastroepiploischen Arkaden, gelingt der Zugang in die Bursa omentalis. Durch rezidivierende Entzündungsschübe im Bereich des Pankreas kann die Bursa allerdings verlötet und die Magenhinterwand am Pankreas adhärent sein. Ein vorsichtiges Präparieren unter sorgfältiger Respektierung des Mesocolon transversum und vor allem der A. colica media-Äste wird den Zugang in die Bursa ermöglichen. Die Skelettierung des Ligamentum gastrocolicum ist bis zum Ligamentum gastrolienale möglich und weitet auf diese Weise die Einsichtsmöglichkeiten bis in den Recessus lienalis der Bursa.

Kocher'sches Manöver

Zur ergiebigen Exploration des Pankreaskopfes gehört die Möglichkeit der bi-

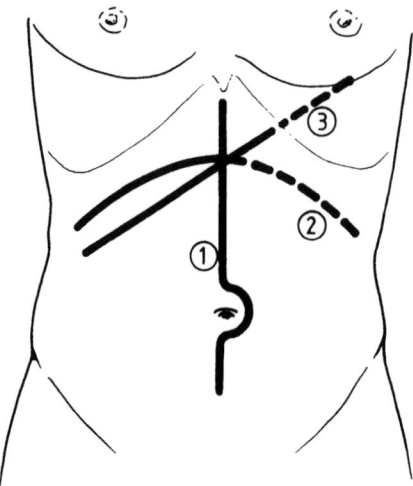

Abb. 102. Möglichkeiten der Laparotomie bei Pankreasoperationen. (1 = mediane Ober- und Mittelbauchlaparotomie, 2 = Rippenbogenrandschnitt, 3 = schräge Oberbauchlaparotomie mit der Erweiterungsmöglichkeit zur Abdominothorakotomie)

manuellen Palpation. Diese wird erst durch eine gemeinsame Mobilisation von Duodenum und Pankreaskopf möglich. Durch Incision des Peritoneums, dorsal der freien Circumferenz des Duodenums, gelangt man in eine leicht zu präparierende Schicht zwischen Pankreashinterfläche und V. cava. Zur Verbesserung der Übersicht ist mitunter die Mobilisierung der rechten Flexur erforderlich.

Die Mobilisierungsmöglichkeiten des Pankreaskopfes sind durch die Fixierung des Processus uncinatus an den periadventitiellen Strukturen der A. mesenterica

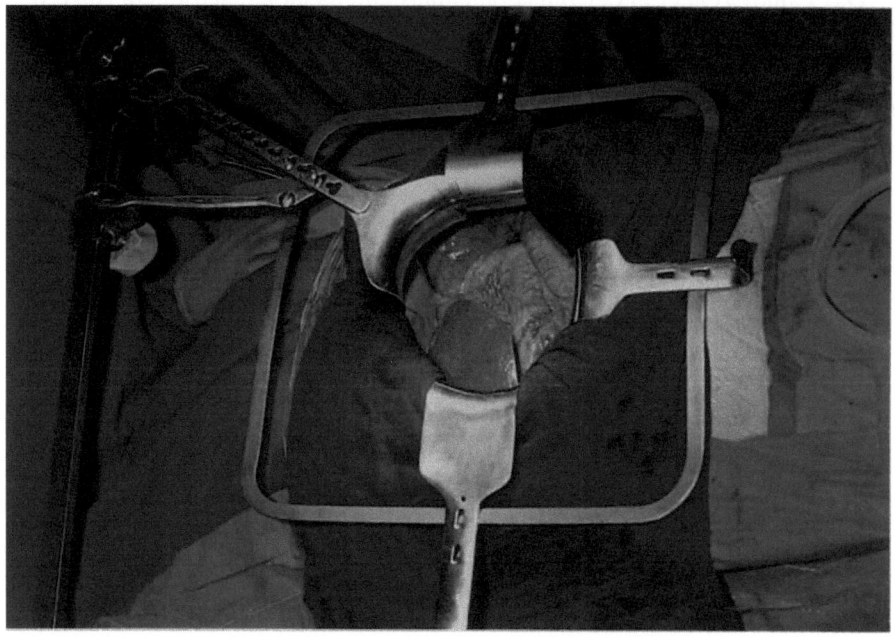

Abb. 103. Der richtig plazierte Rochard-Haken ermöglicht eine gute Einsicht in den subphrenischen Raum links (Milzlager)

superior sowie durch die direkte Verbindung mit dem Ligamentum hepatoduodenale eingeschränkt. Immerhin ist die so erreichte Mobilisierung ausreichend, um Inspektion und eine bidigitale Untersuchung des Pankreas zu ermöglichen.

Mobilisierung des Pankreasschwanzes

In aller Regel ist die Mobilisierung des Pankreasschwanzes als Voraussetzung zur Beurteilung krankhafter Veränderungen im distalen Pankreasbereich nicht erforderlich. Meist stellt die Pankreasschwanzmobilisierung den ersten Schritt eines therapeutischen Vorgehens in diesem Pankreasabschnitt dar, so etwa als vorbereitende Maßnahme einer geplanten Linksresektion.

Nach Durchtrennung des Ligamentum phrenico-lienale und ausreichender Skelettierung des Ligamentum colo-lienale, gelangt man in eine leicht zu präparierende Schicht zwischen Pankreashinterfläche und der Vorderseite der linken Niere. Durch die Skelettierung des Ligamentum gastrolienale einschließlich der Vasa gastricae breves wird die Mobilisierung des Pankreasschwanzes einschließlich der Milz komplett. Es gelingt jetzt die Ablösung des Pankreaskorpus und -schwanzes ohne Mühe bis in die Region des Truncus coeliacus und des Abganges der A. mesenterica superior. Bei den weiteren präparativen Schritten ist zu berücksichtigen, daß die arterielle Versorgung des Korpus und Schwanzes des Pankreas durch die A. lienalis einerseits und die A. pancreatico-dorsalis gewährleistet ist. Letztere nimmt ihren Ursprung meist aus der A. lienalis, seltener aus dem Truncus coeliacus oder der A. hepatica communis.

Intraoperative Diagnostik

Durch die Vielzahl der heute möglichen diagnostischen Verfahren – prä- und intraoperativ – läßt sich in über 99% eine sichere Diagnose stellen (FITZGERALD und Mitarb. 1978, SEIFERT und KLÖPPEL 1979). Gleichzeitig, und dies ist nicht weniger von Bedeutung, wird durch die Darstellung der intra- und extrapankreatischen morphologischen Veränderungen eine individuelle Therapieplanung ermöglicht.

Inspektion und Palpation

Nach Freilegung des Pankreas durch entsprechende chirurgische präparative Schritte kann die Inspektion und Palpation erfolgen. Die Durchführung des Kocher'schen Manövers ermöglicht eine bidigitale Palpation des Pankreaskopfes. Schon hierbei werden Adhäsionen und perifokale entzündliche Reaktion erkennbar. Die Größe der einzelnen Organabschnitte kann ebenso eingeschätzt werden, wie die Konsistenz des Parenchyms, welche lokal oder disseminiert Veränderungen aufweisen kann.

Zystische Veränderungen können lokalisiert und abgegrenzt werden. Fibrosen bzw. Sklerosen gehen in der Regel mit einer Atrophie, bzw. Verhärtung des Organs oder umschriebener Organbezirke einher.

Neben dem Pankreas selbst trägt die Inspektion des Umfeldes zur Einschätzung der Erkrankung bei. Lymphknotenvergrößerungen können festgestellt werden. Verdächtige Lymphknoten werden exstirpiert und unter Schnellschnittbedingungen histologisch untersucht. Hieraus lassen sich zusätzliche Informationen über das Krankheitsgeschehen, insbesondere der Dignität gewinnen. Natürlich ermöglichen Inspektion und Palpation nur Hinweise und keine schlüssigen Beweise für die zu Grunde liegende Erkrankung, es sei denn, daß histologisch nachweisbare Lymphknotenmetastasen das Vorliegen eines Pankreaskarzinoms eindeutig nachweisen lassen. In vielen Fällen verbirgt sich hinter einem, für ein Karzinom gehaltenen Befund, lediglich eine benigne Erkrankung – vice versa (GUDJONSSON und Mitarb. 1978, LEE 1982).

Intraoperative Cholangiographie

Meist ist bereits vor der Operation die cholangiographische Abklärung der Gallenwege erfolgt. Der präoperativen intravenösen Cholangiographie sind jedoch Grenzen gesetzt, nachdem bei einem Bilirubin von mehr als ca. 4 mg% keine Aussage von dieser Untersuchungsmethode zu erwarten ist. In diesen Fällen ist die intraoperative Abklärung der Gallenwege einfach zu erreichen.

Jeder Verdacht auf eine Beeinträchtigung des distalen Choledochus, oft erkenntlich an einer Dilatation der extrahepatischen Gallenwege, macht die cholangiographische Abklärung notwendig. Nicht selten lassen sich aus der Art der strukturellen Veränderungen im Bereich des distalen Choledochus Hinweise auf die Dignität des stenosierenden Prozesses gewinnen. Durch Punktion sowohl der Gallenblase als auch des Ductus choledochus kann die Kontrastmitteldarstellung des distalen Gallenhauptganges erzielt werden. Ist eine für die weitere chirurgische Therapieplanung wichtige Klärung auf diese Weise nicht herbeizuführen, kann eine intraoperative Cholangioskopie und schließlich eine transduodenale Papillenrevision notwendig werden.

Choledochoskopie

Die intraoperative Choledochoskopie ermöglicht, die Innenwandstrukturen des distalen Ductus choledochus durch Inspektion und schließlich durch Biopsieentnahme unmittelbar zu beurteilen. Innerhalb der Gallenchirurgie hat dieses Untersuchungsverfahren ihren festen diagnostischen Stellenwert. Sie vermag in der Pankreaschirurgie einen wichtigen Beitrag bei der Beurteilung tumoröser Pankreaskopfprozesse zu liefern, die in unmittelbarer Beziehung zum intrapankreatisch verlaufenden distalen Ductus choledochus stehen (Abb. 104).

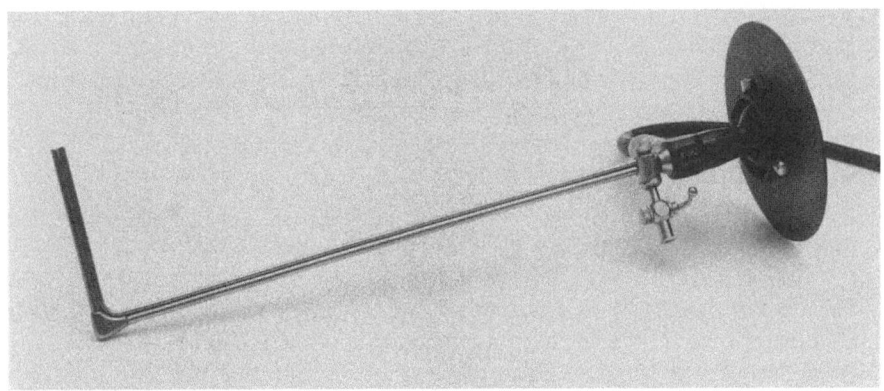

Abb. 104. Choledochoskop

Cholangiomanometrie

Ausgehend von der Überlegung, daß biliäre Erkrankungen, vor allem Veränderungen im Bereich der Papille, mit einer chronischen Pankreatitis assoziiert sein können, ist es von Bedeutung, morphologische und funktionelle Veränderungen im Gallenwegssystem, einschließlich der Papille, zu dokumentieren.

In diesem Zusammenhang wird immer wieder auf die Bedeutung der Cholangiomanometrie hingewiesen (CAROLI 1946, DANIEL 1972, WHITE 1972, TONDELLI und Mitarb. 1980, KUHL und DORNER 1982). Es wird dabei betont, daß in ca. 5% kleine Papillensteine bzw. Papillenstenosen durch dieses Untersuchungsverfahren identifiziert werden können. Die Ansichten darüber sind allerdings geteilt, zumal durch die zusätzliche Möglichkeit der intraoperativen Cholangioskopie morphologische Veränderungen im Bereich der Papille sehr gut zur Darstellung gebracht werden können. Die Untersuchungsergebnisse der Cholangiomanometrie bleiben relativ hinsichtlich ihrer Einordnung in das kausale pathogenetische Verständnis der Entstehung einer chronischen Pankreatitis. Nicht jede Papillenstenose verursacht zwangsläufig eine chronisch-entzündliche Pankreaserkrankung. Hinzu kommt, daß eine funktionelle Störung in aller Regel ihr morphologisches Substrat hat, welches durch die intraoperative Cholangiographie bzw. Choledochoskopie eruriert und das jeweilige Ausmaß dargestellt werden kann.

Unmittelbare Konsequenzen für die chirurgische Therapie ergeben sich aus dem alleinigen Untersuchungsergebnis der Cholangiomanometrie nicht. Somit ist sie letztlich als fakultative und bestenfalls komplementäre Untersuchungsmethode anzusehen.

Intraoperative Pankreaticographie

Eine operativer Therapieplanung bei der Behandlung der chronischen Pankreatitis ist nicht ohne genaue Kenntnisse über die im Einzelfall vorliegenden morphologischen Veränderungen des Pankreasganges möglich (DOUBILET und Mitarb.

1955, Lamy und Mitarb. 1968, Leger und Mitarb. 1974). Die Morphologie des Ductus pancreaticus ist Teil und Ausdruck des chronisch destruktiven Entzündungsprozesses. Von der Einbeziehung vorhandener Gangveränderungen in das therapeutische Konzept hängt nicht unwesentlich der operative Erfolg ab. „*Le bilan pré-opératoire puis le per-opératoire vont cependant aider dans la recherche du ‚bon choix'*" (Clot 1978).

Nicht immer gelingt die Darstellung des Pankreasganges präoperativ, so daß sie intraoperativ nachgeholt werden muß. Die intraoperative Pankreaticographie wurde von Leger 1951 und etwa zur selben Zeit von Doubilet in das perioperative Management eingeführt (Doubilet und Mullholland 1951). Die Gefährlichkeit dieser diagnostischen Maßnahme, auf die Pollock (1958) zunächst hingewiesen hatte, ist dann nicht gegeben, wenn schonend und ohne größere Traumatisierungen vorgegangen wird (Keddie und Nardi 1965, Cooper und Williamson 1983).

Verschiedene Verfahren sind beschrieben worden, das Ziel der intraoperativen Pankreasgangdarstellung zu erreichen. Bei dilatiertem Pankreasgang ist es möglich, nach palpatorischer Lokalisierung, diesen direkt zu punktieren (Abb. 105, 106 a). Auch ist eine Darstellung über eine palpatorisch zu lokalisierende Zyste möglich, nachdem Zysten in ca. 50% eine Kommunikation mit dem Pankreas-

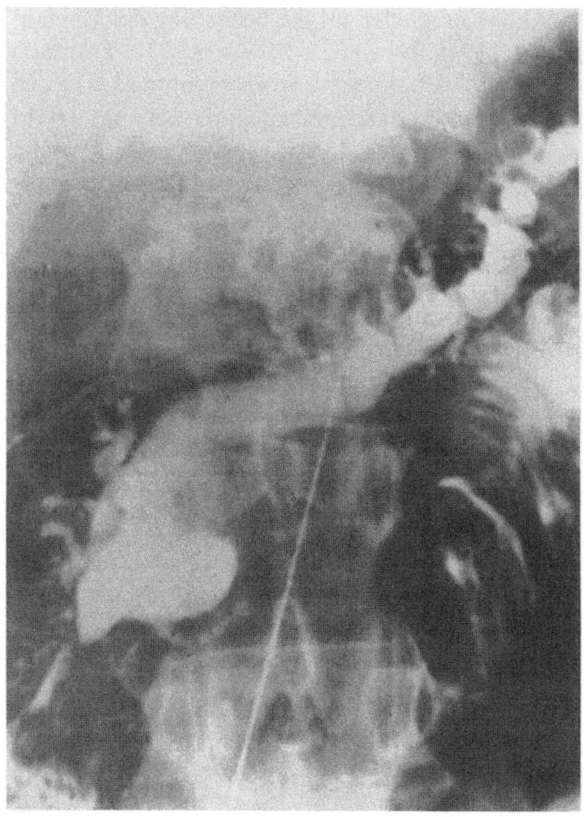

Abb. 105. Intraoperative Pankreaticographie durch Punktion des Pankreasganges

gang aufweisen (Abb. 107 a und b). Diese Verfahren sind somit ohne großen Aufwand und ohne zusätzliche eingreifende Maßnahmen durchführbar. Von PEIPER wird angegeben, daß im Falle der fehlenden Lokalisierbarkeit des Ductus pancreaticus über einen kleinen Querschnitt im Pankreasschwanzbereich die Darstellung des Ductus pancreaticus vorgenommen werden kann (FUCHS und Mitarb. 1972) (Abb. 106 b). Die Inzisionsstelle wird anschließend durch Naht verschlossen, sofern sie nicht durch den folgenden Eingriff selbst saniert wird (Fortfall durch Pankreasschwanzresektion oder Einbeziehen in die pancreaticojejunale Anastomose).

Aufwendigere Verfahren stellen die transduodenale, transpapilläre Pankreasgangdarstellung dar (KEDDIE und NARDI 1965) (Abb. 106 c), ebenso wie die Pankreasschwanzresektion und anschließende Kanülierung des Pankreasganges (Abb. 106 d). Diese eingreifenderen Methoden sind allerdings nur selten erforderlich, nachdem die zuvor beschriebenen Verfahren in aller Regel zum Erfolg führen. HAYES (1960) berichtet über eine Pankreasgangdarstellung über eine in den Ductus cysticus eingelegte Drainage, eine Cholangiographie also, bei welcher der Pankreasgang jedoch nur bei anatomisch vorgegebener „common channel"-Situation darstellbar ist.

Intraoperative Sonographie

Mit der intraoperativen Sonographie steht eine weitere Möglichkeit zur Verfügung, das Pankreas zu explorieren, Prozesse zu lokalisieren und abzugrenzen und weitere diagnostische Verfahren (Biopsie, Punktion) gezielt einzusetzen (LANE und GLAZER 1980, SIGEL und Mitarb. 1981, SIGEL und Mitarb. 1982). Unter Wegfall der großen und nicht selten undurchdringlichen Distanzen kann das Pankreas mit hohen Frequenzen und großer Auflösung direkt untersucht werden (SIGEL und Mitarb. 1982). Obwohl erste Erfahrungen diese Methode als durchaus hilfreich einschätzen lassen, kann von einem routinehaften oder gar konditionellen Verfahren noch nicht gesprochen werden. Nachdem die Erfahrungen des Untersuchers nicht unwesentlich am Erfolg dieser diagnostischen Maßnahme Anteil haben, wird ihr Stellenwert unterschiedlich eingeschätzt werden müssen.

Intraoperative Biopsie (Histologie)

Die diagnostische Trennschärfe zwischen benignen und malignen Erkrankungen der Bauchspeicheldrüse wurde durch die modernen Untersuchungsverfahren deutlich verbessert. In vielen Fällen gelingt die Dignitätsklärung im diagnostischen Vorfeld. Immer wieder allerdings sieht sich der Chirurg einem intraoperativen Befund gegenüber, der hinsichtlich der Klärung problematisch, der aber zur Festlegung des operativen Vorgehens klärungsbedürftig ist: „the surgeon's dilemma" (HERMANEK 1983).

Die Bedeutung der intraoperativen Biopsie wurde anhand einer Analyse von 623 Patienten von HERMANEK (1983) hervorgehoben. Es ergab sich eine diagnostische Sensitivität von 99,5% und eine Spezifität von 97,5% hinsichtlich des Kar-

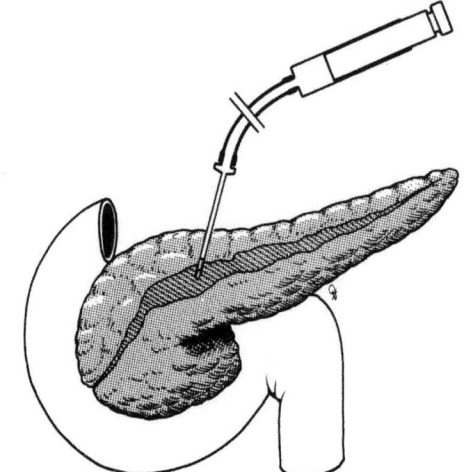

a

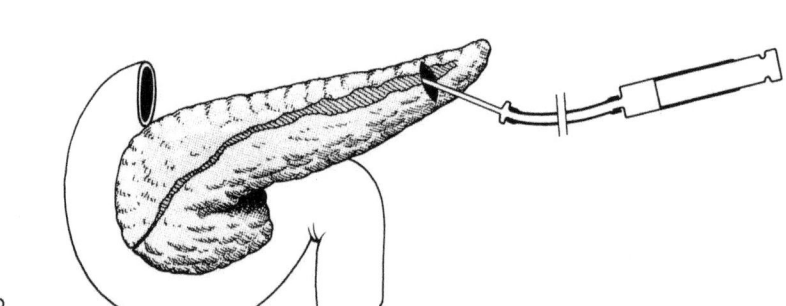

b

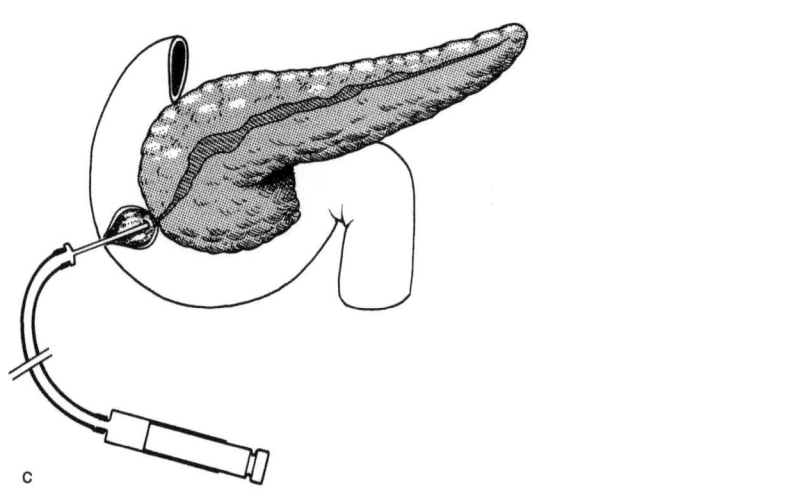

c

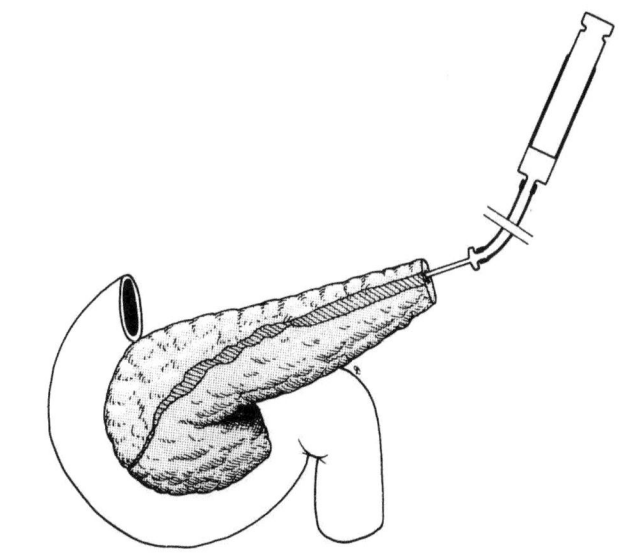

Abb. 106. a Intraoperative Pankreaticographie durch direkte Punktion des Pankreasganges, **b** Intraoperative Pankreaticographie über eine Querinzision im Bereich des Pankreasschwanzes, **c** Intraoperative, transduodenale Pankreaticographie, **d** Intraoperative Pankreaticographie nach Pankreasschwanzresektion

zinomnachweises. Die ansonsten unterschiedliche Bewertung dieses Verfahrens hängt einerseits von der Repräsentanz des entnommenen Gewebes ab, zum anderen von der Einschätzung der durch diese Maßnahme verursachten Komplikationsrate zwischen 0 und 40% (PROBSTEIN und Mitarb. 1950, SCHULTZ und SANDERS 1963, LUND 1969, FUCHS und Mitarb. 1972, BODNER 1973, ISAACSON und Mitarb. 1974, SPOHN und Mitarb. 1975, LIGHTWOOD und Mitarb. 1976, REUBEN und COTTON 1978, MOOSSA und DAWSON 1981, ROSAI 1981). BODNER (1973) berichtet von 11 Fisteln nach erfolgter Biopsie bei 37 Patienten, von zwei subphrenischen Abszessen, einer Blutung sowie einem Todesfall. Im Einzelfall wird es jedoch schwer zu entscheiden sein, inwieweit eine aufgetretene Komplikation als Folge der Biopsie oder Folge eventuell therapeutischer Maßnahmen am Pankreas selbst anzusehen sind (BEAZLEY 1981).

Die Furcht vor Komplikationen führt dazu, vor allem die Keilexzisionsbiopsie zu oberflächlich und eben somit nicht repräsentativ zu entnehmen, wodurch Karzinome unerkannt bleiben können (GLENN und THORBJARNARSON 1964). Dies ist wohl auch der Grund für die so unterschiedliche Einschätzung dieser diagnostischen Maßnahme, die zwischen der Bewertung *„treffsicher und komplikationslos"* (ISAACSON und Mitarb. 1974, ROSAI 1981, HERMANEK 1983), und *„unzuverlässig und komplikationsträchtig"* (FUCHS und Mitarb. 1972, SEIFERT und KLÖPPEL 1979) angesiedelt ist.

Von HERMANEK (1983) wird die Stanzbiopsie mit der Tru-Cut-Nadel empfohlen, mit der die Gewinnung eines 1,6 mm im Durchmesser großen Gewebszylinders möglich ist; Komplikationen wurden nicht beobachtet. Andere Autoren al-

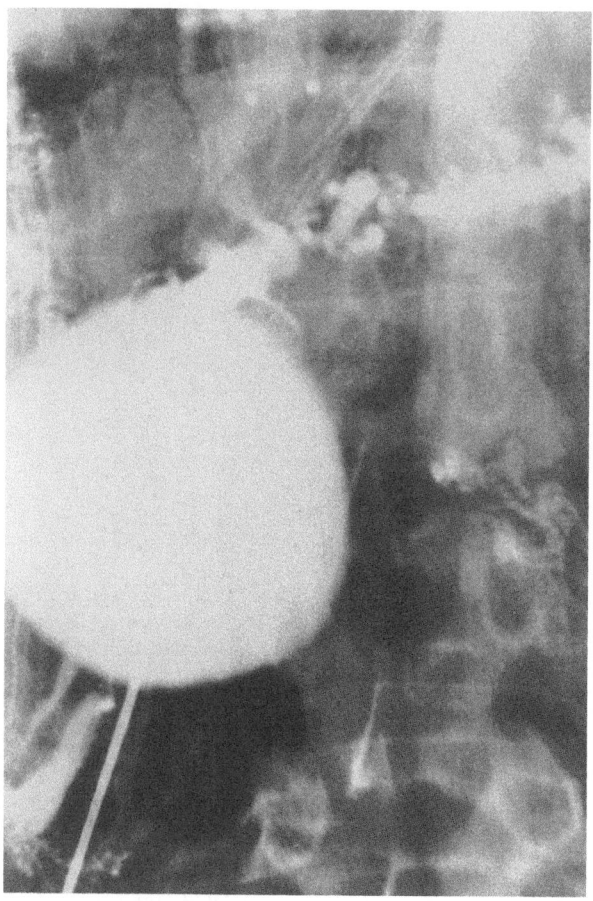

Abb. 107. a Intraoperative Zystenpunktion; die Zyste kommuniziert mit dem Pankreasgang

lerdings berichten von Komplikationen bis zu 10%, wobei es sich im wesentlichen um Blutungen und aufgetretene Pankreasfisteln bzw. Pankreatitiden und gelegentlich um Zystenbildungen handelt (REUBEN und COTTON 1978, SEIFERT und KLÖPPEL 1979). Von TWEEDLE (1979) wird die transduodenale, von HESS (1969) die Pankreaspunktion via Ductus choledochus bei im Pankreaskopf lokalisierten Prozessen empfohlen. Beide Verfahren sollen sich durch eine wesentlich niedrigere Komplikationsrate auszeichnen.

Die Biopsie des Pankreas erfolgt erst nach durchgeführter Umfelddiagnostik, wobei insbesondere vergrößerte Lymphknoten der histologischen Untersuchung unter Schnellschnittbedingungen zugeführt werden. Zur Vermeidung von Komplikationen bei der Biopsie am Pankreas soll dieses präparatorisch freigelegt sein und unter Sicht und räumlicher Abschätzung gezielt erfolgen. Aufgetretene Blutungen lassen sich in aller Regel durch kurzzeitige Tamponade stillen.

In Tabelle 34 sind die in der Literatur mitgeteilten Werte über die diagnostische Treffsicherheit und die dabei festgestellte Komplikationsinzidenz dargestellt.

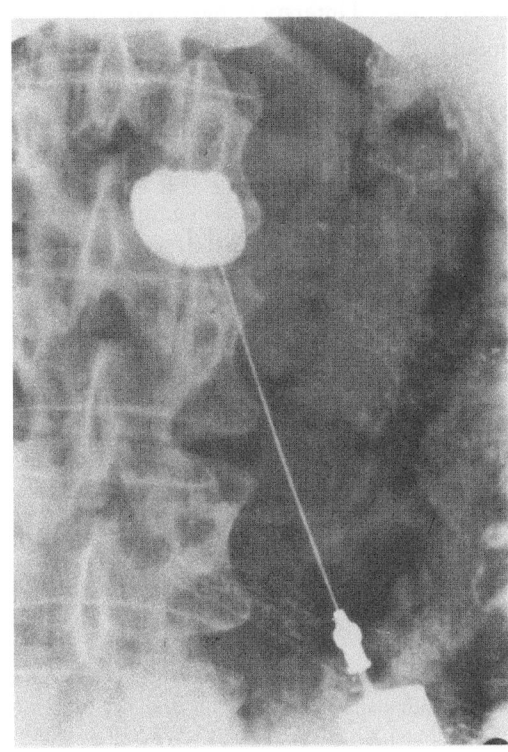

Abb. 107. b Intraoperative Zystenpunktion; keine Kommunikation mit dem Pankreasgang

Intraoperative Zytologie

Wegen der immer wieder angegebenen Komplikationen bei der Durchführung der Stanz- bzw. Keilbiopsie wurde die Feinnadel-Aspirationsbiopsie entwickelt, welche eine zytologische Beurteilung des Punktates ermöglicht. Die Auswertung ist jedoch an die Präsenz eines erfahrenen Zytologen gebunden, was die allgemeine Anwendung dieses Verfahrens wesentlich einschränkt. Die Komplikationsrate ist sehr gering. SIMMS und Mitarb. (1982) berichten zwar über eine

Tabelle 34. Treffsicherheit und Komplikationsinzidenz der intraoperativen Biopsie (Histologie)

Autor	Jahr	Treffsicherheit %	Komplikationsinzidenz %
SPJUT und RAMOS	1957	88	4,4
SCHULTZ und SANDERS	1963	65	9,5
FORSGREN und Mitarb.	1968	92	2,0
LUND	1969	80	20,0
BODNER	1973	46	40,0
GEORGE und Mitarb.	1975	88	0
TWEEDLE	1979	86	0
HERMANEK	1983	100	0

durch dieses Untersuchungsverfahren verursachte Pankreasfistel; es dürfte sich jedoch dabei um eine Einzelbeobachtung handeln.

Im Idealfall ist mit einer hohen Treffsicherheit zu rechnen, wobei die Sensitivität zwischen 78 und 98% angegeben wird (TRAVERSO und Mitarb. 1979, GOODALE und Mitarb. 1981) (Tabelle 35).

Bei sorgfältiger Durchführung der Stanzbiopsie (Histologie) zur Vermeidung von Komplikationen, ist allerdings das histologische Verfahren der zytologischen Methode überlegen (HERMANEK 1983). Die diagnostischen Voraussetzungen und die lokalen Verhältnisse werden im Einzelfall über das Vorgehen entscheiden.

Tabelle 35. Treffsicherheit der intraoperativen Aspirationszytologie

Autor	Jahr	Diagnostische Treffsicherheit %
ARNESJÖ und Mitarb.	1972	89
KOIVUNIEMI und Mitarb.	1972	95
BODNER	1973	79
FORSGREN und ORELL	1973	97
LEDERER und BODNER	1974	93,5
KLINE und NEAL	1975	89
SHOREY	1975	100
FREDERICKSEN und THOMMESEN	1976	72
HASTRUP und Mitarb.	1978	90
ISHE und Mitarb.	1979	91
WILLEMS und LÖWHAGEN	1980	82
BODNER und Mitarb.	1982	88,8

Nahtmaterial

Es gibt wenig Hinweise in der Literatur über die Verwendung von Nahtmaterialien in der Pankreaschirurgie und offensichtlich handelt es sich hierbei um ein untergeordnetes Problem. Vor der Wichtigkeit der Auswahl des Nahtmaterials rangiert die Sorgfalt der Gewebsbehandlung, beginnend bei der Präparation und endend in dem rekonstruktiven Anlegen der Anastomosen. Gerade bei der Herstellung von Anastomosen kann es als eine allgemeine chirurgische Erfahrung gelten, daß die Technik – und hierbei realisiert sich die Erfahrung des Operateurs – wichtiger ist als die Frage des Nahtmaterials und schließlich auch der Art der Anastomose, wobei in aller Regel mehrere Möglichkeiten der Anastomosenbildung gegeben sind.

Die Vorstellung, daß bei pancreatico-jejunalen Anastomosen nichtresorbierbares Nahtmaterial größere Sicherheit gewährt, wie gelegentlich vermutet, wird (SARLES und SARLES 1965) ist nicht erwiesen. Zwei Gesichtspunkte spielen vermutlich in der Beurteilung des Nahtmaterials bei der Verwendung am Pankreas eine Rolle: die Haltbarkeit sowie die Verursachung lokaler entzündlicher Reaktionen. Auf Grund von in vitro-Untersuchungen konnten MIZUMA und Mitarb. (1977) zeigen, daß Seide- und Nylonfäden auch in Gegenwart von aktivierten Pankreassekret ihre Festigkeit uneingeschränkt beibehalten. Nahtmaterial aus Polyglycolsäure erfährt eine Reduktion der Reißfestigkeit auf ca. ein Drittel des Normalwertes. Catgut und Chromcatgut erfahren innerhalb von 24–48 Stunden eine nahezu völlige Auflösung. SÁPY (1982) untersuchten tierexperimentell die nahtmaterialbedingte Bindegewebsreaktion. Hierbei kamen sie zu dem Ergebnis, daß polyglycolsäure- und polyesterhaltiges Nahtmaterial im Vergleich zu Catgut, Seide und Supramid zu deutlich geringeren bindegewebigen Veränderungen führen.

Es kann daraus gefolgert werden, daß sich die Verwendung von Catgut und Chromcatgut beim Anlegen von Pankreasanastomosen verbietet. Es liegt zwar nahe anzunehmen, daß resorbierbare Fäden auf Grund der enzymatischen Aktivität des Pankreassekretes ein Teil ihrer Festigkeit einbüßen, dennoch kann davon ausgegangen werden, daß sie die Zeit bis zur bindegewebigen Umwandlung des Fibrins zeitlich ausreichend überbrücken. Hierbei muß wohl berücksichtigt werden, daß die in vitro-Untersuchungen von MIZUMA und Mitarb. (1977) nicht uneingeschränkt auf die in vivo-Situation zu übertragen sind, zumal davon ausgegangen werden kann, daß der durch das Pankreasparenchym geführte Faden nicht während der gesamten Folgezeit mit aktiviertem Pankreassekret konfrontiert ist. Hervorzuheben ist die geringe bindegewebige Reaktion des resorbierbaren Fadenmaterials. Es scheint somit nichts gegen die generelle Verwendung resorbierbaren Nahtmaterials in der Pankreaschirurgie zu sprechen.

Bei der Auswahl der Fadenstärke wird man sich im wesentlichen von der Konsistenz des Gewebes leiten lassen. Geht es allerdings um die Vermeidung späterer Komplikationen so wird es auch hier darauf ankommen, jede zusätzliche und überflüssige Traumatisierung zu vermeiden, wobei insbesondere jedes Ausreißen von Nähten schwerer wiegt als die Überlegungen über die Fadenstärke. Der Erfolg resultiert schließlich nicht aus Reglements hinsichtlich Nahtmaterial und methodischer Möglichkeiten, sondern vielmehr aus den Prinzipien der Sorgfalt und der Technik.

Anastomosentechniken

Pankreatico-jejunale Anastomose

Die pankreatico-jejunale Anastomose ist Bestandteil verschiedener operativer Verfahren. In der rekonstruktiven Phase der partiellen Duodenopankreatektomie (Whipple'sche Operation) ist sie meist die erste von drei bis vier notwendig werdenden Anastomosen und wird in aller Regel termino-terminal angelegt. Als die sicherste Form hat sich die sogenannte Teleskop-Anastomose herausgestellt, wie sie in Abbildung 108 a–d und 109 dargestellt ist (MACHADO und Mitarb. 1980). Eine einreihige Naht mit Einzelknopfnähten fixiert zunächst das freie Ende des Jejunums an die Randung der freien Pankreasschnittfläche. Nach Legen von

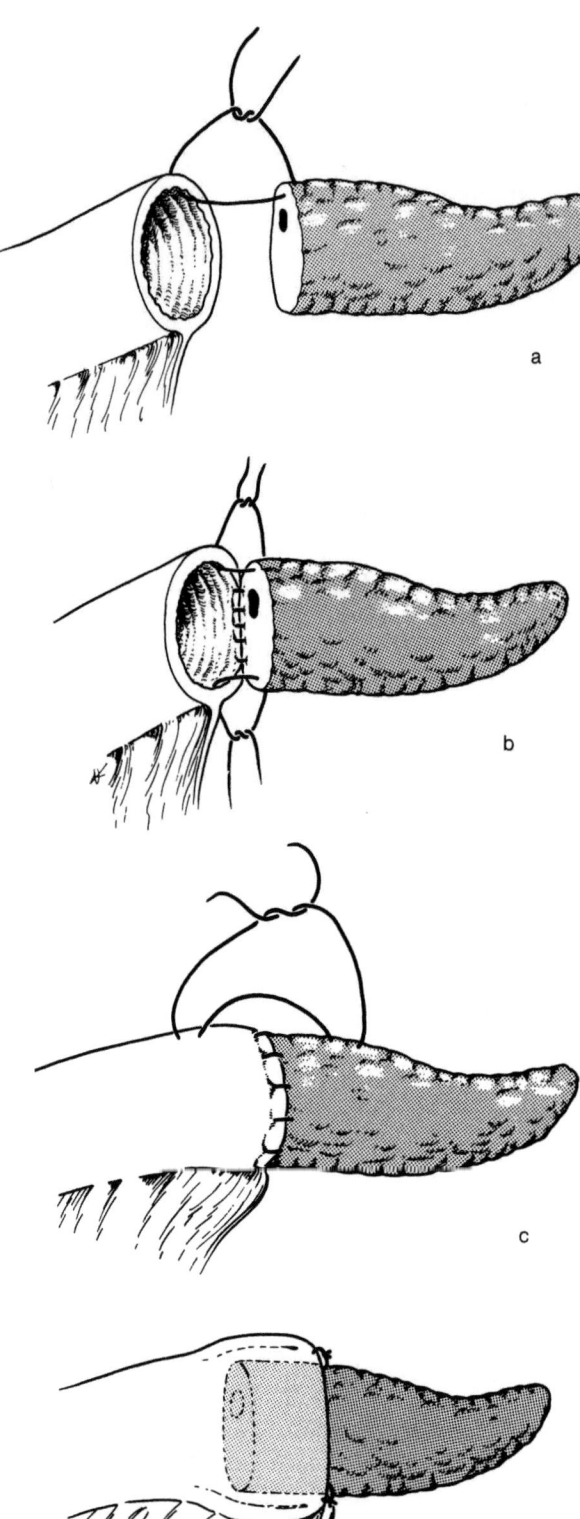

Abb. 108 a–d. Technisches Vorgehen bei der Anlage der End-zu-End-Pankreaticojejunostomie nach Pankreaskopfresektion. **a** Legen der Ecknähte, **b** Fertiggestellte Hinterwandnähte, **c** Fertigstellung der ersten Nahtreihe; Legen von Distanznähten, **d** Endzustand der End-zu-End-Teleskopanastomose

3-4 Distanznähten (Abb. 108 c) läßt sich das Jejunum teleskopartig über das Pankreasende stülpen und wird dann durch das Knoten der vorgelegten Nähte in dieser Stellung fixiert (Abb. 108 d und 109).

Mitunter wird es auch bei der Whipple'schen Operation auf Grund der vorgegebenen Pankreasgangveränderungen notwendig, diesen auf eine längere Strecke nach ventral längs zu inzidieren, so daß jetzt eine termino-laterale Pankreatico-jejunostomie erforderlich wird. Hierbei wird das distale Jejunumende auf der Gegenseite des Mesenterialansatzes auf die erforderliche Länge längsinzidiert und wie bei der termino-lateralen Pankreatico-jejunostomie nach Pankreasschwanzresektion auf das Pankreas aufgesteppt (Abb. 110 a–c). Die Anastomose wird 2-reihig angelegt, wobei im Bereich des längsverlaufenden Pankreasganges Wert darauf gelegt werden muß, daß die Mukosa des Jejunums an die Schnittfläche des Pankreasganges fixiert wird. Dieses Vorgehen entspricht der Technik, wie sie für die Seit-zu-Seit-Anastomose empfohlen wird. (WARSHAW und Mitarb. 1980). Die erste Nahtreihe vereinigt das Jejunum seromusculär mit der Pankreaskapsel, wobei diese Nahtreihe fortlaufend oder auch durch Einzelknopfnähte möglich ist. Die zweite Nahtreihe adaptiert dann in angegebener Weise die Mukosa des Jejunums mit dem Pankreasgang. Bei dieser Nahtreihe empfehlen sich Einzelknopfnähte, da bei fortlaufender Naht, bei einem eventuell bestehenden Fadendefekt, die Gesamtanastomose gefährdet wäre.

Auch nach Pankreaslinksresektion kann mitunter das Anlegen einer termino-terminalen Pankreatico-jejunostomie von Vorteil sein. Auch hierbei hat sich die Teleskop-Anastomose bewährt. Zu ihrer Durchführung ist es notwendig, das distale Ende des Pankreas auf eine Distanz von ca. 1½ bis 2 cm zu mobilisieren. Es folgt die termino-terminale Vereinigung der Pankreasschnittfläche mit dem freien Ende des Jejunums durch Einzelknopfnähte (Abb. 111 a und b). Nach Legen von 3–4 Distanznähten, welche im Bereich des Pankreas lediglich die Pankreaskapsel tangential greifen, wird das Jejunum teleskopartig über das distale Ende des Pankreas gestülpt (Abb. 111 c und d).

Je nach vorgegebenen Pankreasgangveränderungen wird es auch hier gelegentlich notwendig, zur Verbesserung des Sekretabflusses, den Pankreasgang nach ventral längs zu spalten (Abb. 112). Zwei Varianten der termino-lateralen Pankreatico-jejunostomie nach Pankreaslinksresektion und erfolgter Pankreasganglängsinzision sind möglich. Entweder wird das distale Jejunum über das frei mobilisierte Pankreasende gestülpt und zwar so weit, wie es durch die Länge der Ganginzision vorgegeben ist. Zur Vereinfachung des Invaginationsvorganges kann es von Vorteil sein, das freie Ende des Pankreas durch zwei Durchstechungsnähte zu zügeln. Diese Haltefäden werden durch das Lumen des Jejunums geführt und an zwei gegenüberliegenden Stellen transmural herausgeleitet. Zwei weitere Haltenähte fixieren das freie Ende des Jejunums, so daß es dann, durch vorsichtigen Zug an den Fadenzügeln, leicht gelingt, das freie Ende des Pankreas in das Jejunum zu invaginieren (Abb. 113 a). Durch Einzelknopfnähte wird dann das freie Ende des Jejunums an der Pankreaskapsel fixiert (Abb. 113 b).

Die zweite Möglichkeit der termino-lateralen Pankreatico-jejunostomie entspricht dem Anlegen der Seit-zu-Seit-Anastomose. Durch Längsinzision des Jejunums gegenüber dem Mesenterialansatzes auf die erforderliche Länge, wird der Darm so vorbereitet, daß eine 2-reihige Anastomosierung mit dem Pankreas

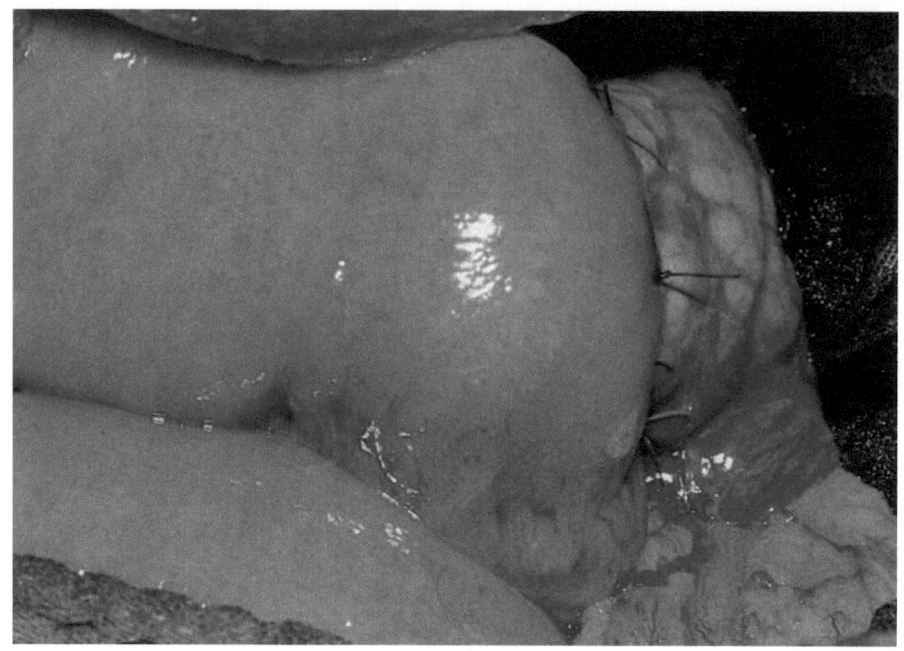

Abb. 109. Operationssitus: End-zu-End-Teleskop-Pankreaticojejunostomie

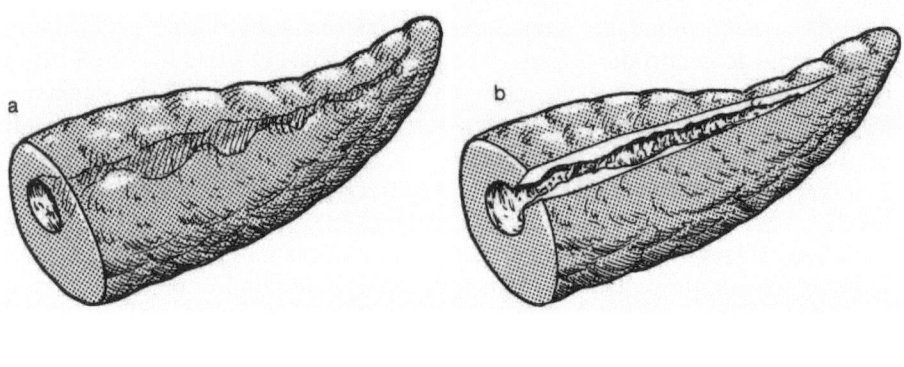

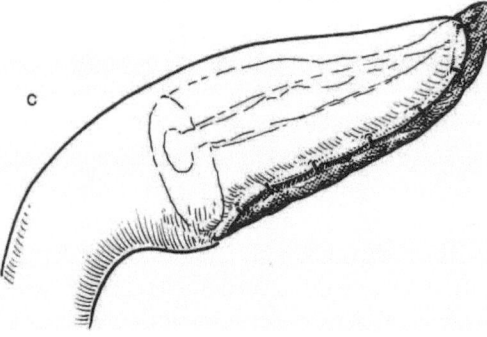

Abb. 110 a–c. Termino-laterale Anastomose nach Pankreaskopfresektion. **a** Multiple Stenosen im Gang des Restpankreas machen eine kompetente Drainage erforderlich, **b** Längsinzision des Pankreasganges, **c** Fertiggestellte termino-laterale Pankreaticojejunostomie

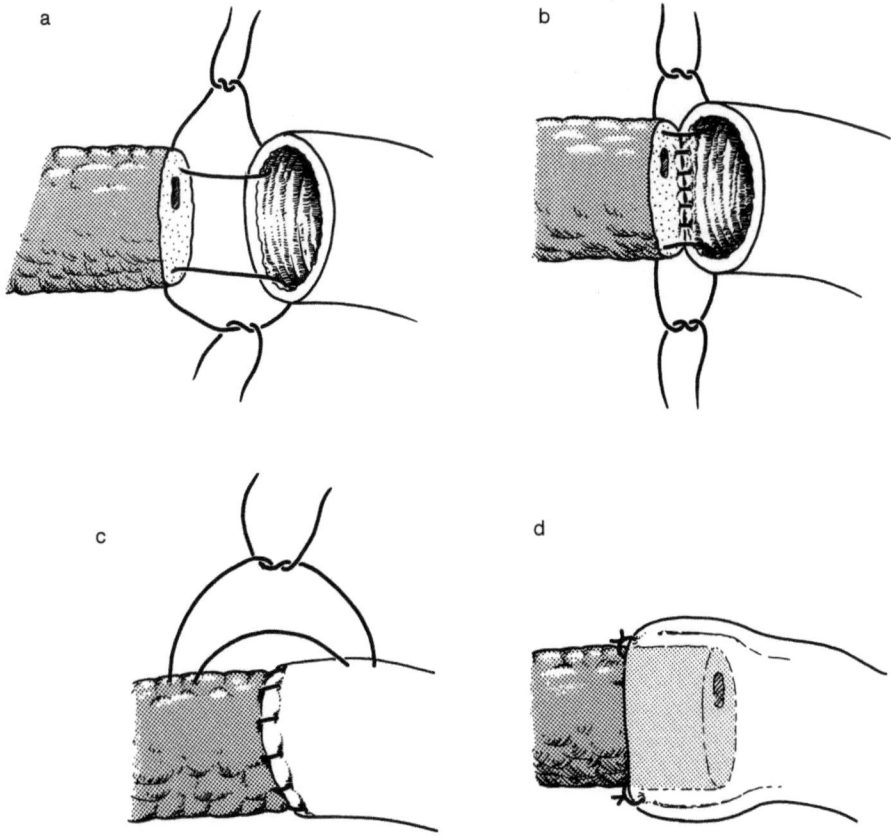

Abb. 111 a–d. Technisches Vorgehen bei der Anlage der End-zu-End-Pankreaticojejunostomie nach Pankreasschwanzresektion. **a** Legen der Ecknähte, **b** Fertiggestellte Hinterwand (Einzelknopfnähte), **c** Fertigstellung der ersten Nahtreihe; Legen von Distanznähten, **d** Fertigstellung der End-zu-End-Anastomose

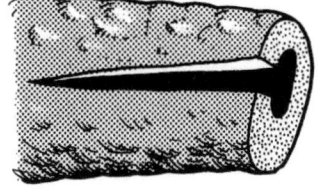

Abb. 112. Zustand nach Pankreasschwanzresektion und Längsinzision des Pankreasganges

möglich wird. Auch hier ist darauf zu achten, daß die Mukosa des Darmes mit der Schnittfläche des Pankreasganges Stoß-auf-Stoß adaptiert wird (Abb. 114a, b und c).

Die Seit-zu-Seit-Anastomose zwischen einer nach Roux ausgeschalteten Jejunumschlinge und dem längsinzidierten Pankreasgang, ist in den einzelnen

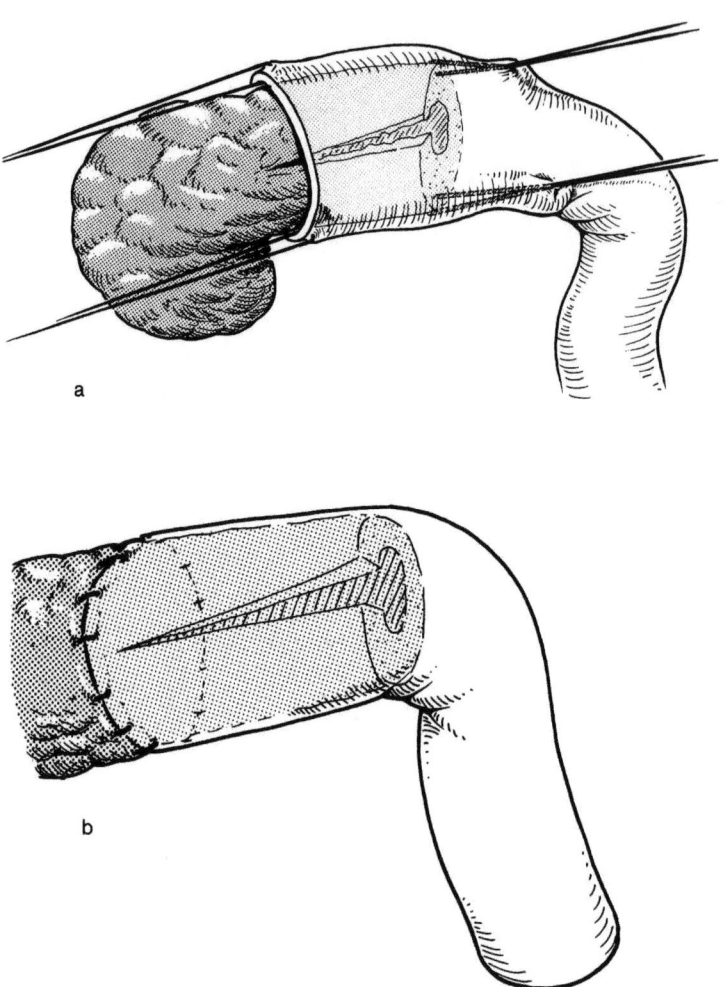

Abb. 113. a Invaginierende Pankreaticojejunostomie nach Pankreasschwanzresektion und Längsspaltung des Pankreasganges. (Die jeweils am Jejunum und am Pankreas gelegten Zügel erleichtern den Vorgang der Invagination.), b Fertiggestellte Invaginations-Anastomose nach Pankreasschwanzresektion und Längsspaltung des Pankreasganges

Schritten in Abbildung 115 a–f dargestellt. Es handelt sich um eine 2-reihige Anastomose, wobei bei der inneren Nahtreihe (Mukosanaht) Einzelknopfnähte verwendet werden sollten. Zunächst wird, noch bei geschlossenem Darmlumen, die seromuskuläre Naht gelegt, welche das Jejunum an die Pankreaskapsel fixiert. Hierbei sind Einzelknopfnähte ebenso wie eine fortlaufende Naht möglich (Abb. 115 a). Es wird jetzt das Jejunum auf die erforderliche Länge längsinzidiert (Abb. 115 b). Bei der nun folgenden Nahtreihe wird die Mukosa an die Inzisionslinie des Pankreasganges fixiert (Einzelknopfnähte) (Abb. 115 c). Die nun folgenden entsprechenden Vorderwandnähte werden zunächst gelegt und später ge-

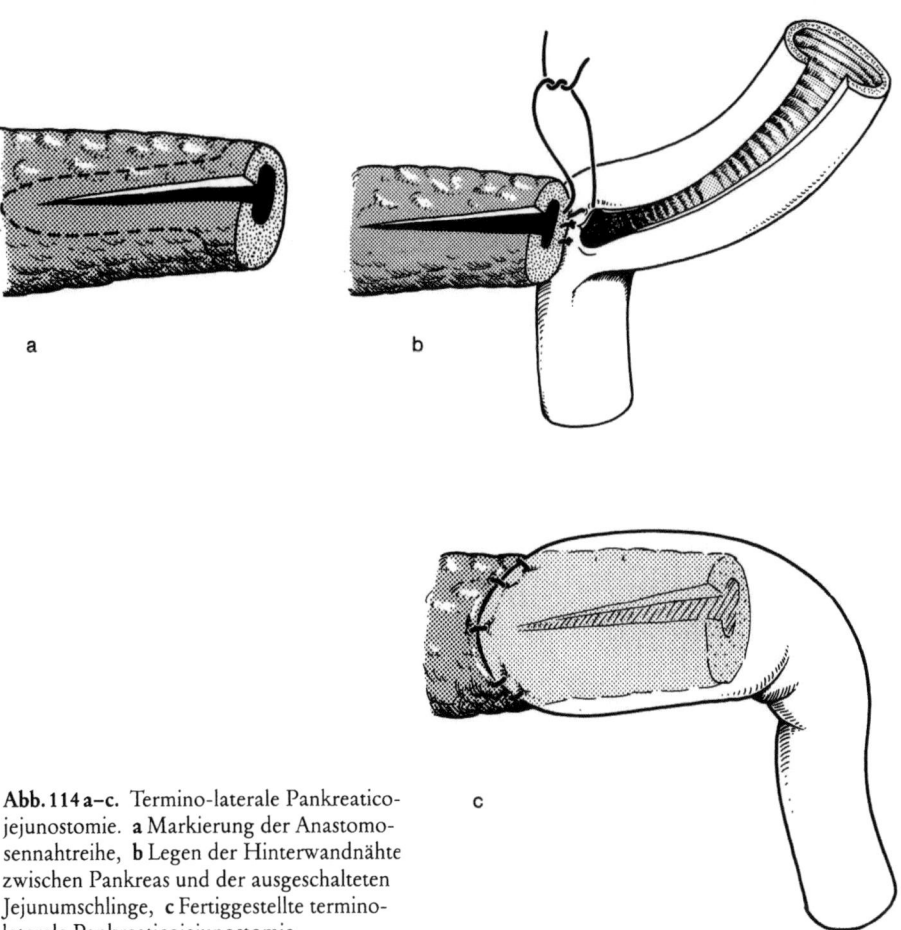

Abb. 114a–c. Termino-laterale Pankreaticojejunostomie. **a** Markierung der Anastomosennahtreihe, **b** Legen der Hinterwandnähte zwischen Pankreas und der ausgeschalteten Jejunumschlinge, **c** Fertiggestellte terminolaterale Pankreaticojejunostomie

knotet, um die Übersicht beim Legen der Nähte zu behalten (Abb. 115 d und e). Die Anastomose wird dann durch die zweite Vorderwandnaht (meist fortlaufend) fertiggestellt (Abb. 115 f). Die Abbildung 116 zeigt schematisch die angelegte Seit-zu-Seit-Anastomose. In der Abbildung 117 a–c ist der operative Verlauf der Seit-zu-Seit-Pankreatico-jejunostomie wiedergegeben.

Biliodigestive Anastomose

Nach partieller und totaler Duodenopankreatektomie ist die biliodigestive Anastomose Bestandteil der notwendig werdenden Rekonstruktion. Das besondere Problem besteht darin, daß jede Anastomose, an der Gallenwege beteiligt sind, Tendenzen der narbigen Schrumpfung erkennen läßt mit den Spätfolgen der Passagebehinderung und der konsekutiven Cholangitis. Besondere Sorgfalt ist beim Anlegen der biliodigestiven Anastomosen notwendig, um das Ziel einer primären Heilung zu erreichen. Jede in diesem Bereich entstehende Entzündung, bzw. bindegewebige Reaktion, welche vor allem als Folge von Anastomoseninsuffizien-

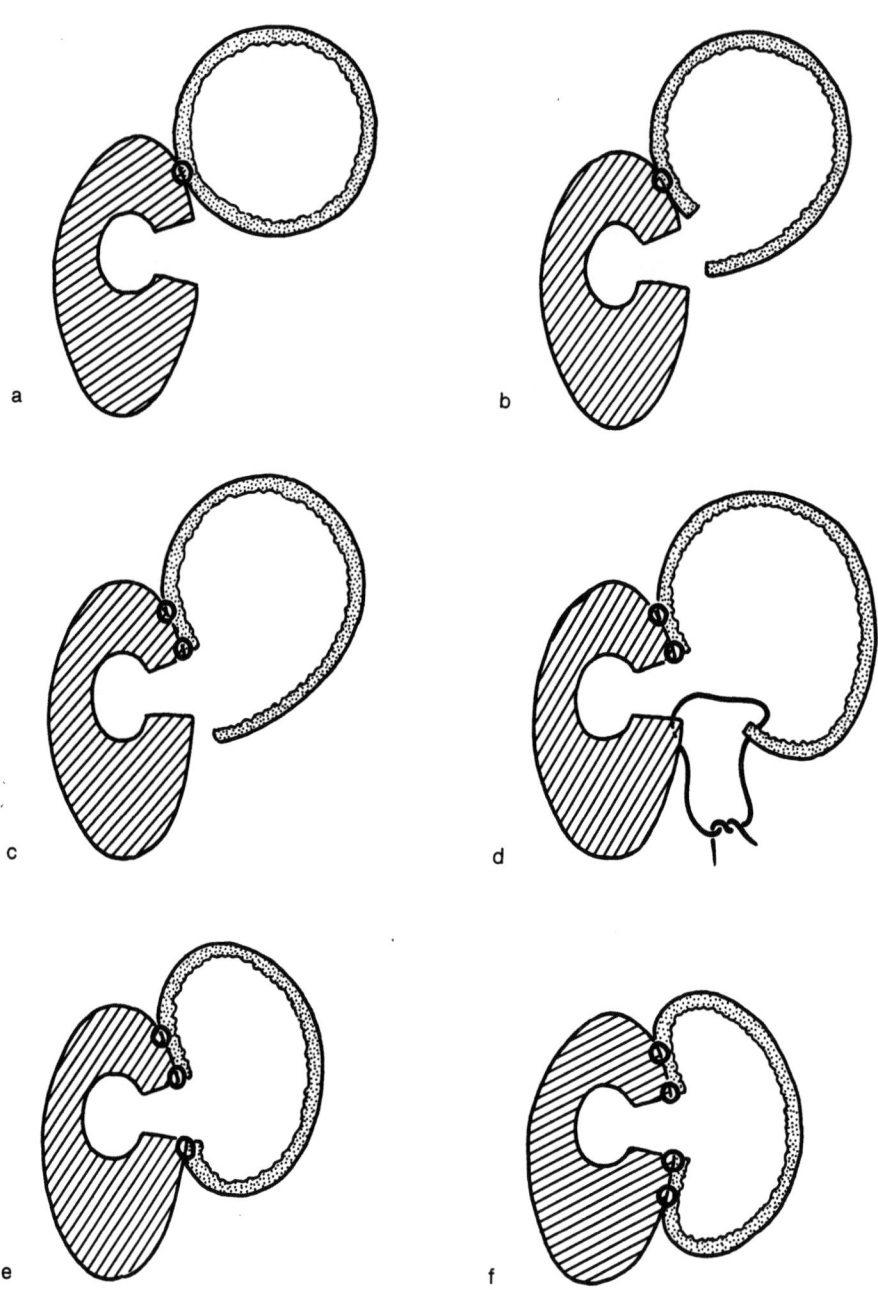

Abb. 115 a–f. Technisches Vorgehen bei der Anlage der Seit-zu-Seit-Pankreaticojejunostomie. **a** Vor Längseröffnung des Jejunums Durchführung der ersten Nahtreihe sero-musculär, **b** Längseröffnung des Jejunums, **c** Zweite Nahtreihe: Mukosanaht, **d** Vorderwand: Mukosanähte, **e** Fertiggestellte Vorderwandnaht (Mukosanaht), **f** Durch Legen der zweiten Nahtreihe (sero-musculär) Fertigstellung der Anastomose

zen auftreten, leistet der narbigen Schrumpfung Vorschub und macht später Sekundäreingriffe notwendig, wobei die Voraussetzungen für die Wiederherstellung einer ungestörten Passage dann sehr viel schwieriger und ungünstiger sind.

Das methodische Vorgehen zur Anlage einer biliodigestiven Anastomose nach erfolgter Duodenopankreatektomie richtet sich im wesentlichen nach dem Kaliber des zur Anastomose vorgesehenen Ductus hepaticus communis. Ist dieser dilatiert, so ist eine End-zu-Seit-Anastomose mit dem Jejunum möglich. Es empfiehlt sich dabei die Verwendung einer 1-reihigen Einzelknopfnaht (LE VEEN 1966, GRILL 1975, BRAASCH und Mitarb. 1981, VOGT und HERMANN 1981) (Abb. 118 a–c). Ist der Ductus hepaticus communis jedoch sehr schmal bei dünner, reizloser Wandung, ist, zur Vermeidung einer Anastomosenenge, ein anderes Verfahren zu empfehlen. Entsprechend der Darstellung in Abbildung 119 wird das distale Ende des Ductus hepaticus auf einer Distanz von ca. 1 cm ventral längs eingeschnitten. Die Darmwand wird mit dem Elektrokauter maximal 5 mm bis zur Mukosa inzidiert, die Mukosa selbst mit der Schere geöffnet. Mit zwei durch die Darmwand transmural gelegten Nähten werden die beiden Hepaticuslefzen gefaßt. Durch das Knoten dieser Fäden schlüpft der Ductus hepaticus in das Darmlumen und wird dort wandständig fixiert. Weiterer Nähte bedarf es in aller Regel nicht (WALZEL 1975). Eine ähnliche, auch auf diesem Invaginationsprinzip beruhende Anastomosentechnik wird von COFFEY (1909) angegeben; allerdings wird sie heute kaum noch angewandt.

Die Stenose der biliodigestiven Anastomose gilt als eine mögliche Spätkomplikation, welche nicht selten eine erneute chirurgische Intervention notwendig macht. Eine erneute Anastomosierung des Jejunums mit dem Ductus hepaticus communis ist in den meisten Fällen nicht möglich, da sich die Distanz zum Leberhilus stark verkürzt hat und damit keine ausreichenden Wandstrukturen mehr vorhanden sind, welche eine direkte Anastomosierung mit dem Jejunum erlauben würden. Hier soll noch auf die besondere Anastomosentechnik hingewiesen werden, welche dieser neuen Situation Rechnung trägt und in aller Regel die Wiederherstellung einer uneingeschränkten Passage ermöglicht (SMITH 1964, BÖTTI-

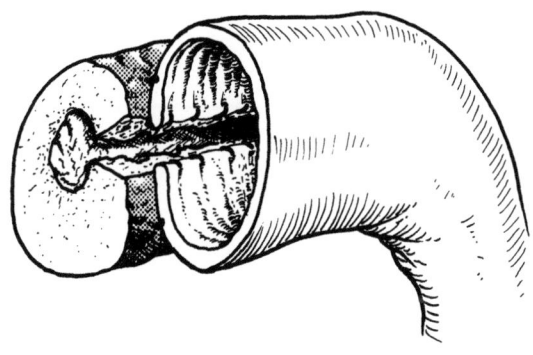

Abb. 116. Schematische Darstellung der Seit-zu-Seit-Pankreaticojejunostomie

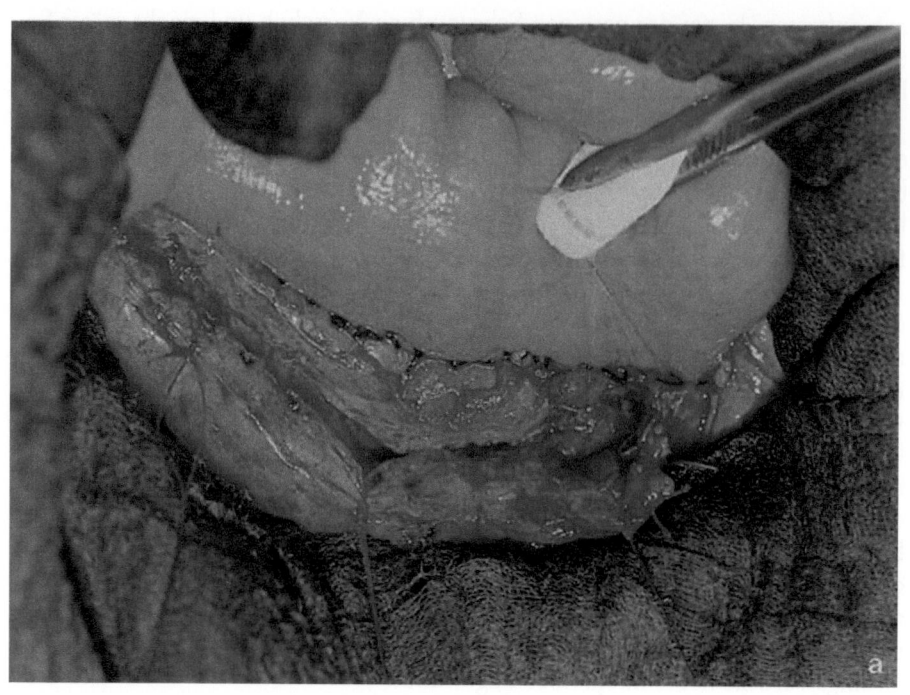

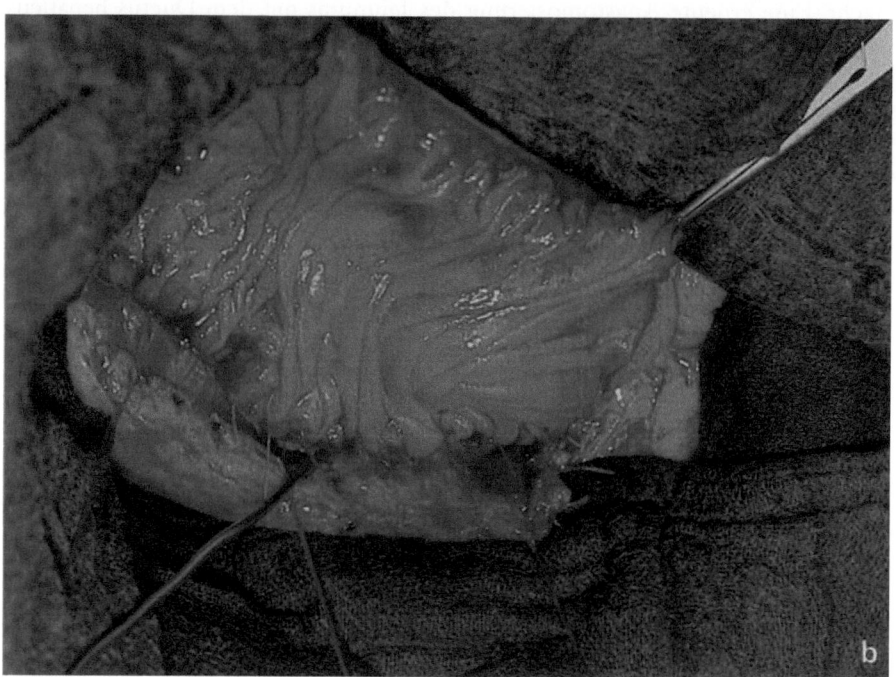

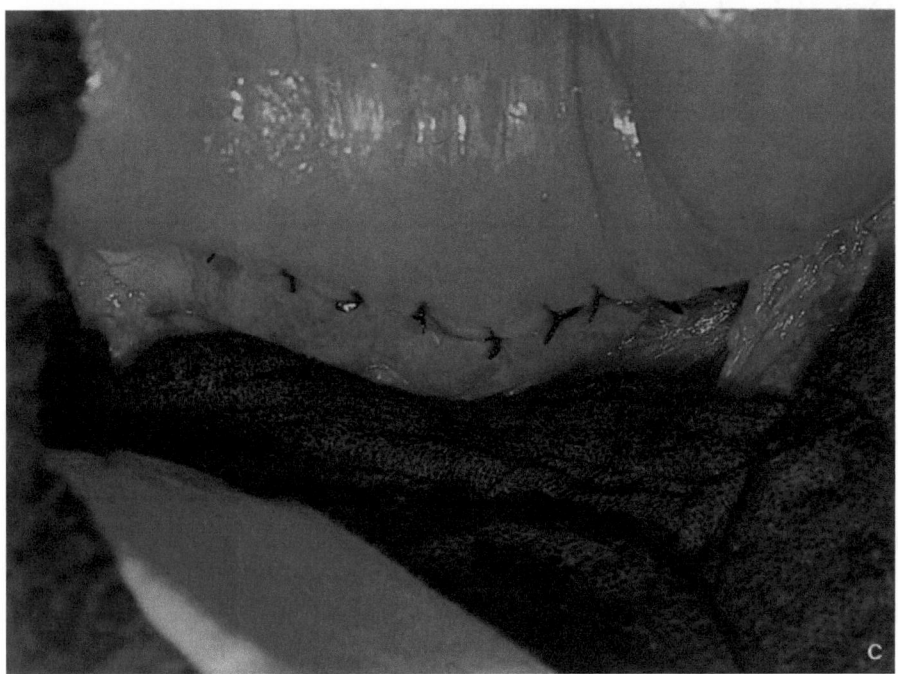

Abb. 117 a–c. Operationssitus: Durchführung der Seit-zu-Seit-Pankreaticojejunostomie. **a** Legen der ersten Nahtreihe (sero-musculär) vor Darmeröffnung, **b** Anastomosenhinterwand: Mukosanähte (Einzelknopf), **c** Fertiggestellte Seit-zu-Seit-Pankreaticojejunostomie

CHER und GAUGER 1977, DAUGHERTY und Mitarb. 1978). Nach Inzision der Seromuskularis des Jejunums wird ein Schleimhautzylinder mobilisiert; nach Eröffnung wird eine mit mehreren Perforationen versehene Drainage in das Jejunallumen vorgeschoben und der Schleimhautzylinder an dieser Drainage fixiert. Durch den im Hilus einmündenden Ductus hepaticus communis oder einen seiner Äste (meist Ductus hepaticus sinister) wird die Drainage transhepatisch nach außen abgeleitet, wobei durch Zug an der Drainage der an ihr befestigte Schleimhautzylinder des Jejunums in den Leberhilus eingeführt wird. Weiterer Nähte bedarf es meist nicht (Abb. 120). Durch die Drainage kann röntgenologisch die exakte Lage sowie der Anschluß an das Gallenwegssystem überprüft werden. Ein weiterer Vorteil der Drainage besteht darin, daß postoperativ regelmäßig gespült werden kann um damit zumindest dem Prozeß der Inkrustation und schrittweisen Verlegung der Drainage entgegenzuwirken. Ein mehrfaches Auswechseln der Drainage ca. alle 4–6 Wochen ist notwendig bis sie nach ca. einem halben bis dreiviertel Jahr entfernt werden kann (Hepaticojejunostomie mit transhepatischer Drainage).

Gastrojejunale Anastomose

Auf die in der Magenchirurgie üblichen Anastomosentechniken braucht hier nicht näher eingegangen zu werden. Meist findet die partielle termino-laterale Gastrojejunostomie Anwendung, wobei die Anastomosierung durch fortlaufende Naht, zwei-reihig, erfolgt.

Interenterische Anastomose

Auch hier sei auf die allgemeinen gültigen chirurgischen Richtlinien verwiesen. Verschiedene Nahttechniken haben sich bewährt. Die Bewertung der unterschiedlichen Methoden wird relativiert durch die Erfahrung, daß bei sorgfältiger Durchführung jeweils vergleichbar gute Ergebnisse zu erzielen sind (1-reihig, 2-reihig, Einzelknopfnähte, bzw. fortlaufende Naht).

Gangokklusion

Die Okklusion des Pankreasganges mit einer schnell härtenden, aminosäurehaltigen Alkohollösung wird mit dem Ziel angewandt, das exokrine Pankreas als Matrix für die fortschreitende entzündliche Progredienz durch vorzeitige Fibro-

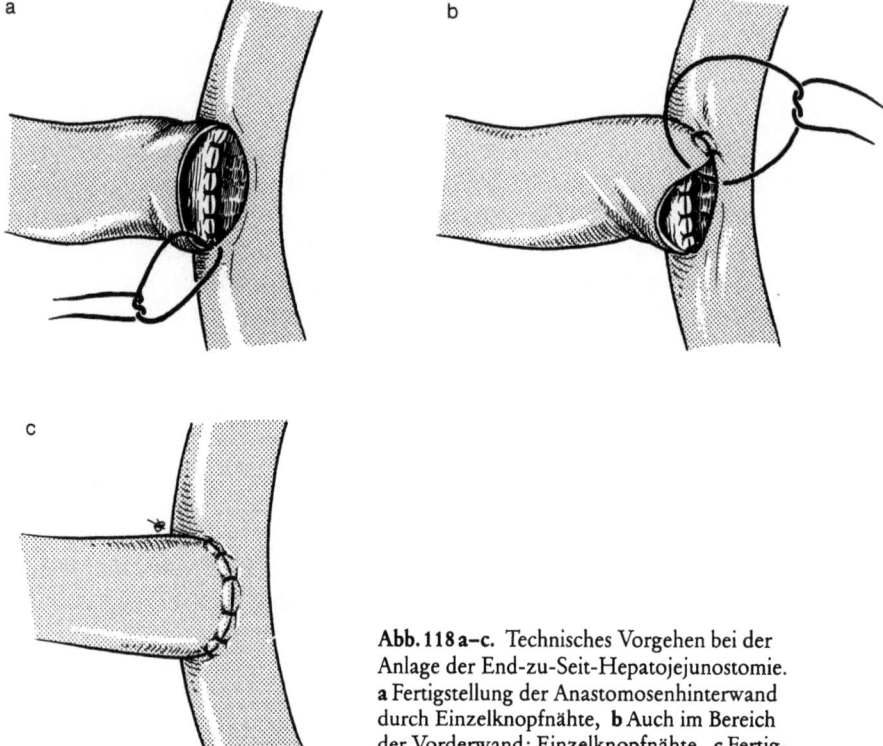

Abb. 118a–c. Technisches Vorgehen bei der Anlage der End-zu-Seit-Hepatojejunostomie. a Fertigstellung der Anastomosenhinterwand durch Einzelknopfnähte, b Auch im Bereich der Vorderwand: Einzelknopfnähte, c Fertiggestellte End-zu-Seit-Hepaticojejunostomie

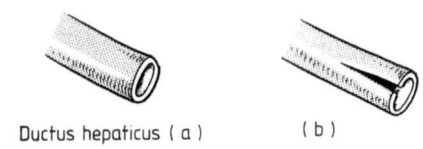

Ductus hepaticus (a)   (b)

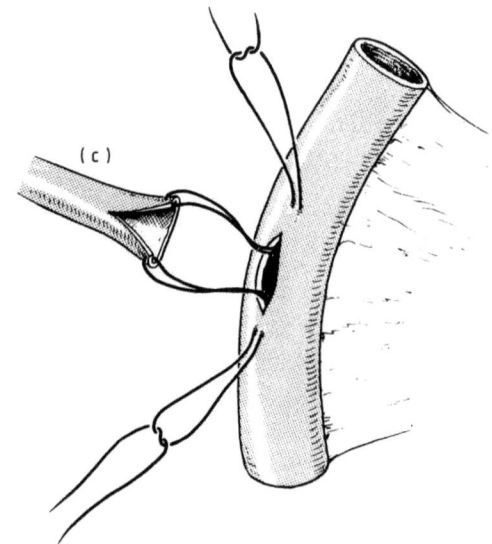

Abb. 119. Durchführung der Invaginations-Hepaticojejunostomie; der Ductus hepaticus wird ca. 1 cm ventral längsinzidiert; mit zwei Nähten erfolgt die Invagination in das Jejunum

se und atrophisierenden Umbau auszuschalten. Verschiedenartig angegebene Methoden berücksichtigen jeweils die unterschiedliche Ausgangssituation, wobei die Pankreasgang-Okklusion entweder chirurgisch oder endoskopisch, mit oder ohne Pankreasresektion durchgeführt wird (GEBHARDT und STOLTE 1978, BÖTTICHER 1980, GEBHARDT und Mitarb. 1980, RÖSCH 1980, STEGMÜLLER und Mitarb, 1982). Von dem, bei der partiellen Duodenopankreatektomie zurückgelassenen Pankreasrest gehen somit potentiell zwei Gefahren aus: die Anastomoseninsuffizienz der Pankreaticojejunostomie sowie das Entzündungsrezidiv; beides soll durch die intraoperative Okklusion des Pankreasganges vermieden werden (GEBHARDT und GALL 1980).

Die Gangokklusion bewirkt ähnlich wie die Gangligatur, eine schnell einsetzende Atrophie mit entsprechendem sklerosierendem Parenchymumbau. Das Endstadium der chronischen Pankreatitis, der totale Verlust der exokrinen Funktion, wird innerhalb weniger Tage erreicht. Das langsame Fortschreiten des für die chronische Pankreatitis charakteristischen Entzündungsprozesses, gleichbedeutend mit der Möglichkeit wieder auftretender Symptome (Rezidiv), wird damit verunmöglicht. Hier scheinen sich Vorteile zu ergeben, die sich in der Gesamtbewertung allerdings schwer evaluieren lassen, da ganz offensichtlich Nachteile geltend gemacht werden müssen. Eine kritische Bestandsaufnahme ist nötig (vgl. auch Kapitel „*Verfahrenswahl bei der unkomplizierten chronischen Pankreati-*

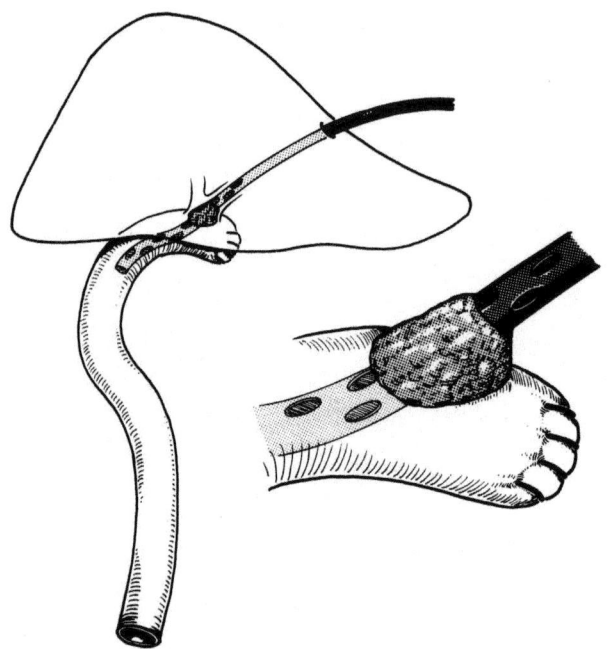

Abb. 120. Hepaticojejunostomie mit transhepatischer Drainage (SMITH 1964)

tis"). Folgende Überlegungen lassen diese zusätzliche Maßnahme der Pankreasgang-Okklusion bei der partiellen Duodenopankreatektomie als überflüssig oder gar als nicht indiziert erscheinen:

a) Die Anastomoseninsuffizienz bedeutet heute keine nennenswerte Gefahr mehr; verbesserte Technik und operative Erfahrung machen sich bemerkbar (HOWARD 1968, NEHER und Mitarb. 1977, AUFSCHNAITER und BODNER 1980, TREDE und HOFFMEISTER 1980, SÁPY und Mitarb. 1982). Insbesondere bei der chronischen Pankreatitis ist die technische Handhabung des Restpankreas durch die in den meisten Fällen bestehende Sklerosierung problemlos. Möglicherweise ist die Gangokklusion bei der Duodenopankreatektomie wegen eines Karzinoms anders einzuschätzen. LERUT und Mitarb. (1984) weisen darauf hin, daß Pankreasfisteln als Folge einer insuffizienten Pancreatico-jejunostomie bei chronischen Pankreatitiden deutlich seltener auftreten als bei Operationen wegen Malignomen, das heißt, bei völlig unverändertem Pankreaparenchym. Auch KÜMMERLE und NAGEL (1969) betonen das unterschiedliche Operationsrisiko bei Resektion wegen chronischer Pankreatitis im Unterschied zum Pankreaskarzinom.

b) Die Durchführung der Pankreasgang-Okklusion bedeutet einen totalen Verlust der exokrinen Funktion. Zwar scheint dadurch ein Rezidiv ausgeschlossen, doch bleibt die Frage, ob Funktion so bedenkenlos geopfert werden kann, insbesondere bei einem Patientenkollektiv, bei dem sich die konservative Therapie hinsichtlich der Konstanz und Compliance als problematisch erweist. Der Verlust der Funktion ist nicht unbedingt und in jedem Fall der Preis, den es kosten muß, das angestrebte Operationsziel zu erreichen. Es ist zudem auf einen Zusammenhang hinzuweisen, auf den besonders ELLIOTT und Mitarb. (1964) aufmerksam gemacht haben, nachdem das völlige Fehlen von Pankreasenzymen im Jejunum eine Zunahme der Magensekretion bewirkt, was sich schließlich in einer höheren Rate von peptischen Ulzerationen bemerkbar machen kann. Hier gilt es zumindest abzuwarten, inwieweit sich auf Grund anderer Erfahrungen diese Zusammenhänge als relevant erweisen (MENGUY 1960, HEIN und Mitarb. 1962).

c) Die endokrine Funktion soll von der durch die Gangokklusion herbeigeführten Sklerose unberührt bleiben. Lassen dies kurzzeitige Nachuntersuchungen ebenso wie tierexperimentell gewonnene Ergebnisse vermuten, sprechen doch Langzeitergebnisse und klinische Erfahrungen eher dagegen; zumindest sollten weitere Langzeit-Untersuchungsergebnisse abgewartet werden (BRUNSCHWIG 1942, IDEZUKI und Mitarb. 1969, HEPTNER und Mitarb. 1974, HUTSON und Mitarb. 1979, ZÜLKE und Mitarb. 1983). Das Modell der chronischen Pankreatitis selbst ist der beste Beleg dafür, daß die endokrine Funktion innerhalb des progredienten Sklerosierungsprozesses nicht unbeschadet bleibt. ROVATI und Mitarb. (1984) haben nach partieller Duodenopankreatektomie wegen eines Karzinoms, Patienten mit und ohne Gangokklusion des Restpankreas nachuntersucht und fanden bereits nach einem Jahr in 57% einen Diabetes in der Gruppe, in der zusätzlich eine Gangokklusion erfolgt war. Bei den Patienten ohne Gangokklusion war in keinem Fall ein Diabetes mellitus feststellbar.

d) Die Gangokklusion des Restpankreas ist in manchen Operationsserien „*konsekutiv*" durchgeführt worden (GALL und Mitarb. 1981). Dies, obwohl klare Indikationen für dieses Verfahren ausgearbeitet und Kontraindikationen definiert wurden (RÖSCH 1980, SOEHENDRA und KEMPENNEERS 1980). Die bei der chronischen Pankreatitis häufig anzutreffenden Gangveränderungen (Stenosen, Dilatationen, Zysten), auch im Bereich des Korpus und Schwanzes, stehen somit im Widerspruch zu einer konsequenten Anwendung der Okklusion nach partieller Duodenopankreatektomie. Damit wird die Bewertung dieses Verfahrens erschwert; zumindest ist in jenen Fällen der vorgegebenen Gangveränderungen im Restpankreas die Gewährleistung einer kompetenten Drainage, eventuell durch zusätzliche Längsinzision des Pankreasganges, einer aus fraglicher Indikation durchgeführten Okklusionsmaßnahme der Vorzug zu geben.

Die Gangokklusion im Zusammenhang mit der partiellen Duodenopankreatektomie bleibt weiterhin in Diskussion. Gesicherte Ergebnisse zur Bestätigung der vermuteten Vorteile stehen noch aus. Die immer wieder angeführte Reduktion der Komplikationsrate läßt sich aus den vorliegenden historischen Vergleichen nicht schlüssig belegen. Inwieweit die Spätergebnisse besser ausfallen, bleibt der weiteren Evaluation vorbehalten.

Intraduktale Drainage

Es wird immer wieder die Vorstellung laut, daß nach Anlegen einer pankreaticojejunalen Anastomose eine in den Pankreasgang eingelegte dünne Drainage den postoperativen Verlauf positiv beeinflussen bzw. die komplikationslose Abheilung dieser Anastomose gewährleisten könnte (LONGMIRE 1966, KLEMPA 1978, MATSUSUE und Mitarb. 1984) (Abb. 121). Eventuelle Vorteile konnten allerdings bislang nicht definiert werden, auch gibt es keine systematischen Untersuchungen, welche den Wert dieser intraduktalen Drainage belegen könnten. Nach TONDELLI (1979) ist eine solche Drainage bestenfalls bei feinkalibrigem und insgesamt zartem Drüsengewebe indiziert. Auch dieser Aussage liegen jedoch keine systematischen Untersuchungen zu Grunde und sind damit eher Folge einer subjektiven Einschätzung. Die Bewertung dieser Maßnahme muß demnach offen bleiben und es bleibt lediglich festzustellen, daß bislang keine nachteiligen Folgen bekannt wurden, die sich aus dem Verzicht einer solchen Drainage ergeben hätten.

Intrajejunale Drainage

Intrajejunale Drainagen dienen zur passageren Darmentlastung oder auch zur frühzeitigen Erkennung von Blutungen etwa nach Anlegen einer Cystojejunstomie. Ihre Bedeutung allerdings darf nicht überschätzt werden. Die operativen Verfahren sind heute soweit standardisiert, daß es solcher methodischer Additiva meist nicht bedarf. Allerdings wird man die Entscheidung über derartige Maßnahmen vom Einzelfall abhängig machen müssen.

Eine Indikation für eine intrajejunale Drainage gilt es jedoch hervorzuheben ohne daß deren Bedeutung bereits klinisch hinreichend untersucht wäre. Sie beruht allein auf pathophysiologischen Überlegungen. Es handelt sich dabei um die jejunale Entlastung bei der partiellen Duodenopankreatektomie. Eine nicht seltene Komplikation der Whipple'schen Operation ist die postoperative Pankreatitis, wobei diese wiederum Ursache für eine pankreaticojejunale Insuffizienz sein kann. Die Entstehungsursachen so schwerwiegender Komplikationen sind immer wieder Gegenstand unterschiedlichster pathophysiologischer Überlegungen. Bedenkt man die als Folge der Narkose auftretende Darmparalyse von oft mehreren Tagen und ebenso den Tatbestand, daß 1 bis 1½ Liter Gallesekret/die anfallen, bzw. abtransportiert werden müssen, so ist folgendes pathophysiologisches Denkmodell zu diskutieren: Gallen- und Pankreassekret akkumulieren wegen fehlendem Abtransport. Im Darminneren entsteht ein Gemisch von beiden Sekreten und, als Folge des operativen Eingriffes, nicht ausbleibende Blutbeimengungen. Die Stagnation in der ableitenden Jejunalschlinge bewirkt eine Druckerhöhung mit konsekutivem Reflux in den Pankreasgang. Damit sind, wie tierexperimentelle Untersuchungen zeigen, ein klassisches Modell zur Entstehung einer akuten Pankreatitis gegeben (PFEFFER und Mitarb. 1957, NIEDNER 1966, WILLIAMS und BYRNE 1968, BERNACKI und TYSZKIEWICZ 1971, NEVALAINEN und SEPPÄ 1975).

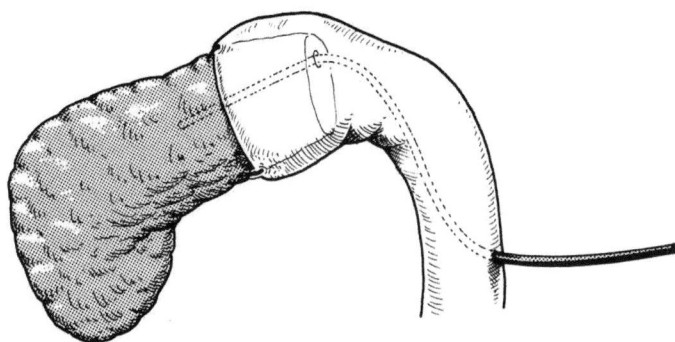

Abb. 121. Intraduktale Pankreasdrainage

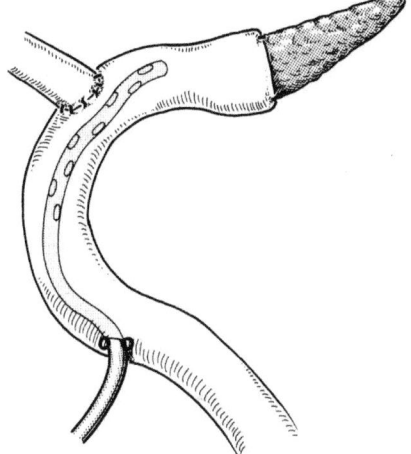

Abb. 122. Intrajejunale Drainage

Das Einlegen einer intrajejunalen Drainage zur Ableitung der während der ersten Tage anfallenden Sekretionsmengen von Galle und Pankreas, basiert somit auf theoretischen pathophysiologischen Überlegungen, die allerdings noch der klinischen Überprüfung bedürfen (Abb. 122). Solange keine Argumente gegen das Einlegen einer solchen Drainage anzuführen sind, kann ihre Verwendung als eine sinnvolle und vorbeugende Maßnahme gelten.

Auch eine in den Ductus hepaticus eingelegte T-Drainage dient zur vorübergehenden Entlastung durch das Ableiten des Gallensektetes (TRAVERSO und LONGMIRE 1980) (Abb. 123).

Das Einlegen einer intrajejunalen Drainage nach erfolgter Cystojejunostomie hat ebenfalls mehrere Aspekte (Abb. 124). Ihr eigentliches Ziel gilt der frühzeitigen Erkennung einer postoperativ auftretenden Blutung. Es ist einerseits die Frage, ob sie diese Kontrollfunktion immer verläßlich ausübt, zum andern muß an die Gefahr einer aszendierenden Infektion gedacht werden. Das Für und Wider ist schwer gegen einander abzuwägen, so daß es weder zwingende Argumente

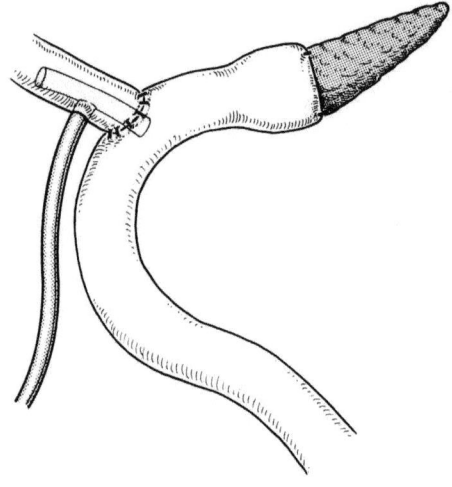

Abb. 123. T-Drainage bei biliodigestiver Anastomose

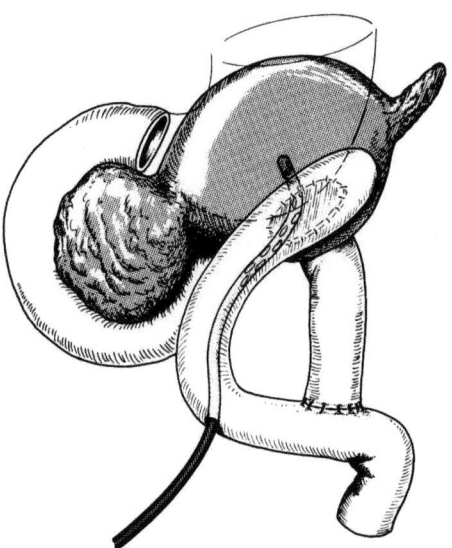

Abb. 124. Intrajejunale Drainage bei Cystojejunostomie

für das Einlegen noch für den Verzicht einer solchen Drainage gibt. Es wird im Einzelfall zu entscheiden sein, welcher Aspekt überwiegt; als routinemäßige Maßnahme kann sie nicht empfohlen werden.

Operationsverfahren

Sphinkterotomie

Das chirurgische Verfahren der Sphinkterotomie hat das Ziel, kausal in den Entwicklungsprozeß einer chronischen Pankreatitis einzugreifen. Diese Möglichkeit ist allerdings begrenzt und beschränkt sich zahlenmäßig auf wenige Fälle von chronisch obstruktiver Pankreatitis.

Ausgehend von den pathophysiologischen Überlegungen von OPIE (1907) und später von ARCHIBALD (1919), basierend auf der *„Common channel"*-Theorie, wurde 1948 die Sphinkterotomie von DOUBILET und MULHOLLAND als chirurgische Therapiemaßnahme bei der Behandlung der chronisch-rezidivierenden Pankreatitis eingeführt (DOUBILET 1956, DOUBILET und MULHOLLAND 1950, 1956, 1961). DOUBILET und MULHOLLAND gaben 1956 einen ersten Bericht über eine 8-jährige Erfahrung mit dieser Behandlungsmethode. Von den weniger als ⅔ nachuntersuchten Patienten zeigten 89% nach 2 Jahren ein gutes Ergebnis. Über ähnlich gute Ergebnisse berichteten JONES und Mitarb. (1969). Die sehr unterschiedliche Bewertung dieser Operationsmethode in der Folgezeit findet nicht zuletzt ihre Erklärung in der wenig definierten Zusammensetzung des Patientenkollektivs *„chronische Pankreatitis"* (LEGER und LATASTE 1954, LONGMIRE und Mitarb. 1956, HOWARD und JORDAN 1960, HESS 1961, WARREN und VEIDENHEIMER 1962, MALLET-GUY 1965, MERCADIER und Mitarb. 1965, VOSSSCHULTE 1971, BECKER 1973, BAGLEY und Mitarb. 1981). Das heterogene Patientengut erfüllte nur zu einem geringen Teil die Voraussetzungen der heute gültigen Definition der chronischen Pankreatitis. So verwundern die hohen Rezidivraten nicht, über die mehrfach berichtet wurde (HOWARD und JORDAN 1960, LEMPKE und Mitarb. 1963, PHILLIP und Mitarb. 1978). HOWARD und JORDAN geben 69% Rezidive innerhalb von 5 Jahren an (1960).

Die heutige Vorstellung geht davon aus, daß dieses Verfahren nur in den wenigsten Fällen indiziert ist. Dem liegt die Erfahrung zu Grunde, daß nur selten Strukturveränderungen im Bereich der Papille für die Entwicklung der chronischen Pankreatitis veranwortlich zu machen sind (PAULINO und CALVACANTI 1960, MCPHEDRAN und Mitarb. 1961, CHILD und Mitarb. 1969, SCHWEMMLE 1974, SARLES und SAHEL 1976); vielmehr ist es in aller Regel so, daß der Papillenbereich von dem chronisch-entzündlich destruktiven Prozeß der chronischen Pankreatitis unberührt bleibt (SARLES und SAHEL 1976). BAGLEY und Mitarb. (1981) weisen darauf hin, daß derartige Fälle selbst endoskopisch (ERP) schwer zu identifizieren sind und die schlüssige Kausalität zwischen Papillenveränderungen und chronischer Pankreatitis in der alleinigen morphologischen Darstellung der Papillenregion problematisch bleibt. Vorgeschlagen wurde eine manometrische Messung der Druckdifferenz zwischen Pankreasgang und Duodenum, wobei sich der Erfolg nach Sphinkterotomie durch eine Normalisierung der anfangs erhöhten Werte dokumentieren läßt (Moody und Mitarb. 1977). Dieses Untersuchungsverfahren hat bislang allerdings wenig Anwendung gefunden. Die Spätergebnisse werden unterschiedlich beurteilt. Bagley und Mitarb. (1981) fanden trotz anfangs guter Ergebnisse (nach 6 Monaten 73%) nach 5 Jahren nur noch insgesamt 44% Patienten mit zufriedenstellendem Resultat. Dies entspricht etwa der von Phillip und Mitarb. (1978) und Howard und Jordan (1960) angegebenen Rezidivrate von 41% bzw. 69%. Für diese zum Teil wenig befriedigenden Spätresultate sind sicherlich verschiedene Ursachen anzuführen; im Vordergrund stehen dabei Krankheitsprogredienz, Restenosierung sowie falsche Indikationsstellung.

Nur in jenen Fällen also, in denen auf Grund der diagnostischen Untersuchungsergebnisse, vor allem derjenigen der ERP, ein Zusammenhang zwischen Papillenveränderungen und bestehender chronischer Pankreatitis wahrscheinlich zu machen ist, kann die Sphinkterotomie als die Methode der Wahl angesehen werden (Jones und Mitarb. 1958, Fry und Mitarb. 1965, Acosta und Mitarb. 1970, Haff und Torma 1975). Der Nachweis einer kurzstreckigen Stenose im Papillenbereich ist dabei konditionell erforderlich. Stellen sich jedoch bei der ERP bzw. der intraoperativen Pankreaticographie weitere, der papillären Endstrecke vorgelagerte Stenosen dar, so muß davon ausgegangen werden, daß die Papillotomie keine wirkliche Entlastung bringt (Puestow und Gillesby 1958).

Dem Ziel der Wiederherstellung einer ungehinderten Passage über die Papilla Vateri gilt auch das technisch modifizierte Vorgehen von Farell und Mitarb. (1963). Eventuell vorhandene Stenosen im unmittelbar der Papille vorgelagerten Gangbereich werden durch Dilatation und Bougierung erweitert sowie Inkrustrationen und Kalzifizierungen durch Kürettage beseitigt. Von 14 auf diese Weise behandelten Patienten zeigten 12 ein ausgezeichnetes Ergebnis. Allerdings weisen auch Farrell und Mitarb. (1963) auf die Wichtigkeit der Patientenselektion hin als Voraussetzung für den postoperativen Erfolg. Über einen ebenfalls auf diese Weise erfolgreich behandelten Patienten berichten Sutherland und Mitarb. (1983).

Ein vergleichbares Vorgehen war bereits 1956 von Warren und Cattell sowie 1962 von Warren und Veidenheimer berichtet worden. Letztere erzielten bei 80,8% der 74 Patienten gute Ergebnisse.

Lortat-Jakob und Richard (1968) beschreiben, daß, wenn erforderlich, ein freier Abfluß durch tunnellierende Exzision mit dem elektrischen Messer erreicht werden kann. Es wird über 10 derartige operativ behandelte Fälle berichtet, wobei 7 einen günstigen Verlauf aufwiesen. Allerdings scheint dieses Verfahren nicht für die breite Anwendung geeignet, und nur in einigen, wohl definierten Fällen indiziert zu sein.

Technik

Die Technik der Sphinkterotomie wurde von DOUBILET als *„section of the sphincter Oddi"* detailliert angegeben (DOUBILET und MULHOLLAND 1948, 1956), und in der Folgezeit geringfügig modifiziert (JONES und Mitarb. 1958, PARTINGTON 1966, JONES und Mitarb. 1969, HERMANN und Mitarb. 1974, RICHELME und Mitarb. 1977, HAYES und CAHOW 1979, ARIANOFF 1980, HELLER und KELLUM 1981). Die Angaben über das technische Vorgehen beziehen sich jeweils auf die genauen anatomischen Beschreibungen der Papillenregion, die im wesentlichen auf den Untersuchungen von BOYDEN (1957) basieren.

Zunächst wird die Cholecystektomie in typischer Weise durchgeführt. Die Notwendigkeit der Cholecystektomie ergibt sich aus der Gefahr der konsekutiven Cholecystitis nach operativer Defunktionalisierung des papillären Sphinkterapparates. Nach Mobilisierung des Duodenums (Kocher'sches Manöver) erfolgt die Sondierung der Papille über den Ductus choledochus. Das Duodenum wird in Höhe der auf diese Weise lokalisierten Papille quer eröffnet. Nach vollständiger Inzision und Durchtrennung des Sphincter Oddi, (ca. 1–1,5 cm) (Abb. 125 a–c), wird die Pankreasgangmündung aufgesucht. Falls sich im Bereich des Orificiums eine Stenosierung nachweisen läßt, wird diese durch Längsinzision beseitigt (Abb. 125 d). JONES und Mitarb. (1969) haben darauf hingewiesen, daß durch eine Sphinkteroplastik die Gefahr der Restenosierung weitgehend vermieden werden kann. Hierbei wird anstelle einer Inzision eine keilförmige Exzision vorgenommen und anschließend die Schnittränder der Choledochus- und Duodenalwandung durch Einzelknopfnähte adaptiert. Die Ergebnisse von BAGLEY und Mitarb. (1981) können allerdings die Erfahrung der geringen Restenosierung nach Sphinkteroplastik nicht bestätigen. Auch BRAASCH und McCANN (1967) weisen auf die geringe Inzidenz der Restenosierung nach ausschließlicher Sphinkterotomie hin.

Das anschließend in den Ductus choledochus eingelegte T-Drain bietet während der ersten postoperativen Tage die Möglichkeit der Entlastung und gleichzeitig der röntgenologischen Dokumentation des Operationsergebnisses (freier Abfluß in das Duodenum, Überprüfung der Konkrementfreiheit).

Operationsfolgen

Die operativen Ergebnisse der Sphinkterotomie sind in Tabelle 36 wiedergegeben. Die postoperative Komplikationsrate wird mit 2–10% angegeben, die Letalität mit durchschnittlich 0–7,6% (JONES und Mitarb. 1958, 1969, MENTOURI 1977, DREILING und GREENSTEIN 1979, ARIANOFF 1980, NARDI 1983). Als unmittelbar operationsbedingte Komplikationen sind Blutungen, akute Pankreatitiden, Infektionen (subhepatische Abszedierungen) und gelegentliche Fistelbildungen zu nennen (ARIANOFF 1980, BAGLEY und Mitarb. 1981). Stenosierende Papillenerkrankungen können zu einer Reduktion der Pankreassekretion führen, worauf insbesondere DOUBILET und MULHOLLAND (1956) hingewiesen haben. Daß mitunter eine Normalisierung der Sekretionsmengen durch eine Papillotomie zu erzielen ist, konnten sie durch Nachuntersuchungen belegen.

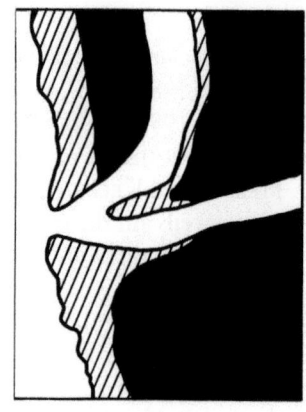
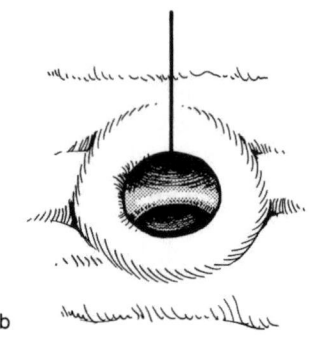
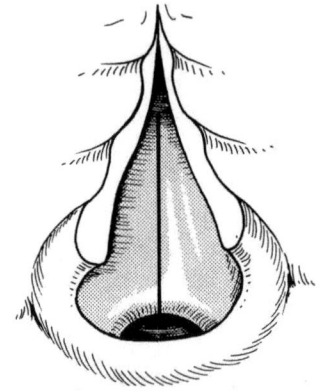
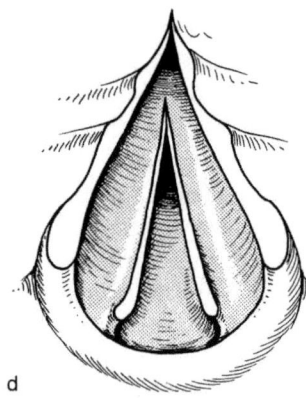

Abb. 125 a–d. Technik der Papillotomie. **a** Papillenbereich im Längsschnitt, **b** Aufsicht auf die Papille; Markierung der Exzisionsstelle, **c** Nach ausreichender Inzision der Vorderwand, Aufsicht auf das Septum; Markierung der Inzisionsstelle, **d** Inzision im Bereich des Septums

Transampulläre Septektomie

Eine Variation der Sphinkterotomie bzw. Sphinkteroplastik stellt die Septektomie dar. Die einfache Sphinkterotomie bzw. Sphinkteroplastik führt mitunter nicht zu der erforderlichen freien Passage, was seinen Grund in der Miteinbeziehung des Septums zwischen Ductus choledochus und Ductus pancreaticus in den chronisch entzündlichen, sklerosierenden Prozeß der ampullären Region hat. Hier kann eine zusätzliche Septektomie zum Erfolg führen, wie sie zuerst von BARTLETT und NARDI (1960) beschrieben wurde. Auch von anderen Autoren wurde auf die Bedeutung dieses operativen Vorgehens bei entsprechenden Veränderungen im Bereich der Papille hingewiesen (WARREN und VEIDENHEIMER 1962, ACOSTA und NARDI 1966, MOODY und Mitarb. 1977) (Abb. 126 a und b).

Tabelle 36. Ergebnisse der Sphinkterotomie

Autor	Jahr	Anzahl der Patienten n	OP-Ergebnis gut/befriedigend %	OP-Letalität %	Beobachtungszeitraum Jahre
DOUBILET und MULHOLLAND	1956	319	89	5,3	<8
LONGMIRE und Mitarb.	1956	12	0	0	-
JONES und Mitarb.	1958	28	93	0	>5
THAL	1959	29	83	2	-
HOWARD und EHRLICH	1961	9	22	0	-
WARREN und VEIDENHEIMER	1962	73	95	1,4	-
PARTINGTON	1966	60	63	5	<14
JONES und Mitarb.	1969	95	90,5	1,2	6
WARREN und MOUNTAIN	1971	39	49	7,6	5
BAGLEY und Mitarb.	1981	67	44	3	5
NARDI und Mitarb.	1983	89	66	4,2	3

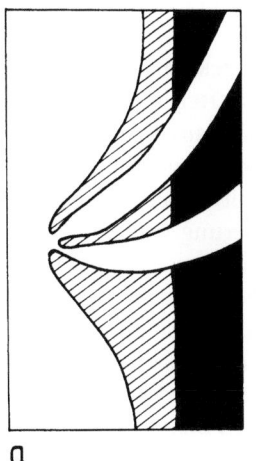 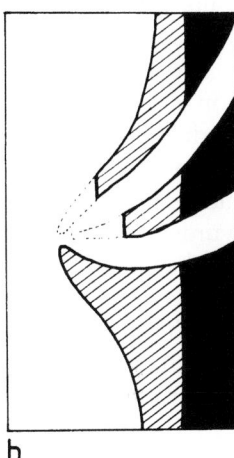

Abb. 126 a, b. Schematische Darstellung der Septektomie

Seit-zu-Seit-Pankreaticojejunostomie

Ein häufiges und geradezu pathognomisches morphologisches Substrat der chronischen Pankreatitis sind multiple Stenosen und Dilatationen im Bereich des Pankreasgangsystems. Sie sind Ausdruck einer gestörten Sekretionsdynamik, wobei die Dilatation in aller Regel die Folge eines Sekretstaus darstellt (SARLES und SAHEL 1976). Diese Konstellation der sogenannten „*big duct disease*" läßt sich in ca. 30–40% der Patienten mit chronischer Pankreatitis nachweisen. In dem Krankengut von TAYLOR und Mitarb. (1981) fanden sich in 45% derartige Pankreasgangdilatationen. Nach Eröffnung des Ductus pancreaticus entleert sich das stets unter erhöhtem Druck stehende Sekret. Soweit die Störung des Sekretflusses den Pankreashauptgang betrifft, ist diese korrigierbar, wobei sich das Verfahren der Seit-zu-Seit-Pankreaticojejunostomie insbesondere dazu eignet, normale Abflußbedingungen herzustellen (Abb. 127).

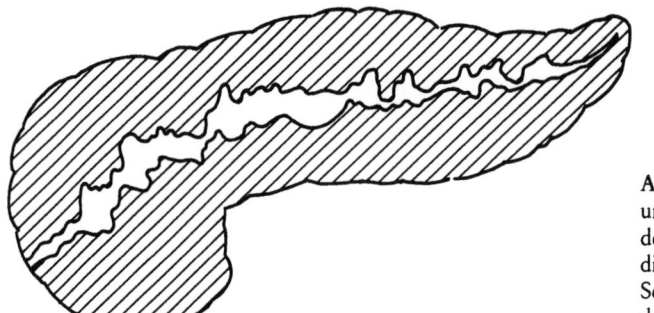

Abb. 127. Multiple Stenosen und Dilatationen im Bereich des Pankreasganges stellen die Indikation zur Seit-zu-Seit-Pankreaticojejunostomie dar

Bereits 1947 ist dieses Prinzip der latero-lateralen Anastomosierung mit dem Jejunum von CATTELL therapeutisch eingesetzt worden. Es ging damals um die palliative Maßnahme hinsichtlich der Entlastung eines durch ein Karzinom verschlossenen Pankreasganges. Schon wenig später fand dieses Verfahren Anwendung bei der Behandlung der chronischen Pankreatitis (CATTELL und WARREN 1953, MERCADIER 1957).

Die anfänglich kurzstreckige Eröffnung des Pankreasganges wurde bei den von PARTINGTON und ROCHELLE (1960) sowie von THAL (1962) beschriebenen Verfahren zu Gunsten einer ausgedehnten Längsinzision verlassen (longitudinale latero-laterale Pankreaticojejunostomie). Dabei wurden nicht zuletzt tierexperimentelle Erfahrungen mitverwertet, die schon 1909 von COFFEY beschrieben wurden. Zur Anastomosierung wird bei all diesen Verfahren eine nach ROUX ausgeschaltete Jejunumschlinge empfohlen. Während von PARTINGTON und ROCHELLE (1960) die *„isoperistaltische"* Anastomosenart bevorzugt wurde, wurde von THAL (1962) die Anastomosierung *„anisoperistaltisch"* durchgeführt (Abb. 128 u. 129). Vermutlich besteht zwischen beiden Anastomosentypen kein nennenswerter funktioneller Unterschied.

Als besonders günstig ist diejenige Konstellation anzusehen, bei der eine Stenose im Pankreaskopf zu einer globalen Aufweitung im Korpus- und Schwanzbereich geführt hat. Allerdings lassen sich durch eine ausgiebige, langstreckige Anastomosierung des längseröffneten Pankreasganges auch multiple stenosierte Areale erfassen und damit normale Abflußverhältnisse gewährleisten. LEGER und Mitarb. (1974) konnten zeigen, daß der Erfolg der Operation wesentlich von der präoperativen Dilatation abhängt. Je weiter der Gang, desto günstiger die Spätresultate (LEGER und Mitarb. 1976).

Entscheidend allerdings für den Erfolg dieser Methode ist, daß alle dilatierten Anteile des Pankreasganges von der Anastomose miterfaßt werden. Die Inzisionslänge richtet sich nach individuellen Erfordernissen, sollte aber mindestens 10 cm betragen. In jedem Fall ist demnach eine genaue Dokumentation der Strukturveränderungen im gesamten Pankreasgangsystem erforderlich. Diese ist entweder durch eine präoperative ERP oder eine intraoperative Pankreaticographie zu erreichen. Art und Lokalisation von Stenosen, Dilatationen sowie zystischen Aufweitungen oder auch Konkrementbildungen, können auf diese Weise zur Darstellung gebracht werden. Das Operationsziel besteht darin, alle diese Bereiche in die Anastomosierung mit einzubeziehen.

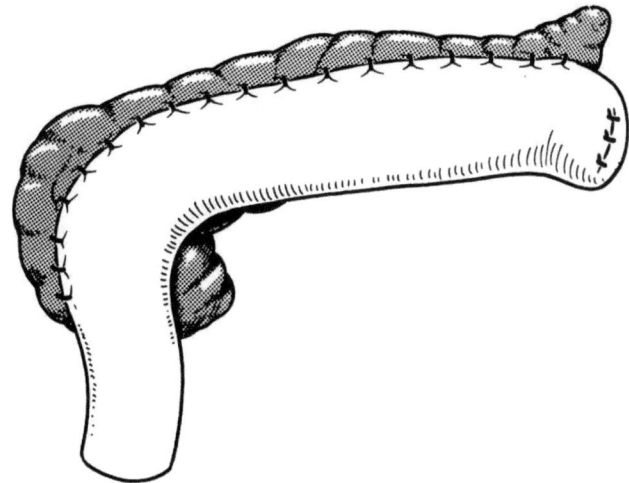

Abb. 128. Seit-zu-Seit-Pankreaticojejunostomie: „isoperistaltisch" (Partingon und (Rochelle 1960)

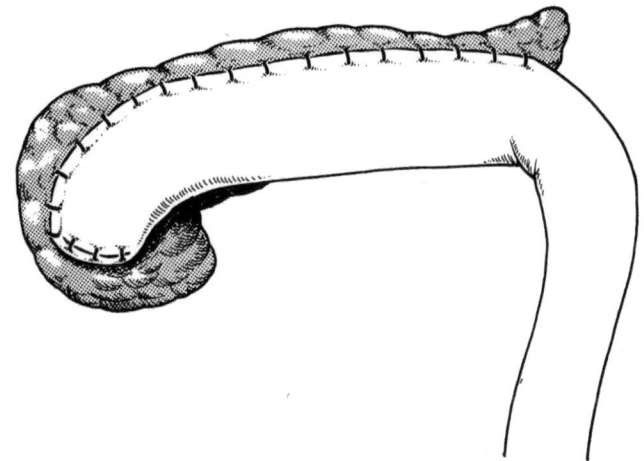

Abb. 129. Seit-zu-Seit-Pankreaticojejunostomie: „anisoperistaltisch" (Thal 1962)

Es konnte dabei mehrfach nachgewiesen werden, daß kurzstreckige Anastomosen die Tendenz zum vorzeitigem Verschluß haben und damit insgesamt schlechtere Operationsergebnisse aufweisen (Rezidive) (Kugelberg und Mitarb. 1976, White und Hart 1979).

Die bleibende Durchgängigkeit bei langstreckigen, mindestens 10 cm langen Stenosen, konnte durch Untersuchungen von Warshaw und Mitarb. (1980) belegt werden. Die besseren postoperativen Ergebnisse nach Anlegen von langstreckigen pankreaticojejunalen Anastomosen im Vergleich zu kurzen Anastomosen, wurden auch durch die Untersuchungsergebnisse von White (1981) bestätigt.

Ist die Dilatation im Pankreasgangsystem stets Folge einer stenosebedingten Abflußbehinderung, so läßt sich weiterhin feststellen, daß der Sekretstau im wesentlichen für die Schmerzentstehung verantwortlich zu machen ist (BARTLETT und DERMOTT 1957, DREILING 1961, WARREN und VEIDENHEIMER 1962, SILEN und Mitarb. 1963). Desweiteren geht aus den pathophysiologischen Mechanismen hervor, daß jeder Stau einen perpetuierenden Faktor für die Progredienz des weiteren entzündlichen Prozesses darstellt. Insofern ist bei geeigneter Konstellation, entsprechend den hier definierten Bedingungen, sowohl eine Einflußnahme auf den Schmerz, als auch auf die Progredienz selbst zu erwarten.

Von RUMPF und PICHLMAYR (1983) wird auf die Möglichkeit aufmerksam gemacht, die Seit-zu-Seit-Anastomose dann mit einer transduodenalen Pankreaticoplastik zu kombinieren, wenn die Abflußbedingungen im Pankreaskopfbereich nicht ausreichend gewährleistet zu sein scheinen. Dies ist vor allem bei bestehender Pankreaticolithiasis der Fall, wenn unmittelbar im präpapillären Ganganteil Steine das Ganglumen verlegen und durch die Seit-zu-Seit-Anastomose nicht ausreichend Abfluß geschaffen werden kann. Bei 26 Patienten konnte mit diesem Vorgehen ein jeweils gutes Ergebnis erzielt werden, wobei während des Beobachtungszeitraumes von bis zu 2 Jahren Schmerz und Rezidivfreiheit nachweisbar waren.

Lassen sich neben den Pankreasgangveränderungen zusätzlich obstruktive Beeinträchtigungen des distalen Ductus choledochus nachweisen, so empfehlen PRINZ und Mitarb. (1982) die Durchführung einer gleichzeitigen biliodigestiven Drainageoperation. Hier wird im einzelnen zu entscheiden sein, wann bei tumorösen bzw. narbigen Pankreaskopfläsionen als Ursache der Pankreas- und Gallengangsobstruktion, eine Resektion nötig und wann eine einfache Drainage beider Gangsysteme möglich ist. Dies hängt nicht zuletzt davon ab, wie sicher sich die Dignitätsfrage klären läßt.

Technik

Nach erfolgter Freilegung des Pankreas muß nach Inspektion, Palpation sowie nach präoperativer ERP, respektive intraoperativer Pankreaticographie eine klare Vorstellung herrschen über Morphologie des Pankreasganges und Ausmaß der entzündungsbedingten Veränderungen (MALLET-GUY 1952, HESS 1969, FUCHS und Mitarb. 1972). Der Gang wird in der erforderlichen Länge (nicht unter 10 cm und stets unter Einbeziehung aller dilatierten bzw. zystischen Ganganteile) (Abb. 130) längsgespalten. Die Anastomosierung erfolgt mit einer nach ROUX ausgeschalteten, am Ende blind verschlossenen, ca. 40 cm langen Jejunumschlinge. Für den Erfolg dieser Operationsmethode ist es nach den Erfahrungen von WARSHAW und Mitarb. (1980) wichtig, daß die Dünndarmwand direkt an den Pankreasgang im Sinne einer Mukosa-Mukosanaht fixiert wird. Auf diese Weise können möglicherweise Strikturen und Anastomosenverschlüsse vermieden werden (vergl. Kapitel „*Anastomosentechniken*").

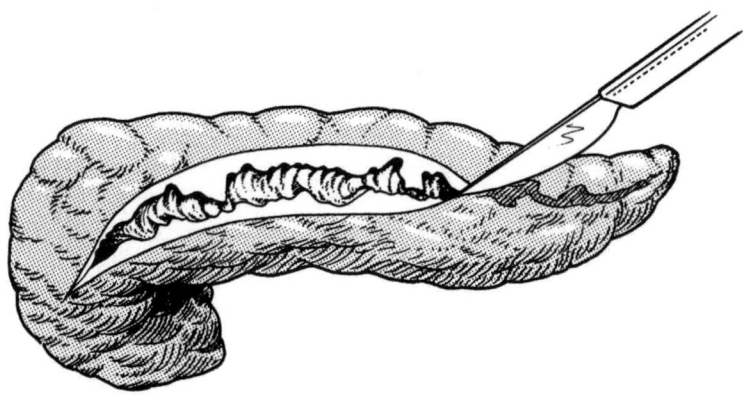

Abb. 130. Alle dilatierten Gangabschnitte müssen in die Anastomose mit einbezogen werden; entsprechende Länge der Ganginzision

Operationsfolgen

Wie die in Tabelle 37 dargestellten Ergebnisse zeigen, lassen sich mit diesem Verfahren hinsichtlich der Schmerzbefreiung bzw. subjektiven Schmerzlinderung gute Erfolge erzielen. Die operative Komplikationsrate wird sehr unterschiedlich hoch angegeben; sie hängt nicht zuletzt davon ab, inwieweit lediglich pankreasspezifische (Pankreasfistel, postoperative Pankreatitiden, Abszedierungen) oder alle sich aus dem operativen Eingriff ergebende Komplikationen (Pneumonien, Harnwegsinfekte) aufgelistet werden. Auf diese Weise kommen Komplikationsinzidenzen zwischen 0 und 36% zustande (Cox und Gillesby 1967, White und Keith 1973, Jordan und Mitarb. 1977, Adloff und Ollier 1978, Warshaw und Mitarb. 1980, Potts und Moody 1981, Taylor und Mitarb. 1981, Sarles und Mitarb. 1982). Die Operationsletalität beträgt durchschnittlich 1–2% (vergl. Tabellen 37 und 46).

Immer wieder werden in Einzelbeobachtungen Funktionsverbesserungen nach erfolgter Operation mitgeteilt (Partington und Rochelle 1960, Lempke und Mitarb. 1963, Pristley und Mitarb. 1965, Cox und Gillesby 1967, Arnesjö und Mitarb. 1975, Taylor und Mitarb. 1981), die sich zum Teil auch tierexperimentell nachweisen lassen (Carnevali und Mitarb. 1960). So stellen Balo und Ballon (1929) fest, daß die chronische Retention eine wesentliche Rolle bei der Diabetesentwicklung spielt. Andere Autoren konnten einen Effekt der Funktionsverbesserung nach dieser Operation nicht nachweisen (Ribet und Mitarb. 1975, Warshaw und Mitarb. 1980). Zwar ist durchaus denkbar, daß der wieder in Gang kommende Sekretfluß eine Verbesserung der exokrinen Funktion bewirkt, so wie es Cox und Gillesby (1967) für einige ihrer Patienten geltend machen, dennoch sollte und kann dies nicht kalkulierbares Operationsziel sein.

Manches spricht dafür, daß der eigentliche Entzündungsprozeß auch postoperativ voranschreitet, was einige Mitteilungen über schlechte Spätergebnisse erklären könnte (Leger und Mitarb. 1974, Leger und Lenriot 1974, Ribet und Mit-

Tabelle 37. Ergebnisse der Seit-zu-Seit-Pankreaticojejunostomie

Autor	Jahr	Patientenzahl n	Positives OP-Ergebnis %	OP-Letalität n	Beobachtungszeitraum Jahre
Partington und Rochelle	1960	7	57	0	< 1
Gillesby und Puestow	1961	29	92	1	< 3
Lempke und Mitarb.	1963	10	80	0	2–26 Mo.
Silen und Mitarb.	1963	7	100	0	< 1
Puestow	1965	100	90	0	–
White	1965	7	85,5	0	< 2
Cox und Gillesby	1967	32	97	1	8–48 Mo.
Goldmann	1967	24	100	0	–
Lamy und Mitarb.	1968	40	97	0	2–12
White und Keith	1973	50	84	0	ca. 4
Leger und Mitarb.	1974	45	49	2	< 12
Way und Mitarb.	1974	21	90,5	0	10
Sato und Mitarb.	1975	24	92	0	< 10
Sarles und Sarles	1976	50	88,9	0	< 5
Jordan und Mitarb.	1977	24	79	0	< 20
Adloff und Ollier	1978	13	77	0	ca. 3
Peiper	1980	12	83	0	–
Warshaw und Mitarb.	1980	10	80	0	< 6
Potts und Moody	1981	10	86	0	2
Prinz und Greenlee	1981	53	82	1	< 26
Taylor und Mitarb.	1981	22	50	0	5
Sarles und Mitarb.	1982	69	85	3	5
Scuro und Mitarb.	1983	93	62,5	0	10
Moreaux	1984	50	91	1	5–18

arb. 1975, Proctor und Mitarb. 1979, White und Hart 1979). Andere Autoren können diese Aussage hinsichtlich der Spätergebnisse nicht bestätigen (Way und Mitarb. 1974, Jordan und Mitarb. 1977, Sarles und Mitarb. 1982). Der Operationserfolg hinsichtlich der Einflußnahme auf den Schmerz hängt von prädisponierenden Faktoren, wie dem Nachweis von Kalzifikationen (Way und Mitarb. 1974, Jordan und Mitarb. 1977, Taylor und Mitarb. 1981), der alkoholischen Genese (Leger und Mitarb. 1974, Taylor und Mitarb. 1981), sowie dem Ausmaß der Gangdilatation ab (Leger und Mitarb. 1974). Taylor und Mitarb. (1981) berichten über 22 Patienten, bei denen eine Seit-zu-Seit-Pankreaticojejunostomie durchgeführt wurde; bei zwei von ihnen war intraoperativ keine Gangdilatation nachweisbar. Eben bei diesen beiden Patienten waren die postoperativen Ergebnisse nicht befriedigend, während die restlichen eine deutliche Befundverbesserung aufwiesen.

Auch Way und Mitarb. (1974) berichten über vergleichbare Ergebnisse. Nur bei zwei Patienten von insgesamt 21 war postoperativ kein befriedigendes Ergebnis zu erzielen; auch hier waren es diejenigen, bei denen die Seit-zu-Seit-Anastomose bei nicht dilatiertem Pankreasgang angelegt worden war. Diese nur bei wenigen Autoren mitgeteilte kritische Bewertung der Untersuchungsergebnisse macht deutlich, daß die prognostische Validisierung dieses Operationsverfahrens nicht ohne Berücksichtigung der präoperativen Konstellation, insbesondere der morphologischen Pankreasgangveränderungen erfolgen kann.

Partielle Linksresektion

Die Indikation für eine linksseitige Resektion (Pankreasschwanzresektion, Hemipankreatektomie links) stellen chronisch entzündliche Veränderungen dar, die auf den Pankreasschwanz bzw. die linke Pankreashälfte beschränkt sind. Zwar ist, vor allem bei der chronisch kalzifizierenden Pankreatitis, immer mehr oder weniger das gesamte Organ betroffen, doch bilden sich im Verlaufe der chronisch entzündlichen Destruktion Veränderungen aus, welche zu Entzündungsschwerpunkten führen und damit unterschiedlich lokalisiert sein können. Bei Lokalisation im Pankreasschwanz bzw. in der linken Pankreashälfte lassen sich diese Anteile durch Resektion entfernen (Abb. 131). Der Umfang der notwendig werden-

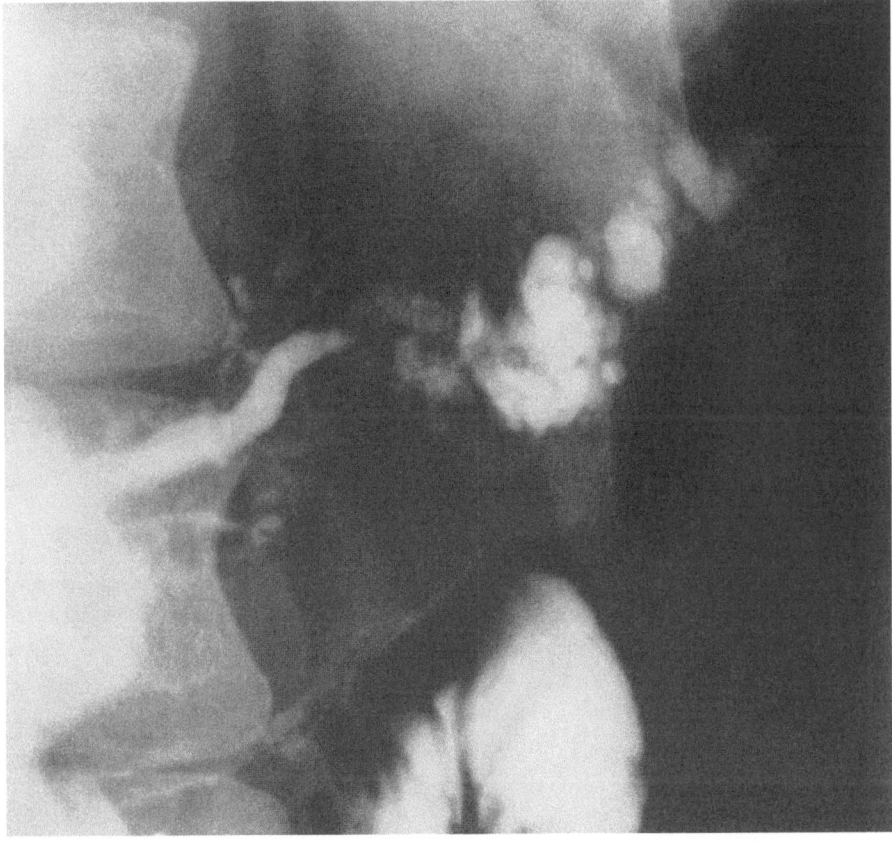

Abb. 131. ERP: Schwerpunkt des entzündlichen Destruktionsprozesses in der linken Pankreashälfte

den Resektion richtet sich nach dem Ausmaß und der Ausdehnung des entzündlichen Prozesses. Wegen der unmittelbaren anatomischen Nähe, vor allem aber wegen der meist vorhandenen peripankreatischen Entzündung, welche das präparative Vorgehen erschweren, ist eine gleichzeitige Splenektomie in aller Regel unumgänglich.

Die Linksresektion wurde zuerst von MALLET-GUY 1936 vorgeschlagen mit dem Ziel, den erkrankten Pankreasanteil zu entfernen. In einer Vielzahl von klinischen Untersuchungsserien wurde seitdem dieses Verfahren angewandt und hinsichtlich des Erfolges evaluiert. Die durch die diagnostischen Verfahren vermittelten präoperativen Informationen über Lokalisation und Ausmaß der Entzündung geben Anhaltspunkte bezüglich des notwendig werdenden Umfanges der Resektion. Zusammen mit dem intraoperativen Befund wird somit der Übergang zum gesunden bzw. weniger entzündlich veränderten Gewebe festzustellen sein. Die Anwendung der Linksresektion kommt neben der lokalisierten Entzündung im Pankreasschwanzbereich bei hier lokalisierten Zysten in Betracht (MALLET-GUY und ROISSARD 1972). Im Falle eines Steinbefalles des Ductus pancreaticus empfiehlt MALLET-GUY (1968) in geeigneten Fällen die Linksresektion mit einer transduodenalen Papillotomie mit Steinausräumung zu kombinieren.

Technik

Nach Skelettierung der Ligamenta gastrocolicum, gastrolienale und cololienale läßt sich der Pankreasschwanz zusammen mit der Milz in aller Regel leicht mobilisieren. Die Resektionslinie wird auf Grund der präoperativ und intraoperativ erhobenen Befunde festgelegt. Die Links-Hemipankreatektomie ist definiert als eine Resektion bis in Höhe der Mesenterialgefäße. Es gilt hier besondere Sorgfalt darauf zu verwenden, diese Gefäße einschließlich der Vena mesenterica inferior zu respektieren. Arteria und Vena lienalis werden in Resektionshöhe selektiv umstochen und durchtrennt. Die Pankreasresektion selbst wird keilförmig durchgeführt (Abb. 132 a–c). Nach isolierter Umtechung des Pankreasganges wird die Resektionsfläche *„fischmaulartig"* adaptiert und durch Einzelknopfnähte verschlossen. Die Abbildungen 133 a, b und 134 zeigen Organpräparate nach erfolgter Linksresektion.

Operationsfolgen

In Tabelle 38 sind die durch die Linksresektion zu erzielenden Operationsergebnisse dargestellt. Die mitgeteilten Komplikationsinzidenzen variieren zwischen 3 und 32% (MERCADIER und Mitarb. 1967, MANGOLD und Mitarb. 1977, TAYLOR und Mitarb. 1981, SARLES und Mitarb. 1982); die Letalitätsrate beträgt durchschnittlich 2–6% (vergl. Tabellen 38 und 46).

LEGER und Mitarb. (1974) konnten zeigen, daß die Operationsergebnisse durch eine zusätzliche Drainage deutlich verbessert werden können. GEBHARDT und Mitarb. (1981) fanden dagegen bei einem Vergleich von Patienten mit partieller Linksresektion ein wesentlich schlechteres Abschneiden derjenigen mit zusätzlicher Drainage (vergl. Kapitel *„Kombinierte Eingriffe"*). Allerdings wird in

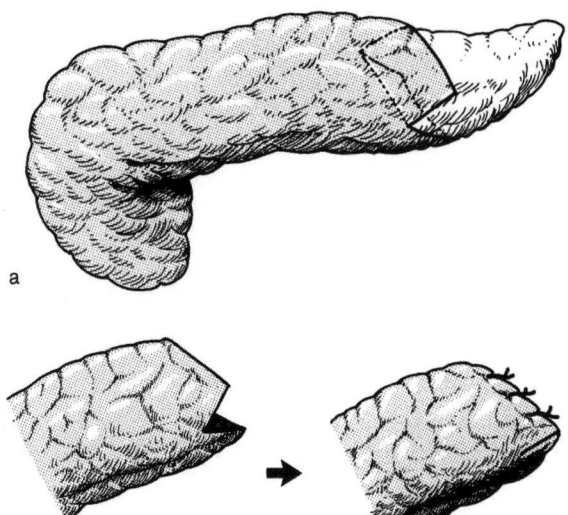

Abb. 132a–c. Technik der Pankreaslinksresektion. **a** Festlegung der Resektionsgrenze, **b, c** Fischmaulartige Resektion; nach selektiver Umstechung des Pankreasganges, Adaptation der Resektionsflächen durch Einzelknopfnähte

dieser Untersuchung weder die Indikation zu dem jeweils unterschiedlichen Vorgehen noch die möglichen Gründe für die zum Teil schlechten Ergebnisse reflektiert (Gangweite, Kompetenz der Drainage). Immerhin wird auch von GEBHARDT und Mitarb. bestätigt, daß ein Operationsverfahren nach DU VAL (Linksresektion mit Drainage) nur bei isolierter Stenose im Pankreasgang Anwendung finden darf; dabei wird betont, daß in dem mitgeteilten Krankengut derartige Patienten nicht Gegenstand der Evaluation waren. Somit kann nach den Ergebnissen von LEGER und Mitarb. (1974) durchaus gefolgert werden, daß unter gegebenen Voraussetzungen eine zusätzliche Drainage gewinnbringend sein kann (vgl. Kapitel: *„Verfahrenswahl bei der unkomplizierten chronischen Pankreatitis"*).

Während die partielle Pankreaslinksresektion immer wieder als ein Eingriff mit guten Erfolgsaussichten empfohlen wird (STEFANINI und Mitarb. 1972, SCHWEMMLE 1976, GEBHARDT und Mitarb. 1981), betrachten TAYLOR und Mitarb. (1981) dieses Verfahren als dasjenige mit den schlechtesten postoperativen Ergebnissen. Dies folgerten sie aus ihren Untersuchungen, die eine vergleichende Bewertung der operativen Verfahren: partielle Duodenopankreatektomie, Seit-zu-Seit-Pankreaticojejunostomie und die Linksresektion zum Gegenstand hatten. Die Früh- und Spätresultate waren zwar abhängig von verschiedenen Prädikatoren wie Alkohol, Gangdilatation und Kalzifikation, dennoch wies die Linksresektion jeweils die am wenigsten befriedigenden Ergebnisse auf.

Die postoperative Diabetes-Entwicklung ist abhängig von dem Umfang der Resektion und nicht zuletzt abhängig von der Ausgangssituation, insbesondere dem Grad der Vorschädigung des gesamten Pankreas. Die Angaben über die Häufigkeit postoperativer Diabetesentstehung ist demnach sehr unterschiedlich und variiert zwischen 15 und 56% (FREY und Mitarb. 1976, COLT und Mitarb. 1978, KÜMMERLE und Mitarb. 1979, STEEGMÜLLER und FISCHER 1978, GRODSINSKY 1980, GEBHARDT und Mitarb. 1981, TAYLOR und Mitarb. 1981, ROSENBERGER 1982, SARLES und Mitarb. 1982).

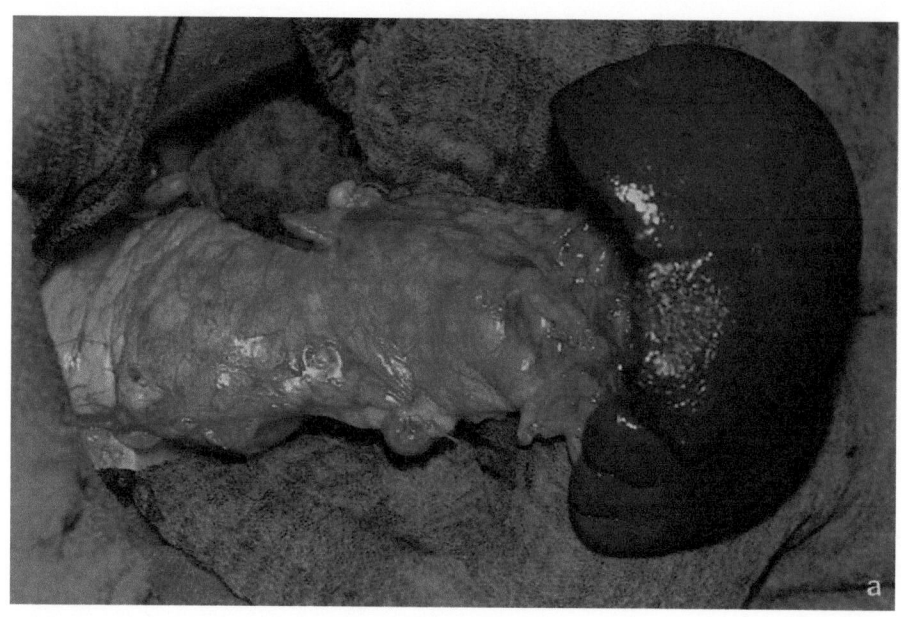

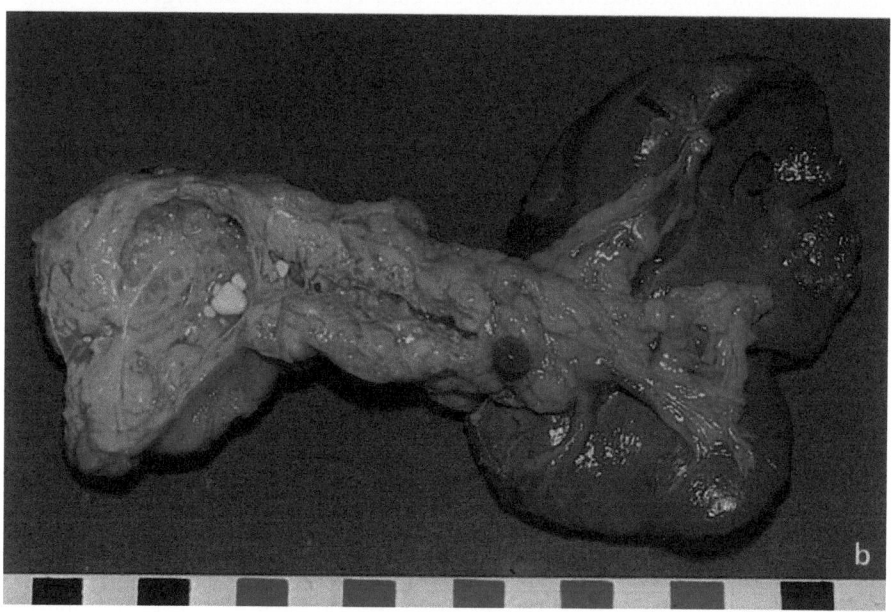

Abb. 133 a, b. Pankreaslinksresektion, **a** Operationssitus: Nach Mobilisation von Pankreasschwanz und Milz, **b** Aufgeschnittenes Resektat (Hemipankreatektomie links)

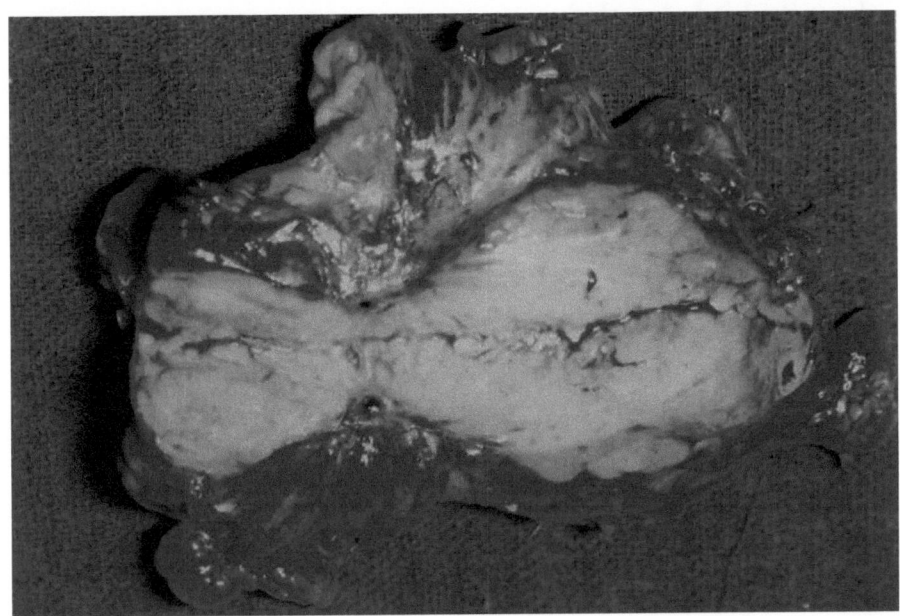

Abb. 134. Hemipankreatektomie links wegen chronischer Pankreasschwanzpankreatitis nach linksseitiger Pankreasruptur (Man erkennt deutlich die Lokalisation der ehemaligen Ruptur)

Tabelle 38. Ergebnisse der partiellen Linksresektion

Autor	Jahr	Anzahl der Patienten n	OP-Ergebnis gut/befriedigend %	OP-Letalität n	Beobachtungszeitraum Jahre
Child und Mitarb.	1969	8	50	0	> 1
Warren und Mountain	1971	73	78	0	> 5
Stefanini und Mitarb.	1972	14	100	1	< 3
Way und Mitarb.	1974	11	82	0	ca. 10
Leger und Mitarb.	1974	32	40	3	< 12
Frey und Mitarb.	1976	53	75	1	2–6
Sarles und Sarles	1976	24	81	0	1
Schwemmle	1976	142	80	3	–
Mangold und Mitarb.	1977	37	60	2	2,7
Clot und Mitarb.	1978	50	70	2	–
Phillip	1978	70	72	5	> 5
Grodsinsky	1980	19	63	0	< 10
Peiper	1980	19	68	0	?
Gebhardt und Mitarb.	1981	42	53	2	< 14
Taylor	1981	40	23	0	5
Rosenberger	1982	50	58	0	< 18
Sarles und Mitarb.	1982	8	67	1	5

Subtotale Linksresektion

Bei nicht vollständiger Entfernung des entzündlich veränderten Pankreasanteiles durch die Linksresektion bleiben die sonst günstigen Spätergebnisse nicht selten aus. Die Entzündung im verbliebenen Pankreas ist der Ausgangsort weiterer Progredienz und die Ursache fortbestehender Symptomatik. Diese Erfahrungen veranlaßten CHILD (1964), die subtotale Linksresektion in das Repertoire chirurgischer Möglichkeiten bei der Behandlung der chronischen Pankreatitis einzubringen.

Bei diesem Verfahren verbleibt lediglich ein schmaler Parenchymrandsaum an der Konkavität des Duodenums (Abb. 135). Die Gefäßarkaden der A. pancreatico-duodenalis werden respektiert, wodurch die Duodenaldurchblutung erhalten bleibt. Ebenso darf der Ductus choledochus durch das ausgedehnte resektive Vorgehen nicht beschädigt werden. Der Vorzug dieses Verfahrens wurde nicht zuletzt in der Erhaltung einer Restmenge an endokriner Funktion gesehen, um, zumindest in einigen Fällen, den pankreopriven Diabetes nach totaler Duodenopankreatektomie zu vermeiden (FRY und CHILD 1965, CHILD und Mitarb. 1969).

Technik

Zunächst unterscheidet sich das Verfahren der subtotalen Resektion nicht von demjenigen der Linksresektion. Die Präparation, mit dem Ziel der Mobilisation des gesamten Pankreas, geht hier über die Mittellinie (A. mesenterica superior) hinaus und verlangt im Bereich des Konfluenz der V. lienalis und der V. mesenterica superior besondere Aufmerksamkeit, um diese Strukturen sorgfältig zu schonen. Von der V. portae ziehen eine Reihe kleiner Venenäste zu den seitlich gelegenen Bereichen des Pankreaskopfes und Korpus, welche isoliert ligiert bzw. geklippt werden müssen. Von der Ventralseite der V. portae zur Hinterfläche des Pankreas bestehen in aller Regel keine venösen Verbindungen.

Zur Respektierung des Ductus choledochus empfiehlt sich das Einlegen einer Metallsonde. Der Ductus choledochus wird später über eine eingelegte T-Drainage verschlossen. Die Resektion des Pankreas selbst geschieht wie bei der Linksresektion keilförmig, so daß nach selektiver Umstechung der Gangöffnung des Ductus Wirsungianus und Ductus Santorini die Absetzungsfläche durch Einzelnähte verschlossen werden kann.

Operationsfolgen

Die Operationsergebnisse sind in Tabelle 39 wiedergegeben. Die postoperative Komplikationsrate variiert zwischen 12 und 46% (MERCADIER und Mitarb. 1967, MANGOLD und Mitarb. 1977, DOSTAL 1980). Besonders von FREY und Mitarb. (1976) wird auf die hohe Spätletalität und eine hohe Operationsmorbidität hingewiesen. Hierbei handelt es sich vor allem um Fistelbildungen, Abszedierungen

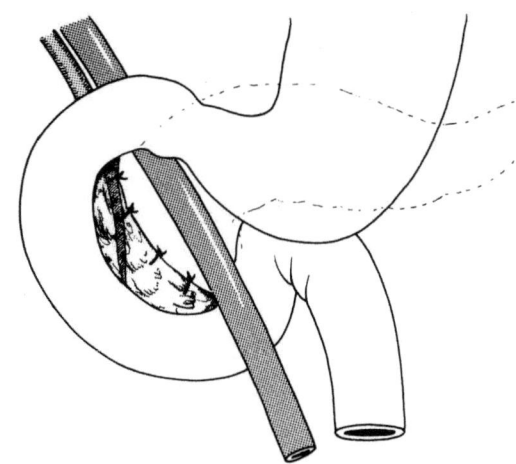

Abb. 135. Zustand nach subtotaler Pankreaslinksresektion; es verbleibt lediglich ein schmaler Randsaum im Bereich der duodenalen Konkavität

Tabelle 39. Ergebnisse der subtotalen Linksresektion

Autor	Jahr	Anzahl der Patienten n	OP-Ergebnis gut/befriedigend %	OP-Letalität n	Beobachtungs- zeitraum Jahre
FRY und CHILD	1965	20	90	0	0,5–10
WARREN und Mitarb.	1967	5	100	0	1
CHILD und Mitarb.	1969	32	97	0	> 1
WEILAND und Mitarb.	1969	8	100	0	< 1
STEFANINI und Mitarb.	1972	5	100	0	< 3
WAY und Mitarb.	1974	3	100	0	ca. 10
FREY und Mitarb.	1976	77	60	1	1–8
MANGOLD und Mitarb.	1977	17	83	1	ca. 3
CLOT und Mitarb.	1978	49	53	4	–
GRODSINSKY	1980	11	72	0	< 10
GEBHARDT und Mitarb.	1981	65	68	3	< 14

sowie Blutungen. Nach deren Erfahrungen treten nicht selten schwer zu beeinflussende Steatorrhoe-Probleme auf, auch machen sie auf eine höhere Rate an Ulcera duodeni und ventrikuli aufmerksam. Ihre Analyse der Spätletalität nach subtotaler Pankreaslinksresektion zeigt deutlich die geringere Sterberate dann, wenn weniger reseziert wurde (partielle Linksresektion). GEBHARDT und Mitarb. (1981) schätzen dagegen dieses Operationsverfahren weit positiver ein; vor allem wird auf die im Vergleich zur partiellen Linksresektion besseren Spätergebnisse hingewiesen. Wie die Untersuchungsergebnisse weiterhin zeigen, kann in geeigneten Fällen durch eine zusätzliche Drainage (Pankreaticojejunostomie) ein noch besseres Ergebnis erzielt werden.

Zwar wird allgemein eine hohe postoperative Diabetes-Frequenz festgestellt, welche entsprechend der ausgedehnteren Resektion weit höher anzusetzen ist, als bei der partiellen Linksresektion (25–90%) (CHILD und Mitarb. 1969, WEILAND und Mitarb. 1969, FREY und Mitarb. 1976, MANGOLD und Mitarb. 1977,

GRODSINSKY 1980, GEBHARDT und Mitarb. 1981), doch ist dieser Diabetes mellitus in aller Regel leichter einstellbar als der pankreoprive Diabetes nach totaler Duodenopankreatektomie (FRY und CHILD 1965). Nach FREY und Mitarb. (1976) ist die Diabetes-Inzidenz nach subtaler Pankreasresektion mehr als doppelt so hoch wie bei der einfachen Linksresektion, woraus sie schließen, daß in Anbetracht der erheblichen endokrinen und exokrinen Funktionseinschränkung mit allen sich daraus ergebenden Folgeproblemen die Linksresektion der subtotalen Resektion vorzuziehen ist, wann immer dies möglich erscheint.

Partielle Duodenopankreatektomie (Whipple'sche Operation)

Sehr häufig lokalisieren sich Entzündungsschwerpunkte in den Pankreaskopf, wobei an der Volumenzunahme narbige, sklerotische Areale ebenso wie zystische Prozesse Anteil haben. In forgeschrittenen Fällen kommt es zu komplikativen Beeinträchtigungen des Duodenums und des Ductus choledochus – meist in Form von Stenosierungen. Bei dieser Konstellation ist die Dignitätsfrage oft nicht zu klären, was schließlich mit einen Grund dafür liefert, sich in diesen Fällen zur partiellen Duodenopankreatektomie zu entschließen.

1946 wurde dieses Verfahren zur operativen Behandlung der chronischen Pankreatitis von WHIPPLE angegeben, nachdem es bis zu dieser Zeit vereinzelt bei der Behandlung des Pankreaskarzinoms Anwendung fand (WHIPPLE und Mitarb. 1935, WHIPPLE 1938, 1946). Aus anatomischen und funktionellen Gründen bedeutet die Entfernung des Pankreaskopfes gleichzeitig die distale ⅔-Resektion des Magens, die Resektion des Ductus choledochus und des Duodenums. Auch die Gallenblase muß nach Wegfall der Funktion des Sphincter Oddi wegen postoperativ drohender Cholecystitiden mit entfernt werden. Bezüglich der Wiederherstellung der entsprechenden Passagen sind seit 1898, dem Zeitpunkt der ersten partiellen Duodenopankreatektomie (nach EIJSBOUTS 1956), etwa 70 Methoden angegeben worden, wobei sie sich nicht alle gleichermaßen bewährt haben (HESS 1950).

Technik

Es lassen sich zwei Phasen des operativen Eingriffes unterscheiden: die resektive und die rekonstruktive Phase.

Resektive Phase:
Erschwert wird das operative Vorgehen während oder unmittelbar nach dem Auftreten eines akut entzündlichen Schubes. Peripankreatische entzündliche Veränderungen lassen Strukturgrenzen schwer erkennen. Das Gewebe ist entsprechend reaktiv hyperämisch; nicht selten besteht gleichzeitig eine venöse Einflußstauung im portalen System. Die präparativen Schritte sind erschwert. Bei ungeklärter Dignität ist nach Durchführung des Kocher'schen Manövers mit der

damit erfolgten Mobilisation des Pankeaskopfes eine ausgiebige Inspektion hinsichtlich der Operabilität erforderlich. Die bidigitale Abtastung nach Skelettierung des Ligamentum gastrocolicum erleichtert diese Einschätzung. Durch Schnellschnittuntersuchungen von peripankreatischen Lymphknoten ebenso wie von verdächtigen Pankreasbezirken, lassen sich weitere Informationen gewinnen. Auch sind durch gezielte punktionszytologische Untersuchungen in vielen Fällen Klärungen hinsichtlich der Dignitätsfrage möglich (vgl. Kapitel „Intraoperative Diagnostik").

Es folgt die präparatorische Darstellung der drei Strukturen im Ligamentum hepatoduodenale: Ductus choledochus, A. hepatica communis sowie V. portae. Der Abgang der A. gastroduodenalis von der A. hepatica propria wird durch Anlegen eines Gefäßzügels markiert.

Vom kaudalen Rand des Pankreas in Höhe des Isthmus wird die V. mesenterica superior freigelegt. Es gelingt jetzt in aller Regel leicht, das Pankreas entlang der V. portae zu unterminieren. Das präparative Vorgehen wird durch den Tatbestand erleichtert, daß nur äußerst selten Venenäste von der V. portae zur Rückfläche des Pankreas ziehen.

Nach diesen, die Operabilität klärenden und die Resektion vorbereitenden Maßnahmen, wird der Ductus hepaticus unmittelbar proximal der Einmündungsstelle des Ductus cysticus durchtrennt (Abb. 136). Es schließt sich die typische ⅔-Magenresektion an, welche zur Vermeidung von Ulcera peptica jejuni ausreichend hoch durchgeführt werden muß. Das Pankreas wird in Höhe des Isthmus durchtrennt, wobei jedoch die genaue Resektionshöhe der entzündlichen Ausdehnung anzupassen ist.

Nach Mobilisierung und Skelettierung des distalen Duodenums und nach Durchtrennung des Jejunums, ca. 5–10 cm nach dem Treitz'schen Band, läßt sich das Resektat in toto entfernen. Immer wieder wird darauf hingewiesen, daß durch eine präoperativ erfolgte selektive Angiographie das operative Vorgehen erleichtert werden kann (HOFFMEISTER und TREDE 1982). Die Abb. 137 und 138 zeigen Organpräparate nach partieller Duodenopankreatektomie.

Rekonstruktive Phase:
Sie beginnt mit dem Anlegen der pankreatico-jejunalen Anastomose. Dazu wird das freie abführende Ende der Jejunumschlinge retrocolisch hochgezogen und End-zu-End mit dem Pankreas teleskopartig anastomosiert (Abb. 108 a–d). Meist fügt sich diese erste Jejunalschlinge so harmonisch in den subhepatischen Raum ein, daß sich die Lokalisation der Hepaticojejunostomie von selbst ergibt (ca. 10 cm distal der Pankreaticojejunostomie). Die anzuwendende Anastomosentechnik hängt von dem Kaliber des Ductus hepaticus ab (vgl. Kapitel „Anastomosentechniken").

Etwa 30–35 cm distal dieser Anastomose wird das Jejunum erneut durchtrennt. Der abführende Schenkel wird ebenfalls retrocolisch hochgezogen und entweder End-zu-End oder End-zu-Seit mit dem Magen (partiell) anastomosiert. Etwa 30–40 cm distal dieser Gastroenterostomie wird abschließend die Roux'sche End-zu-Seit-Anastomose angelegt (Abb. 139). Auch ist eine partielle End-zu-Seit-Anastomose des Magens mit dem Jejunum und gleichzeitiger Braun'scher Fußpunktanastomose möglich (Abb. 140). Statt der End-zu-End-

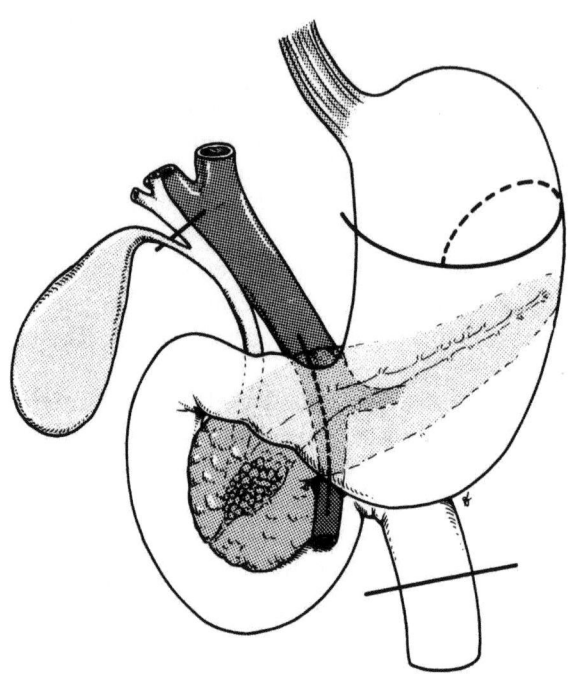

Abb. 136. Markierung der Resektionslinie im Bereich des Magens, des Ductus hepaticus, des Pankreas und des proximalen Jejunum

Anastomose mit dem Pankreas kann die Rekonstruktion auch mit der biliodigestiven Anastomose begonnen werden, um dann das Pankreas End-zu-Seit in die Jejunalpassage mit einzubeziehen (KÜMMERLE und NAGEL 1969, GUILLEMIN und Mitarb. 1971) (Abb. 141).

Die pankreatico-jejunale Anastomose gilt immer wieder wegen ihrer Komplikationsanfälligkeit als *„Schwachpunkt"* der Whipple'schen Operation. Inwieweit diese Anschauung zu Recht besteht, sei dahingestellt; sie scheint im Zusammenhang mit der Karzinomchirurgie mehr Berechtigung zu haben als bei den Eingriffen wegen chronischer Pankreatitis. Verbesserte operative Methoden ebenso wie zunehmende Erfahrung haben zu einer deutlichen Reduzierung dieses Problems geführt, was sich in einer Vielzahl von mitgeteilten Untersuchungsergebnissen widerspiegelt (HOWARD 1968, AUFSCHNAITER und BODNER 1980, TREDE und HOFFMEISTER 1980, SAPY und Mitarb. 1982). Dennoch gab es immer wieder Überlegungen über Möglichkeiten, derartigen Komplikationen vorzubeugen. Der Verzicht der pankreaticojejunalen Anastomose mit gleichzeitigem blinden Verschluß des Pankreasganges sowie der Absetzungsfläche durch Einzelknopfnähte (Abb. 142) brachte nicht den gewünschten Erfolg; beide Verfahren, mit und ohne Anastomose, waren entsprechend den Untersuchungsergebnissen von GOLDSMITH (1971) mit einer vergleichbaren Komplikationsrate behaftet. PAPACHRISTOU und FORTNER (1981) berichten gar von einer Fistelinzidenz von 70% nach partieller Duodenopankreatektomie und zusätzlicher Pankreasgangligatur.

Auch die Pankreasgangokklusion mit schnellhärtender Aminosäurelösung hat den Teilaspekt der Anastomosensicherung (GEBHARDT und GALL 1980). Wie bei der zusätzlichen Pankreasgangligatur wird der völlige Verlust der exokrinen

Funktion in Kauf genommen. Zwar sind nach diesem Verfahren postoperativ auftretende Fisteln bislang nicht beschrieben worden, dennoch fragt es sich, ob der Preis des Funktionsverlustes nicht zu hoch ist für die heute ohnehin deutlich verminderte Gefahr der Insuffizienz und Fistelbildung.

Operationsfolgen

Die Beurteilung des Operationserfolges richtet sich in aller Regel nach Kriterien der Schmerzfreiheit bzw. Schmerzlinderung, der Operationsletalität, der Spätergebnisse sowie der Spätletalität. Nicht selten allerdings sind es Komplikationen der chronischen Pankreatitis, welche die Indikation zur partiellen Duodenopankreatektomie stellen lassen (Ikterus, Duodenalstenose). Die in der Literatur mitgeteilten Operationsergebnisse sind in Tabelle 40 aufgelistet. Die postoperative Komplikationsrate reicht von 5-28% (MERCADIER und Mitarb. 1967, GUILLEMIN und Mitarb. 1971, GUILLEMIN 1972, HIVET und Mitarb. 1976, MANGOLD und Mitarb. 1977, DOSTAL 1980, GALL und Mitarb. 1981, TAYLOR und Mitarb. 1981, SARLES und Mitarb. 1982, COHEN und Mitarb. 1983, NEWMAN und Mitarb. 1983). Die Operationsletalität beträgt durchschnittlich 4-12% (Tabellen 40 und 46).

Die postoperativen Komplikationen sind nicht unerheblich; sie lassen sich jedoch in aller Regel ohne erneute operative Intervention beheben. GUILLEMIN und Mitarb. (1971) berichten von 16 Komplikationen bei 63 partiell duodeno-pankreatektomierten Patienten. 8-mal beobachteten sie eine Galle-, 3-mal eine Pankreasfistel, welche sämtlich innerhalb von etwa 2 Wochen spontan abheilten. Bei 4 Patienten kam es zu pulmonalen Komplikationen, ein Patient entwickelte eine postoperative Pankreatitis.

Während LONGMIRE und Mitarb. (1956) bei ihren Patienten postoperativ bei keinem das Auftreten eines Diabetes mellitus beobachtet haben, wird von den meisten Autoren die Entwicklung einer diabetischen Stoffwechsellage in ca. 10% operationsbedingt festgestellt (WARREN und MOUNTAIN 1971, GULLEMIN 1972, KÜMMERLE und Mitarb. 1978, STEEGMÜLLER und FISCHER 1978, GALL und GEBHARDT 1979, REDING 1981, ROSENBERGER 1982, RUMPF und PICHLMAYR 1982). TAYLOR und Mitarb. (1981) wiesen gar in 42% postoperativ einen Diabetes mellitus nach. GRILL (1979) berichtet von einem Patienten mit präoperativem Diabetes mellitus und postoperativer Normalisierung des Kohlehydratstoffwechsels.

Hervorzuheben sind die hohen Spätletalitätsraten. In der Serie von GUILLEMIN und Mitarb. (1971) waren nach 3 Jahren bereits 15 Patienten verstorben (24%). Aus der retrospektiven Analyse von GRILL (1979) ergibt sich, daß am Ende des zweiten postoperativen Jahres nur noch 54,5% der 46 Patienten lebten. Fortbestehender Alkoholkonsum dürfte einer der Faktoren sein, welcher hierfür verantwortlich zu machen ist (GUILLEMIN und Mitarb. 1971, LEGER und Mitarb. 1974). Abgesehen von der Spätletalität, die insgesamt sehr unterschiedlich hoch beziffert wird, scheinen die Langzeitergebnisse nach partieller Duodenopankreatektomie gut zu sein, wobei allerdings auch hier die Alkoholaffinität wesentlich über den weiteren Verlauf entscheidet. RUMPF und Mitarb. (1981) berichten über 70-90% gut bis sehr gute Ergebnisse, obwohl bei ca. 90% der 48 Patienten eine hochgradige exokrine Pankreasinsuffizienz nachgewiesen werden konnte. Über ähnlich

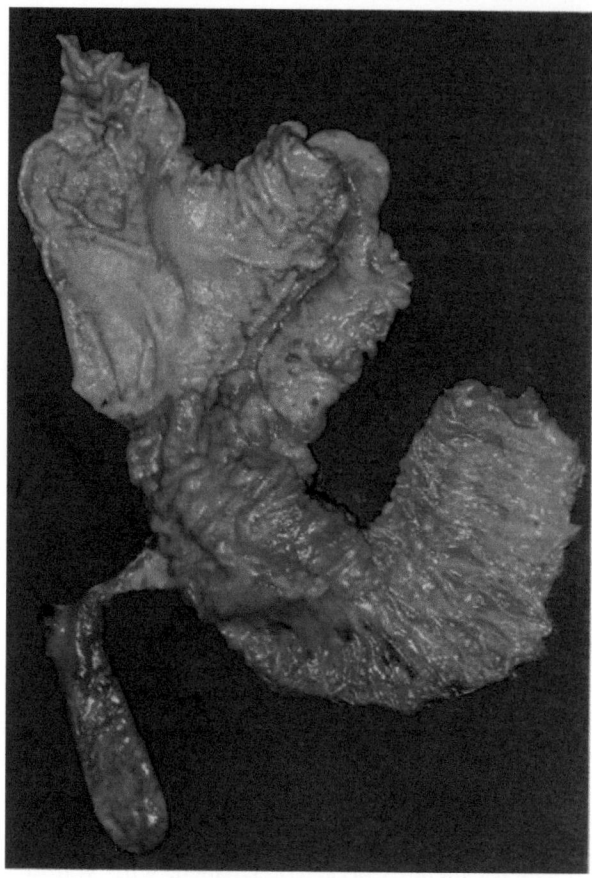

Abb. 137. Aufgeschnittenes Operationspräparat nach partieller Duodenopankreatektomie

gute Langzeitergebnisse berichten GUILLEMIN und Mitarb. (1971). In der vergleichenden Untersuchung von TAYLOR und Mitarb. (1981) zeigte die partielle Duodenopankreatektomie besonders dann gute postoperative Ergebnisse, wenn keine Gangdilatation zum Zeitpunkt der Operation nachweisbar war. Auch die fehlende Kalzifizierung schlug sich in eher befriedigenden postoperativen Resultaten nieder.

Eine immer wieder erwähnte postoperative Komplikation stellen auftretende Ulcera peptica jejuni dar, wobei die Bedeutung und die Häufigkeit dieser Komplikation unterschiedlich eingeschätzt wird (WADDEL und LOUGHRY 1968, DU PLESSIS und MIENY 1972, GRAND und VAN HERDEN 1979, SCOTT und Mitarb. 1980). Über die Häufigkeit des Auftretens derartiger Komplikationen entscheidet ganz wesentlich die Resektionshöhe im Bereich des Magens (ELLIOTT und Mitarb. 1964). Bei ausreichend hoher Resektion ist eine generelle zusätzliche Vagotomie, wie sie von SCOTT und Mitarb. (1980) vorgeschlagen wird, nicht erforderlich. WARREN (1969) berichtet über eine Ulkusinzidenz von 17% (14 Patienten), stellt jedoch weiterhin fest, daß bei 12 von ihnen nur eine „*limitierte*" Magenresektion erfolgt war. GILSDORF (1973) konnte zeigen, daß mehr als 50% des

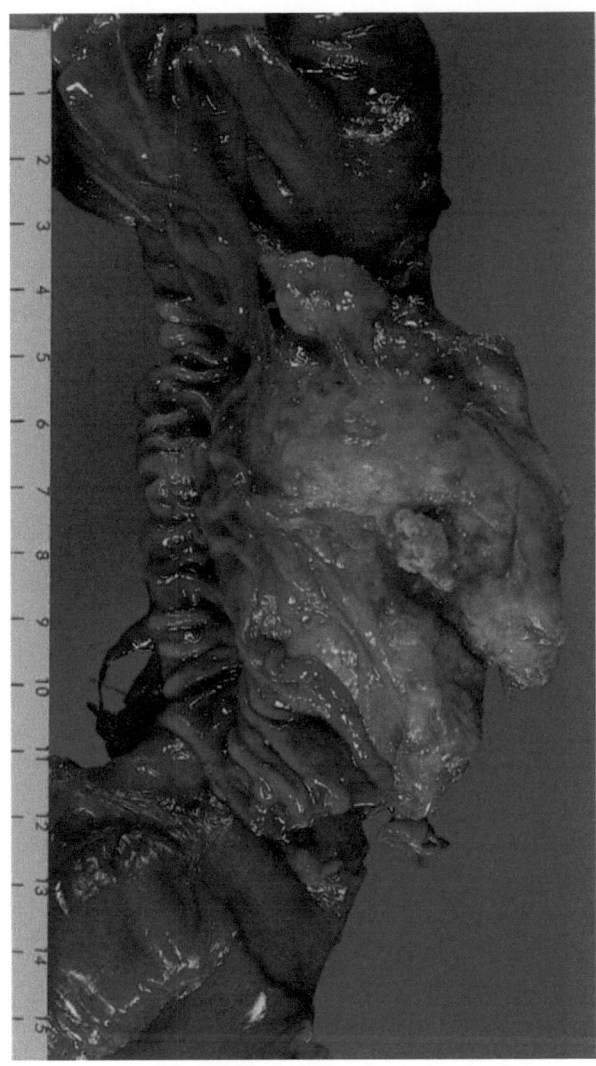

Abb. 138. Tumoröser, narbig verhärteter Pankreaskopf mit solitärem intraduktalem Konkrement (Resektionspräparat)

Magens reseziert werden muß, um den selben Effekt wie bei zusätzlicher Vagotomie zu erzielen. Diese Voraussetzung ist folglich mit der üblichen ⅔-Resektion erfüllt. Schließlich ist dann auch die Empfehlung von Dennis und Varco (1956) überflüssig, die präoperative Magenazidität zu messen und davon das Ausmaß der Magenresektion abhängig zu machen.

Partielle Duodenopankreatektomie als „kombiniertes" Verfahren

Von seiten der Indikationsstellung, welcher in aller Regel das Ziel zu Grunde liegt, den Entzündungsschwerpunkt im Bereich des Pankreaskopfes durch Re-

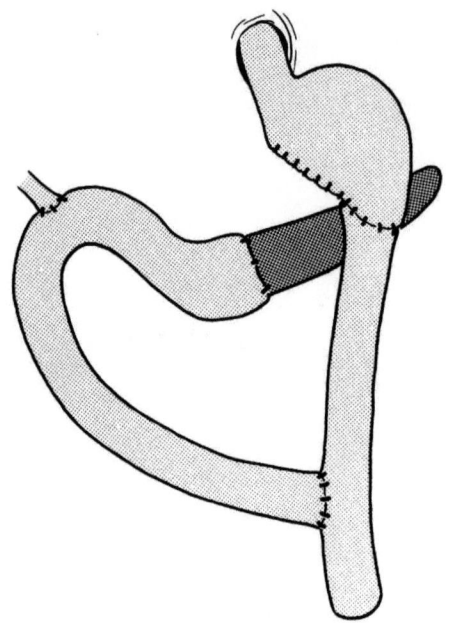

Abb. 139. Rekonstruktion nach partieller Duodenopankreatektomie; die Gastroenterostomie erfolgt mit einer nach Roux ausgeschalteten Jejunumschlinge

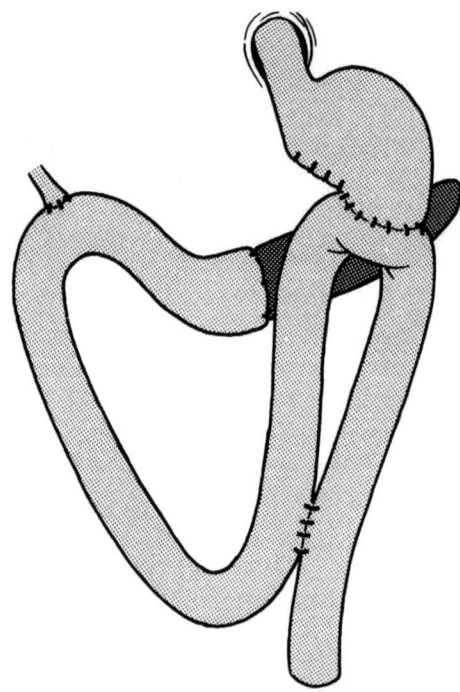

Abb. 140. Rekonstruktion nach partieller Duodenopankreatektomie; die Gastroenterostomie erfolgt mit einer retrocolisch hochgezogenen Jejunumschlinge mit Braun'scher Fußpunkt-Anastomose

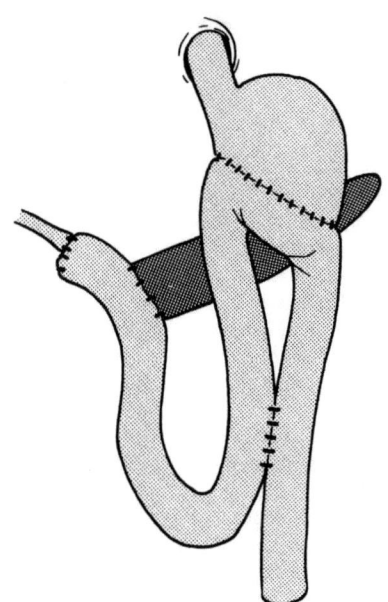

Abb. 141. Variation der Rekonstruktion von Abbildung 140 durch End-zu-Seit-Pankreaticojejunostomie

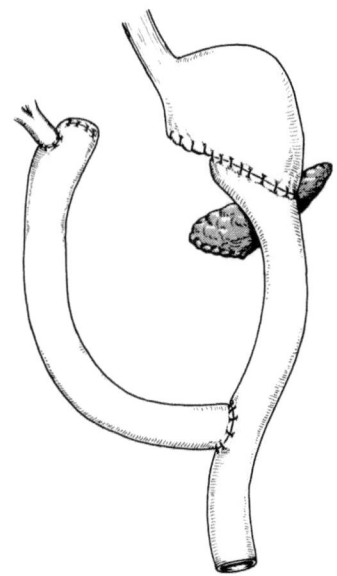

Abb. 142. Rekonstruktion nach partieller Duodenopankreatektomie mit Verzicht auf die Pankreaticojejunostomie; Blindverschluß des Restpankreas

Tabelle 40. Operationsergebnisse der partiellen Duodenopankreatektomie

Autor	Jahr	Anzahl der Patienten n	OP-Ergebnis gut/befriedigend %	OP-Letalität n	Beobachtungs-zeitraum Jahre
CATTELL und WARREN	1952	9	89	0	–
LONGMIRE und Mitarb.	1956	5	100	0	< 5
HOWARD und EHRLICH	1961	5	100	0	ca. 1
WARREN und VEIDENHEIMER	1962	46	85	1	–
LAMY und Mitarb.	1968	4	66	0	< 12
CHILD und Mitarb.	1969	5	60	0	> 1
WARREN und MOUNTAIN	1971	82	68	2	ca. 5
GUILLEMIN	1972	63	87,5	1	3
STEFANINI und Mitarb.	1972	5	80	1	< 3
LEGER und Mitarb.	1974	16	87	1	< 12
RIBET und Mitarb.	1975	25	71,5	2	< 2
FREY und Mitarb.	1976	19	78,5	1	3–8,7
HIVET und Mitarb.	1976	56	84,4	6	5
MANGOLD	1977	44	73	7	2,7
KÜMMERLE und Mitarb.	1978	85	75	7	2,5
GALL und GEBHARDT	1979	49	55,6	4	< 1
GRILL	1979	46	–	4	< 8
KLEMPA	1979	12	100	1	< 3
PEIPER	1980	28	71,5	3	–
TREDE und HOFFMEISTER	1980	21	87,5	0	–
GALL und Mitarb.	1981	116	98,9	1	< 3
REDING	1981	11	100	2	3
TAYLOR und Mitarb.	1981	29	57	2	5
ROSENBERGER	1982	19	79	0	< 18
SARLES und Mitarb.	1982	23	71	2	5
NEWMAN und Mitarb.	1983	7	100	0	1,5

sektion zu beseitigen, ist es korrekt, diesen Eingriff den resezierenden Operationen zuzuordnen. Häufig bewirken die morphologischen Pankreaskopfveränderungen eine Abflußbehinderung im Korpus und Schwanzbereich mit entsprechend nachweisbarer Gangdilatation. Durch die Beseitigung der im Pankreaskopf lokalisierten Passagebehinderung und Anlegen einer Pankreaticojejunostomie wird der Sekretfluß normalisiert. Die Zuordnung der partiellen Duodenopankreatektomie zu den *„kombinierten"* Eingriffen hätte demnach einige Berechtigung. Dies gilt insbesondere für diejenigen Fälle, bei denen im verbliebenen Pankreaskorpus- und -schwanzbereich eine Reihe weiterer stenosierter sowie dilatierter oder auch zystisch erweiterter Bezirke nachzuweisen sind. Eine entsprechende intraoperative Pankreasgangdarstellung nach erfolgter Pankreaskopfresektion ist in Abb. 143 dargestellt. Der Erfolg der Whipple'schen Operation hängt ganz davon ab, inwieweit es gelingt, die Abflußbedingungen für das gesamte Restpankreas zu normalisieren. Hierzu muß der Pankreasgang entsprechend der Seit-zu-Seit-Anastosierung bzw. dem Verfahren nach PUESTOW und GILLESBY (1958) in ausreichender Länge gespalten und die gesamte Inzisionslänge von der Anastomosierung mit der Jejunumschlinge miterfaßt werden (Abb. 110).

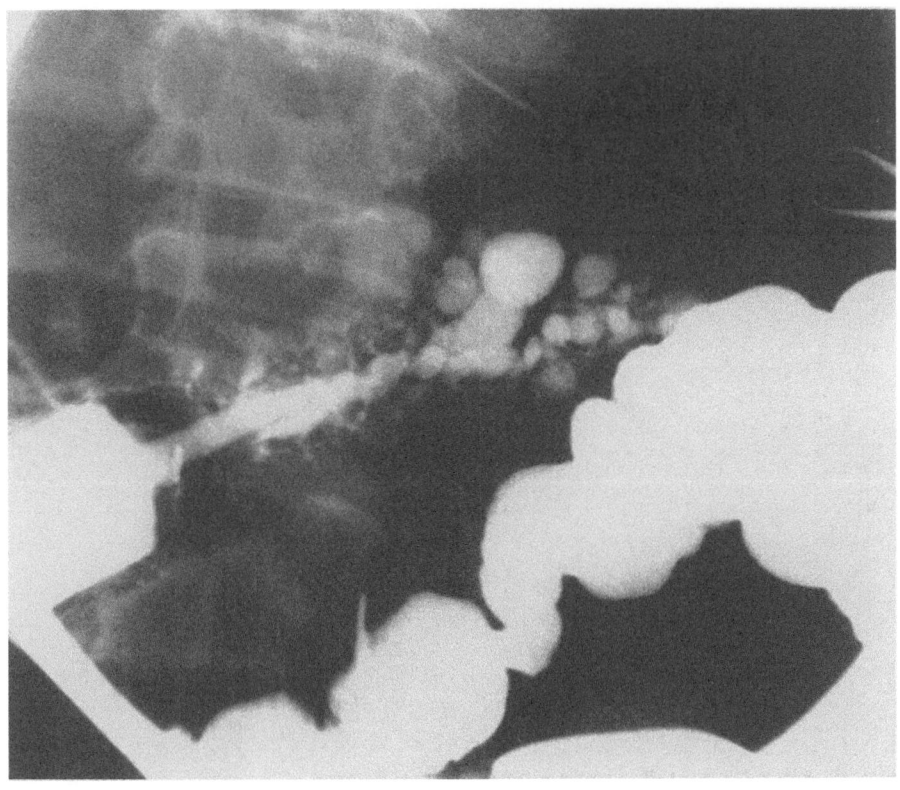

Abb. 143. Intraoperative Pankreaticographie des Restpankreas nach partieller Duodenopankreatektomie

Partielle Duodenopankreatektomie mit Erhaltung des Magens

Immer wieder wird der Versuch unternommen, durch methodische Variationen die aus physiologischen Gesichtspunkten angezeigte Magenteilresektion zu umgehen.

Von Traverso und Longmire (1978) wurde ein Verfahren der Magenerhaltung angegeben, bei der zusammen mit dem Magen der proximale Anteil des Duodenums von der Resektion unberührt bleibt. Die Rekonstruktion zur Wiederherstellung der einzelnen Passagewege, nach Beendigung der resektiven Phase erfolgt dabei nach rein anatomischen Gesichtspunkten (Abb. 144 und 145). Die verschiedenen operationsmethodischen Varianten unterscheiden sich in der unterschiedlichen Nutzung der neutralisierenden Wirkung von seiten des Pankreas- und Gallesekretes (Traverso und Longmire 1978, Gall 1980, Newman und Mitarb. 1983). Die Gefahr der Entwicklung von Ulcera peptica jejuni ist groß. Aus diesem Grund sah Gall (1980) nur solche Patienten für eine derartige magenerhaltende Rekonstruktion vor, bei denen eine normale Säuresekretion nachgewiesen werden konnte. Dennoch, in einer Serie von 17 auf diese Weise operierten Patienten entwickelten 6 innerhalb eines Jahres ein Ulkus – in 2 Fällen

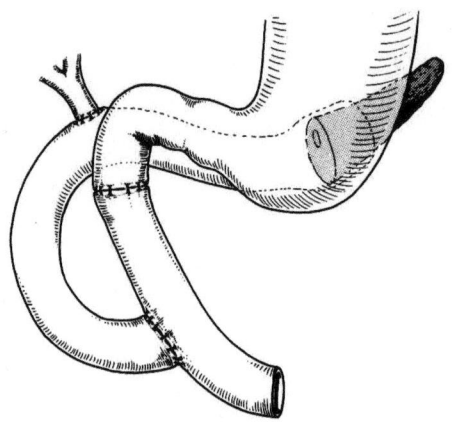

Abb. 144. Partielle Duodenopankreatektomie mit Erhaltung des Magens (TRAVERSO und LONGMIRE 1978)

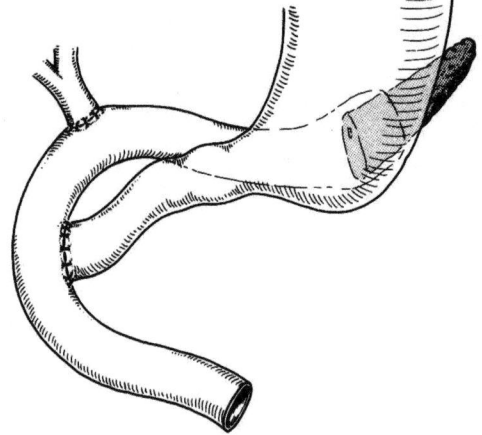

Abb. 145. Partielle Duodenopankreatektomie mit Erhaltung des Magens (TRAVERSO und LONGMIRE 1978)

wurde eine operative Behandlung notwendig (proximale gastrale Vagotomie).

Eine weitere Möglichkeit der Magenerhaltung wäre die prinzipielle Durchführung der Vagotomie, um auf diese Weise die notwendige Säurereduktion zu erzielen (KLEMPA 1978). So sehr sich dieses Verfahren aus pathophysiologischen Überlegungen anbietet, so wenig ist auf Grund nur geringer mitgeteilter Fallzahlen erkennbar, wie zuverlässig damit die Ausbildung von Ulcera peptica jejuni verhindert werden kann. Auch ist der Vorteil eines solchen Verfahrens vor einer Resektion nicht zwingend gegeben.

„Isoperistaltische Refluxbarriere"

Von SCHREIBER und Mitarb. (1977) wurde die Modifikation der „*isoperistaltischen Refluxbarriere*" angegeben. Während der Ductus hepaticus direkt mit der abführenden Jejunumschlinge anastomosiert wird, wird zur Wiederherstellung der Passage von Pankreas und reseziertem Magen ein jeweils 15–20 cm langes isoperistaltisches Jejunuminterponat verwandt (Abb. 146). Es soll dadurch der Reflux

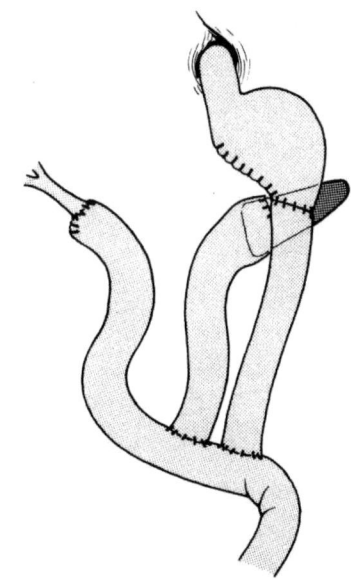

Abb. 146. Rekonstruktion nach partieller Duodenopankreatektomie mit zwei Jejunuminterponaten (SCHREIBER und Mitarb. 1977)

von Galle in das Pankreas sowie von Galle- und Pankreassekret in den Magen, ebenso derjenige von Ingesta in die Gallenwege vermieden werden. Der Nachteil dieses Verfahrens besteht in dem Erfordernis von insgesamt 5 Anastomosen, der Vorteil in der Verhütung irregulärer und vielfach pathogener Passagerichtungen.

Pankreatogastrostomie

Die gelegentlich auftretende Insuffizienz im Bereich der pankreaticojejunalen Anastomose, welche in einigen Patientenkollektiven die häufigste und schwerwiegendste Komplikation darstellt, hat einige Autoren dazu bewogen, eine technische Variante vorzuschlagen: die Pankreatogastrostomie (Abb. 147 und 148). Bislang ist diese Methode ca. 50mal angewandt worden; dabei wird von zwei Anastomoseninsuffizienzen berichtet (DILL-RUSSELL 1952, INGEBRIGTSEN und LANGFELDT 1952, WELLS und Mitarb. 1952, MILLBOURN 1958, PARK und Mitarb. 1967, REDING 1978, OLIVERO und Mitarb. 1979, TELFORD und Mitarb. 1980, EGGERT und TEICHMANN 1982).

Die Insuffizienzrate von ca. 4% dürfte den heute üblichen Zahlen nach Anlegen einer Pankreaticojejunostomie entsprechen oder gar höher liegen. In jedem Fall erlaubt dieses kleine Kollektiv keine allgemeine Beurteilung. Die Pankreatogastrostomie wurde vor allem bei der chirurgischen Behandlung von Pankreaskopf- und Papillenkarzinomen angewandt, so daß Beobachtungen über Langzeitergebnisse bei der chronischen Pankreatitis nicht verfügbar sind.

Abgesehen von dem immer wieder betonten Vorteil der geringen Insuffizienzgefährdung der pankreatogastrischen Anastomose scheint dieses Verfahren von einer nicht unerheblichen Operationsletalität gefolgt zu sein, was die Vorzüge gegenüber der üblichen Whipple'schen Operation infrage stellen läßt. So berich-

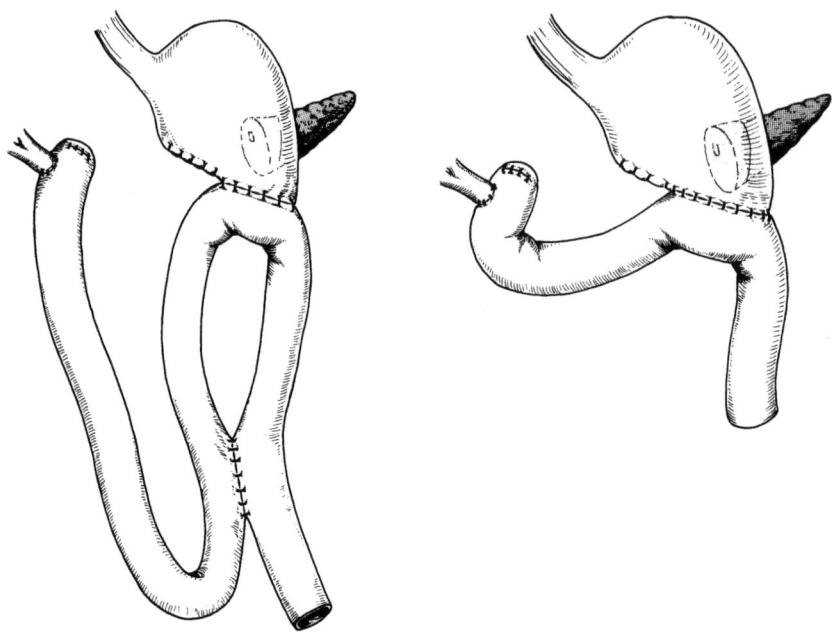

Abb. 147. Pankreaticogastrostomie   **Abb. 148.** Pankreaticogastrostomie

tet MACKIE und Mitarb. (1975) von einer Operationsletalität von 8% bei 25 Patienten.

„Anatomiegerechte Rekonstruktion"

Die Vielzahl der Rekonstruktionsvarianten nach erfolgter partieller Duodenopankreatektomie resultiert aus dem Bemühen, einen komplikations- und beschwerdefreien postoperativen Verlauf zu gewährleisten. Den veränderten physiologischen Bedingungen muß dabei jeweils Rechnung getragen werden. Von LYGIDAKIS und BRUMMELKAMP (1984) wird ein Verfahren vorgeschlagen, welches die präresektiven anatomischen Bedingungen wieder herzustellen versucht (Abb. 149). Das Sekret des Restpankreas soll dabei an „*Ort und Stelle*" die neutralisierende Funktion weiterhin ausüben. Inwieweit sich diese Vorstellungen einer sicheren Verhütung von Ulcera peptica jejuni bestätigen, bleibt abzuwarten; insbesondere Langzeitergebnisse stehen noch aus.

Die Idee der Neutralisierung

Die alte Regel, daß die Bilio- und Pankreaticojejunostomie vor der Gastrojejunostomie zu liegen habe, resultiert aus der Vorstellung, daß die Gastroenterostomie im Pankreas- und Gallesekret „*baden*" kann, wie es ELLIOTT und Mitarb. (1964) bezeichnen. Das saure Magensekret soll auf diese Weise neutralisiert wer-

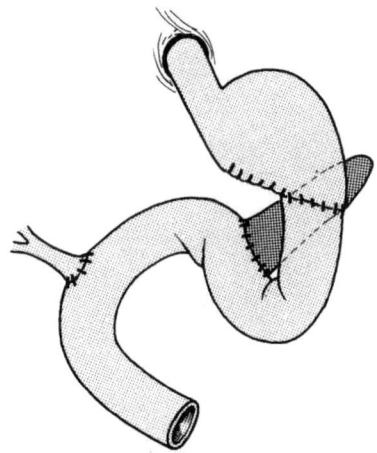

Abb. 149. „Anatomiegerechte Rekonstruktion" nach partieller Duodenopankreatektomie

den, um die Gefahr von peptischen Ulzerationen zu vermeiden. Von LONGMIRE (1966) wurde die in Abb. 150 dargestellte Rekonstruktionsart angegeben, wobei er auf die hier erwähnten Zusammenhänge hinweist. Der Reflux aber von Pankreas- und Gallesekret in den Magen ist von zweischneidigem Charakter. Ein „Zuwenig" könnte die Gefahr von peptischen Ulzerationen bewirken, ein „Zuviel" könnte einen weitergehenden Reflux in den Oesophagus bewirken mit der Möglichkeit weiterer Komplikationen und einen durch sie verursachten erheblichen Leidensdruck.

Partielle Pankreaskopfresektion mit Erhaltung des Duodenums

Nachdem tumoröse Pankreaskopfveränderungen mit komplikativer Beteiligung benachbarter Organe bzw. Organstrukturen häufig Pankreaskopfresektionen notwendig machen, war es das Ziel, auf dem Hintergrund der Gutartigkeit der Erkrankung das Operationstrauma ebenso wie den operationstechnischen Aufwand so klein wie möglich zu halten. Auf die bei der üblichen partiellen Duodenopankreatektomie notwendig werdende Mitnahme des Duodenums sollte verzichtet werden. Hier bieten sich eine Reihe methodischer Varianten an (GUILLEMIN 1972, MADDING und KENNEDY 1973, BEGER und Mitarb. 1980, 1984). Bei dem von GUILLEMIN vorgeschlagenen Verfahren ist die operationstechnische Vereinfachung nicht unbedingt erkennbar (Abb. 151), dennoch bleibt ein Teil des Duodenums zusammen mit dem Processus uncinatus erhalten und es erübrigt sich die Auslösung der Flexura duodenojejunalis (nach PEIPER 1980). Bei dem von BEGER und Mitarb. (1980) beschriebenen operativen Vorgehen wird ausschließlich der Pankreaskopf unter Belassung eines schmalen Randsaumes am Duodenum reseziert. Die somit entstehenden zwei Resektionsflächen am Pankreas werden durch eine nach Roux ausgeschaltete Jejunumschlinge überbrückend anastomosiert (Abb. 152). 12 Patienten wurden auf diese Weise operativ behandelt, wobei keine Operationsletalität und nur eine geringe Morbidität zu verzeichnen war (eine Duodenalfistel, welche unter konservativen Bedingungen abheilte).

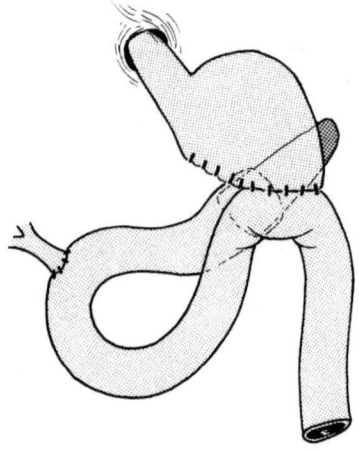
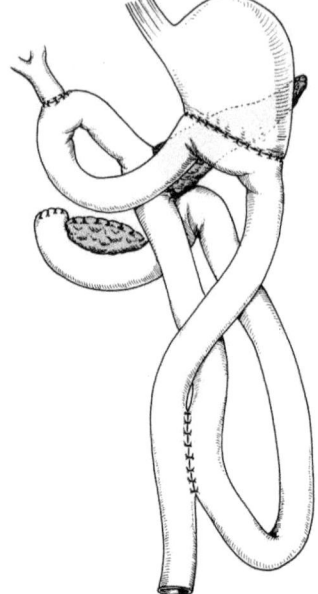

Abb. 150. Rekonstruktion nach Longmire (1966) (oben)

Abb. 151. Rekonstruktionsvorschlag von Guillemin (nach Peiper 1980) (rechts)

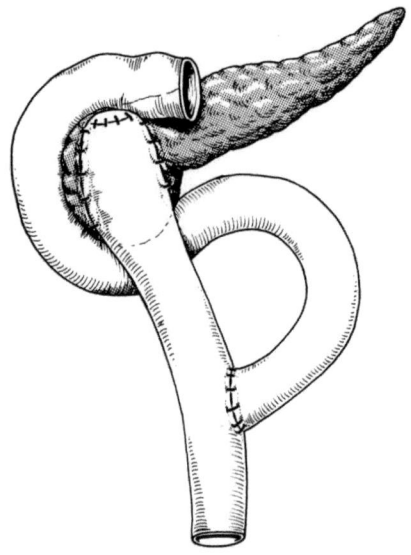
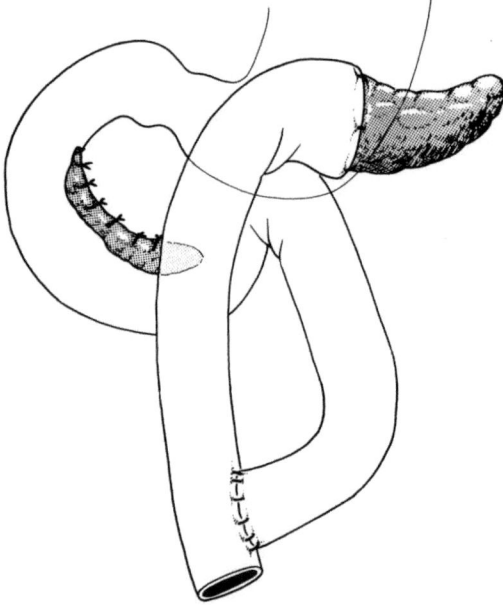

Abb. 152. Pankreaskopfresektion mit Erhaltung des Duodenums (Beger 1980)

Abb. 153. Die partielle Pankreasresektion mit Erhaltung des Duodenums bietet vielfältige Variationsmöglichkeiten. Hier: Resektion des Corpus mit End-zu-End-Pankreaticojejunostomie, partielle Kopfresektion mit blindem Verschluß der Resektionsfläche

Inzwischen sind Langzeitergebnisse (10 Jahre) publiziert worden (BEGER und Mitarb. 1984), welche die günstige Einschätzung dieses operativen Verfahrens bestätigen können. In 58% war völlige Schmerzfreiheit zu verzeichnen, weitere 34% waren nahezu ohne Schmerzen; 87% der Patienten waren voll berufstätig.

Ein ähnliches Vorgehen war ursprünglich von MADDING und KENNEDY (1973) vorgeschlagen worden, wobei jedoch auf eine Anastomosierung mit dem Jejunum, zu Gunsten eines jeweiligen Blindverschlusses der Resektionsflächen verzichtet wurde. Auf diesem Hintergrund sind, je nach vorgegebenen Veränderungen des Pankreas, Variationsmöglichkeiten des operativen Vorgehens denkbar (Abb. 153), wobei das Ziel verfolgt wird, soweit als möglich Parenchym und damit Funktion zu erhalten.

Dieses Verfahren stellt somit eine Bereicherung des Repertoires chirurgischer Möglichkeiten bei der Behandlung der chronischen Pankreatitis dar. Die Vorteile, die sich aus der Erhaltung der Duodenalpassage, einschließlich der Gallenwegsanatomie ergeben, liegen auf der Hand. Man wird im Einzelfall zu entscheiden haben, inwieweit diese Vorteile auf Grund der morphologischen Vorgegebenheiten zu nutzen sind.

Totale Duodenopankreatektomie

Die Indikation zur totalen Dudenopankreatektomie bei der chronischen Pankreatitis ist mit äußerster Zurückhaltung zu stellen. Sie stellt in jedem Falle eine Notlösung dar. Selbst bei bis in den Schwanz reichenden entzündlichen Veränderungen gilt es zunächst, das gesamte chirurgisch-methodische Repertoire auszuschöpfen, wobei an die Möglichkeit von Kombinationseingriffen zu denken ist.

In wenigen Fällen stellt, nach mehrfach vorausgegangenen operativen Eingriffen, die totale Pankreasentfernung die Ultima ratio dar (BRAASCH und Mitarb. 1978). In der Literatur wird jeweils nur von Einzelfällen bzw. kleinen Fallzahlen berichtet (CLAGETT 1946, WHIPPLE 1946, WAUGH 1948, GOUREVITCH und WHITFIELD 1952, JORDAN und GROSSMANN 1957, WARREN und Mitarb. 1966, KÜMMERLE und NAGEL 1969, CURCHOD und RYNCKI 1970, PLIAM und RE MINE 1975, MANGOLD und Mitarb. 1977, BRAASCH und Mitarb. 1978, TREDE und HOFFMEISTER 1980).

Technik

Das Vorgehen wird jeweils durch zum Teil mehrfache Voroperationen kompliziert. Die erforderlichen präparativen und resektiven Schritte sind somit im Einzelfall verschieden. Entsprechend dem Vorgehen bei der partiellen Duodenopankreatektomie müssen auch hier die distalen ⅔ des Magens, der Ductus choledochus einschließlich der Gallenblase, das Duodenum sowie die proximalen 10 cm des Jejunums reseziert werden. Wegen der in den meisten Fällen bestehenden begleitenden peripankreatischen Sklerose ist eine Erhaltung der Milz in aller Regel nicht möglich. Auch die Rekonstruktion zur Wiederherstellung der entsprechenden Passagen entspricht dem Vorgehen bei der partiellen Duodenopankreatektomie, wobei allerdings die Pankreasanastomose entfällt (Abb. 154-156).

Operationsfolgen

Die Tabelle 41 gibt die Operationsergebnisse der totalen Duodenopankreatektomie wieder. Die postoperative Komplikationsrate variiert zwischen 11 und 53% (Mangold und Mitarb. 1977, Braasch und Mitarb. 1978, Gebhardt und Mitarb. 1979). Die Operationsletalität beträgt etwa 10-20% (Creutzfeldt und Mitarb. 1961, Trede 1976) (vergl. Tabelle 46). Von großer Wichtigkeit, nicht zuletzt als Kriterium für die Entscheidung zu einem solchen Eingriff, ist die hohe Spätletalität auf die von mehreren Autoren hingewiesen wird und ca. 10-30% beträgt (Mallet-Guy 1969, Mangold und Mitarb. 1977, Braasch und Mitarb. 1978, Gall und Gebhardt 1979, Trede und Hoffmeister 1980, Fick 1982). Die häufigste Todesursache ist dabei die Hypoglykämie als Ausdruck des labilen Kohlehydratstoffwechsels. Die ausgesprochene Labilität der diabetischen Stoffwechsellage resultiert aus dem gleichzeitigen Fehlen von Insulin und Glucagon, was dazu führt, daß die Sensitivität gegenüber dem therapeutisch verabfolgten Insulin deutlich zunimmt (Miyata und Mitarb. 1976, Hoffmeister und Mitarb. 1979).

Tabelle 41. Operationsergebnisse der totalen Duodenopankreatektomie

Autor	Jahr	Anzahl der Patienten n	OP-Ergebnis gut/befriedigend %	OP-Letalität n	Beobachtungszeitraum Jahre
Longmire und Mitarb.	1956	3	66	0	<1
Warren und Mitarb.	1966	8	87,5	0	5
Pliam und ReMine	1975	5	40	0	7-10 Mo.
Mangold und Mitarb.	1977	13	91	5	2,5
Braasch und Mitarb.	1978	26	42	0	ca. 4
Clot und Mitarb.	1978	10	60	2	-
Gebhardt und Mitarb.	1979	61	18	13	<6
Trede und Hoffmeister	1980	15	85,5	1	-
Mc Connell und Mitarb.	1980	5	100	0	<3

Braasch und Mitarb. (1978) empfehlen eine routinemäßige trunkuläre Vagotomie zur Verhinderung von Ulcera peptica jejuni. Andere Autoren halten dies nicht für erforderlich (Warren und Mitarb. 1966, Gall und Gebhardt 1979, Trede und Hoffmeister 1980). Wie bei der partiellen Duodenopankreatektomie ist eine ausreichend hohe Magenresektion erforderlich (Pliam und Re Mine 1975). Zwar soll die postoperative Ulkusinzidenz nach totaler Pankreatektomie höher sein als nach der Whipple'schen Operation (Grant und van Heerden 1979), dennoch ist nicht erkennbar, daß bei regelrechtem operationstechnischem Vorgehen (ausreichend hoher Magenresektion) das Auftreten von Ulcera peptica jejuni zum Problem wird (Warren und Mitarb. 1966, Gall und Gebhardt 1979,

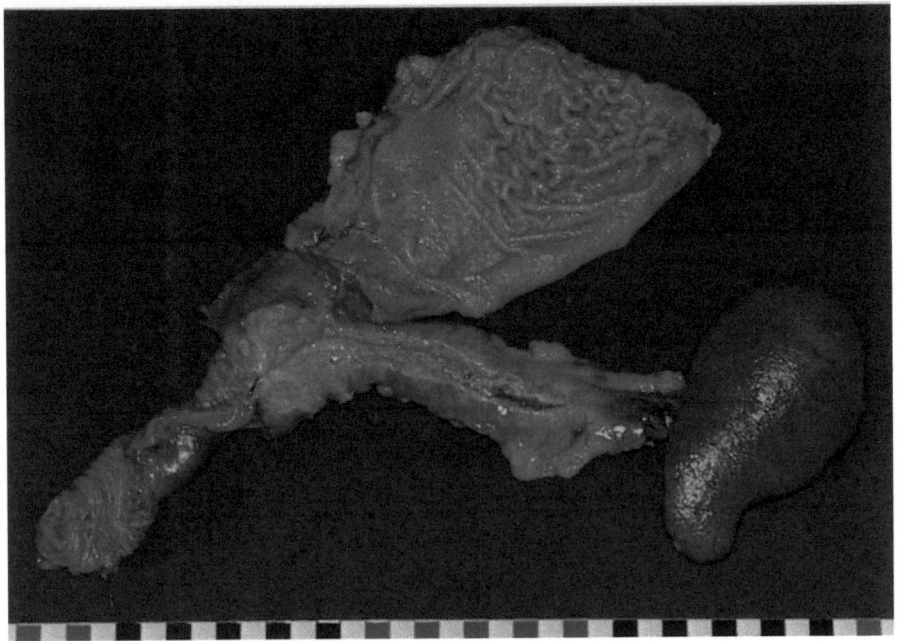

Abb. 154. Operationspräparat: Totale Duodenopankreatektomie

TREDE und HOFFMEISTER 1980). Die Notwendigkeit zu einer routinemässig durchgeführten Vagotomie läßt sich somit nicht zwingend ableiten.

Kombinierte Verfahren

Pankreasschwanzresektion mit End-zu-End-Pankreaticojejunostomie

Dieses operative Verfahren stellt eine Kombination von Resektion (Pankreasschwanz) und Drainageoperation (Pankreaticojejunostomie) dar. Entweder dient es allein dem Ziel, die Abflußbedingungen des zum Duodenum hin gestauten Ductus pankreaticus zu verbessern, oder aber, die Pankreaticojejunostomie fungiert als zusätzliche, drainierende Maßnahme nach indikatorisch notwendiger Pankreasschwanzresektion. In jedem Fall ist eine genaue Dokumentation der veränderten Gangstrukturen eine Voraussetzung für den Erfolg dieser Operation. 1954 wurde dieses Verfahren erstmals von ZOLLINGER und Mitarb. und DU VAL vorgestellt. Bei seinen methodischen Überlegungen ließ sich DU VAL von der Erfahrung leiten, die LINK 1911 im Zusammenhang mit einer angelegten Pankreaticostomie (Einnähen des Pankreasschwanzes in die Bauchdecken zur permanenten Pankreassekretableitung) mitteilte. Der Patient überlebte 30 Jahre im wesentlichen schmerzfrei. Die Richtigkeit dieses therapeutischen Denkansatzes

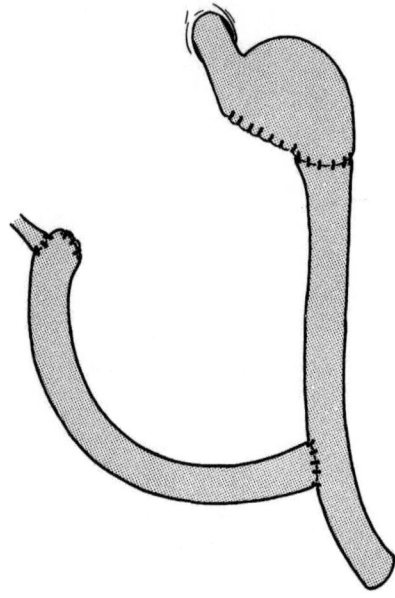

Abb. 155. Rekonstruktion nach totaler Duodenopankreatektomie. Gastroenterostomie mit einer nach Roux ausgeschalteten Jejunumschlinge

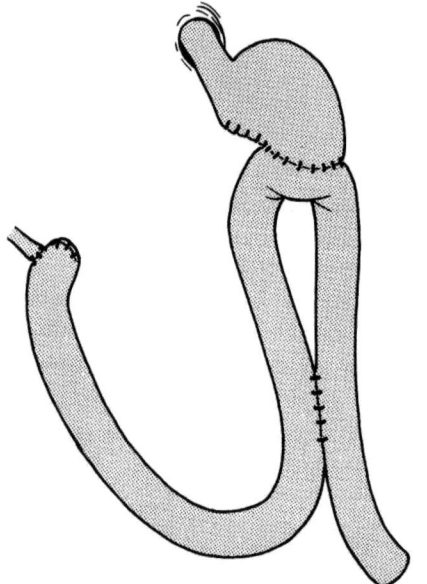

Abb. 156. Rekonstruktion nach totaler Duodenopankreatektomie. Gastroenterostomie mit einer retrocolisch hochgezogenen Jejunumschlinge und Braun'scher Fußpunkt-Anastomose

erhielt weitere Bestätigung durch ausführliche morphologische Studien über Gangveränderungen bei der chronischen Pankreatitis, die BERENS 1954 beschrieb.

Die Anwendung dieses Verfahrens ist nur gerechtfertigt, wenn eine isolierte Stenose im Pankreasgang mit prästenotischer Dilatation des Restganges nachgewiesen werden kann. Andererseits muß ein freier Abfluß des zwischen dem Duodenum und der festgestellten Stenose liegenden Pankreasganganteiles über die Papille gewährleistet sein.

Wird diese Methode allein aus der Vorstellung verbesserter Abflußbedingungen durchgeführt, so gilt zu bedenken, daß die gleichzeitig notwendig werdende Pankreasschwanzresektion eine Reduktion der endokrinen Kapazität bedeutet. Somit entsteht die Frage, ob nicht durch andere Drainageverfahren, ohne gleichzeitige Resektion, die Normalisierung des Sekretflusses herbeigeführt werden kann. Galt dagegen das operative Ziel zunächst der Pankreasschwanzresektion wegen der dort lokalisierten entzündlichen Veränderungen, so kann eine zusätzliche jejunale Drainage durchaus von Vorteil sein (vgl. Kapitel „*Verfahrenswahl bei der unkomplizierten chronischen Pankreatitis*").

Technik

Die Mobilisation des Pankreasschwanzes erfolgt zusammen mit der Milz nach Skelettierung der Ligamenta gastrocolicum, gastrolienale und cololienale. In den Fällen, in denen der Pankreasschwanz entzündungsfrei ist, die Operation demnach lediglich einer verbesserten Sekretableitung dient, gelingt es in der Regel, die Milz zu erhalten. Die distalen 3–4 cm des Pankreas werden reseziert. Die Anastomosierung erfolgt mit einer nach Roux ausgeschalteten Jejunumschlinge, wobei unterschiedliche Anastomosierungstechniken angegeben werden (Abb. 157 und 158) (vgl. Kapitel „*Anastomosentechniken*").

Operationsfolgen

Mehrfach wurde darauf hingewiesen, daß sich Mißerfolge bzw. schlechte Spätergebnisse durch eine hohe spontane Verschlußrate der Verbindung zwischen Pankreas und Jejunum erklären lassen könnten (HOWARD und EHRLICH 1960, LEGER und Mitarb. 1974, WHITE und HART 1979). Hierbei wird allerdings nicht zwischen der jeweils unterschiedlichen Indikationsstellung zu diesem Operationsverfahren unterschieden, nachdem es im einen Fall galt, einen erweiterten Pankreasgang zu drainieren, im anderen den Pankreasschwanz wegen bestehender entzündlicher Veränderungen zu resezieren; die Pankreaticojejunostomie stellt in diesen Fällen nur eine additive Maßnahme dar. Der erweiterte Pankreasgang scheint allerdings eine Voraussetzung für den Erfolg dieses operativen Vorgehens zu sein. So berichten WAY und Mitarb. (1974), daß nach ca. 10 Jahren 3 von 4 auf diese Weise operierten Patienten ein gutes Ergebnis aufwiesen, während eine notwendig werdende Nachoperation bei dem vierten Patienten, bei dem die Operation nicht zu dem gewünschten Erfolg geführt hatte, weder einen erweiterten

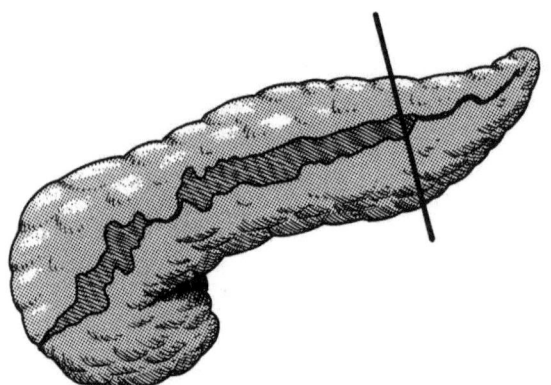

Abb. 157. Bei lokalisiertem Entzündungsschwerpunkt im Pankreasschwanzbereich und gleichzeitiger Gangdilatation bietet sich das kombinierte Operationsverfahren nach Du Val an

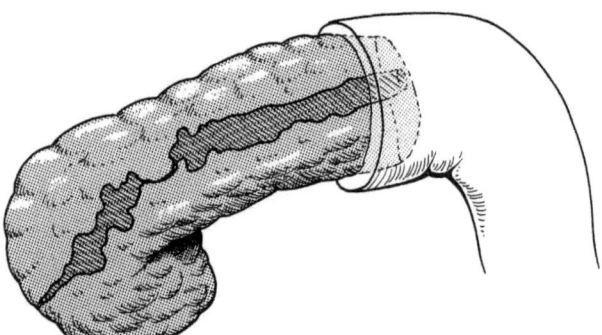

Abb. 158. Operationsverfahren nach Du Val

Gang noch eine offene Verbindung zwischen Pankreas und Jejunum erkennen ließ. Immerhin zeigen die Untersuchungen von LEGER und Mitarb. (1974) sowie SARLES und Mitarb. (1982), daß bei richtiger Indikationsstellung auch mit diesem operativen Verfahren gute Ergebnisse erzielt werden können.

KUGELBERG und Mitarb. (1976) führten bei 9 auf diese Weise operierten Patienten ca. 3 Jahre später eine endoskopische (ERP) Kontrolle durch und fanden bei 6 von ihnen die Anastomose verschlossen, bei einem war sie sicher, bei zwei fraglich durchgängig. Insgesamt hatten die entzündlichen Veränderungen, erkennbar an der Pankreasgangdarstellung, allgemein zugenommen. Dennoch hatte die Operation bei allen 9 Patienten ein positives Ergebnis erbracht. Gleichzeitig wurden 4 Patienten nachuntersucht, bei denen eine latero-terminale Pankreaticojejunostomie nach PUESTOW und GILLESBY (1958) ein Jahr zuvor durchgeführt worden war. Bei allen erwies sich die Anastomose frei durchgängig. Dies scheint zu bestätigen, daß die Anastomose der kaudalen Pankreaticojejunostomie eine Tendenz zur Okklusion aufweist, während langstreckige Anastomosen, wie sie bei dem Verfahren nach PUESTOW und GILLESBY angelegt werden, eher die Gewähr für einen bleibenden Sekretabfluß bieten.

Tabelle 42. Operationsergebnisse der Pankreasschwanzresektion mit End-zu-End-Pankreaticojejunostomie

Autor	Jahr	Anzahl der Patienten n	OP-Ergebnis gut/befriedigend %	OP-Letalität n	Beobachtungszeitraum Jahre
Longmire und Mitarb.	1956	2	0	0	–
Jordan und Howard	1958	9	44	0	< 1
Du Val und Enquist	1961	28	71,5	0	3–8
Howard und Ehrlich	1961	6	16,5	0	ca. 1
Lamy und Mitarb.	1968	12	92	0	2–12
Leger und Mitarb.	1974	39	75	2	< 12
Way und Mitarb.	1974	4	75	0	ca. 10
Jordan und Mitarb.	1977	6	50	0	< 20
Arnesjö und Mitarb.	1975	21	90,5	0	3,8
Grodsinsky	1980	11	72	0	< 10
Peiper	1980	12	66,5	0	–
Prinz und Greenlee	1981	7	40	1	< 26
Sarles und Mitarb.	1982	14	67	0	5

Latero-terminale Pankreaticojejunostomie

Die indikatorischen Voraussetzungen für die Durchführung der Du Val'schen Operation sind selten gegeben. Die endständige Anastomose führt bei multiplen Gangdestruktionen (Stenosen und Dilatationen) im Korpusbereich nicht zu der gewünschten sekretorischen Entlastung. Diese Überlegungen veranlaßten Puestow und Gillesby (1958), das Du Val'sche Verfahren zu modifizieren. Hierbei soll nach erfolgter Pankreasschwanzresektion der Pankreasgang in erforderlicher Länge gespalten werden bis zur Freilegung sämtlicher gestauter Gangabschnitte (vgl. Kapitel „Anastomosentechniken"). Die Möglichkeit der methodischen Variation wurde in den folgenden Mitteilungen dargestellt, wobei jedoch immer das Prinzip der Kombination von Resektion und Drainage nach partieller Pankreasgangspaltung verfolgt wurde (Gillesby und Puestow 1961).

Technik

Nach Durchführung der Pankreasschwanzresektion erfolgt die intraoperative Pankreaticographie, es sei denn, daß durch die präoperative ERP hinreichende Informationen über das Ausmaß der Gangdestruktion vorgegeben sind. Von distal her wird der Pankreasgang soweit gespalten, wie es die jeweiligen Erfordernisse notwendig machen. Das Ziel, für alle Ganganteile ausreichende Abflußbedingungen zu schaffen, muß gewährleistet sein.

Die nach Roux ausgeschaltete Jejunumschlinge wird retrocolisch hochgezogen und mit dem Pankreas latero-terminal anastomosiert. Die Anastomosentechnik wurde in dem entsprechenden Kapitel dargestellt.

Operationsfolgen

Die Tabelle 43 gibt die in der Literatur mitgeteilten Operationsergebnisse wieder. Die operative Komplikationsrate für die kombinierten Eingriffe wird mit 0–17% angegeben (JORDAN und HOWARD 1958, HOWARD und EHRLICH 1960, LAMY und Mitarb. 1968, ARNESJÖ und Mitarb. 1975). Die Operationsletalität beträgt ca. 1–2% (vergl. die Tabelle 46).

Von GILLESBY und PUESTOW (1961) wurden 29 Patienten durch eine latero-terminale Pankreaticojejunostomie behandelt. Bei einem wegen eines Herzinfarktes verstorbenen Patienten konnte 7 Monate später eine voll funktionstüchtige, weite Anastomose zwischen Pankreasgang und Jejunum festgestellt werden. In einem weiteren Fall war es möglich, das Verschwinden der anfänglich bestehenden disseminierten Kalzifizierungen 4 Jahre postoperativ zu dokumentieren. Über eine ähnliche Beobachtung berichten LANKISCH und Mitarb. (1975) 4 Jahre nach Anlegen einer Seit-zu-Seit-Pankreaticojejunostomie.

Splanchnikektomie

Das Pankreas ist wie alle abdominellen Organe sympathisch und parasympathisch innerviert. Für die parasympathische Innervation ist der rechte Vagusstamm, für die sympathische die Nn. splanchnici verantwortlich. Letztere ziehen zum Plexus solaris, bestehend aus den reichverzweigten Ganglienknoten der Ganglia coeliacum und mesentericum. Die Schmerzperzeption wird ausschließlich über die Nn. splanchnici vermittelt.

Nach Untersuchungen von MALLET-GUY und FEROLDI (1953) ist der linke N. splanchnicus für die Innervation und die Schmerzvermittlung des Pankreas verantwortlich. Der rechte N. splanchnicus hat danach lediglich efferente Einwirkungen auf den Tonus des Sphincter Oddi. Nach Ergebnissen anderer Untersucher ist eine komplette Ausschaltung der Schmerzperzeption nur durch eine bilaterale Splanchnikektomie und Sympathektomie zu erreichen und zwar zwischen dem 7. thorakalen und dem 3. lumbalen Segment (RAY und NEILL 1947, RAY und

Tabelle 43. Operationsergebnisse der latero-terminalen Pankreaticojejunostomie

Autor	Jahr	Anzahl der Patienten n	OP-Ergebnis gut/befriedigend %	OP-Letalität n	Beobachtungszeitraum Jahre
PUESTOW und GILLESBY	1958	21	66	0	–
GILLESBY und PUESTOW	1961	29	88,5	1	> 4
SILEN und Mitarb.	1963	8	87,5	0	< 3
WHITE	1965	7	85,5	0	< 2
STEFANINI und Mitarb.	1972	6	100	0	3
ARNESJÖ und Mitarb.	1975	8	100	0	3,8
PRINZ und GREENLEE	1981	43	78	2	< 26

CONSOLE 1949). Als zusätzliches Untersuchungsergebnis konnte festgestellt werden, daß vagal keine Schmerzvermittlung erfolgt (CANNON 1933).

Die Angaben über das methodische Vorgehen sind so variabel, daß der Erfolg schwer evaluierbar ist (SMITHWICK 1946, GRIMSON und Mitarb. 1947, RAY und CONSOLE 1949, YOSHIOKA und WAKABAYASHI 1958, SADAR und HARDY 1978). Als Voraussetzung für eine längerzeitige Schmerzausschaltung gilt heute die Durchführung einer bilateralen Splanchnikektomie sowie einer Sympathektomie zwischen Th 8 und L 1.

Die Ausschaltung der sympathischen Innervation kann unter zwei Aspekten gesehen werden:

a) Schmerzausschaltung
b) Einflußnahme auf die gestörte Sekretionsdynamik

Zu a): Die eingehenden Untersuchungen bezüglich der vegetativen Innervation des Pankreas legte den Gedanken nahe, durch Denervierung Schmerzfreiheit zu erzielen. OGLE und FRENCH (1956) haben auf diese Weise bei 4 Patienten eine bis zu 6 Jahre anhaltende Schmerzlinderung erreichen können. WHITE und Mitarb. (1966) berichten über 69% zufriedenstellender Ergebnisse bei 46 Patienten. Während eine Reihe anderer Autoren diese guten Operationserfolge bestätigen können (MALLET-GUY und Mitarb. 1945, DE TAKATS und WALTER 1947, GRIMSON und Mitarb. 1947, MC DONOUGH und HEFFERNON 1948, CONNOLLY und RICHARDS 1950, WHITE und Mitarb. 1966, WHITE und HARRISON 1973) wird vor allem der länger anhaltende Therapieerfolg von vielen Autoren angezweifelt (WARREN 1955, 1961, 1969, HOWARD und JORDAN 1960, HESS 1961, SARLES und SARLES 1965, WARREN und MOUNTAIN 1971). Es darf als das Verdienst von VOSSSCHULTE (1969) gelten, dieses therapeutische Verfahren erneut und fundiert in die Diskussion gebracht zu haben (VOSSSCHULTE und SCHELD 1977). In einer Literaturanalyse stellte er immerhin 66,7% befriedigende Ergebnisse fest; selbst nach einer 1-jährigen Beobachtungszeit waren es 64,3% der untersuchten Patienten, die von diesem Eingriff profitieren konnten.

Noch ermutigender sind die Spätergebnisse nach 5 Jahren, die MALLET-GUY (1983) in einer Analyse von 127 Patienten zusammengefaßt hat; 85% waren nach dieser Zeit beschwerdefrei ohne Anzeichen eines Rezidivs. Er hebt dabei die Notwendigkeit der richtigen Indikationsstellung hervor, die er in der unkomplizierten Pankreatitis ohne wesentliche, vor allem stenosierende Pankreasgangveränderungen sieht.

Es ist somit sicherlich nicht gerechtfertigt, die Eingriffe am vegetativen Nervensystem zur therapeutischen Makulatur abzuwerten. Es muß das Ziel sein, durch größeres Augenmerk und weitere Erfahrungen eine klare Indikationsstellung für dieses Verfahren zu definieren.

Zu b): Die Einflußnahme auf die gestörte Sekretionsdynamik läßt sich hinsichtlich der klinischen Bedeutung schwer evaluieren. KLEIN und Mitarb. (1983) konnten tierexperimentell nachweisen, daß die Ausschaltung der sympathischen Innervation eine deutliche Reduzierung des intraduktalen Sekretionsdruckes zur Folge hat. Umgekehrt konnten GILSDORF und Mitarb. (1967) einen Anstieg des intraduktalen Druckes nach sympathischer Stimulation feststellen. Vergleichbare

Zusammenhänge konnten auch für die vagale Innervation geltend gemacht werden (Lenninger 1971, Klein und Mitarb. 1983). Dieser Effekt der Reduzierung des Sekretionsdruckes käme dann jedoch eher in der frühen Phase einer chronischen Pankreatitis zu tragen, insofern, als er geeignet wäre, auf die Progredienz der Erkrankung positiv einzuwirken.

In der Spätphase, dem Stadium der völligen Destruktion, schlägt dieser Effekt kaum noch zu Buche, woraus sich möglicherweise die unterschiedliche Einschätzung dieses Verfahrens ableitet. Es ist demnach durchaus verständlich, wenn Stefanini und Mitarb. (1973) die sympathische Denervierung vor allem bei den „milden" Pankreatitisformen empfiehlt. Allerdings vermutet Mallet-Guy (1943) noch einen weiteren kausal-wirksamen Zusammenhang zwischen Splanchnikektomie und Krankheitsprogredienz; danach würden fibrotisch umgewandelte Parenchymareale über viszero-viszerale Reflexmechanismen zu einer Vasokonstriktion und Minderdurchblutung führen, als Promotor für einen weitergehenden Parenchymumbau. Durch Splanchnikektomie könnte dieser Reflexbogen durchbrochen werden (Mallet-Guy und Beaujeu 1950).

Weitere Untersuchungen werden notwendig sein, um dieses operative Verfahren in seiner Wertigkeit genau einschätzen zu können.

Technik

Eine Vielzahl operationsmethodischer Varianten wurde beschrieben (Hess 1954, White 1966, Sadar und Hardy 1978) mit teils trans-, teils extraperitonealem Zugang. Im Folgenden soll das Verfahren der Splanchnikektomie in der Weise vorgestellt werden, wie es Vossschulte (1969) bei seinen Patienten zur Anwendung brachte. Der Vorteil des transperitonealen Zuganges besteht in der Möglichkeit der Inspektion und Exploration des Pankreas sowie des peripankreatischen Umfeldes. Zunächst wird die Aorta ca. zwei Querfinger oberhalb des Truncus coeliacus präparatorisch dargestellt; dabei werden die muskulären Ausläufer des Hiatus aorticus bis über die Aorta hinaus nach lateral abgelöst. Beim weiteren Vorgehen nach distal stellen sich die in die Ganglien (Ganglion coeliacum) einstrahlenden Nn. splanchnici dar, welche komplett reseziert werden (Abb. 159). Nach Vossschulte lassen sich die Nn. splanchnici minores nicht immer identifizieren.

Sanierung der Gallenwege

Die vielseitigen ätiologischen Zusammenhänge sowie die lange Zeit herrschende Verwirrung bezüglich der Klassifizierung der verschiedenen Pankreatitisformen, hat immer wieder zu Unklarheiten hinsichtlich des chirurgisch-therapeutischen Ansatzes geführt. Die Trennschärfe zwischen einer kausalen und einer rein koexistenten Beziehung zwischen Gallenwegserkrankungen und der chronischen Pankreatitis bleibt sowohl im pathogenetischen Verständnis wie im therapeutischen Vorgehen oftmals unbefriedigend.

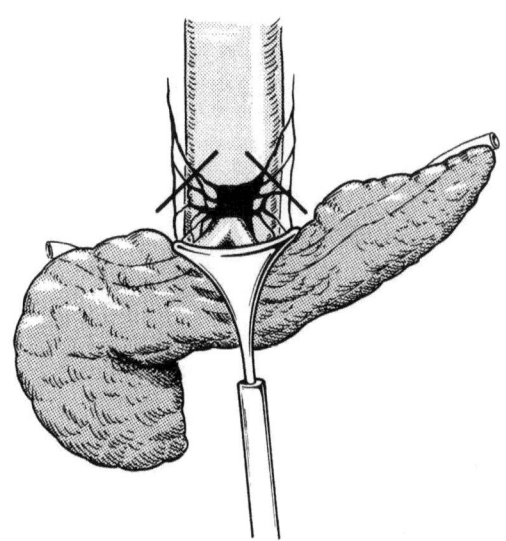

Abb. 159. Operatives Vorgehen bei der Splanchnikektomie (Vossschulte 1969)

Die Möglichkeiten einer kausalen Therapie beziehen sich allein auf die chronisch obstruktive Pankreatitis und bieten nur Aussicht auf Erfolg, wenn eine Abflußbehinderung im Bereich der gemeinsamen Endstrecke des Ductus pancreaticus und des Ductus choledochus nachweisbar ist. Derartige Stenosen können Folge einer Cholangitis und Papillitis auf dem Boden einer Choledocho-cholecystolithiasis sein. Während hier also die chirurgische Intervention mit berechtigter Aussicht auf eine therapeutische Einflußnahme hinsichtlich der chronischen Pankreaserkrankung durchgeführt wird, fehlt das pathogenetische Konzept der kausalen Beziehung bei einer ausschließlichen Cholecystolithiasis mit all ihren möglichen klinischen und morphologischen Erscheinungsformen. In jedem Fall, unabhängig von jeder pathophysiologischen Vorstellung, ist bei nachweisbarer biliärer Erkrankung eine Sanierung der Gallenwege angezeigt (KERN 1958). Es ist zudem zu fordern, daß auch bei vermeintlich nur koexistenter Erkrankung die Abflußbedingungen im Bereich der Papille in jedem Fall sorgfältig untersucht und krankhafte Veränderungen identifiziert und therapiert werden müssen.

Während es für die Richtigkeit der „*Stenose*"-Theorie bei der Genese der chronisch-obstruktiven Pankreatitis eine Vielzahl von klinischen und tierexperimentellen Belegen gibt (ZUNZ 1905, BALO und BALLON 1929, RICH und DUFF 1936, GAMKLOU und EDLUND 1966), bleibt die „*Galle-Reflux*"-Theorie noch weitgehend unbewiesen. Dennoch basieren die therapeutischen Vorstellungen von BOWERS (1955) auf der Idee, einen möglicherweise bestehenden Reflux durch Anlegen einer End-zu-Seit-Choledochojejunostomie auszuschalten. Obwohl er bei 12 von 14 auf diese Weise behandelten Patienten einen guten Erfolg nachweisen konnte, ist die Effizienz und Richtigkeit dieses Vorgehens weder durch andere klinische Erfahrungen bestätigt noch ist die Schlüssigkeit der diesem Verfahren zu Grunde liegenden pathophysiologischen Konzeption hinreichend bewiesen worden.

Seltene operative Eingriffe

Kombinierte Drainageverfahren

Das operative Konzept der kombinierten Drainage stellt eine Alternative zum resezierenden Eingriff der partiellen Duodenopankreatektomie dar. Das resezierende wie auch das drainierende Verfahren trägt dem komplikativen Muster einer mit Schwerpunkt im Pankreaskopf ablaufenden chronischen Pankreatitis Rechnung. Immer wieder führen derartige Veränderungen zu Stenosierungen des Pankreasganges, des Ductus choledochus oder auch des Duodenums mit unterschiedlicher Ausdehnung und Manifestation. Bei nicht zu klärender Dignität wird man sich zum resezierenden Vorgehen entscheiden. Nicht selten aber steht die Behandlung der genannten Komplikationen im Vordergrund, so daß sich das kombinierte Drainageverfahren als alternative Möglichkeit anbietet. SALEMBIER (1976) berichtet über die *„Triple-Derivation"*, wobei der gestaute Ductus choledochus, der abflußbehinderte Ductus pancreaticus wie auch der Magen (Gastroenterostomie) gleichermaßen durch Anastomosierung mit einer Jejunalschlinge drainiert werden. SALEMBIER betont dabei das geringe operative Trauma und berichtet über gute Resultate.

In ähnlicher Weise wird von ECKHAUSER und Mitarb. (1983) ein kombiniertes Drainageverfahren bei gleichzeitiger Abflußbehinderung des Ductus choledochus und des Ductus pancreaticus vorgeschlagen. Nachdem dieses Vorgehen nur in Einzelfällen zur Anwendung gelangte, ist eine abschließende klinische Erfolgsbeurteilung nicht möglich. Das methodische Vorgehen besteht in einer gleichzeitigen Drainage des Ductus choledochus (Seit-zu-Seit) und des Ductus pancreaticus (ebenfalls Seit-zu-Seit) mit einer nach Roux ausgeschalteten Jejunumschlinge (Abb. 160). Immerhin bleibt die Frage, ob nicht pathophysiologische Überlegungen gegen dieses Operationsverfahren sprechen. Zwar konnte mehrfach gezeigt werden, daß die Präsenz von Gallesekret im Pankreasgangsystem bei normalen Druckverhältnissen und ausreichenden Abflußbedingungen keine pathogene Wirkung entfaltet (ELLIOTT und Mitarb. 1957, WHITE und MAGEE 1960, JOYEUSE und Mitarb. 1962, HANNSON 1967, KONOK und THOMPSON 1969), doch konnten dann akute Pankreatitisschübe ausgelöst werden, wenn Druckerhöhungen bzw. Abflußstörungen hinzukamen (MANN und GIORDANO 1923, IRENEUS 1941, ELLIOTT und Mitarb. 1957, SUM und Mitarb. 1970, HORN 1979). Die Gefährdung dieses operativen Verfahrens liegt demnach in der direkten biliopankreatischen Verbindung, wobei sich jede Abflußstörung im Bereich der Jejunalschlinge Pankreatitis-aggravierend auswirken kann.

Vagotomie und Magenresektion

Von RIENHOFF und BAKER (1947) wurde die Vagotomie zusammen mit der Sympathektomie empfohlen, um Schmerzlinderung bei bestehender chronischer Pankreatitis zu erzielen. Hier stand die Intention der Unterbrechung der schmerzvermittelnden vegetativen Nervenleitung im Vordergrund.

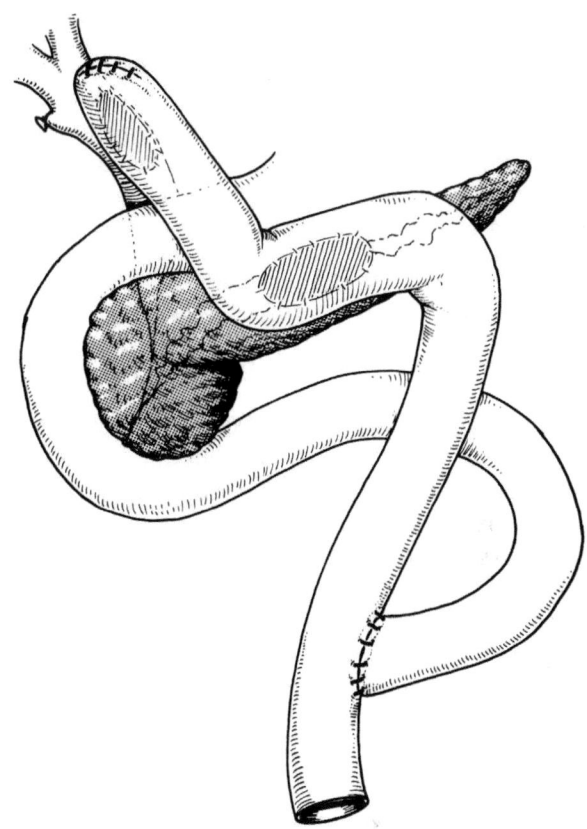

Abb. 160. Gleichzeitige Drainage des Ductus choledochus und Ductus pankreaticus bei Stenosierung beider Gänge im Pankreaskopfbereich (ECKHAUSER und Mitarb. 1983)

Andere Überlegungen beziehen sich eher auf das durch Magenresektion bzw. durch Vagotomie veränderte Sekretionsverhalten des Pankreas (LENNINGER und Mitarb. 1965). Daß eine gestörte Sekretionsdynamik im Mittelpunkt des pathogenetischen Prozesses bei der Progredienz der chronischen Pankreatitis steht, kann als gesichert angenommen werden. Eine verminderte sekretorische Aktivität des Pankreas könnte sich durchaus positiv auf die Entwicklung der Progredienz auswirken (COMFORT und Mitarb. 1946, RICHMAN und COLP 1950, RICHMAN und Mitarb. 1950, Mc CLEERY und Mitarb. 1951, PRADHAN und Mitarb. 1972). Die durch den Alkohol bewirkte sekretorische Stimulation des Pankreas trägt vermutlich entscheidend zu der Ausbildung einer gestörten Sekretionsdynamik bei, besonders dann, wenn partielle Abflußbehinderungen im Gangsystem vorliegen (DREILING und Mitarb. 1952). Diese Zusammenhänge sind, zumindest was die Langzeitergebnisse angeht, bislang nicht ausreichend untersucht. Immerhin sprechen theoretische Überlegungen für die Annahme, durch Reduktion des Sekretionsdruckes einen Faktor der Krankheitsprogredienz beeinflussen zu können. STONE und Mitarb. (1984) berichten über erste gute Erfolge und schlagen die Durchführung der Vagotomie insbesondere dann als therapeutische Maßnahme vor, wenn abzusehen ist, daß trotz hinreichender Aufklärung des Patienten eine Alkoholabstinenz nicht erreicht werden kann.

Aus den pathophysiologischen Überlegungen, die sich mit diesem operativen Vorgehen verbinden, ist zu schließen, daß die Entscheidung zu einer derartigen Maßnahme nicht in der Spätphase der Erkrankung getroffen werden kann. Wenn überhaupt – und hier ist die Diskussion keineswegs abgeschlossen – handelt es sich um eine „*prophylaktische*" Operation in der Frühphase der Erkrankung. Sie kann nur dort indiziert sein, wo die Anfänge der Erkrankung „chronische Pankreatitis" erkennbar sind, gleichzeitig aber auch die fehlende therapeutische Einflußnahme, bei Patienten also, bei denen der Alkoholabusus absehbar fortbestehen bleibt.

„Split"-Pankreaticojejunostomie

Nicht durch ein ante- oder retrogrades Vorgehen sollen die Abflußbedingungen verbessert werden, sondern vielmehr durch eine Inzision im Bereich des Pankreas selbst, meist am Übergang vom Kopf zum Korpus. Entweder erfolgt eine totale Trennung der Kontinuität durch eine Segmentresektion oder durch eine keilförmige Exzision (Abb. 161). Durch eine nach Roux ausgeschaltete Dünndarmschlinge läßt sich der Defekt decken und einen Abfluß des Pankreassekretes erzielen (Abb. 162). Auch bei der operativen Versorgung von Pankreasrupturen bietet sich dieses Vorgehen an (DOUBILET-MULHOLLAND 1961, DOUBILET 1965, JAMES 1967, SALEMBIER 1968).

Historische Operationen

Die wechselnden pathophysiologischen Vorstellungen und die fehlenden Möglichkeiten der kausalen Therapie führten zu den verschiedensten chirurgisch-methodischen Ansätzen und operativen Verfahrensweisen. Die Mehrzahl von Ihnen konnte sich nicht durchsetzen, wobei die unterschiedlichsten Gründe dafür verantwortlich zu machen sind. Ausbleibende Therapieerfolge, hohe Morbidität, Auftreten von Folgeerkrankungen oder Fehleinschätzung pathophysiologischer Vorgegebenheiten. Immerhin waren einige von ihnen geeignet, durch zusätzlich gewonnene Erfahrungen und Herstellung neuer pathophysiologischer Konstella-

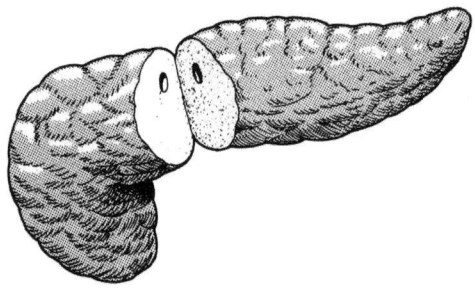

Abb. 161. „Split"-Pankreaticojejunostomie: keilförmige Exzision am Kopf-Korpusübergang

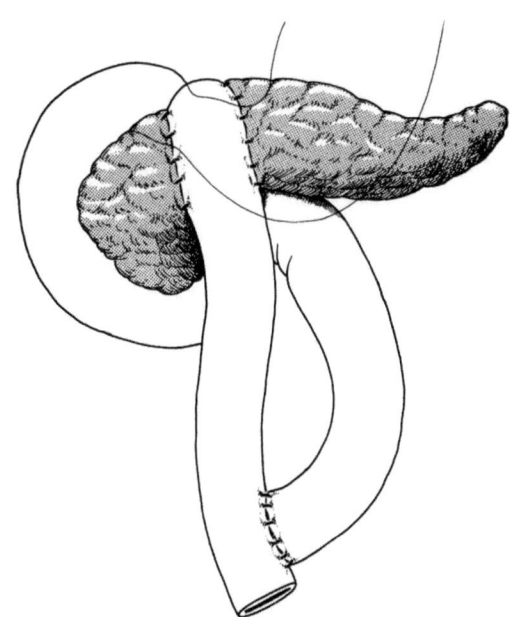

Abb. 162. „Split"-Pankreaticojejunostomie: Beide Exzisionsflächen werden mit einer nach Roux ausgeschalteten Jejunumschlinge anastomosiert (JAMES 1967)

tionen, das chirurgisch-methodische Wissen zu erweitern und Ansätze zu liefern für die heute gängigen und bewährten operativen Verfahren.

Einige dieser Operationsmethoden sollen im Folgenden dargestellt werden, lediglich in der Vorstellung, die verschiedenen chirurgischen therapeutischen Überlegungen aufzuzeigen, die im Ablauf der vergangenen 80 Jahre eine Rolle gespielt haben. Sämtliche hier wiedergegebenen Verfahren sind jedoch nicht geeignet, das heutige chirurgisch-therapeutische Repertoire zu erweitern; sie gelten als überholt bzw. als nicht bewährt und ihre Anwendung als heute nicht mehr gerechtfertigt.

Zentrale Ligatur des Pankreasganges

Die Vorstellung, die zentrale Ligatur des Pankreasganges therapeutisch bei der chronischen Pankreatitis einzusetzen, geht von der Überlegung aus, daß die Schmerzen durch das zugrundegehen des Pankreasparenchyms verursacht werden und macht sich die Erfahrung zu eigen, daß nach Ligatur des Pankreasganges das Parenchym atrophisch degeneriert (ARNOZAN und VAILLARD 1884, ZUNZ 1905, BARRON 1920, BANTING und BEST 1921, MANSFELD 1924, BALO und BALLON 1929, MONTGOMERY und Mitarb. 1941, POPPER und SORTER 1941, RALLI und RUBEN 1942, ENGEL und Mitarb. 1962, POUND und WALKER 1981). Die Ergebnisse bei der Behandlung der chronischen Pankreatitis fielen unterschiedlich aus (RIENHOFF 1947, CANNON 1955, ENGEL und Mitarb. 1962, MADDING und Mitarb. 1967). Die Operationsergebnisse der ersten auf diese Weise operierten Patienten – einer von MARTIN und CANESCO (1947) und 6 von CANNON (1955) – waren wenig ermutigend, nachdem nur zwei von ihnen völlig beschwerdefrei wurden, einer von Ihnen allerdings während der 14-jährigen postoperativen Beobachtungszeit.

Obwohl weitere Berichte mit zum Teil günstigeren Ergebnissen vorliegen (MADDING und KENNEDY 1973, HOFFMANN und Mitarb. 1977, HUTSON und Mitarb. 1979) sollte dieses Verfahren nicht weiter propagiert werden, nicht allein wegen der immer wieder auftretenden Schwierigkeiten, die sich aus der großen Varianz des Pankreasganges ergeben. Solange alternative operative Möglichkeiten bestehen, die bei gleicher oder größerer Effektivität die Funktion soweit als möglich erhalten, sollte nicht leichtfertig auf die gesamte exokrine Funktionsleistung verzichtet werden. Dies um so mehr, als der operative Eingriff hinsichtlich Morbidität und Letalität keine Vorteile erkennen läßt.

Drainage bei nicht dilatiertem Pankreasgang

Ziel dieses Verfahrens war es, die Drainageoperation in jedem Fall zu erzwingen, selbst bei nicht dilatiertem bzw. gestautem Pankreasgang. Nach Freilegung des Pankreas wurde dieses 4-fach längsinzidiert, vom Kopf über den Körper bis in den Schwanzbereich. Die Drainage erfolgte durch eine ausgeschaltete Jejunumschlinge (GILLESBY 1967). Diese Operationsmethode läßt pathophysiologische Grundvorstellungen der chronischen Pankreatitis außer Acht; sie hat sich nicht durchgesetzt.

Pankreaticoantrostomie

Eine Variante des kombinierten operativen Vorgehens stellt die von BARTLETT und NARDI (1960) beschriebene Pankreaticoantrostomie dar. Nach Resektion des Pankreaskorpus und -schwanzes erfolgt die Dissection im Bereich des distalen Magens, wobei mit dem proximalen Anteil eine typische B II-Konstellation mit zusätzlicher Vagotomie hergestellt wird. Die Absetzungsstelle im Bereich des Pankreaskopfes wird in das blindverschlossene Antrum invaginiert (retrograde Drainage). 5 Patienten wurden auf diese Weise operativ behandelt, während ein Patient an einem intraoperativen Herzinfarkt verstarb, zeigten sich die restlichen vier postoperativ schmerzfrei, bei einer bis zu 2 Jahre langen Beobachtungszeit.

Dieser Operation lagen drei pathophysiologische Ansätze zu Grunde: Resektion des Entzündungsherdes, Reduktion der Sekretion und Verbesserung der Abflußbedingungen durch Anlegen einer retrograden Drainage.

Nicht die Aufwendigkeit dieses Eingriffes allein stand der breiten Anwendung entgegen, vielmehr enthält sie durch die operativ geschaffene Konstellation einen pathogenen Aspekt, verursacht durch das ausgeschaltete Antrum. Der Feedback-Mechanismus der Säuresekretion über die gastrinproduzierenden G-Zellen des Antrums ist unterbrochen und dadurch eine Situation mit *„ungezügelter"* Gastrin- bzw. Säuresekretion geschaffen – ein geradezu klassisches Modell für die Entstehung von Ulcera peptica jejuni. Die gleichzeitig durchgeführte Vagotomie vermag zwar die Situation etwas zu entschärfen, aber den pathogenen Effekt nicht zu neutralisieren (Abb. 163).

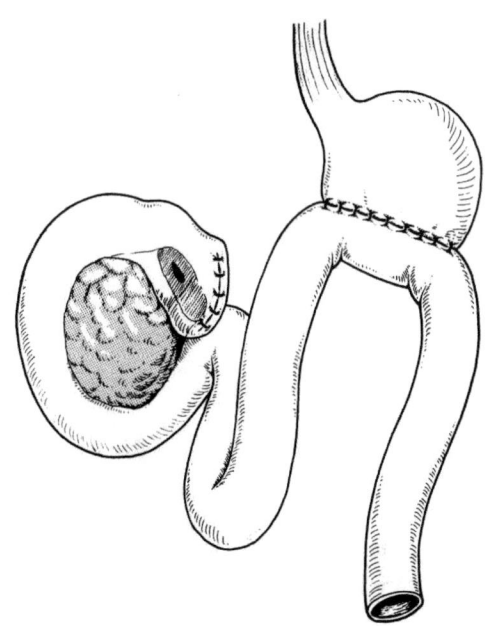

Abb. 163. Pankreaticoantrostomie (BARTLETT und NARDI 1960)

Pankreaticoduodenostomie

Zur Durchführung einer möglichst anatomiegerechten Drainage des gestauten Pankreasganges wurde von THAL (1962) die Pankreaticoduodenostomie vorgeschlagen. Ein kurzstreckiges Jejunuminterponat wird auf den dilatierten Pankreasgang aufgesteppt (Seit-zu-Seit) und das Jejunum mit dem Duodenum anastomosiert (End-zu-Seit) (Abb. 164). Das Pankreassekret wird somit dem Duodenum zugeführt und kann dort, entsprechend den physiologischen Vorgegebenheiten die erforderlichen Neutralisierungsaufgaben erfüllen. Dieses Verfahren ist jedoch bisher nur von THAL selbst durchgeführt worden, so daß die Erfahrungen nicht ausreichen, um dieses Vorgehen hinsichtlich der Vor- aber auch der möglichen Nachteile einzuschätzen. Ein solcher Nachteil könnte möglicherweise dadurch entstehen, daß durch einen duodenalen Reflux eine sogenannte „*Pankreatangitis*" entsteht (LAMY und Mitarb. 1968). Immerhin fehlt die Barrierefunktion der Papille, auf deren Bedeutung bereits ARCHIBALD (1919) hingewiesen hat. Ebenso könnten sich intraduodenale Druckerhöhungen ungünstig und gar Pankreatitis auslösend auswirken (BERNACKI und TYSZKIEWICZ 1971).

Pankreaticogastrostomie

Eine weitere Variante der Drainageoperation wurde von WARREN und MOUNTAIN (1971) vorgeschlagen. Entsprechend der Abb. 165 wurde über eine in den Pankreasgang eingelegte T-Drainage die Hinterwand des Magens mit dem Pankreasgang anastomosiert und der lange Schenkel der T-Drainage transgastral

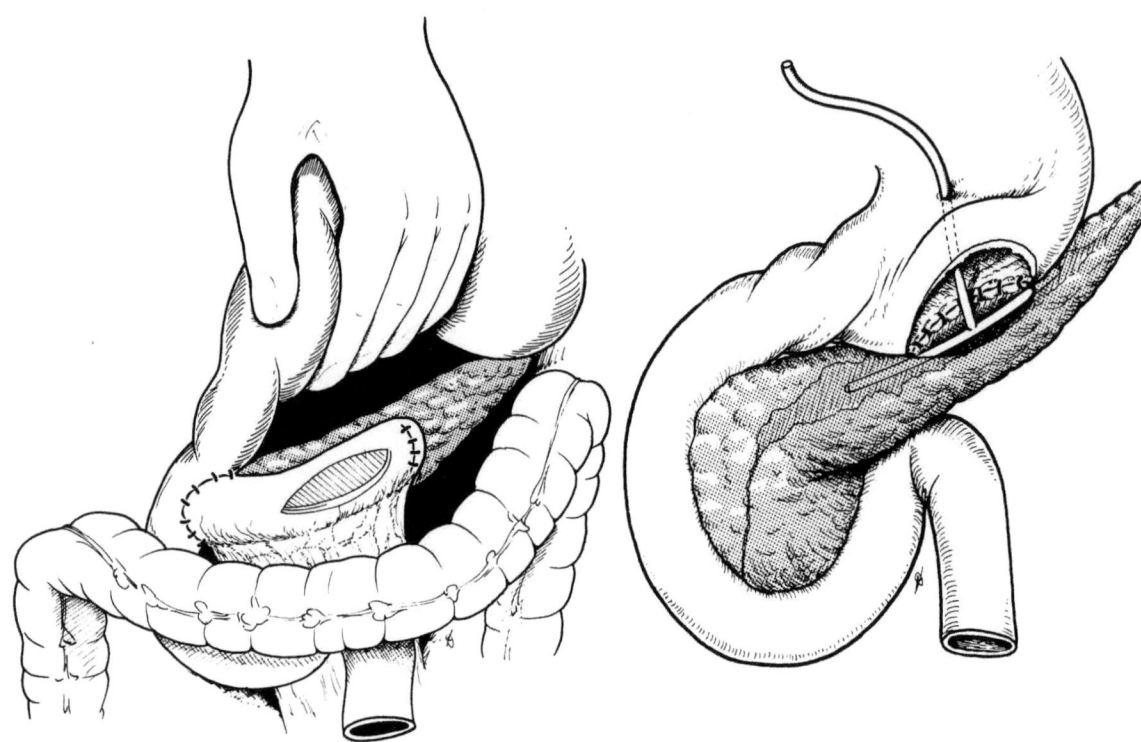

Abb. 164. Pankreaticoduodenostomie (THAL 1962)

Abb. 165. Pankreaticogastrostomie (WARREN und MOUNTAIN 1971)

nach außen ausgeleitet. Nach heutiger Erfahrung ist die Drainage mit einer ausgeschalteten Jejunumschlinge wesentlich komplikationsloser und durch die Möglichkeit der ausreichend langen Inzision im Bereich des Pankreasganges hinsichtlich der Abflußbedingungen effektiver. Dieses Vorgehen kann heute nicht mehr empfohlen werden.

Operative Eingriffe bei Komplikationen

Gallenableitende Eingriffe

Der Ikterus ist eine nicht seltene Folge der chronischen Pankreatitis vor allem bei im Pankreaskopf lokalisiertem Entzündungsschwerpunkt. Zysten, narbiger, sklerosierender Umbau und gelegentlich den Ductus choledochus und Ductus pancreaticus gleichermaßen betreffende Veränderungen der Papille können eine Abflußbehinderung im Bereich der Gallenwege verursachen. Eine nicht seltene Aggravation erfährt diese Komplikation durch das Auftreten einer septischen Cholangitis (CREAGHE und Mitarb. 1981).

Multiple pleomorphe Veränderungen im Pankreaskopf repräsentieren die häufigste Situation, welche den Chirurgen mit der Aufgabe konfrontiert, durch geeignete Maßnahmen den gestörten Gallenfluß wieder zu normalisieren. Die sich dabei oft stellende Schwierigkeit, die Dignitätsfrage stringent lösen zu können, läßt nicht selten die Indikation zur Pankreaskopfresektion stellen. Diese eingreifende Operation der partiellen Duodenopankreatektomie ist an Vorbedingungen geknüpft, vor allem derjenigen der allgemeinen aber auch der lokalen Operabilität. Nicht selten bestehen zum Zeitpunkt der Operation als Folge eines nur kurze Zeit zurückliegenden Entzündungsschubes ausgedehnte perifokale entzündliche Veränderungen, entzündliche Hyperämie, fibrinöse Verklebungen und ödematöse Schwellungen. Diese Voraussetzungen stellen ein operationstechnisches Erschwernis mit entsprechend hoch einzuschätzendem Operationsrisiko dar.

Ist nach Abwägung aller Entscheidungskriterien die Operation mit zu großem Risiko verbunden, wird man sich mit einer reinen gallenableitenden Maßnahme begnügen müssen.

Mitunter allerdings wird der Ikterus durch eine solitäre Pankreaskopfzyste verursacht. In diesen Fällen besteht berechtigte Aussicht, durch Behandlung der Zyste die Abflußverhältnisse im Bereich der Gallenwege zu normalisieren. Andere operative Maßnahmen am Pankreas, wie etwa die Drainageoperation oder die Linksresektion, geben in aller Regel keine Berechtigung, auf einen Rückgang der entzündlichen Pankreaskopfveränderungen, verbunden mit einer Verbesserung des Gallenabflusses, zu hoffen (SARLES und Mitarb. 1958, PRINZ und Mitarb. 1982).

Die Gallenableitung kann durch methodisch unterschiedliche Eingriffe bewerkstelligt werden (biliodigestive Deviation).

Obwohl das Verfahren der Choledochoduodenostomie auch heute noch mit Erfolg angewandt wird (WARSHAW und Mitarb. 1967, JOHNSON und STEVENS 1969, BRADLEY und SALAM 1978, GRODSINSKY 1980, VOGT und HERMANN 1981,

ECKHAUSER und Mitarb. 1983, LYGIDAKIS 1983), ist diese Maßnahme mit einigen Nachteilen behaftet, welche bei der Anwendung, vor allem bei der chronischen Pankreatitis, Zurückhaltung auferlegen läßt. Der grundsätzliche Einwand gegen dieses Verfahren ist die häufig auftretende Komplikation der aszendierenden Cholangitis, die in nicht wenigen Fällen eine spätere chirurgische Korrektur erforderlich macht. Unter diesem Aspekt ist besonders die Seit-zu-Seit-Choledochoduodenostomie abzulehnen, bei der sich, hinsichtlich der Verursachung der aszendierenden Cholangitis, der Blindsack im Bereich des distalen Choledochus mit der sich ausbildenden Choledochophytie verhängnisvoll auswirken kann und als ständige Streuquelle die Cholangitis geradezu als unausweichliche Folge auftreten läßt (Abb. 166). Bei der Konstellation der End-zu-Seit-Choledochostomie entfällt dieser gravierende pathogene Faktor (Abb. 167).

Die morphologischen Veränderungen im Bereich des Pankreaskopfes als Folge der chronischen Pankreatitis, als Verursacher der distalen Choledochusstenose, stellen potentiell auch eine Gefährdung der Duodenalpassage dar. Dieser Aspekt legt zusätzliche Zurückhaltung auf bei der Abwägung, das Duodenum zur Drainage eines gestauten Ductus choledochus zu verwenden.

Choledochojejunostomie

Im Unterschied zur kausal-therapeutischen Intention, wie sie von BOWERS (1955) durch das Anlegen einer End-zu-Seit-Choledochojejunostomie bei der Behandlung der chronischen Pankreatitis verfolgt wird (Abb. 168), geht es im Folgenden um die *„palliative"* Maßnahme der alleinigen Wiederherstellung eines freien Gallenabflusses. Die hierbei verwendete Seit-zu-Seit-Anastomose bietet den Vorteil, die normale Passage des Ductus choledochus unberührt zu lassen. In jedem Fall muß durch ein geeignetes chirurgisch-methodisches Vorgehen eine ausreichend große Anastomose erreicht werden, um einen sicheren Abfluß zu gewährleisten. Entsprechend der Tendenz einer sekundären narbigen Striktur im Anastomosenbereich, mit konsekutiver Passagestörung, muß die Anastomose sorgfältig und unter Vermeidung größerer Traumatisierungen angelegt werden. In aller Regel ist eine einreihige Einzelknopfnaht mit feinem, resorbierbarem Nahtmaterial (Stärke 4,0) ausreichend. Unter diesem Aspekt ist auch die Größe der Anastomose für die weitere Prognose von Wichtigkeit; sie sollte mindestens 2–2,5 cm betragen um Restenosierungen zu vermeiden (JOHNSON und STEVENS 1969, WARSHAW und RATTNER 1980) (Abb. 169).

Cholecystojejunostomie

Die Cholecystojejunostomie stellt ein alternatives Drainageverfahren zur Wiedererlangung normaler Passageverhältnisse dar. Im Vergleich zu der Hepato- bzw. Choledochojejunostomie soll sie allerdings mit einer größeren Anastomosenverschlußrate behaftet sein und somit eher zu Cholangitis-Rezidiven neigen (SCHULTE und Mitarb. 1977, SARLES und SAHEL 1978). Während bei malignen Erkrankungen des Pankreas mit eingeschränkter Prognose die Cholecystojejuno-

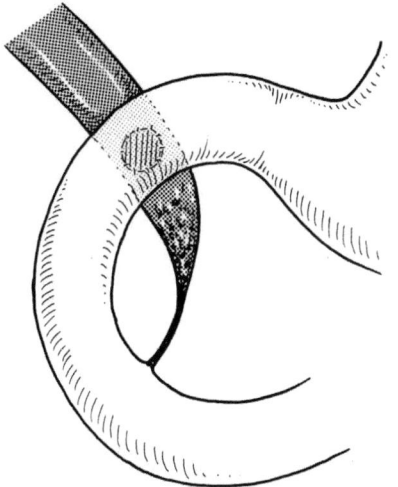
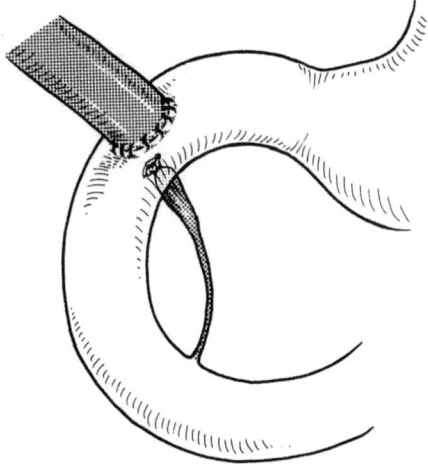

Abb. 166. Choledochoduodenostomie Seit-zu-Seit

Abb. 167. End-zu-Seit-Choledochoduodenostomie

stomie das einfachste Verfahren einer biliodigestiven Ableitung darstellt, sollte sie bei der Behandlung der chronischen Pankreatitis nur in Ausnahmefällen Anwendung finden (Abb. 170).

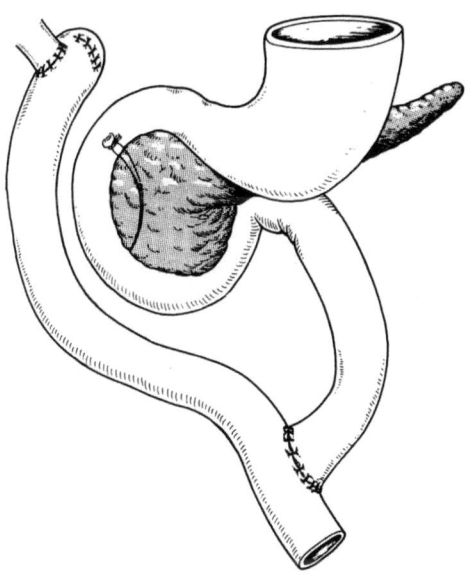
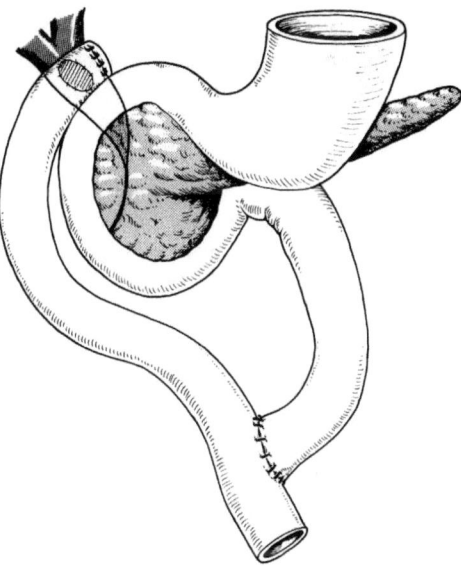

Abb. 168. End-zu-Seit Hepatico- bzw. Choledochojejunostomie

Abb. 169. Hepatico- bzw. Choledochojejunostomie: Seit-zu-Seit

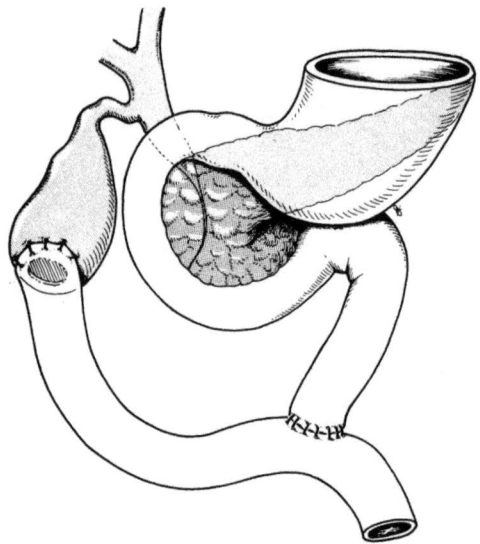

Abb. 170. Cholecystojejunostomie

Gallengangsdekompression durch Zystendrainage

In einigen Fällen läßt sich durch die begleitenden diagnostischen Verfahren, insbesondere der Sonographie, bei der Abklärung eines Ikterus, eine Pankreaskopfzyste als Ursache einer Abflußstörung eruieren. Damit stellt der Ikterus eine Komplikation der im Ablauf der chronischen Pankreatitis entstandenen Pseudozyste dar. Die Durchführung einer geeigneten Zystendrainage (Cystoduodenostomie, Cystojejunostomie) ist allerdings nur dann indiziert, wenn der ursächliche Zusammenhang hinreichend gesichert ist. Nicht selten allerdings ist auf Grund der pleomorphen Veränderungen im Pankreaskopf eine solche Zuordnung schwierig.

Eine von BOWERS (1955) beschriebene Methode der Zystendrainage über den distalen Ductus choledochus bei gleichzeitiger End-zu-Seit-Choledochojejunostomie dürfte, wenn überhaupt, nur in den wenigsten Fällen geeignet sein. Läßt sich durch die Behandlung der im Pankreaskopf lokalisierten Zyste die Kompression im Bereich des Ductus choledochus beseitigen, ist das gleichzeitige Anlegen einer Choledochojejunostomie nicht erforderlich. Somit stellt die Zystendrainage bei wohl definierter und diagnostisch eindeutiger Situation das adäquate therapeutische Verfahren zur Behandlung des bestehenden Ikterus dar.

Wiederherstellung der Duodenalpassage

Die funktionell wirksame Duodenalstenose, als Folge der progredienten chronischen Pankreaskopfpankreatitis (Abb. 171), bedarf dringend der chirurgischen

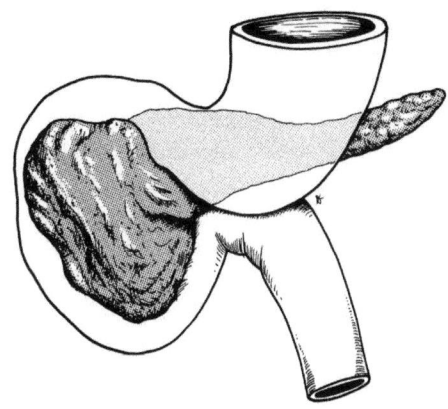

Abb. 171. Duodenalstenose als Folge der chronischen Pankreaskopfpankreatitis

Behandlung, um die Stoffwechselbilanz, häufig ohnehin schon durch digestive Funktionsstörungen eingeschränkt, durch eine zusätzliche Verminderung der Nahrungsaufnahme nicht weiter zu belasten. Es wird im Einzelfall zu klären sein, inwieweit auf Grund tumoröser Veränderungen oder/und zweifelhaft bleibender Dignität die partielle Duodenopankreatektomie indiziert, oder ob – etwa bei eingeschränkter Operabilität – nur eine palliative Maßnahme möglich ist.

Verschiedene Operationsverfahren ermöglichen die Wiederherstellung einer normalen gastrointestinalen Passage, wobei die antecolische Gastroenterostomie mit gleichzeitiger Braun'scher Fußpunktanastomose am häufigsten angewandt wird. Eine zusätzliche proximale gastrale Vagotomie ist hierbei erforderlich um der Gefahr auftretender Ulcera peptica jejuni entgegenzuwirken (Abb. 172).

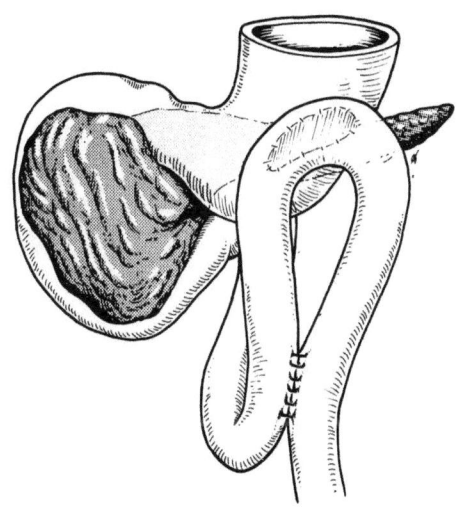

Abb. 172. Gastroenterostomie mit einer antecolisch hochgezogenen Jejunumschlinge und Braun'scher Fußpunkt-Anastomose

Zwei weitere Verfahren stehen zur Verfügung, die Wiederherstellung einer freien gastrointestinalen Passage zu erreichen: die Duodenojejunostomie sowie die Erweiterungsplastik mittels eines gestielten Jejunumtransplantates. Bei Stenosierungen der Pars descendens des Duodenums kann die Passage durch eine Duodenojejunostomie mit einer nach Roux ausgeschalteten Jejunumschlinge (Seit-zu-End) wieder hergestellt werden (KÜMMERLE und Mitarb. 1979). Die Anastomosierung erfolgt im Bereich des Bulbus duodeni (Abb. 173 und 174).

Der Passagewiederherstellung durch einen gestielten Jejunalpatch gingen eine Vielzahl tierexperimenteller Untersuchungen voraus, wobei die Verwendung eines Jejunal-, Colon- oder Magentransplantates gleichermaßen untersucht wurde (KOBOLD und THAL 1963, SEIDEL und Mitarb. 1971, PAPACHRISTOU und FORTNER 1977). Beim Menschen wurde die Verwendung von Jejunaltransplantaten mit gutem Erfolg beschrieben (GUPTA und Mitarb. 1975, LITTMANN und Mitarb. 1982) (Abb. 175).

Die Möglichkeit der Passage-Wiederherstellung durch eine B II-Magenresektion muß im Einzelfall erwogen werden.

Wiederherstellung der Dickdarmpassage

Die Behinderung der Kolonpassage ist bei der chronischen Pankreatitis ein seltenes Vorkommnis. Allerdings muß an diese Möglichkeit gedacht werden, wobei seltener peripankreatische Sklerosen als vielmehr Cysten für die Passagebehinderung verantwortlich zu machen sind. Im letzteren Falle ist durch die adäquate Behandlung der Cyste die Passagebehinderung in aller Regel zu beheben. Das Ein-

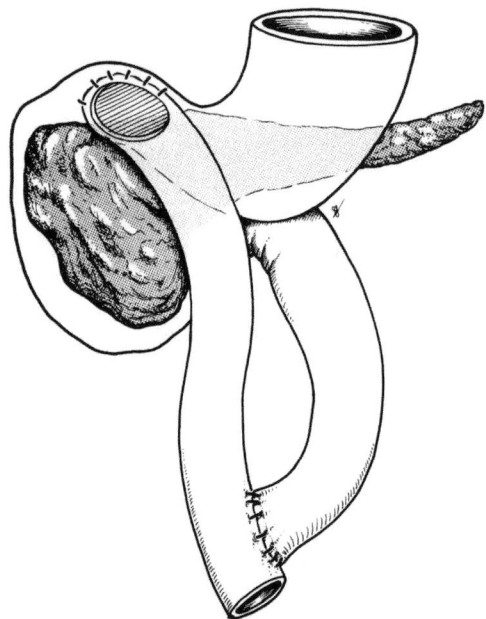

Abb. 173. Duodenojejunostomie mit einer nach Roux ausgeschalteten Jejunumschlinge

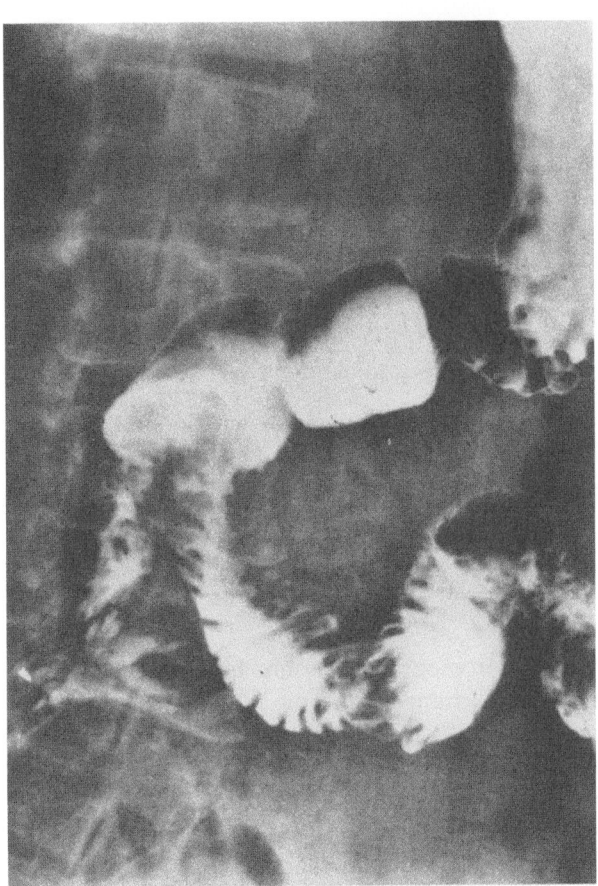

Abb. 174. Magen-Darmpassage: Die Duodenojejunostomie gewährt eine freie Passage

beziehen des Kolons in den peripankreatischen Entzündungsprozeß kann allerdings auch gelegentlich eine Kolonsegmentresektion erforderlich machen. Hier sind Unterschiede zu der Kolonbeteiligung bei akuter und chronischer Pankreatitis festzustellen, wobei Stenosen als Folge akuter Pankreaserkrankungen häufig reversibel sind. Durch den langsam progredient vernarbenden Prozeß zeigt die Kolonstenose bei der chronischen Pankreatitis selten Rückbildungstendenz, so daß die Segmentresektion mitunter nicht zu vermeiden ist. In jedem Fall aber handelt es sich dabei um eine Behandlung einer Komplikation; die chronische Pankreatitis selbst wird durch diesen Eingriff nicht tangiert.

Operative Behandlung der Pseudozysten

Voraussetzung für die Therapieplanung ist die genaue Vorstellung über Konfiguration und Größe der jeweils vorliegenden Zysten. Die Sonographie und die

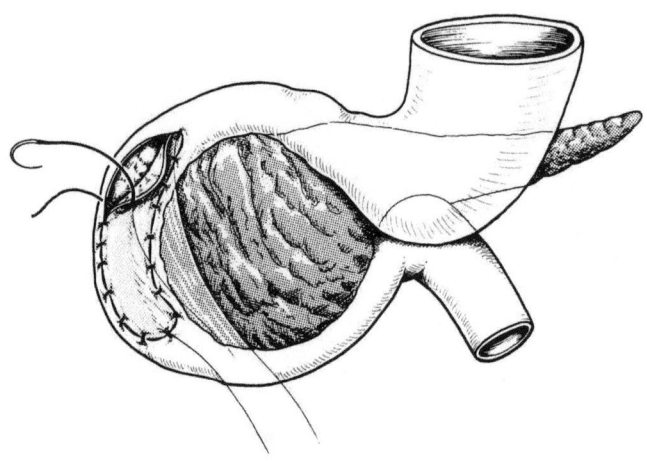

Abb. 175. Wiederherstellung der Duodenalpassage durch ein Jejunumtransplantat (LITTMANN und Mitarb. 1982)

Computertomographie vermitteln hierbei sehr genaue Informationen. Begleitende Untersuchungen sind die Cholangiographie, die Magen-Darmpassage und gelegentlich auch ein retrograder Kolonkontrasteinlauf. Die von FREY (1978) wegen der häufigen Blutungsinzidenz geforderte Angiographie wird zumindest in Einzelfällen mit in Erwägung gezogen werden müssen. Während die präoperative ERP lediglich das Vorhandensein einer Pankreaspseudozyste signalisiert (eine komplette Kontrastmitteldarstellung der Zyste ist wegen der Infektgefahr zu vermeiden), wird der volle Umfang und die genaue Lokalisation erst durch die intraoperative Zystographie deutlich. Neben der intraoperativen Lokalisations- und Konfigurationsabgrenzung ist in jedem Fall die Abklärung hinsichtlich der Dignität erforderlich. Repräsentative Biopsien und histologische Schnellschnittuntersuchungen werden die Einschätzung ermöglichen (REISIG und VINZ 1982).

Neben der perkutanen Punktion stehen drei Möglichkeiten der chirurgischen Therapie zur Verfügung: die *„äußere"* Drainage, die *„innere"* Drainage sowie die Resektion.

Die Operationsletalität wird insgesamt mit ca. 3–11% angegeben (CERELLI und FARIS 1967, SANKARAN und WALT 1975, VAN HEERDEN und REMINE 1975, GRACE und JORDAN 1976, FREY 1978, SANDY und Mitarb. 1981, EEFTINCK-SCHATTENBERK und Mitarb. 1982, ANDREN-SANDBERG und Mitarb. 1983). Bezüglich Rezidiv- und Komplikationsraten bestehen Unterschiede zwischen den operativen Methoden; Komplikationen bedeuten in aller Regel Blutungen, Abszedierungen und Fistelbildungen. Allerdings darf diese vergleichende Gegenüberstellung der Erfolge bzw. Mißerfolge nicht überbewertet werden. Die Ausgangssituation, ebenso wie die Indikationsbereiche der einzelnen Verfahren sind zu unterschiedlich, als daß sich allein aus dem Zahlenvergleich von Morbidität und Letalität die Richtigkeit eines der möglichen chirurgisch-therapeutischen Verfahren ableiten ließe. Dies zeigt besonders der Vergleich der inneren und äußeren Drainage. Das letztere Verfahren wird im allgemeinen dann angewandt, wenn eine innere Drainage nicht möglich ist (LAWTON und MOSSEY 1954): in Notfallsituationen, bei nachgewiesenem Infekt oder wenn die Zystenwandung eine innere Drainage nicht zuläßt. Ein Vergleich allerdings bietet sich an bei der Bewertung der verschiedenen Möglichkeiten der inneren Drainage. Hier sind die Voraussetzungen vergleichbar; lediglich die Lokalisation der Zyste gibt Anlaß, das operative Verfahren zu variieren.

Therapeutische perkutane Zystenpunktion

Es ist die Frage, inwieweit eine durch verbesserte Technik der bildgebenden Verfahren möglich gewordene Punktion als therapeutische Maßnahme eingesetzt werden soll. Wenn, dann bietet sie sich vor allem während der ersten 6 Wochen ihres Nachweises, also während der Zeit bis zur Stabilisierung der Zystenwandung in besonderer Weise an. Mögliche Komplikationen sind Blutungen und Infektionen, woraus zu folgern ist, daß häufigere Repunktionen zu vermeiden sind (NIEDERAU und STROHMEYER 1981). BARKIN und Mitarb. (1981) haben bei 8 Patienten die perkutane Punktion therapeutisch eingesetzt, wobei jedoch nur bei zwei von ihnen ein dauerhafter Erfolg zu verzeichnen war. Aus diesen Erfahrungen wird gefolgert, daß möglicherweise nur dann der Punktionsversuch erfolgreich ist, wenn keine Kommunikation mit dem Gangsystem besteht. MAC ERLEAN und Mitarb. (1980) berichten zwar von vier (von insgesamt 5 Patienten) erfolgreichen perkutanen Punktionsbehandlungen (COLHOUN und Mitarb. 1964), doch wurden ebenso häufig Mißerfolge mitgeteilt (SANDY und Mitarb. 1981, BELINKIE und Mitarb. 1983). Aus diesen wenig ermutigenden Ergebnissen folgern ANDREN-SANDBERG und Mitarb. (1983), daß auch von einem Versuch der perkutanen Punktion und Drainage derartiger Zysten abzuraten sei.

In zusammenfassender Beurteilung wird zu folgern sein, daß während der ersten 6 Wochen die größten Aussichten auf einen punktions-therapeutischen Erfolg wegen Fehlens stabiler Wandverhältnisse bestehen. Während dieser Zeit kann aber in aller Regel wegen möglicher Spontanremissionen zugewartet werden. Auch die Dignitätsfrage bleibt nach Punktion offen, so daß schließlich der Indikationsbereich für einen Versuch einer perkutanen Punktionsbehandlung als sehr klein anzusehen ist.

Äußere Drainage

Die Drainage nach außen ist meist dann erforderlich, wenn die Indikation zur Operation früh, das heißt, vor Ablauf von ca. 6 Wochen gestellt werden muß. Auch ist, bei bestehendem Verdacht auf eine Infektion der äußeren Drainage der Vorzug einzuräumen. Selten einmal ist es die Zystengröße, welche die Durchführung einer inneren Drainage unmöglich macht (Abb. 176a und c).

Rezidiv- und Komplikationsraten sind im allgemeinen höher als bei der inneren Drainage (BECKER und Mitarb. 1968, FREY 1978, ARANHA und Mitarb. 1982, ANDERSEN-SANDBERG und Mitarb. 1983). MARTIN und Mitarb. (1979) haben bei

59 durch äußere Zystendrainage behandelten Patienten 35 Komplikationen beobachtet (11 Fisteln, 7 Abszedierungen, 6 Blutungen u. a.). In einer Untersuchung von SCHARPLATZ und WHITE (1972) war bei 50% der Patienten, die zunächst mit einer äußeren Zystendrainage behandelt worden waren, eine Zweitoperation notwendig. KERN und Mitarb. (1960) weisen auf die oft notwendig werdende lange Folgebehandlung hin mit der Möglichkeit von Spätkomplikationen. Diese schlechten Ergebnisse sind allerdings nicht allein der Operation selbst anzulasten, vielmehr spiegeln sie die erschwerten Ausgangsbedingungen sowie den nicht selten bestehenden Notfallcharakter des operativen Vorgehens wieder (CERELLI und FARIS 1967) (Tabelle 44).

Tabelle 44. Komplikationen/Rezidive und Letalitätsraten bei der äußeren Drainage von Pankreaspseudozysten

Autoren	Jahr	Anzahl der Patienten n	OP-Letalität %	Rezidive %	Komplikationen %
LAWTON und MOSSEY	1954	7	0		57
BECKER und Mitarb.	1968	53	5,6	33,9	
HASTINGS und Mitarb.	1975	63	11,1	28,5	
SANKARAN und WALT	1975	18	5,5	17	
FUX und Mitarb.	1977	42	28,6	9,5	21,5
FREY	1978	34	11,8	50,9	
POLLAK und Mitarb.	1978	5	0	60	40
ELECHI und Mitarb.	1979	18	5,5	17	
JOYCE und Mitarb.	1979	10	20	50	
MARTIN und Mitarb.	1979	11,9			68
BØDKER und Mitarb.	1981	6	33	0	0
SHATNEY und LILLEHEI	1981	21	28	28	52
EEFTINCK-SCHATTENBERK u. Mitarb.	1982	7	0		100
MARUOTTI und Mitarb.	1982	7	0		28,5
ANDREN-SANDBERG und Mitarb.	1983	15	6,7	53	13,3
BELINKIE und Mitarb.	1983	6	0	33,3	50

Die äußere Drainage bleibt in jedem Fall eine Notlösung, die allerdings von den Vorgegebenheiten diktiert wird. Diese Einschätzung wird wesentlich die zeitliche Therapieplanung mitbestimmen in der Weise, daß für die operative Behandlung ein Zeitpunkt gewählt wird, der stabile Wandverhältnisse erwarten lassen kann, mit der Möglichkeit einer inneren Drainage. Dieses abwartende Verhalten ist jedoch nur zeitlich begrenzt möglich, da nach etwa 6 Wochen mit einer deutlichen Zunahme der Komplikationsinzidenz zu rechnen ist.

Innere Drainage

Prinzipiell sind drei verschiedene Drainagetypen möglich: die Cystogastrostomie, die Cystoduodenostomie sowie die Cystojejunostomie. Zunächst werden bei der Wahl des operativen Verfahrens die Lokalisation der Zyste, ihre Größe sowie die sonstigen anatomisch-morphologischen Vorgegebenheiten mitentscheiden.

Allerdings lassen sich auch grundsätzliche Überlegungen anstellen, hergeleitet aus klinischen Erfahrungen, die zu einer unterschiedlichen Bewertung dieser Verfahren kommen lassen.

Cystogastrostomie

Die Cystogastrostomie wird nicht selten als das technisch einfachste Verfahren dargestellt (WARREN 1969, WARREN und MOUNTAIN 1971, JOYCE und Mitarb. 1979) und in der Tat wird diese Operationsmethode immer wieder mit mehr oder weniger großem Erfolg angewandt (VAN HEERDEN und REMINE 1975, FREY 1978, ARANHA und Mitarb. 1982). Früher galt die Cystogastrostomie als das Verfahren der Wahl, wie eine Zusammenstellung von BECKER und Mitarb. (1968) zeigt. Wegen immer wieder auftretender Komplikationen allerdings wird heute die Indikation mit größerer Zurückhaltung gestellt und im wesentlichen die Cystojejunostomie bevorzugt (KERN und Mitarb. 1960). So berichtet FREY (1978) von 24 Patienten, bei denen nach durchgeführter Cystogastrostomie 9 relaparotomiert werden mußten (37,5%). In 3 Fällen war postoperativ eine obere Gastrointestinalblutung aufgetreten. MANGOLD und Mitarb. (1976) berichten von 8 Cystogastrostomien, bei denen wegen fortdauernder Beschwerden, septischer Komplikationen und Blutungen schließlich eine erneute Operation notwendig wurde. Über ein gehäuftes Auftreten von Abszeßbildungen nach Cystogastrostomien berichten ELECHI und Mitarb. (1980). Die häufige Blutungsneigung wird auch von anderen Autoren bestätigt (BEDACHT und Mitarb. 1970, HUPE und VAN LESSEN 1971, HUTSON und Mitarb. 1973, HOFFMEISTER und TREDE 1982), von einigen allerdings auch in Frage gestellt (VAN HEERDEN und REMINE 1975). Der Grund für die besondere Blutungsdiathese und Neigung zu rezidivierenden Infektionen liegt sicherlich mit darin, daß zum einen das saure Magensekret zu einer fortbestehenden Entzündung im Bereich der Zystenwandung führt mit der Gefahr der Arrosionsblutung, zum anderen die Zyste in aller Regel nicht am tiefsten Punkt drainiert wird, so daß Stagnationen entstehen, wobei Nahrungsbestandteile in die Zyste geraten und dort infektiöse Prozesse propagieren (KERN und Mitarb. 1960). Eine andere pathophysiologische Vorstellung geht davon aus, daß der alkalische Zysteninhalt im Bereich des Magens Detergentienwirkung entfaltet mit der Folge von Mukosaschädigungen. Erosionen und Ulzerationen im Bereich des Magens könnten damit erklärt werden (RHODES und CALCRAFT 1973, MANGOLD und Mitarb. 1976). Auch Okklusionen der Anastomose wurden beschrieben, was mit einer Rezidivzyste gleichzusetzen ist (KERSCHNER 1952, COX und GILLESBY 1967, WARSHAW 1974, SCHRAMM und Mitarb. 1981).

Nicht immer ist man frei in der Auswahl des Operationsverfahrens bei der Durchführung einer inneren Drainage; neben der Lokalisation und der Ausdehnung wird die Überlegung, die Zyste möglichst am tiefstem Punkt zu drainieren, wichtiges Kriterium für die Methodenwahl sein. An die möglichen Komplikationen der Cystogastrostomie muß dabei gedacht werden (Abb. 177) (Tabelle 45).

Cystoduodenostomie

Auch dieses Verfahren hat Befürworter (SANKARAN und WALT 1975, SKELLENGER und Mitarb. 1983) und Kritiker (SCHARPLATZ und WHITE 1972, GRACE und JORDAN 1976, MANGOLD und Mitarb. 1976). Dabei weisen SCHARPLATZ und WHITE (1972) und GRACE und JORDAN (1976) insbesondere auf die schlechten Spätergebnisse hin. Der Indikationsbereich beschränkt sich auf Zysten im Pankreaskopfbereich mit unmittelbarer Nähe zum Duodenum (Abb. 178). Die Zyste

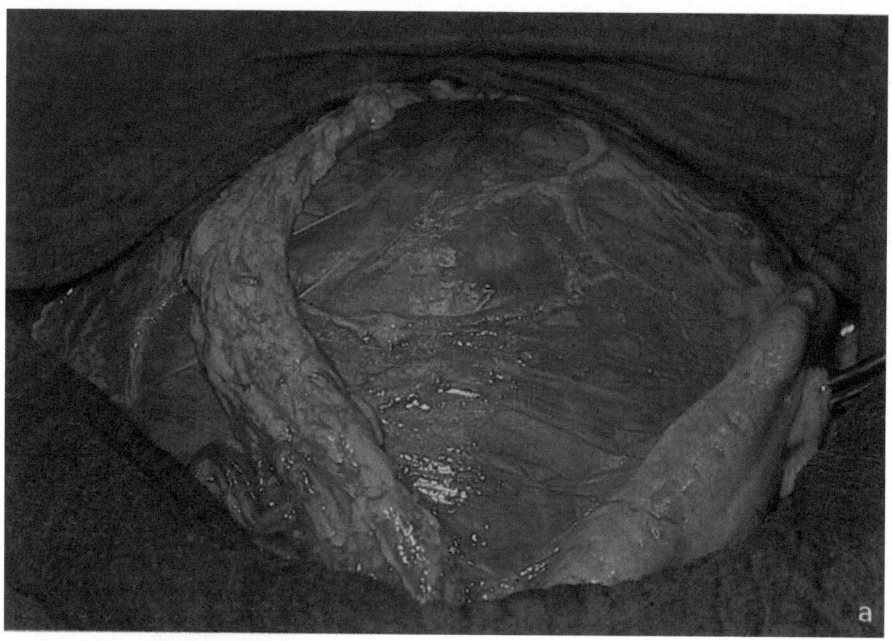

Abb. 176a

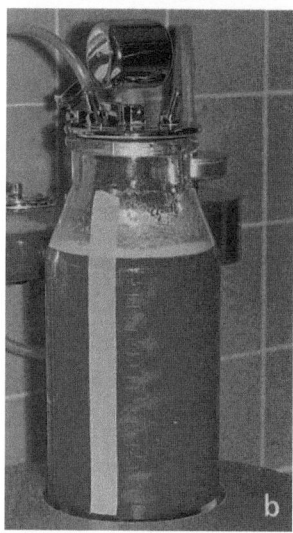

Abb. 176 a–c. Voluminöse Pankreaspseudozyste mit Verdrängung des Colon transversum nach kaudal. **a** Operationssitus, **b** Zystenpunktat, **c** Nach breiter Inzision der Pseudozystenwandung: Innenansicht

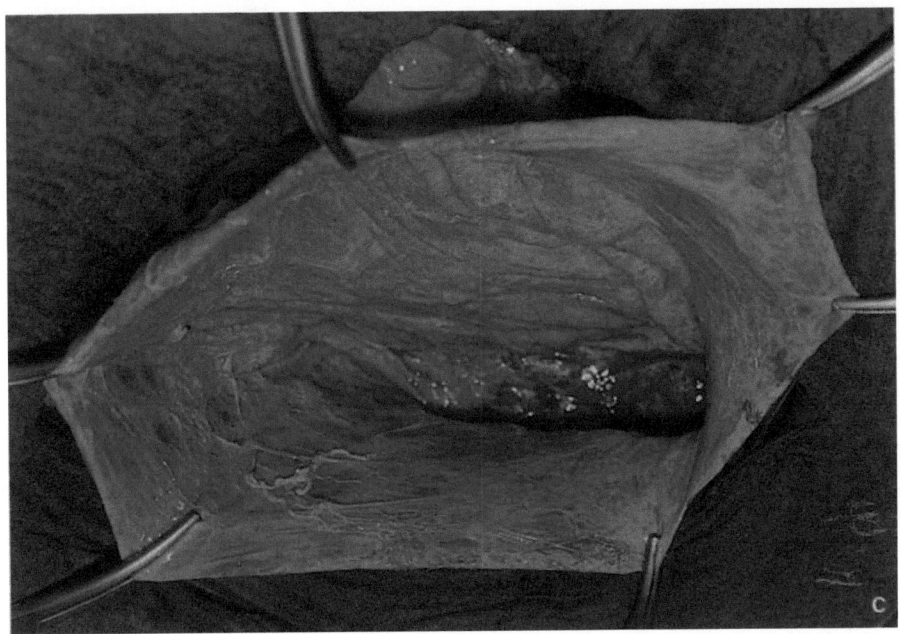

Abb. 176 c

wird zunächst transduodenal punktiert und durch Anfüllen mit Kontrastmittel röntgenologisch dargestellt. Im Bereich der Punktionsstelle erfolgt die Fenestration durch zirkuläre Exzision; zirkuläre Einzelknopfnähte bewirken Blutstillung und Schleimhautadaptation (Abb. 179 und 180). Auch bei diesem Verfahren ist mit einer nicht zu vernachlässigenden Komplikationsrate zu rechnen (vgl. Tabelle 45).

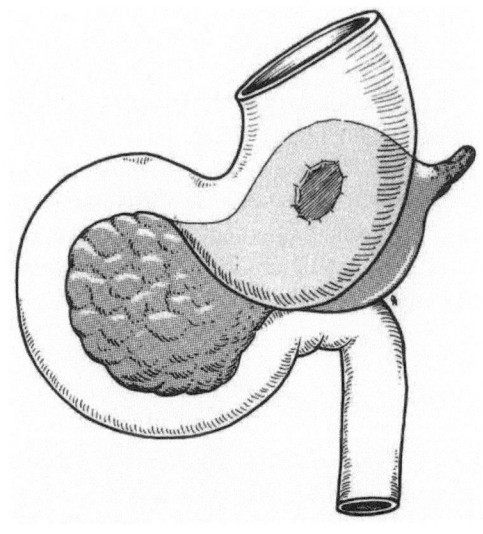

Abb. 177. Cystogastrostomie

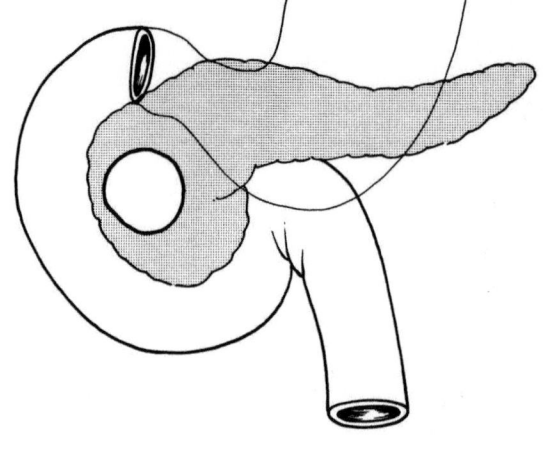

Abb. 178. Dem Duodenum benachbarte Pankreaskopfzyste

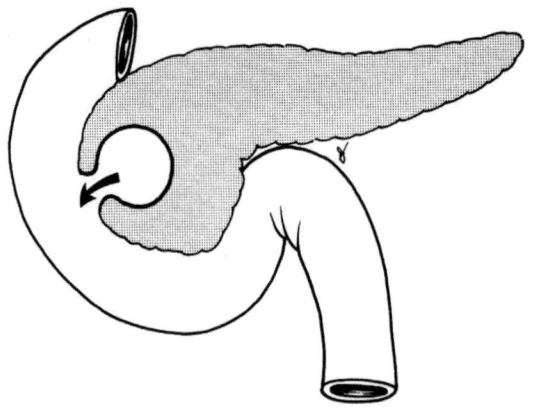

Abb. 179. Cystoduodenostomie

Bei größeren, über die Organbegrenzung des Pankreas hinausreichenden Pankreaskopfzysten, ist die Forderung nach der Drainage am tiefsten Punkt durch die Cystoduodenostomie nicht zu erfüllen. Hier sollte die Cystojejunostomie in Erwägung gezogen werden.

Auch schon bei kleinen Zysten besteht die Möglichkeit der komplikativen Beeinträchtigung benachbarter Organstrukturen. Hiervon können sowohl der Ductus choledochus als auch der Ductus pancreaticus in gleicher Weise betroffen sein. Durch die Behandlung der Zyste lassen sich in vielen Fällen diese sekundären Folgen beseitigen.

Cystojejunostomie

Die Cystojejunostomie gilt heute als das Verfahren der Wahl, wann immer sie technisch durchführbar und von den Vorgegebenheiten her indiziert ist (KERN und Mitarb. 1960, BEDACHT und Mitarb. 1970, SCHMIDT und Mitarb. 1970,

HEGGLIN und Mitarb. 1974, MARUOTTI und Mitarb. 1982). Drei wesentliche Vorteile sprechen für diese Methode:

a) Die geringste Komplikationsrate im Vergleich zu den beiden anderen Verfahren, der Cystogastrostomie und Cystoduodenostomie.
b) Die Möglichkeit, die Zyste am tiefsten Punkt zu drainieren.
c) Die Drainagemöglichkeit durch eine aus der Passage ausgeschalteten Jejunumschlinge (Roux).

Diese Vorteile implizieren zugleich die Notwendigkeit des richtigen chirurgisch-technischen Vorgehens: Neben der sorgfältigen chirurgischen Handhabung zur Vermeidung von Blutungen und Infektionen, sollte in jedem Fall der tiefste Punkt der Zyste für das Anlegen der Anastomose gewählt werden. Häufig befindet sich dieser unterhalb des Mesocolon transversum. Zur Anastomosierung ist in jedem Fall eine nach Roux ausgeschaltete, ca. 30–40 cm lange Schlinge zu verwenden; nicht dagegen eine Schlinge mit Braun'scher Fußpunkt-Anastomose, da diese nicht völlige Ausgeschlossenheit aus der Passage garantiert (Abb. 181 und 182).

Generell stellt die Behandlung von Pankreaspseudozysten eine Therapie einer Komplikation, nicht aber der chronischen Pankreatitis selbst dar. In wenigen Fällen lassen sich vor allem kleine Zysten in das chirurgische Behandlungskonzept der chronischen Pankreatitis miteinbeziehen. Dies ist der Fall, wenn wegen dilatiertem Pankreasgang eine Drainageoperation ansteht und gleichzeitig dem Gang benachbarte Zysten eine Therapie notwendig machen (Abb. 183 a–c) (Tabelle 45).

Resektion

Insgesamt zeigen die Pseudozysten bei der chronischen Pankreatitis eine geringe Rückbildungstendenz und gleichzeitig eine hohe Rezidivneigung. Unter diesem Gesichtspunkt wäre die Resektion die sicherste Behandlungsmethode; in den meisten Fällen bedeutet sie jedoch einen sehr aufwendigen komplikationsreichen und damit nicht gerechtfertigten Eingriff. Anders stellt sich die Situation im Pankreasschwanzbereich dar, der vergleichsweise einfach chirurgisch zugänglich ist. Oft ist die Zyste lediglich Ausdruck eines hier lokalisierten Entzündungsschwerpunktes, so daß sich auch aus diesem Aspekt die Resektion anbietet (Abb. 184–186, 187 a und b). Die Resektion sollte sparsam, in jedem Fall aber der Situation angemessen erfolgen, um den endokrinen Funktionsverlust in Grenzen zu halten. Wegen der häufig bestehenden peripankreatischen entzündlichen Veränderungen ist die Mitnahme der Milz meist unumgänglich (Tabelle 45).

Behandlung des pankreatogenen Aszites

Die vielfältigen verursachenden Möglichkeiten eines Aszites innerhalb des Krankheitsbildes „*chronische Pankreatitis*" erschwert die Darlegung einer allge-

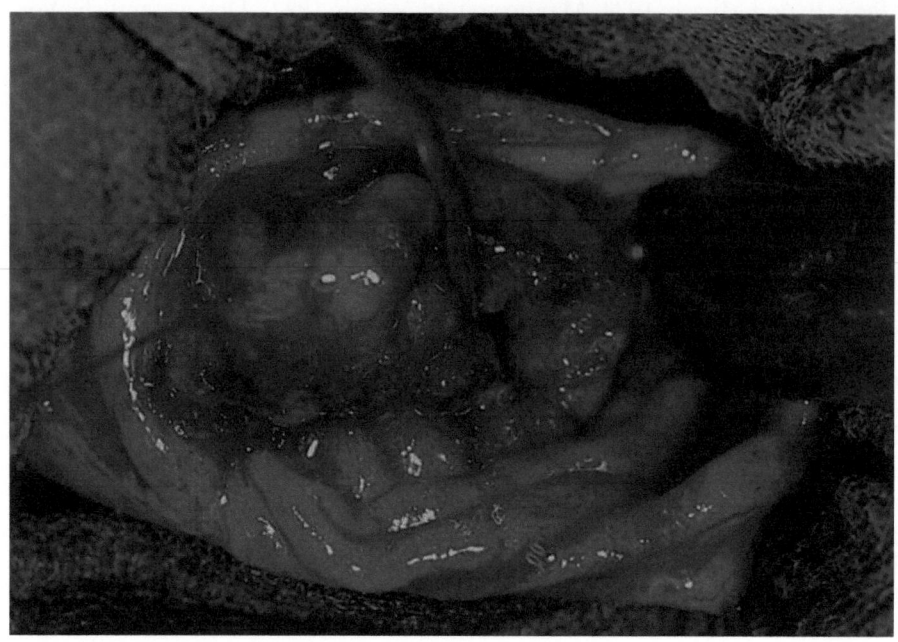

Abb. 180. Cystoduodenostomie: Intraoperativer Befund

meinen Behandlungskonzeption. Während der ersten 3–4 Wochen, die dem Versuch einer konservativen Therapie gelten, wird man versuchen, durch verschiedene diagnostische Untersuchungsverfahren die Ursache zu eruieren. Der Aszites als Folge einer Leberzirrhose wird leicht als solcher festzustellen sein. Bei der Aufdeckung einer möglichen direkten pankreatogenen Verursachung spielen die Sonographie und vor allem die ERP eine wesentliche Rolle. Durch die Sonogra-

Tabelle 45. Komplikationen/Rezidive und Letalitätsraten der chirurgischen Behandlungsverfahren bei Pseudocysten

Autor	Jahr		Cysto-Gastro-stomie	Cysto-Duodeno-stomie	Cysto-Jejuno-stomie	Resektion
Becker und Mitarb.	1968	n	13	3	11	12
		Komplikationen	7,7%	33%	18,2%	8,3%
		Letalität	15,4%	0%	0%	25%
Hastings und Mitarb.	1975	n	36	8	27	20
		Komplikationen	5,5%	0%	3,7%	0%
		Letalität	11,1%	0%	7,4%	10%
Van Heerden und ReMine	1975	n	32		18	10
		Komplikationen	3,1%		11,1%	0%
		Letalität	3,1%		0%	0%
Frey	1978	n	24	5	13	31
		Komplikationen	37,5%	20%	23,1%	16,2%
		Letalität	0%	40%	0%	6,4%

Tabelle 45. (Fortsetzung)

Hastings und Mitarb.	1975	n	8		6	6
		Komplikationen	0%		33%	0%
		Letalität	0%		33%	0%
Anderson	1979	n		10	4	
		Komplikationen		10%	0%	
		Letalität		0%	0%	
Pfeiffer und Mitarb.	1980	n	7	6	42	6
		Komplikationen	0%	0%	7,1%	33%
		Letalität	14,3%	0%	4,7%	16,7%
Rosenberger und Mitarb.	1980	n			40	
		Komplikationen			0%	
		Letalität			2,5%	
Van der Horst	1980	n		3	34	9
		Komplikationen		——— 9,8% ———		
		Letalität		0	8,8%	11%
Bødker und Mitarb.	1981	n	33		6	6
		Komplikationen	15%		16%	0%
		Letalität	12%		0%	16,7%
Sandy und Mitarb.	1981	n	43	2	11	7
		Komplikationen	50%	50 %	9,1%	14%
		Letalität	——— 8,5% ———			
Shatney und Lillehei	1981	n	23		20	
		Komplikationen	21,7%		45%	
		Letalität	8,7%		10%	
Aranha und Mitarb.	1982	n	21	5	33	11
		Komplikationen	9,5%	20%	6%	36%
		Letalität	9,5%	0%	6%	18%
Eeftinck-Schattenberk und Mitarb.	1982	n	7	2	6	
		Komplikationen	57%	100%	0%	
		Letalität	0%	50%	0%	
Maruotti und Mitarb.	1982	n	6	2	14	11
		Komplikationen	16,7%	100%	14,3%	18,2%
		Letalität	0%	0%	7,1%	0%
Andren-Sandberg und Mitarb.	1983	n	15	1	4	2
		Komplikationen	13%	0%	25%	0%
		Letalität	0%	0%	0%	0%
Sankaran und Walt	1975	n	25	8	23	13
		Rezidive	8%	0%	17%	0%
		Letalität	8%		4%	18%
Grace und Jordan	1976	n	24	6	6	3
		Rezidive	——— 3,8% ———			
		Letalität	——— 12% ———			
Fux und Mitarb.	1977	n	6	2	43	5
		Rezidive	0%	0%	4,6%	0%
		Letalität	0%	0%	2,3%	0%
Joyce und Mitarb.	1979	n	10	5	15	5
		Rezidive	10%	20%	13%	0%
		Letalität	0%	0%	0%	20%
Sarles und Mitarb.	1982	n	6	2	8	9
		Rezidive	0%	50%	0%	11,1%
		Letalität	0%	0%	0%	0%
Zirngibl und Mitarb.	1983	n	7	6	120	
		Rezidive	42,9%	80,0%	31,9%	
		Letalität	0%	16,7%	5,8%	

phie lassen sich Zysten nachweisen, die durch umschriebene Wanddefekte, Rupturen oder Fissuren zur Ausbildung eines Aszites führen können.

Pankreaticoperitoneale Fisteln lassen sich in aller Regel durch die ERP identifizieren (SANKARAN und WALT 1976, RAWLING und Mitarb. 1977, AAGAARD und Mitarb. 1982). Die dadurch mögliche Lokalisierung des Pankreasparenchymdefektes erlaubt eine gezielte Therapieplanung.

Bei Fistelnachweis im Pankreasschwanz stellt die Pankreasschwanzresektion die Therapie der Wahl dar. Die einfache Übernähung des Parenchymdefektes hat kaum Aussicht auf Erfolg.

Befindet sich die Fistel im Korpus- oder Kopfbereich, so ist das resektive Vorgehen in keinem Fall gerechtfertigt. Hier bietet sich das Anlegen einer inneren Drainage durch das Aufsteppen einer nach Roux ausgeschalteten Dünndarmschlinge an. AAGAARD und Mitarb. (1982) beschreiben einen Fall einer perforierten kleinen Zyste im Korpusbereich als Ursache eines pankreatogenen Aszites. Die innere Drainage war technisch nicht möglich. Die Zyste wurde nach außen drainiert. 4 Wochen postoperativ sistierte die Sekretion über die Drainage ohne Wiederauftreten des Aszites. Hiermit ist ein weiteres therapeutisches Vorgehen skizziert, welches auf dem Prinzip der „*gezielten*" Drainage beruht; das in die freie Bauchhöhle sich entleerende Pankreassekret wird „*gezügelt*" und in Form einer primären Pankreasfistel nach außen abgeleitet. Diese Therapie macht sich die Erfahrung zu eigen, daß primäre Pankreasfisteln eine hohe spontane Heilungsrate aufweisen.

Nicht immer allerdings ist mit solchem Ausgang zu rechnen, besonders dann

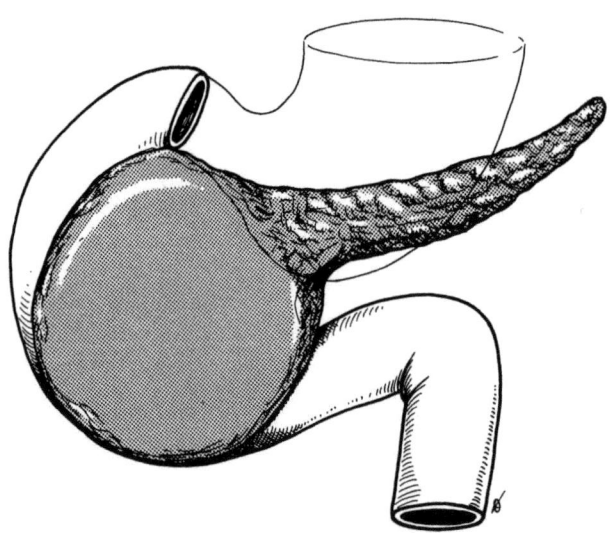

Abb. 181. Große, die Pankreasorganbegrenzung überschreitende Pankreaskopfzyste

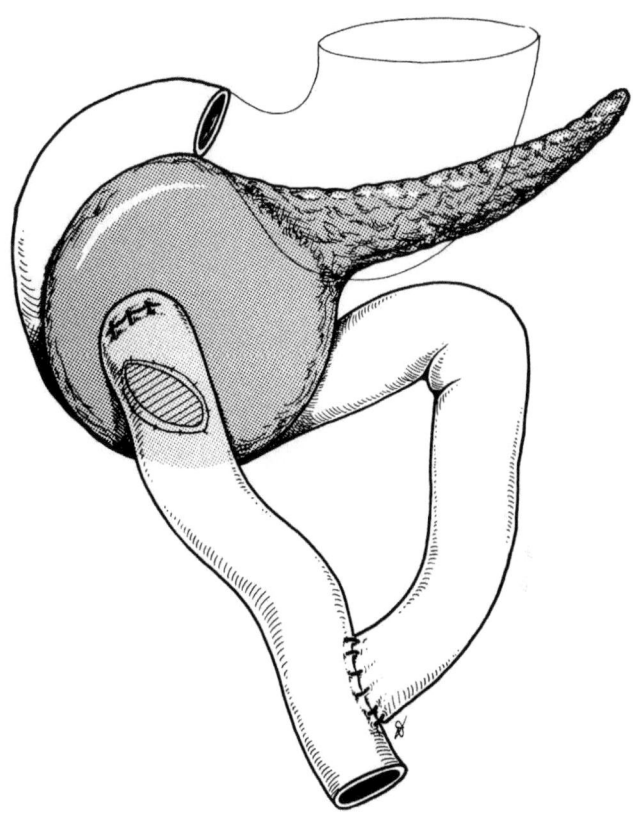

Abb. 182. Cystojejunostomie mit einer nach Roux ausgeschalteten Jejunumschlinge

nicht, wenn der Pankreasparenchymdefekt in Verbindung mit einem gestauten, dilatierten Pankreasgang steht. In diesen Fällen kann die Wiederherstellung des freien Sekretabflusses im Pankreasgangsystem (Pankreaticojejunostomie) auch schon die Behandlung des Aszites bedeuten. Mitunter sind kombinierte Verfahren angezeigt (SPARKS und Mitarb. 1979).

So wird deutlich, daß der pankreatogene Aszites eine genaue Diagnostik und ein dem Einzelfall angepaßtes Vorgehen notwendig macht.

Behandlung der Pankreasfistel

Es sind primäre von sekundären Pankreasfisteln zu unterscheiden.

Primäre Fisteln entstehen durch Wanddefekte von Pankreaspseudozysten oder durch Parenchymdefekte im Bereich des Pankreas selbst (tryptische Veränderungen, Gangrupturen, traumatische Schädigungen) (CAMERON und Mitarb. 1967, PARRISH und Mitarb. 1968, DONOWITZ und Mitarb. 1974, SANKARAN und WALT 1975, HOTZ 1978, SBROCCHI und ANDERSON 1983). Es bestehen vielfältige Anschlußmöglichkeiten, wobei neben der Peritoneal- und Pleurahöhle (meist links-

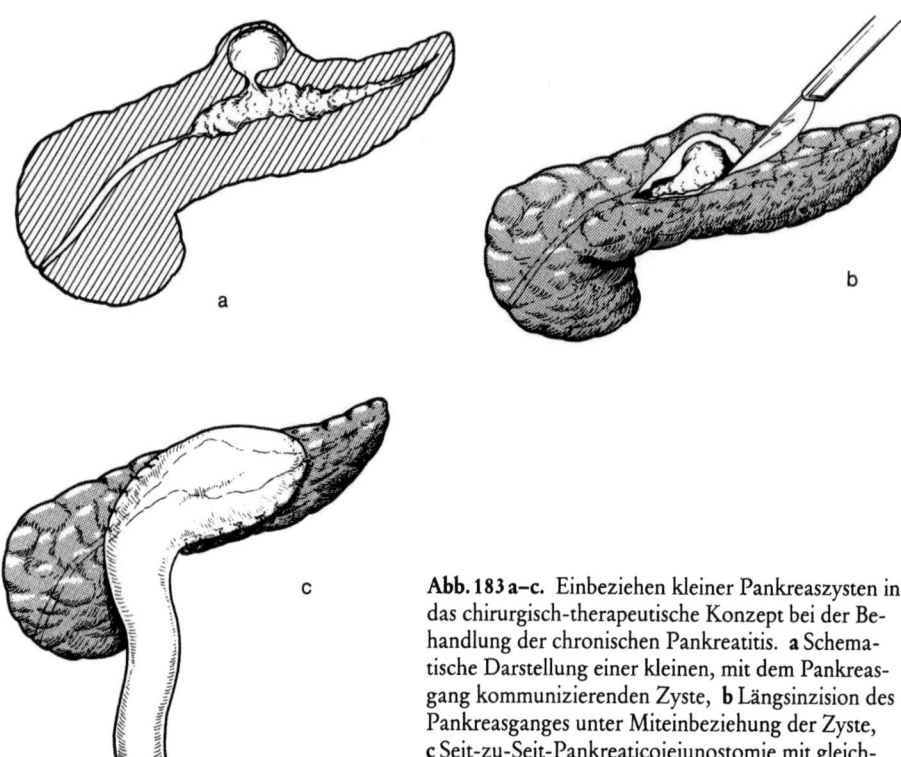

Abb. 183 a–c. Einbeziehen kleiner Pankreaszysten in das chirurgisch-therapeutische Konzept bei der Behandlung der chronischen Pankreatitis. **a** Schematische Darstellung einer kleinen, mit dem Pankreasgang kommunizierenden Zyste, **b** Längsinzision des Pankreasganges unter Miteinbeziehung der Zyste, **c** Seit-zu-Seit-Pankreaticojejunostomie mit gleichzeitiger Drainage der Zyste

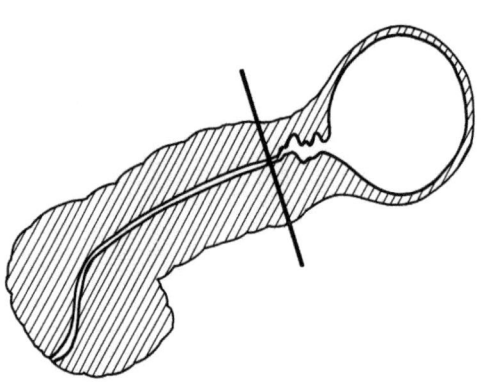

Abb. 184. Schematische Darstellung einer im Pankreasschwanz befindlichen Pseudozyste

seitig) alle benachbarten Organe betroffen sein können (Magen, Duodenum, Colon, Nierenbecken u.a.) (Tabelle 19). Nach akuter Pankreatitis entstehen sie weit häufiger als nach chronischer Pankreatitis.

Sekundäre Fisteln entstehen postoperativ und auch hier sehr viel häufiger nach Eingriffen bei akuter Pankreatitis. Bei der chronischen Pankreatitis entstehen sie nicht selten nach äußerer Drainage von Pankreaspseudozysten oder nach Eingriffen am Pankreas, nach Resektionen oder als Folge von Anastomoseninsuffizienzen.

Das therapeutische Vorgehen bei der Behandlung von primären Pankreasfisteln richtet sich nach den erhobenen Befunden im Einzelfall. Die Sonographie zusammen mit der ERP steht im Mittelpunkt des diagnostischen Vorgehens. Je nach Lokalisation des Fistelursprungs kommen verschiedene operative Verfahren in Betracht. Bei Lokalisation im Pankreasschwanz bietet sich die Pankreasschwanzresektion an. Bei Fisteln im Korpus- oder Kopfbereich ist der Drainageoperation mit ausgeschalteter Jejunumschlinge (nach Roux) der Vorzug zu geben. Sind Zysten an der Fistel ursächlich beteiligt, so bedeutet die Zystensanierung durch Anlegen einer inneren Drainage die gleichzeitige Fistelbehandlung.

Zu beachten sind in jedem Fall die Pankreasgangverhältnisse, wobei ein gestörter Abfluß im Gangsystem das Fortbestehen einer Fistel unterhält. Gangstenosen sind allgemein nach den Richtlinien des direkten Eingriffs am Pankreas bei chronischer Pankreatitis zu behandeln.

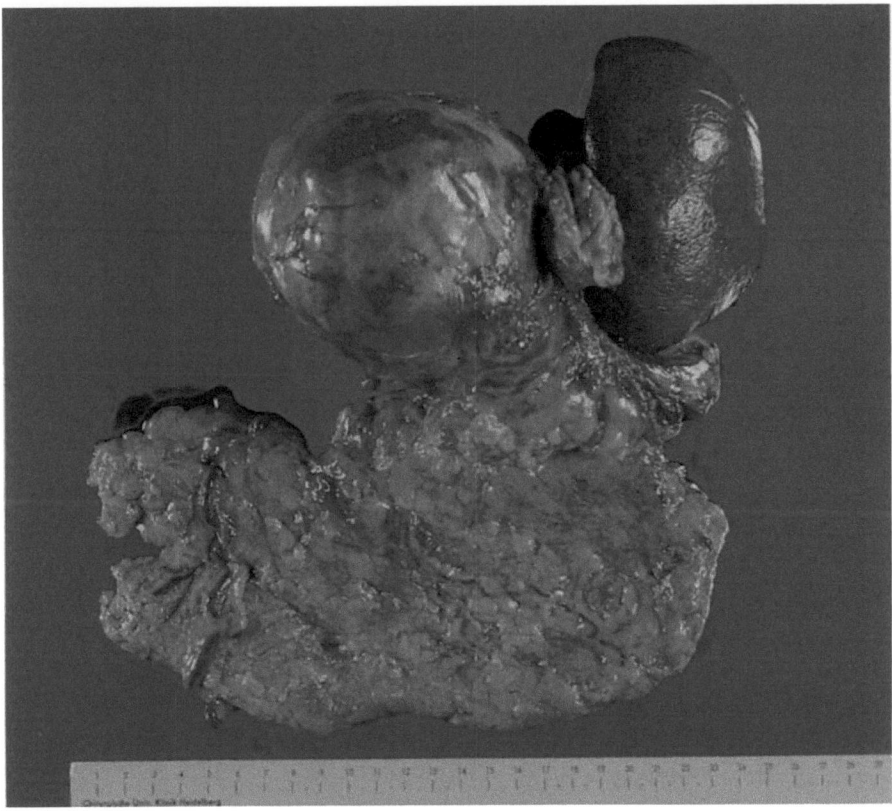

Abb. 185. Operationspräparat: Pankreasschwanzresektion wegen einer dort lokalisierten Pseudozyste

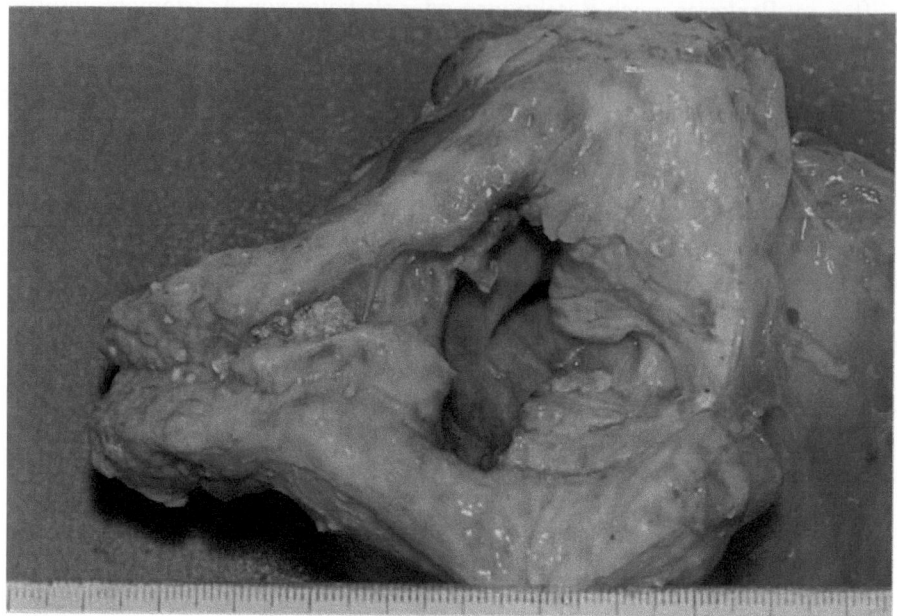

Abb. 186. Operationspräparat: Im Pankreasschwanzbereich lokalisierter Entzündungsschwerpunkt mit Zystenbildung

Behandlung des pankreatogenen Abszesses

Der pankreatogene Abszeß stellt in aller Regel eine Komplikation einer vorbestehenden Pseudozyste dar. Er stellt innerhalb des Krankheitsbildes der chronischen Pankreatitis ein eher seltenes, aber umso schwerwiegenderes Ereignis dar. Bei der akuten Pankreatitis ist er häufiger und entwickelt sich dort auf dem Boden nekrotisierender Gewebszerstörungen als Folge tryptischer Prozesse. Hinsichtlich der vitalen Gefährdung lassen sie eine vergleichbare Bewertung zu. BOLOAKI und Mitarb. (1968) berichten von einer Letalität von 57%, STEEDMAN und Mitarb. (1967) von 46% und KAUSHIK und Mitarb. (1984) von 59%.

Pankreatogene Abszedierungen neigen auf Grund der häufig, zumindest teilweise, retroperitonealen Lage zu schneller infektiöser Irradiation und der Fortentwicklung zur allgemeinen Sepsis.

Der therapeutische Erfolg hängt vor allem von der schnellen Diagnosestellung und der unverzüglichen operativen Intervention ab. Die Abszeßhöhle wird repräsentativ nach außen, häufig durch das Einlegen mehrerer Drainagen, drainiert (HORN 1983). Entgegen der sonstigen chirurgischen Regel, daß ein Abszeß, der quantitativ entlastet ist, als therapiert angesehen werden kann, ist bei pankreatogenen Abszessen eine zusätzliche Antibiotika-Therapie indiziert.

Behandlung der oberen Gastrointestinalblutung

Eine erste Differenzierung gelingt durch die Unterscheidung zwischen venöser und arterieller Blutungen. Venöse Blutungen sind in aller Regel Folge von Oesophagus- oder Magenvarizen bei venöser Abflußbehinderung im Bereich der V. lienalis bzw. V. portae. Arterielle Blutungen können unterschiedliche Ursachen haben: Ulkus-, Arrosions- oder Aneurysmablutungen.

Venöse Blutung

Die segmentale portale Hypertension, hervorgerufen durch eine Okklusion oder einen thrombotischen Verschluß der V. lienalis, ist weit häufiger als die portale Hypertension. Somit spielen Varizen im Bereich des Magens eine sehr viel größere Rolle als Oesophagusvarizen, die nur in seltenen Fällen eine Komplikation der chronischen Pankreatitis darstellen. Die Behandlung der Wahl ist die Splenektomie (LAMY und Mitarb. 1968, ALWMARK und Mitarb. 1981) zur Beseitigung der segmentalen Hypertension. Die Blutungsquelle selbst ist durch lokale Umstechung in aller Regel leicht zu beherrschen.

Arterielle Blutung

Der differenzierte diagnostische Einsatz zielt auf die Lokalisation der Blutungsquelle: Gastro-Duodenoskopie (Ulcera oder Arrosionen), Sonographie (Zysten) sowie die Angiographie (intrapankreatische Blutungsquellen, Aneurysmen). Nicht selten allerdings muß notfallmäßig operiert werden, ohne daß zuvor eine Blutungslokalisation möglich ist; dies gilt vor allem für die Wirsungorrhagie.

Blutende Ulcera duodeni werden nach allgemeinen chirurgischen Richtlinien therapiert, wobei durch lokale Umstechung die Blutstillung zu erzielen ist und die gleichzeitig durchgeführte proximale gastrale Vagotomie eine Therapie des Ulcus selbst darstellt.

Die chirurgische Behandlung von Gefäßarrosionen oder rupturierten Aneurysmen intra- oder peripankreatisch hängt von der Lokalisation und den anatomisch-morphologischen Vorgegebenheiten ab. Bei Blutungslokalisation im Pankreasschwanz kann dieser reseziert werden. Arrodierte Gefäße (A. lienalis, A. gastroepiploica, A. hepatica, A. gastroduodenalis) werden bipolar ligiert (BORJESSON und Mitarb. 1981). Arrosionen in der A. lienalis machen in aller Regel eine Splenektomie erforderlich.

Blutungen auf dem Boden von Pseudozysten werden durch lokale Blutstillung mit gleichzeitiger chirurgischer Sanierung der Zysten behandelt. Hierbei wird das chirurgische Vorgehen jeweils von den lokalen Verhältnissen bestimmt. Bei Lokalisation der Zyste im Pankreasschwanz bietet sich auch hier gelegentlich die Pankreasschwanzresektion an.

Schon mehrfach ist es gelungen, Blutungen aus aneurysmatischen Veränderungen durch Embolisierung erfolgreich zu behandeln (KNIGHT und Mitarb. 1982, PETRIN und Mitarb. 1982, THAKKER und Mitarb. 1983, HUIZINGA und Mitarb.

1984). Unmittelbar im Pankreasbereich lokalisierte aneurymsmatische Blutungen können gelegentlich eine Resektion erforderlich machen (FAVRIEL und Mitarb. 1979).

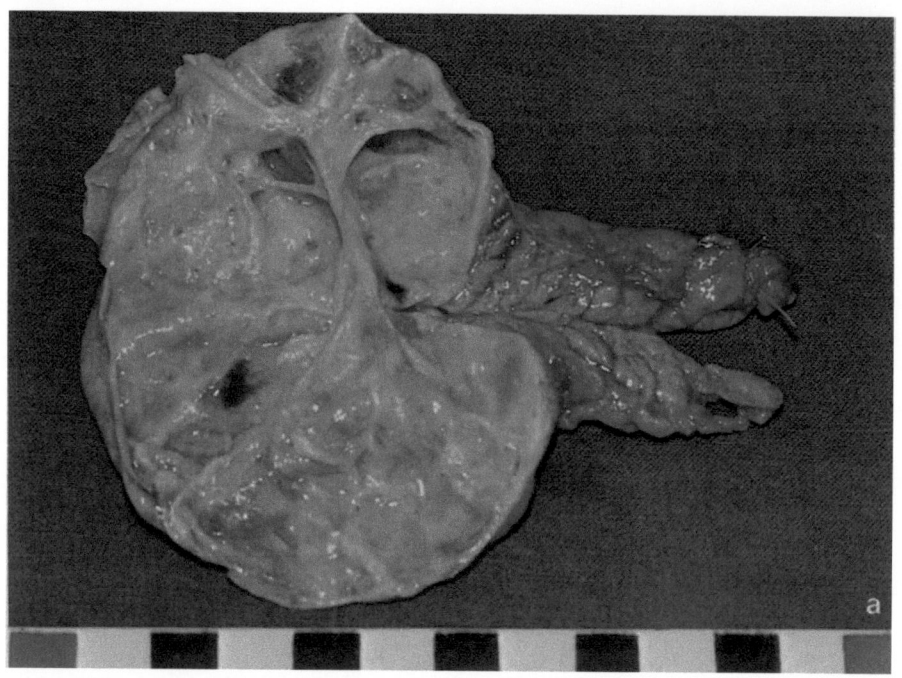

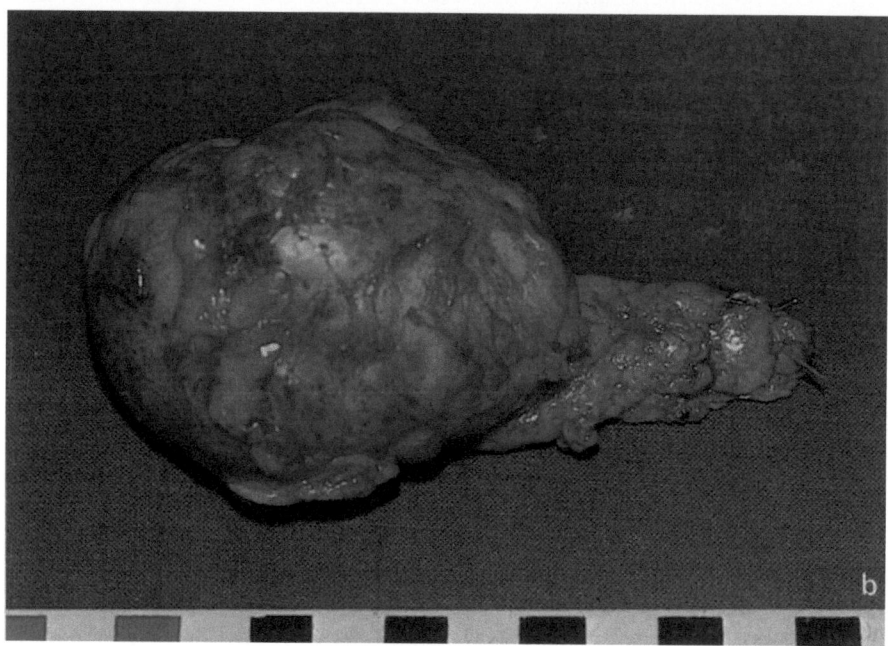

Abb. 187. a Operationspräparat: Pankreasschwanz mit Pseudozyste. **b** Aufgeschnittenes Operationspräparat

Verfahrenswahl bei der unkomplizierten chronischen Pankreatitis

Der Umfang des operations-methodischen Angebots spiegelt die Situation der Chirurgie bei der Behandlung der chronischen Pankreatitis wieder. Es ist offensichtlich, daß chirurgisch keine Heilung zu erzielen ist; somit kann es keinen idealen, allgemein zu empfehlenden operativen Eingriff geben. Die Einschränkung dieser Aussage durch die wenigen Fälle chronisch-obstruktiver bzw. posttraumatischer Pankreatitiden, bei dem die Chirurgie kausal einzugreifen vermag, wiederlegt nicht ihre Gültigkeit hinsichtlich des Regelfalles der chronisch-kalzifizierenden Pankreatitis, von der hier die Rede sein soll.

Wenn schon keine kausale Therapie möglich ist, so muß das Therapieziel definiert werden. Die Indikation zur Operation wird in den häufigsten Fällen wegen therapieresistenter Schmerzen gestellt. Somit wird der Schmerz zum wesentlichen Kriterium, an dem der Erfolg einer Operation zu messen sein wird. Zweifellos verbinden sich mit dem operativen Eingriff selbst Veränderungen, die bei der Bewertung des Operationsergebnisses mit zu berücksichtigen sind. Über die unmittelbar operationsbedingten Auswirkungen der Operationsletalität und Morbidität hinaus sind Veränderungen einzuschätzen, die sich summativ in den Parametern *„Spätergebnisse"* und *„Spätletalität"* niederschlagen. Die chirurgische Grundeinstellung *„nihil nocere"* impliziert, das Operationsziel unter weitestgehendem Erhalt von Struktur und Funktion zu erreichen. Es wird im Einzelnen zu entscheiden sein, inwieweit dies realisierbar ist, oder, inwieweit es gar von Vorteil sein kann, Funktionseinbußen hinzunehmen, um damit das eigentliche Operationsziel wirkungsvoller zu gewährleisten.

Wie soll die Frage nach der operativen Verfahrenswahl beantwortet werden?

a) Nach der Erfolgsbilanz der in der Literatur mitgeteilten Behandlungsergebnisse?
b) Nach theoretischen, pathophysiologischen Gesichtspunkten?
c) Nach sekretionsdynamischen Gesichtspunkten?
d) Nach ätiologischen Gesichtspunkten?
e) Nach morphologischen Gesichtspunkten?
f) Nach funktionellen Gesichtspunkten?
g) Nach psychosozialen Gesichtspunkten?

Erfolgsbilanz in der Literatur

Das resezierende und das drainierende Verfahren wurden mehr und mehr zu methodischen Alternativbegriffen; es schien mitunter die wissenschaftlich-klinische Intention darin zu liegen, die größere Effizienz eines dieser beiden Verfahren zu belegen. So resümieren nicht wenige Autoren ihre Untersuchungsergebnisse in der Überlegenheit einer diesen beiden methodischen Anwendungsarten.

So essentiell die Mitteilung von Behandlungsergebnissen ist, so schwierig ist ihre vergleichende Bewertung. Dies aus folgenden Gründen:

Heterogenität des Patientenkollektivs

Es ist offensichtlich, daß klinische Untersuchungen ein jeweils unterschiedliches Ziel verfolgen. Im einen Fall geht es um die Evaluierung einer Methode. Patienten werden selektioniert, welche für diese Methode geeignet zu sein scheinen. Die auf diese Weise erhaltenen Behandlungsresultate lassen sich nicht vergleichen mit jenen, bei denen im unselektionierten Krankengut verschiedene methodische Vorgehen Anwendung finden. Im letzteren Fall geht es um die Evaluierung der chirurgischen Behandlung schlechthin. Die Frage nach Resektion oder Drainage kann nicht beantwortet werden, wenn die Indikation zu dem jeweiligen Verfahren nicht eindeutig definiert ist oder wenn gar in der Gruppe „*Drainage*" überwiegend Zystendrainagen enthalten sind. Die Behandlung von Zysten bedeutet noch keine chirurgische Behandlung der chronischen Pankreatitis selbst (WAY und Mitarb. 1974, VAN HEERDEN und REMINE 1975, TRAVERSO und Mitarb. 1979, ARANHA und Mitarb. 1982).

Einige Kollektive enthalten chronische Pankreatitiden jedweder ätiologischer Couleur, andere beschränken sich auf definierte ätiologische Zugehörigkeiten. In vielen Untersuchungsberichten fehlt die Sicherung der Diagnose; es fehlt die Bezugnahme zu den diagnostischen Mindestkriterien einer chronischen Pankreatitis.

Die Operationsindikation wird unterschiedlich gestellt, den morphologischen Veränderungen in sehr verschiedener Weise Rechnung getragen. Immer wieder werden in retrospektiven Untersuchungen Erfolgsbilanzen aufgestellt und, aufbauend auf diesen, Ergebnisse resümiert, Schlußfolgerungen gezogen und Empfehlungen gegeben. Selten wird die Indikationsstellung hinterfragt, analysiert oder gar in Frage gestellt.

Unterschiedlichkeit der angewandten Operationsmethoden

Das Alternativdenken, Resektion oder Drainage, verführt dazu, alle resektiven Verfahren der einen Gruppe, alle drainierenden Verfahren der anderen zuzuordnen. Die subtotale Linksresektion hat bezüglich ihrer begleitenden Auswirkungen einen anderen Stellenwert als die partielle Linksresektion oder die alleinige Resektion des Pankreasschwanzes. Ganz abgesehen von der Schwierigkeit, die Kombinationseingriffe, einschließlich der partiellen Duodenopankreatektomie, in eine dieser beiden methodischen Gruppen zu subsumieren, verbleibt bei aller gruppenspezifischer Evaluierung die Frage nach der Stringenz der Indikationsstellung. Hierbei steht nicht selten ein methodenspezifisches Bewertungsresümee vor der notwendigen Reflexion über die Richtigkeit der Indikationsstellung und jeweiligen Methodenwahl. *"Indications for and results of surgery need to be established"* (HOWARD 1960).

Uneinheitliche oder fehlende Definition des Operationserfolges

Eine Vielzahl von Attributen steht für den Erfolg. Bezeichnet *"gut"* den schmerzfreien Zustand oder die Schmerzlinderung? Steht *"befriedigend"* für die Verbesserung im Vergleich zum Zustand vor der Operation oder bedeutet es einen tolerierbaren Zustand schlechthin? Ist es richtig, Beschwerden bzw. Schmerzen postoperativ in die Erfolgsbewertung *"schlecht"* zu subsumieren ohne diese Beschwerden hinsichtlich ihrer möglichen Verursachung zu analysieren: Ausgelöst durch die chronische Pankreatitis, durch eine alkoholische Gastritis oder durch vor allem nach Resektionen häufiger zu beobachtenden Ulcera duodeni.

Die Genauigkeit der prozentualen Erfolgsdaten, häufig betont durch Stellenwerte hinter dem Komma, läßt nicht selten Wesentliches außer Acht: Im einen Fall mißt sich der Prozentsatz der Erfolgsraten an der ursprünglichen Gruppenstärke, im anderen an der Zahl der nachuntersuchten Patienten. Die Behandlung und die Einschätzung ihres Erfolges wird davon abhängig zu machen sein, inwieweit die Therapie der chronischen Pankreatitis, also dem Organ *"Pankreas"* selbst gilt oder sekundär entstandenen Komplikationen. Hierbei sind klare Trennungen notwendig zur Substantiierung und Abgrenzung der eigentlichen Erfolgsbewertung. Schließlich muß der Erfolg einer Operation am eigentlich definierten Operationsziel gemessen werden, welches erreicht oder verfehlt werden kann. Voraussetzung hierfür sind Kentnisse über die im Einzelfall vorliegenden morphologischen Veränderungen und deren pathophysiologischen Wertigkeiten. Unklare Vorstellungen führen nicht selten zu Therapieversagern (ALDRETE und Mitarb. 1980).

Unterschiedliche postoperative Beobachtungszeit

Die chronische Pankreatitis zeichnet sich durch eine phasenhafte Krankheitsentwicklung aus. Zeiten spontan eintretender symptomatischer Besserungen sind keine Seltenheit. Die oft sehr kurze postoperative Beobachtungszeit muß notwendigerweise zu einer anderen Aussage kommen als Befunderhebungen nach 5 oder 10 Jahren. Noch schwieriger allerdings wird die Bewertung von Langzeitergebnissen wenn Angaben über Intervalle und Nachbeobachtungszeiten völlig unterbleiben.

Unterschiedliche Ausgangssituation

Während einige Patientenkollektive bis zu 60% Voroperationen aufweisen (vergl. Tabelle 50), spielt dieser Faktor in anderen Gruppen kaum eine Rolle. In vielen Fällen ist die Krankheit selbst, ebenso wie die Ausgangssituation kaum definiert.

Hinweise auf präoperative konservative Therapiemaßnahmen fehlen oft, so daß der chirurgische Therapieerfolg durchaus parallel gehen kann zu den Auswirkungen postoperativ intensivierter konservativer Therapiemaßnahmen. Die Operationsletalität wird häufig als ein Kriterium der Einschätzung einer operativen Methode angeführt. Es erscheint deshalb um so wichtiger, zwischen den einzelnen Ursachen der Letalität zu unterscheiden, aber auch und vor allem, die im Einzelfall sehr unterschiedliche Ausgangssituation zu definieren. Diese Frage verlangt eine klare Darlegung der Indikationsstellung, der chirurgisch-therapeutischen Zielsetzung ebenso wie die Charakterisierung der Zustandsbefindlichkeit des Patienten. *„Unsatisfactory results were related to choice of an inappropriate operation"* (WARREN 1969).

Unterschiedliche Nachbehandlung

Die Beurteilung des operativen Eingriffes erfolgt zuweilen ohne Angaben über Art und Fortführung der konservativen Therapie. In jedem Fall kann aber die Operation nur einen integrierenden Faktor innerhalb eines Therapiekonzeptes darstellen, welches insgesamt über Erfolg oder Mißerfolg entscheidet. Daß der weitere Verlauf der Erkrankung, die symptomatologische Manifestation ebenso wie die prognostische Beurteilung wesentlich von dem Tatbestand der Alkoholpersistenz bzw. Abstinenz abhängt, ist vielfach belegt. Damit werden diese Informationen zu einer unabdingbaren Voraussetzung für eine reelle Therapieeinschätzung.

Zusammenfassende Beurteilung

Diese Feststellungen über die Unvergleichbarkeit von Behandlungsergebnissen unterschiedlicher Studien belegen die Unmöglichkeit, prinzipiell einem dieser beiden operativ-methodischen Verfahren den Vorzug einzuräumen. Unter diesem Aspekt bleiben eine Vielzahl unbeantworteter Fragen, deren Beantwortung neben einer vergleichenden Einschätzung beider chirurgischen Methoden die Wertigkeit jeder Methode an sich erst möglich macht. Solche Fragen sind etwa:

a) Erfolgte die Resektion (Linksresektion) im Gesunden oder ist diese Frage für den weiteren Verlauf ohne Belang?
b) Welche Gangverhältnisse lagen vor, die schließlich die Indikation zur Drainageoperation stellen ließen?
c) Galt die operative Behandlung nachgewiesenen Komplikationen oder war es der therapieresistente Schmerz, welcher zur operativen Intervention Anlaß gab (etwa bei der partiellen Duodenopankreatektomie).
d) Welche Überlegungen bzw. welche morphologischen Veränderungen beeinflußten die Entscheidung bei der Linksresektion: mit oder ohne Drainage?

Die hier dargestellten Einschränkungen hinsichtlich Beurteilung und Verständnis von mitgeteilten Untersuchungsergebnissen machen sich besonders dann gravierend bemerkbar, wenn es um die vergleichende Bewertung und die

Tabelle 46. Operationsletalität der einzelnen operativen Verfahren

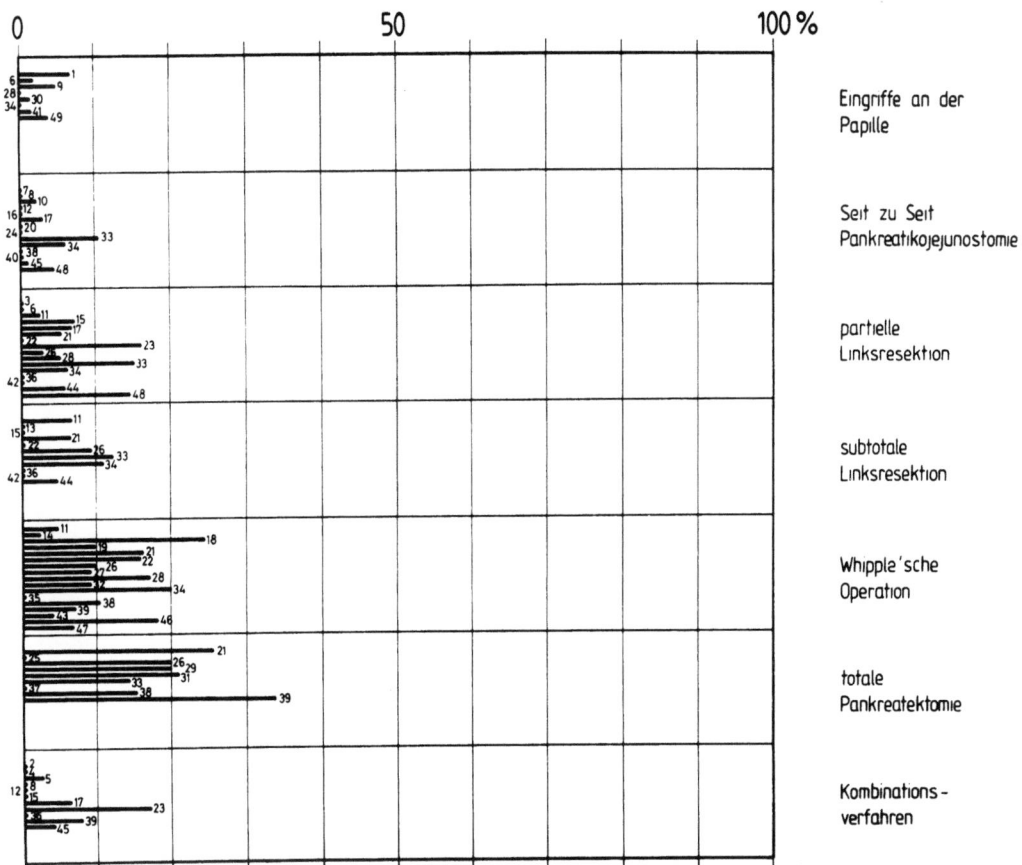

[1] Doubilet und Mulholland 1956; [2] Jordan und Howard 1958; [3] Howard und Ehrlich 1960; [4] Du Val und Enquist 1961; [5] Gillesby und Puestow 1961; [6] Warren und Veidenheimer 1962; [7] Lempke und Mitarb. 1963; [8] White 1965; [9] Partington 1966; [10] Cox und Gillesby 1967; [11] Mercadier und Mitarb. 1967; [12] Lamy und Mitarb. 1968; [13] Weiland und Mitarb. 1969; [14] Guillemin 1972; [15] Stefanini und Mitarb. 1972; [16] White und Keith 1973; [17] Leger und Mitarb. 1974; [18] Schwemmle 1974; [19] Hivet und Mitarb. 1976; [20] Jordan und Mitarb. 1977; [21] Mangold und Mitarb. 1977; [22] Peiper 1977; [23] Stock und Mitarb. 1977; [24] Adloff und Ollier 1978; [25] Braasch und Mitarb. 1978; [26] Clot und Mitarb. 1978; [27] Kümmerle und Mitarb. 1978; [28] Phillip und Mitarb. 1978; [29] Steegmüller und Fischer 1978; [30] Dreiling und Greenstein 1979; [31] Gebhardt und Mitarb. 1979; [32] Grill 1979; [33] Traverso und Mitarb. 1979; [34] White und Slavotinek 1979; [35] Aufschnaiter und Bodner 1980; [36] Grodsinsky 1980; [37] Mc Connell und Mitarb. 1980; [38] Peiper 1980; [39] Rosenberger 1980; [40] Warshaw und Mitarb. 1980; [41] Bagley und Mitarb. 1981; [42] Balasegaram 1981; [43] Gall und Mitarb. 1981; [44] Gebhardt und Mitarb. 1981; [45] Prinz und Greenlee 1981; [46] Reding 1981; [47] Taylor und Mitarb. 1981; [48] Sarles und Mitarb. 1982; [49] Nardi und Mitarb. 1983; [50] Newman und Mitarb. 1983

Evaluierung einer Methode schlechthin geht. Sie schließen einen Vergleich nicht aus; dennoch muß bei jeder Interpretation die hier dargestellte Problematik bewußt sein. Es wird dabei offensichtlich, daß Zahlen allein dem anstehenden Problem nicht gerecht werden können; schon gar nicht kann die Hoffnung bestehen, durch sie Probleme zu lösen. Zahlen können demnach nur Anhaltspunkte liefern

Tabelle 47. Spätletalität, den einzelnen Operationsverfahren zugeordnet

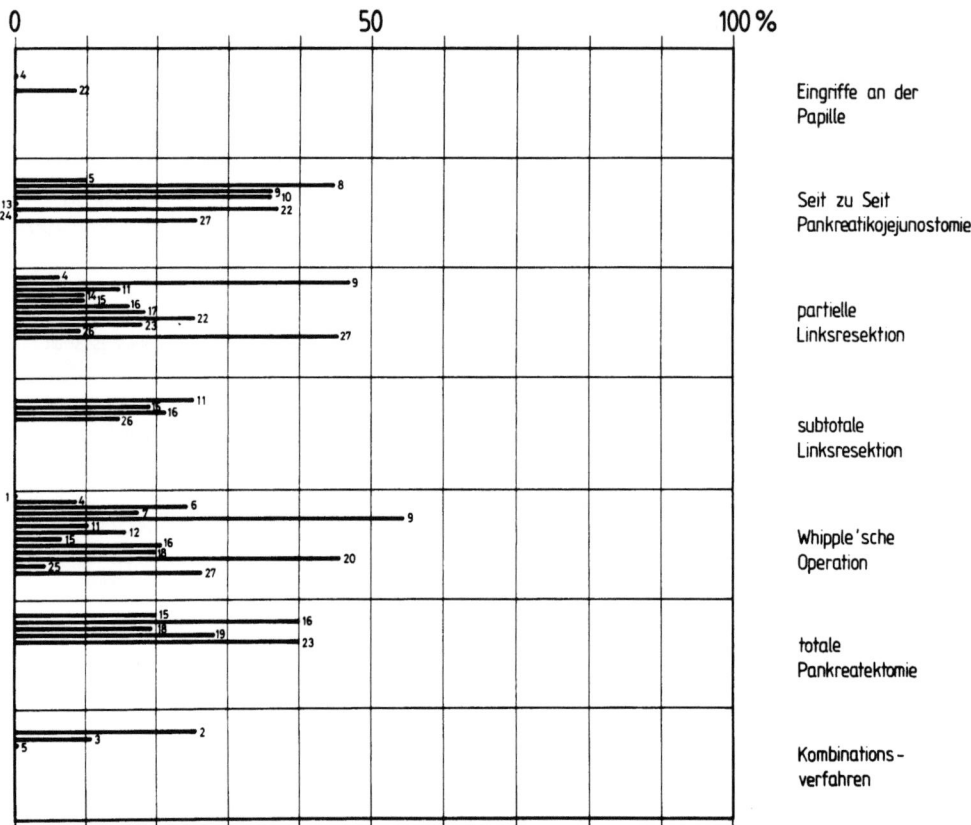

[1] Longmire und Mitarb. 1956; [2] Du Val und Enquist 1961; [3] Gillesby und Puestow 1961; [4] Warren und Veidenheimer 1962; [5] Lamy und Mitarb. 1968; [6] Guilemin und Mitarb. 1971; [7] Peiper 1977; [8] White und Keith 1973; [9] Leger und Mitarb. 1974; [10] Way und Mitarb. 1974; [11] Frey und Mitarb. 1976; [12] Hivet und Mitarb. 1976; [13] Jordan und Mitarb. 1977; [14] Mangold und Mitarb. 1977; [15] Clot und Mitarb. 1978; [16] Kümmerle und Mitarb. 1978; [17] Phillip und Mitarb. 1978; [18] Gall und Mitarb. 1979; [19] Gebhardt und Mitarb. 1979; [20] Grill 1979; [21] White 1979; [22] White und Slavotinek 1979; [23] Mc Connel und Mitarb. 1980; [24] Warshaw und Mitarb. 1980; [25] Gall und Mitarb. 1981; [26] Gebhardt und Mitarb. 1981; [27] Sarles und Mitarb. 1982

bei der Einschätzung, die sich im wesentlichen an der jeweils vorgegebenen individuellen Konstellation orientiert. In den Tabellen 46–48 sind die Daten für die Operationsletalität, die Spätletalität sowie die guten bzw. befriedigenden Operationsergebnisse dargestellt.

Die Frage kann folgerichtig nicht lauten: Resektion oder Drainage, sondern vielmehr: Wann Drainage, wann Resektion? Mit beiden Verfahren sind gute Erfolge erzielt worden und es wird die Aufgabe sein, zu klären, unter welchen Voraussetzungen diese Erfolge möglich waren.

Es ist allerdings zu fragen, wie sich derartige Bewertungstendenzen ausbilden konnten, nachdem in den vergangenen Jahren die Resektion mehr und mehr favorisiert wurde. Zweifellos hat die Drainageoperation bei wohlbegründeter Indi-

Tabelle 48. Positive Operationsergebnisse der einzelnen Eingriffsarten

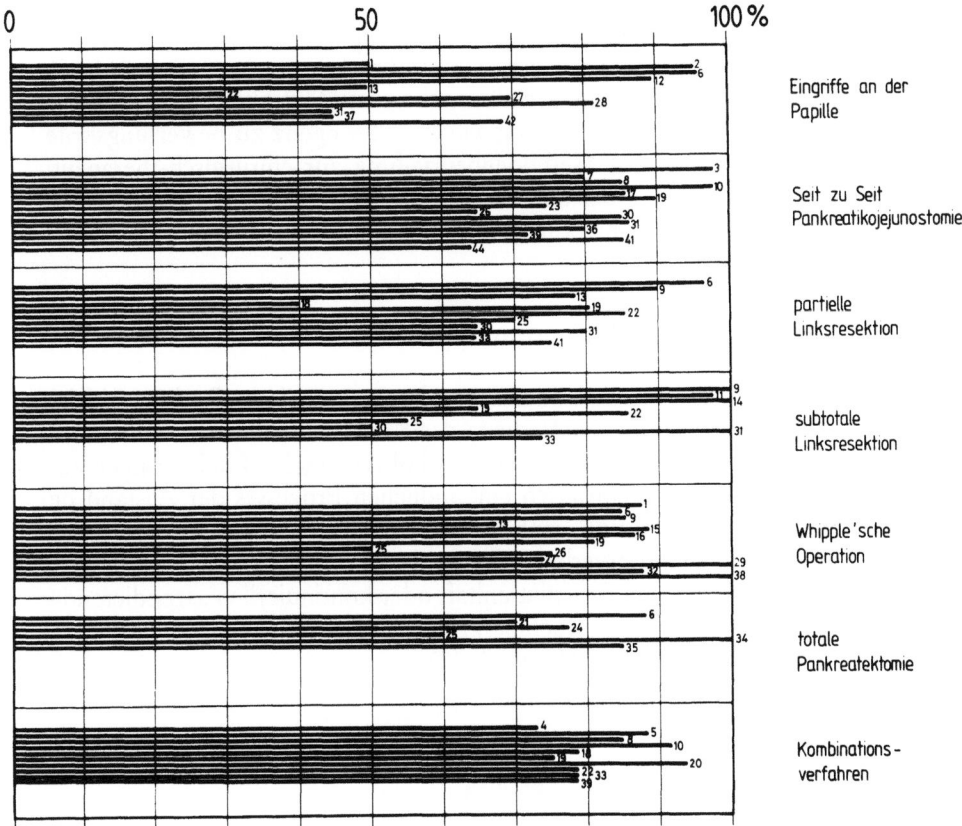

[1] Cattel und Warren 1952; [2] Jones und Mitarb. 1958; [3] Howard und Ehrlich 1960; [4] Du Val und Enquist 1961; [5] Gillesby und Puestow 1961; [6] Warren und Veidenheimer 1962; [7] Lempke und Mitarb. 1963; [8] White 1965; [9] Mercadier und Mitarb. 1967; [10] Lamy und Mitarb. 1968; [11] Child und Mitarb. 1969; [12] Jones und Mitarb. 1969; [13] Warren 1969; [14] Weiland und Mitarb. 1969; [15] Guillemin und Mitarb. 1971; [16] Guillemin 1972; [17] Hermann und Mitarb. 1974; [18] Leger und Mitarb. 1974; [19] Way und Mitarb. 1974; [20] Arnesjö und Mitarb. 1975; [21] Jordan und Mitarb. 1977; [22] Stock und Mitarb. 1977; [23] Adloff und Ollier 1978; [24] Braasch und Mitarb. 1978; [25] Clot und Mitarb. 1978; [26] Kümmerle und Mitarb. 1978; [27] Phillipp und Mitarb. 1978; [28] Thal 1978; [29] Klempa 1979; [30] White und Hart 1979; [31] White und Slavotinek 1979; [32] Aufschnaiter und Bodner 1980; [33] Grodsinsky 1980; [34] Mc Connell und Mitarb. 1980; [35] Trede und Hoffmeister 1980; [36] Warschaw 1980; [37] Bagley und Mitarb. 1981; [38] Gall und Mitarb. 1981; [39] Prinz und Greenlee 1981; [40] Reding 1981; [41] Sarles und Mitarb. 1982; [42] Nardi und Mitarb. 1983; [43] Newman und Mitarb. 1983; [44] Scuro und Mitarb. 1983

kation Erfolge zu verbuchen (ca. 80–90%). Ein Grund für die Bevorzugung der Resektion liegt ganz offensichtlich in dem zum Teil unreflektierten Vergleich beider Verfahren. Behandlungsfehlschläge der Drainageoperation scheinen eo ipso ein Votum für die Resektion darzustellen, unabhängig von jedweder indikatorischen Fallanalyse. Bei der Bewertung der Drainageoperation ist klar erkennbar, daß der Erfolg ganz wesentlich von der richtigen Indikationsstellung abhängt. Immer dann, wenn die indikatorischen Fragen ungeklärt bleiben oder gar Zystendrainagen zu ihnen gezählt werden, sinkt die postoperative Erfolgsrate

(Abb. 188). Dies wird auch dann deutlich, wenn unter diesen Bedingungen ein Vergleich zu dem resektiven Vorgehen angestrebt wird (Abb. 189).

Ein anderes betrifft die zunehmende resektive Operationsfrequenz der letzten Jahre. Zunehmende chirurgisch-technische Erfahrungen, verbesserte anästhesiologische Konditionen und schließlich allein schon die Häufigkeit der Anwendung selbst (Resektion) werden somit in fragwürdiger Stringenz zu Bewertungskriterien. So trägt die subjektive Methodenbeurteilung zur chirurgisch-therapeutischen Standortbestimmung bei und die Quantität der Durchführung wird sogleich schon zu deren Legitimation.

Pathophysiologische Gesichtspunkte

Die definitorischen Eigenschaften der Erkrankung „chronische Pankreatitis" beinhalten im wesentlichen die Progredienz des Krankheitsprozesses. Wenn nicht Komplikationen oder andere durch den Alkohol verursachte Limitierungen auftreten, steht am Ende des chronisch entzündlichen Prozesses der Zustand der völligen Parenchymdestruktion, einhergehend mit einem zunächst exokrinen, später endokrinen Funktionsverlust. Während die Phase der Progredienz von starken Schmerzen begleitet ist – phasenhaft oder kontinuierlich aszendierend – scheint das „burnt out"-Stadium Schmerzfreiheit zu gewähren (secondary painless pancreatitis) (AMMANN und Mitarb. 1973).

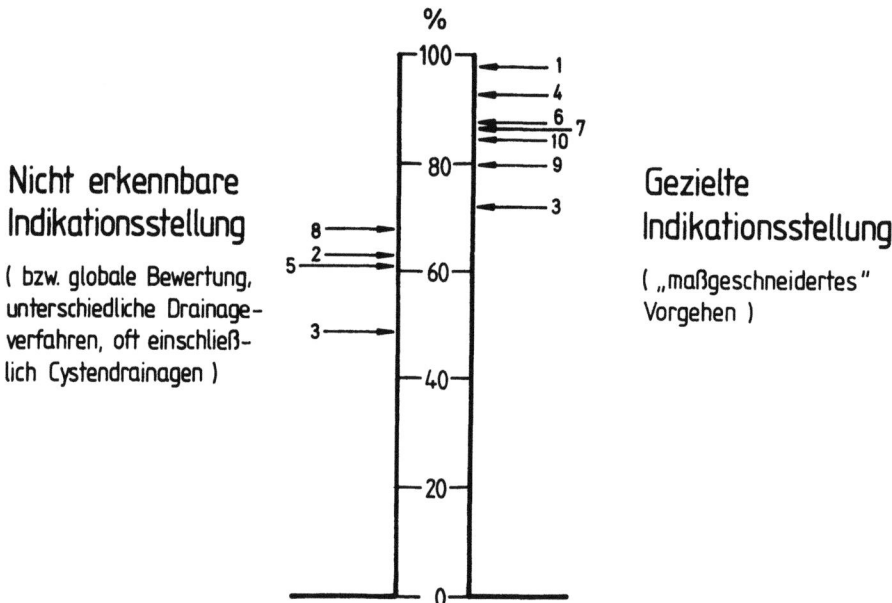

Abb. 188. Postoperative Erfolgsinzidenz nach Drainageoperation; der Erfolg ist abhängig von der Indikationsstellung. (Literatur: 1. SILEN und Mitarb. 1963, 2. STEFANINI und Mitarb. 1973, 3. LEGER und Mitarb. 1974, 4. ARNESJÖ und Mitarb. 1975, 5. PHILLIP und Mitarb. 1978, 6. PROCTOR und Mitarb. 1979, 7. WHITE und SLAVOTINEK 1979, 8. ROSENBERGER und Mitarb. 1980, 9. WARSHAW und Mitarb. 1980, 10. SARLES und Mitarb. 1982)

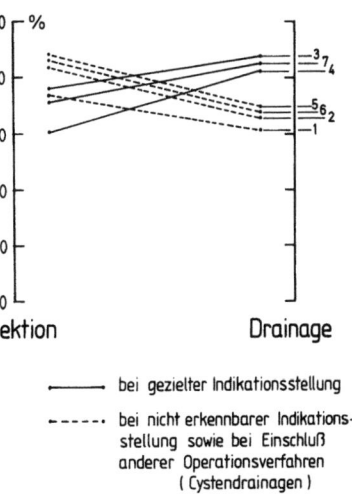

Abb. 189. Vergleichende Erfolgsbeurteilung der beiden operativen Verfahren „Resektion" und „Drainage". Es wird deutlich, daß bei gezielter Indikationsstellung die Drainageoperation bessere Ergebnisse zeitigt als bei nicht definierter Indikationsstellung sowie Einschluß anderer Operationsverfahren (Zystendrainagen). (Literatur: 1. Phillip und Schmid 1977, 2. Stock und Mitarb. 1977, 3. Proctor und Mitarb. 1979, 4. White und Hart 1979, Aufschnaiter und Bodner 1980, 6. Rosenberger und Mitarb. 1980, 7. Sarles und Mitarb. 1982)

Ist dieser Endzustand aus der Sicht der oft unerträglichen Schmerzen erstrebenswert, so ist er doch gleichzeitig durch eine absolute Therapieabhängigkeit gekennzeichnet. Zwei Funktionseinheiten müssen therapeutisch voll kompensiert und kontinuierlich kontrolliert werden. Das setzt Konstanz und Einsicht beim Therapeuten, aber noch vielmehr beim Patienten voraus (Compliance). In einer fiktiven Kurve lassen sich die Phasen der Krankheitsprogredienz hinsichtlich ihrer funktionellen und komplementär dazu, ihrer therapeutischen Konsequenzen übersichtlich darstellen (Abb. 190).

Das durch eine Operation angestrebte Behandlungsziel ist die Schmerzausschaltung bzw. Schmerzlinderung. Die eigentliche Schmerzursache scheint noch nicht letztgültig geklärt zu sein, allerdings spricht eine Vielzahl pathophysiologischer und histomorphologischer Befunde für die Stase-Verursachung der Schmerzsymptomatik.

Die sehr unterschiedliche Morphologie des durch die ERP darstellbaren Pankreasganges zeigt, daß die Stasemanifestation sehr unterschiedlich lokalisiert sein kann. Ist im einen Fall auf Grund erkennbarer Dilatationen und zystischer Aufweitungen das Hauptgangsystem mitbetroffen (big duct disease) liegt in anderen Fällen der Schwerpunkt in den kleinen Kanälchen, der sekretorischen Endstrecke (small duct disease) – der Hauptgang selbst zeigt hierbei auch Strukturveränderungen, jedoch eine freie Durchgängigkeit bei normalem Kaliber.

Man kann davon ausgehen, daß die Stase, unabhängig von ihrer Lokalisation, neben dem schmerzverursachenden, einen entzündungsperpetuierenden Faktor darstellt. Diesem Umstand allerdings gilt es besondere Bedeutung beizumessen. Die chronische Pankreatitis ist eine Erkrankung des gesamten Organs „Pankreas", wobei sich diese Aussage auf die chronisch-kalzifizierende Pankreatitis bezieht und sich aus den dargestellten pathophysiologischen und pathomorphologischen Entwicklungsschritten ableitet. Der Krankheitsprogredienz unterliegt somit das gesamte Pankreas, wobei die Geschwindigkeit der Progredienz (ΔP) von einer Reihe bislang nicht bekannter Faktoren abhängt. Sicher ist nur, daß die Persistenz der ursprünglich auslösenden Noxe „*Alkohol*" den Prozeß zu be-

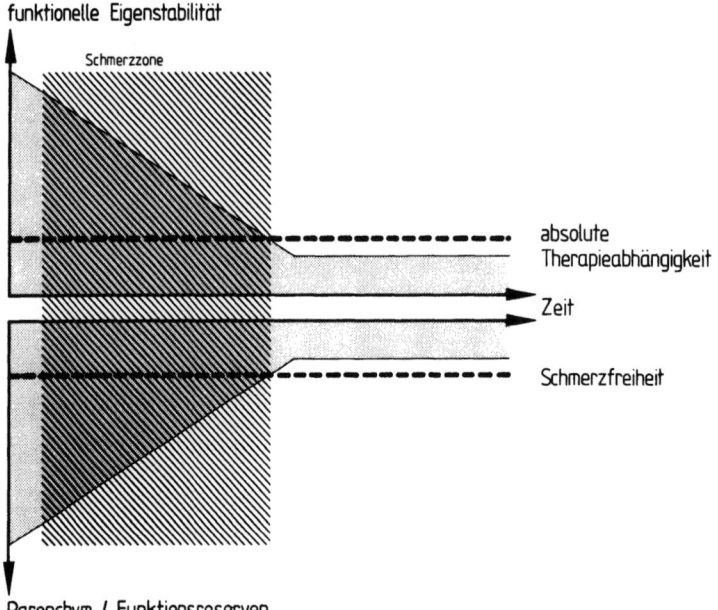

Abb. 190. Fiktiver Krankheitsverlauf der chronischen Pankreatitis; ein zunehmender Parenchym- und Funktionsverlust bedeutet gleichzeitig eine Abnahme der funktionellen Eigenstabilität. Das Ende der Erkrankung ist gekennzeichnet durch eine exokrine und endokrine Insuffizienz einhergehend mit einer absoluten Therapieabhängigkeit

schleunigen vermag. Jede Aggravation, Retardierung und jede Form der Eigendynamik dieser Progredienz betrifft die Gesamtheit des Pankreasparenchyms – sie könnte als „*primäre Progression*" (ΔP_1) der Erkrankung bezeichnet werden (Abb. 191).

Es stellt sich die Frage, wie Entzündungsschwerpunkte entstehen können. Es ist anzunehmen, daß hier lokale entzündungsaggravierende Momente eine Rolle spielen: Veränderungen und Folgezustände des eigentlichen Entzündungsprozesses, wie Stenosen, Strikturen, Zysten oder Konkremente. Jede zusätzliche Störung der Sekretionsdynamik muß sich erschwerend auf den Entzündungsprozeß auswirken und damit einen „*sekundären*"bzw. „*additiven*" Progressionsfaktor darstellen (ΔP_2). Abhängig von der Lokalisation der den Entzündungsprozeß zusätzlich beeinflussenden Läsion wird von dieser sekundären Progression das gesamte Pankreas oder nur Anteile erfaßt, wobei die entzündliche Aggravation stets distal dieser Läsion lokalisiert ist. Somit können der Pankreasschwanz, das linke Hemipankreas oder auch das gesamte Organ bei entsprechender Lokalisation des Sekretionshindernisses von der „*sekundären Progression*" betroffen sein (Abb. 192a und b).

Die Morphologie der Läsion, welche die „*sekundäre Progression*"in Gang setzt, kann sehr unterschiedlicher Natur sein. In den meisten Fällen entstehen sie als Folge des primären Entzündungsprozesses und bewirken dann, wenn sie hinsichtlich der Störung der Sekretionsdynamik wirksam geworden sind, eine Entzündungsaggravation in den Bereichen, in denen ihr Störungseinfluß wirksam werden kann. Hier spielen Stenosen, Strikturen, Zysten, aber auch Konkremen-

Abb. 191. Der fortschreitende Destruktionsprozeß betrifft die Gesamtheit des Organs „Pankreas" („primäre" bzw. „Eigen"-Progression (ΔP_1))

Abb. 192. a Eine im Pankreaskopf lokalisierte Veränderung (duktale Stenose, Zyste etc.) bewirkt zusätzliche Erkrankungsprogredienz („sekundäre" bzw. „additive" Progression (ΔP_2)), **b** Eine im Pankreasschwanz lokalisierte Veränderung (duktale Stenose, Zyste etc.) bewirkt zusätzliche Erkrankungs-Progredienz: Ausbildung eines Entzündungsschwerpunktes im Pankreasschwanzbereich, **c** Morphologische Veränderungen im Bereich der Gangverzweigungen erster Ordnung, wie auch Veränderungen im Bereich des Ductus Santorini, führen zu einer „sekundären" Progression mit Ausbildung eines Entzündungsschwerpunktes im Pankreaskopfbereich

te, auf deren Bedeutung JOHNSTON 1883 als erster hingewiesen hat, eine besondere Rolle (Abb. 193 a–c) (GIRDWOOD und Mitarb. 1981).

Aus diesen Überlegungen ist zu folgern, daß durch einen chirurgischen Eingriff zwar nicht die Erkrankung selbst in ihrer Progredienz beeinflußt werden kann, wohl aber die Veränderungen, welche der *„sekundären"* bzw. *„additiven"*

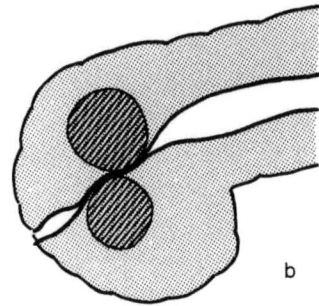

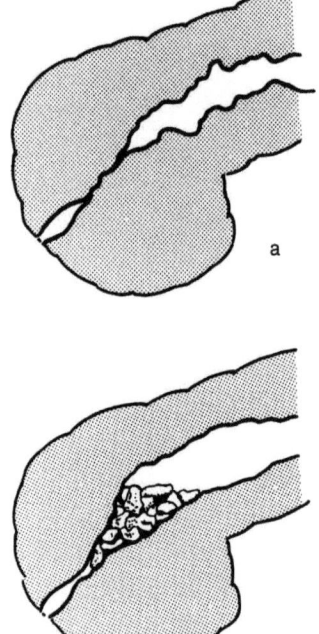

Abb. 193 a–c. Für die „sekundäre" Progression verantwortliche morphologische Veränderungen. a Gangstenose, b Zysten mit Gangobstruktion, c Intraduktale Konkremente

Progression anzulasten sind. So kann entweder der lokalisierte Entzündungsschwerpunkt durch Resektion eliminiert werden, oder aber die Ursache für die Entzündungsaggravation beseitigt bzw. umgangen werden (z. B. Drainageoperation).

Unter diesem Aspekt müssen die Verhältnisse im Pankreaskopfbereich besonders dargestellt werden. Entzündliche Aggravationen von pleomorpher Struktur sind hier besonders häufig. Die Grundlage für das Verständnis bildet auch hier das Zusammenwirken der *„primären"* und *„sekundären"* Progression. Eine Veränderung im Bereich des Hauptganges muß sich auf das gesamte Pankreas auswirken, Veränderungen im Bereich der Seitenäste führen zur *„sekundären"* Progression in den, diesen jeweiligen Gängen zugeordneten Parenchymanteil. Inwieweit hier auf Grund besonderer sekretionsdynamischer Voraussetzungen, wie etwa längerer duktaler Seitenäste des Hauptganges im Vergleich zu Korpus und Schwanz, Prädilektionsstellen für die Ausbildung sekundärer, sekretionsbehindernder Läsionen bestehen, ist unklar. Auch die anatomische Vorgegebenheit durch das zusätzliche Drainagesystem des Ductus Santorini mag hier eine Rolle spielen (BERMAN und Mitarb. 1960, WARREN und VEIDENHEIMER 1962) (Abb. 192c).

So entsteht schließlich ein komplexes Bild; eine Realisierungsmöglichkeit soll im Folgenden fiktiv dargestellt werden: Die Eigenprogredienz der Erkrankung führt unter anderem zu morphologischen Veränderungen der Seitenäste des Pankreaskopfes. Zunehmend macht sich der Faktor der *„sekundären"* Progression bemerkbar. Es können neben vielfältigen morphologischen Veränderungen Zysten entstehen, welche den Hauptgang (Ductus Wirsungianus) komprimieren und dadurch schließlich eine Entzündungsaggravation im gesamten Pankreas durch Störung der Abflußbedingungen hervorrufen. Das Zusammenwirken von primärer und sekundärer Progression bedingt dabei die Vielfalt der morphologischen Zustandsbilder in den einzelnen Pankreasabschnitten.

Ganz offensichtlich bleiben diese Vorstellungen fragmentarisch angesichts der Komplexität und Vielschichtigkeit ihres zeitlichen und kausalen Zusammenhanges. Dennoch lassen sich vor allem für das chirurgische Vorgehen hilfreiche therapeutische Schlußfolgerungen ableiten.

Immer wieder weisen Patienten alle Kriterien für das Vorhandensein einer chronischen Pankreatitis auf (Schmerzen und Funktionseinschränkung) und dennoch lassen sich nur geringe morphologische Veränderungen endoskopisch nachweisen (FALCK und VOIGT 1975). Es gibt gute Gründe anzunehmen, daß hier Strukturveränderungen lediglich der kleinen Seitenäste für die fortbestehende Progredienz einerseits und die Schmerzverursachung andererseits verantwortlich zu machen sind (small duct disease). Während also bei einem Großteil der Patienten der Hauptausführungsgang vom Entzündungsgeschehen mitbetroffen ist, lokalisiert sich in anderen Fällen das Zusammenwirken von primärer und sekundärer Progredienz vor allem auf die Seitenäste und es ist offensichtlich, daß sich die Grenzen zwischen primärer und sekundärer Progredienz mit Verlagerung des Entzündungsprozesses in die sekretorische Peripherie mehr und mehr verwischen. Die Veränderungen im Bereich der kleinen Kanälchen, der sekretorischen Endstrecke, sind es schließlich, welche für die eigentliche primäre Progredienz verantwortlich zeichnen.

Bei diesen Formen der morphologischen Krankheitsmanifestation ist ein chirurgisches Drainageverfahren unwirksam und es bleibt allein die Möglichkeit, durch Resektion der betroffenen Pankreasabschnitte bzw. Entzündungsschwerpunkte zu beseitigen.

Diese morphologische Variabilität der Entzündungsprogredienz bietet die Grundlage für die therapeutischen Überlegungen. Theoretisch lassen sich drei Prinzipien der Schmerzausschaltung darstellen:

a) Durch *„Drainage"* und damit durch Umgehung des Passagehindernisses. Voraussetzung hierfür ist eine erkennbare Stase im Bereich des Hauptausführungsganges (Ductus Wirsungianus).
b) Durch *„Resektion"* und damit Beseitigung des Entzündungsschwerpunktes. Voraussetzung hierfür ist der lokalisierte Krankheitsprozeß (ohne Mitbeteiligung des Hauptganges).
c) Eingriffe zur Unterbrechung der Schmerzvermittlung (Operationen am vegetativen Nervensystem). Voraussetzung hierfür ist das Fehlen von erkennbaren anderen chirurgischen Eingriffsmöglichkeiten.

So einfach sich dieses Behandlungskonzept darstellt, so wesentlich ist es, die jeweiligen Auswirkungen auf dem Hintergrund der globalen Krankheitsprogredienz zu bewerten.

Durch die Resektion wird zwar bei erfüllter Voraussetzung der lokalisierten Entzündung der eigentliche Krankheitsherd eliminiert, er bewirkt jedoch gleichzeitig einen mehr oder weniger ausgeprägten Parenchym- und Funktionsverlust. Daraus folgt schließlich eine Einschränkung der funktionellen Eigenstabilität, was gleichbedeutend ist mit einer Zunahme der therapeutischen Abhängigkeit.

Ob durch einen zusätzlichen iatrogenen Parenchym- bzw. Funktionsverlust das Stadium der *„secondary painless pancreatitis"* früher erreicht wird, oder aber die Gesamtprogredienz davon unberührt bleibt, läßt sich nur vermuten (Abb. 194). Wahrscheinlich ist, daß der Entzündungsprozeß von der Eigendynamik einerseits und von dem Vorhandensein äußerer Noxen (Alkohol) andererseits abhängt und damit weitgehend unbeeinflußt ist von dem Vorgang der Resektion.

Entsprechend der Unterschiedlichkeit angegebener Resektionsverfahren variiert der jeweilige Parenchym- und Funktionsverlust zwischen 30 und 95%. Vice versa variiert der Grad der funktionellen Eigenstabilität und damit das Ausmaß der therapeutischen Abhängigkeit. Dieser Zusammenhang mag auf dem Hintergrund heutiger konservativer therapeutischer Möglichkeiten belanglos sein. Er erhält aber angesichts der besonderen psychosozialen Strukturierung des Patientenkollektivs *„Chronische Pankreatitis"* besonderes Gewicht. Die Probleme, die sich hinsichtlich der Substitutionstherapie – endokrin wie auch exokrin – ergeben, sind nicht unerheblich und dokumentieren sich schließlich in den Daten der Lebenserwartung, der Spätletalität, der Spätergebnisse und den immer wieder mitgeteilten Schwierigkeiten hinsichtlich der konsequent einzuhaltenden konservativen Therapie. Es gibt auch heute noch keine Rechtfertigung für einen vorschnellen und leichtfertigen Funktionsverzicht; Funktionseinbuße muß nicht un-

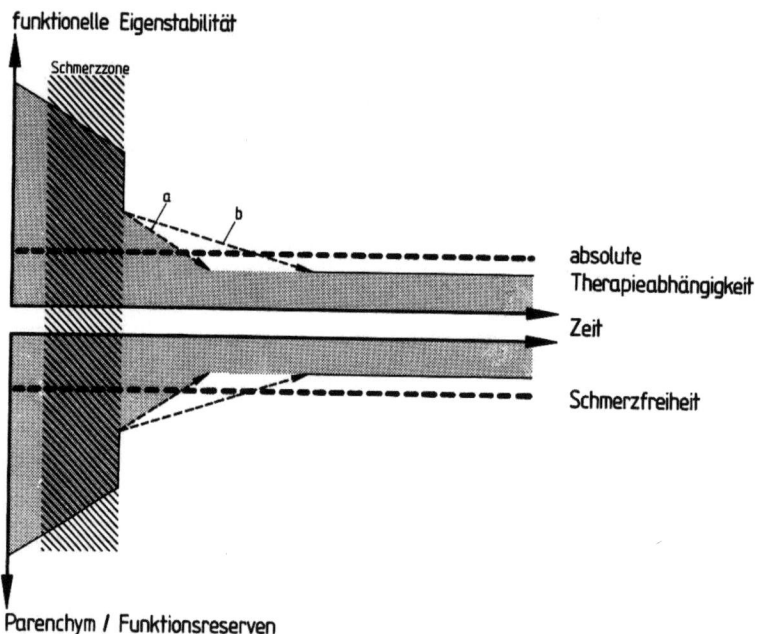

Abb. 194. Einfluß der Resektion auf den Krankheitsverlauf der chronischen Pankreatitis (vergl. Abb. 190). Inwieweit die Resektion Einfluß nehmen kann auf die Krankheitsprogredienz, ist ungewiß (a = unveränderte Progredienz, b = langsamere Progression)

bedingt und in jedem Fall der Preis sein für das angestrebte Operationsziel der Schmerz- bzw. Beschwerdefreiheit.

Die drainierenden Verfahren verfolgen das Ziel, den gestörten Sekretfluß zu normalisieren. Die wesentlichste Voraussetzung für eine solche Operation ist der Nachweis einer Stase im Hauptgang. Die Normalisierung des Sekretflusses bedeutet:

a) Beseitigung bzw. Umgehung des entzündungsperpetuierenden Faktors „Stase" (ΔP_2).
b) Beseitigung der durch die Stase verursachten Schmerzen.
c) Erreichen des Operationszieles ohne Parenchym- und Funktionsverlust.

Die Nicht-Beeinträchtigung der Parenchym- und Funktionsreserven bedeutet gleichzeitig die Nicht-Einschränkung der funktionellen Eigenstabilität. Die Hauptgegenargumente gegen diese Operation beziehen sich auf die fehlende therapeutische Einflußnahme auf die Stasebildung in den kleinen Kanälchen, dem Entzündungsprozeß im Parenchym selbst. Gleichzeitig wird auf die geringere Möglichkeit, ein gleichzeitig bestehendes Karzinom zu entdecken, hingewiesen.

Wie anfangs erwähnt, ist davon auszugehen, daß die Chirurgie im Ablauf der chronischen Pankreatitis kein kausales Behandlungsprinzip verfolgt. Bei einer nachgewiesenen Stase im Pankreashauptgang ist zwischen dem „Schuld"-Anteil dieser Stase und dem Anteil der multiplen Stasen in den kleinen Kanälchen nicht zu differenzieren. Allerdings muß sich die Stase im Hauptgang im Sinne der „*sekundären*" Progression nachteilig auf den gesamten Krankheitsprozeß auswirken. Der Nachweis also einer Abflußbehinderung im Ductus Wirsungianus bedeutet das Vorhandensein eines behandelbaren entzündungsperpetuierenden Faktors. Dieser Schuldanteil mit Projektion auf den jeweils betroffenen Pankreasabschnitt ist chirurgisch korrigierbar.

Das bei der Drainageoperation unerkannt gebliebene Karzinom stellt ein statistisches Problem dar, welches sich derzeit noch nicht schlüssig lösen läßt. Nachdem dieser Zusammenhang häufig als Argument für die Resektion gewertet wird, kommt auch nur die Problemmanifestation im Vergleich zwischen „*Drainage*" und *Resektion*" in Betracht. Bei vorrangigem Sitz des Karzinoms im Pankreaskopf (KÜMMERLE und Mitarb. 1976) scheidet das Problem bei allen Überlegungen über die Linksresektion ohnehin zahlenmässig aus. Problematisch bleibt demnach lediglich die Alternative zwischen Drainageoperation und Pankreaskopfresektion.

Die ausgiebige prä- und intraoperative diagnostische Exploration ist geeignet, den Zufallsfaktor eines im Kopf unerkannt gebliebenen Karzinoms zahlenmässig wesentlich zu verringern. Ob beim makroskopisch und diagnostisch völlig unauffälligen Pankreaskopf mit lediglichem Nachweis chronisch-entzündlicher Veränderungen die prophylaktische Resektion zum Ausschluß eines unerkannten Karzinoms gerechtfertigt ist, bleibt ebenso fraglich (AMMANN und Mitarb. 1973) wie es andererseits heute allgemein als gerechtfertigt angesehen wird, bei begründetem, wenn auch nicht gesichertem Karzinomverdacht (tumoröse Pankreaskopfveränderungen), den Pankreaskopf zu resezieren. Es gilt zudem darauf hinzuweisen, daß bei einer kompetent durchgeführten Drainageoperation die Gangexploration bis in Höhe der nachgewiesenen Stenosierung zu erfolgen hat. Hier be-

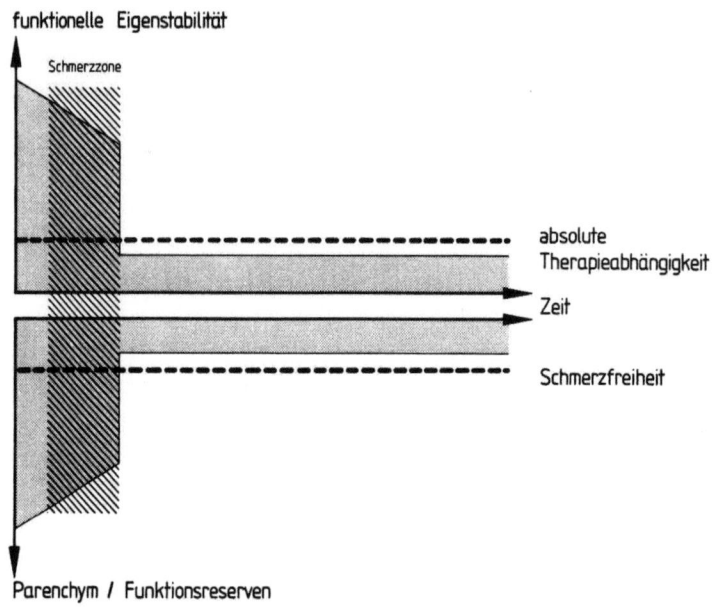

Abb. 195. Einfluß der totalen Duodenopankreatektomie auf den Krankheitsverlauf der chronischen Pankreatitis. Völliges Fehlen der exokrinen und endokrinen Funktion – absolute Therapieabhängigkeit

steht die Möglichkeit einer gezielten histologischen Abklärung von unklaren, an der Stenose beteiligten Gewebsbezirken.

Die Schmerzausschaltung durch die Unterbrechung der Schmerzleitung (operative Eingriffe am vegetativen Nervensystem) ist denkbar bei völligem Fehlen anderer chirurgischer Therapieansätze. Die Evaluation dieses Verfahrens scheint bis heute lückenhaft zu sein, wobei unterschiedliche Indikationsstellungen und methodische Anwendungen kein einheitliches Bild entstehen lassen. Daß bei klarer Indikationsstellung Erfolge zu erzielen sind, ist mehrfach belegt worden (VOSSSCHULTE und SCHELD 1977). Als Erfolg kann schließlich schon gewertet werden, wenn die Zeitdistanz bis zum Erreichen der *„secondary painless pancreatitis"* schmerzfrei bzw. schmerzgelindert überbrückt werden kann durch eine chirurgische Maßnahme, die mit keinerlei Funktionseinbuße verbunden ist.

Neben der genannten operativen Unterbrechung der nervalen Schmerzvermittlung bietet sich theoretisch die operative Entfernung des gesamten Organs *„Pankreas"* an. Ungeachtet der Operationsletalität und Morbidität garantiert dieses Verfahren der totalen Duodenopankreatektomie in vielen Fällen (nicht immer!) Schmerzfreiheit. Der Preis allerdings ist die völlige funktionelle Destabilisierung. Dies ist gleichbedeutend mit einer absoluten Therapieabhängigkeit (Abb. 195). Dieses Vorgehen gilt nach den Erfahrungen gerade mit dem hier zur Diskussion stehenden Patientenkollektiv und den erkennbaren schlechten Spätergebnissen als obsolet. Es erscheint nur noch bei jenen Fällen gerechtfertigt, bei denen nach vielfachen ergebnislosen Voroperationen eine Notlösung herbeigeführt werden soll. Es stellt somit ein Verfahren der letzten Wahl dar. Dies entspricht der Schlußfolgerung von CURCHOD und RYNCKI (1970), wonach der Entschluß zur totalen Duodenopankreatektomie nicht ein Ergebnis prinzipieller Überlegungen sein kann, sondern daß er nur durch die Notwendigkeit im Einzelfall erzwungen werden kann.

Einen therapeutischen Mittelweg stellt die Pankreasgangverödung (Okklusion des Pankreasganges) dar, die hinsichtlich der Schmerzbeseitigung im allgemeinen gute Ergebnisse aufzuweisen hat; allerdings sind auch gegenteilige Ergebnisse bekannt geworden (TIHANYI und FLAUTNER 1982). Die Folge dieses therapeutischen Verfahrens ist die völlige exokrine Funktionseinbuße. Zumindest in der ersten Zeit scheint die endokrine Funktion davon nicht betroffen zu sein. Allerdings gibt es eine Reihe von Hinweisen, daß in unterschiedlich langem Intervall mit einer einsetzenden endokrinen Dysfunktion zu rechnen ist (AMBROMOVAGE und Mitarb. 1973, ROVATI und Mitarb. 1984). Danach würde sich dieses Verfahren in seinem Endzustand nicht unterscheiden von demjenigen der totalen Pankreatektomie. Allerdings ist dieses therapeutische Vorgehen weit weniger eingreifend und läßt hohe Letalitäts- und Morbiditätsraten vermissen (Abb. 196).

Die Feststellung, daß der Resektion vor der Drainageoperation mehr und mehr der Vorzug gegeben werden sollte, stellt eine Globalisierung und Irreführung hinsichtlich der eigentlichen Problemstellung dar. Sie läßt den unterschiedlichen Ansatzpunkt der jeweiligen operativen Verfahren außer Acht, nachdem die Resektion die Beseitigung des Entzündungsschwerpunktes, die Drainage aber die Aufhebung eines sekundären Progressionsfaktors bedeutet. Nachdem Hei-

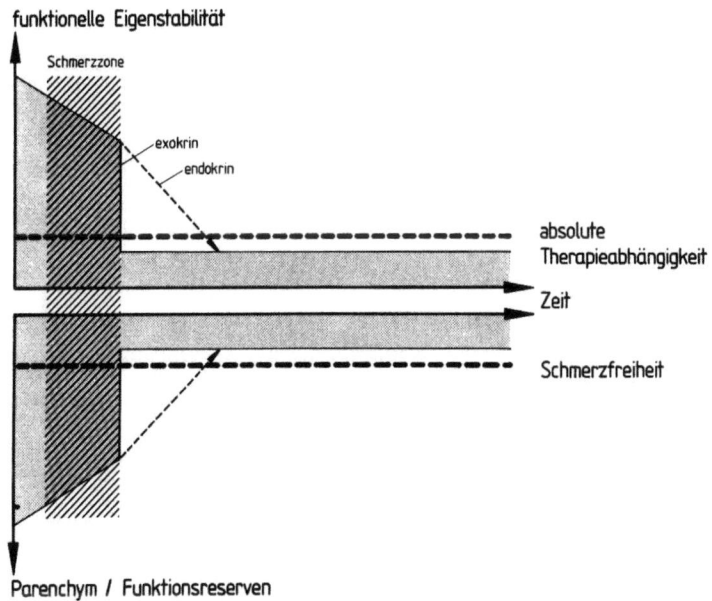

Abb. 196. Einfluß der Gangokklusion auf den Krankheitsverlauf der chronischen Pankreatitis; sofortiger exokriner Funktionsverlust. Die Prognose der endokrinen Funktion ist ungewiß

lung mit keinem chirurgischen Verfahren zu erzielen ist, müssen die morphologischen Veränderungen richtungsweisend sein für die jeweilige Therapiekonzeption im Einzelfall. Hierbei ist das Spektrum der chirurgischen Möglichkeiten auszuloten, wobei die Grundtendenz, soviel wie möglich Funktion zu erhalten, elementarer Bestandteil des chirurgischen Denkens sein soll.

Sekretionsdynamische Gesichtspunkte

Die Anfänge der chronischen Pankreatitis liegen in einer gestörten Sekretionsdynamik. Hierzu tragen mehrere Faktoren in jeweils unterschiedlicher Gewichtung bei: veränderte Konsistenz des Sekretes, erhöhter Sekretionsdruck, gestörte Abflußbedingungen. Der Alkohol vermag dabei all diese Faktoren ungünstig zu beeinflussen (DÜRR 1978). Inwieweit die akute oder chronische Form der Pankreatitis unter dem Einfluß von Alkohol entsteht, hängt von der Reagibilität des Pankreas einerseits und von der Intensität der Noxe „*Alkohol*" anderseits ab. Vergleichbares gilt für morphologische Veränderungen der Papille oder andere Ursachen, die zu einer Obstruktion des Pankreasganges und damit zur Beeinträchtigung des Sekretflusses führen. Immer ist es die gestörte Sekretionsdynamik, welche in unterschiedlicher Intensität destabilisierend einwirkt auf die Homöostase der exokrinen Pankreasfunktion und sich schließlich niederschlägt in einer morphologischen Destruktion. (*„Secretory activity of a diseased pancreas accentuetes prancreatic inflammation"* (BLOCK 1963))

Im Rahmen dieser morphologischen Umbauprozesse entstehen Veränderungen, welche perpetuierend die Progredienz des Entzündungsprozesses mit verantworten. Die Vorstellung, daß in der initialen Phase der Erkrankung ein relatives oder absolutes Mißverhältnis besteht zwischen Sekretionsmenge und den kanalikulären Abflußbedingungen, resultierend in einer Störung des Fließgleichgewichtes, läßt vermuten, daß auf zwei Arten eine therapeutische Einflußnahme möglich ist:

a) Verbesserung der Abflußbedingungen
b) Verminderung des Sekretionsdruckes

Neben morphologischen Veränderungen der Papille, welche eine Abflußbehinderung im Bereich des Ductus pancreaticus bewirken können, ist für den Alkohol wahrscheinlich gemacht, daß dieser ebenfalls zu vorübergehenden Kontraktions- und Schwellungszuständen der Papille führen und damit den Sekretfluß beeinträchtigen kann (PIROLA und DAVIS 1968). Solange aber die Papillenregion das einzige Sekrethindernis darstellt, sollte auch die Möglichkeit bestehen durch entsprechende chirurgische Intervention die Abflußbedingungen zu normalisieren und damit den intraduktalen Sekretdruck zu senken.

Dies ist sicherlich dann nicht mehr möglich oder zumindest nicht mehr effektiv, wenn in der späteren Krankheitsphase sekundäre Gangveränderungen entstanden sind, welche ihrerseits das Fließgleichgewicht störend beeinflussen. Daraus leitet sich ab, daß das Verfahren der Sphinkterotomie einen sinnvollen chirurgischen Eingriff vor allem in der Frühphase der Erkrankungen darstellen kann, allerdings nur, wenn hier die alleinige Störung der Abflußbedingungen lokalisiert ist. Diese Überlegungen stimmen mit den Erfahrungen überein, nach denen Eingriffe an der Papille in der Frühphase der Erkrankung bessere Resultate zeitigen, als in der späten Phase der fortgeschrittenen Destruktion (LONGMIRE und Mitarb. 1956, WARREN und Mitarb. 1964, STRUM und SPIRO 1971). Sie lassen allerdings nicht die Folgerung zu, daß sich ein solcher Eingriff auch bei der alkoholisch induzierten chronischen Pankreatitis therapeutisch eignet und auf die Krankheitsprogredienz einwirken könnte. Gerade bei dieser Form der chronischen Pankreatitis bleibt die Papillenregion meist morphologisch unverändert; gelegentliche alkoholverursachte Schwellungszustände sind nur passager und ein Zusammenhang mit der Initiierung und Propagierung entzündlicher Prozesse ist bislang nicht bewiesen.

Die Sphinkterotomie ist häufig angewandt worden, wobei die schlechten Spätergebnisse nicht zuletzt einer falschen Indikation anzulasten sind. Inwieweit sich die Untersuchungsergebnisse von EISEMAN und Mitarb. (1959) verallgemeinern lassen, nachdem unabhängig von der methodischen Durchführung der Sphinkterotomie eine frühzeitige Restenosierungstendenz festzustellen ist mit Wiederherstellung des Status quo ante, ist nicht zu entscheiden. Immerhin könnte diese Erfahrung ebenfalls ein Teil der unvorteilhaften Spätergebnisse erklären.

Immerhin lassen sich morphologische Veränderungen im Bereich der Papille eindeutig als Ursache für eine beginnende chronisch-obstruktive Pankreatitis identifizieren, so läßt sich folgern, daß ein chirurgisch-therapeutischer Eingriff (Sphinkterotomie) in der Frühphase bessere Aussicht auf Erfolg hat, bevor der entzündliche Destruktionsprozeß Eigengesetzlichkeit erlangt hat.

Die Sekretion des Pankreas wird neurohumoral gesteuert; der Vagus hat dabei gewichtigen Anteil. Nicht zuletzt scheint der durch Alkohol ausgelöste duodenopankreatische Reflux vagal vermittelt zu werden (KLEIN und Mitarb. 1982). Inwieweit allerdings die alkoholinduzierte Sekretionssteigerung durch eine Vagotomie beeinflußt werden kann, scheint nicht zuletzt von der Dauer der Alkoholeinwirkung abzuhängen (SARLES und Mitarb. 1976). Auch hierbei kann davon ausgegangen werden, daß dieses Behandlungskonzept ausschließlich in der Frühphase der Erkrankung effektiv ist. Ähnliche Überlegungen mögen der Grund für die von STEFANINI und Mitarb. (1973) gegebene Empfehlung sein, daß sich die Splanchnikektomie vor allem bei der „milden" Pankreatitisform, ohne nachweisbare Gangveränderungen, eignet.

Sowohl die Eingriffe an der Papille als auch an dem vegetativen Nervensystem können unter definierten Bedingungen Einfluß nehmen auf die Sekretionsdynamik (Abb. 197). Durch diese Korrekturmöglichkeiten eines gestörten Fließgleichgewichtes lassen sich jedoch nur in der Frühphase therapeutische Effekte erzielen und den in Gang kommenden entzündlichen Prozeß verhindern. Inwieweit diese Überlegungen für das Krankheitsbild der chronisch kalzifizierenden Pankreatitis relevant sind, läßt sich noch nicht sicher einschätzen. Immer wieder werden Untersuchungsergebnisse mitgeteilt, welche die Wirksamkeit dieses Vorgehens belegen (STONE und Mitarb. 1984).

Unter dem Aspekt des Fließgleichgewichtes soll noch ein wichtiges operationstechnisches Problem dargestellt werden. Während die pankreaticojejunale Anastomose nach DU VAL häufig zu okkludieren droht (LEGER und Mitarb. 1961, KUGELBERG und Mitarb. 1976), konnte für die langstreckige Verbindung bei der

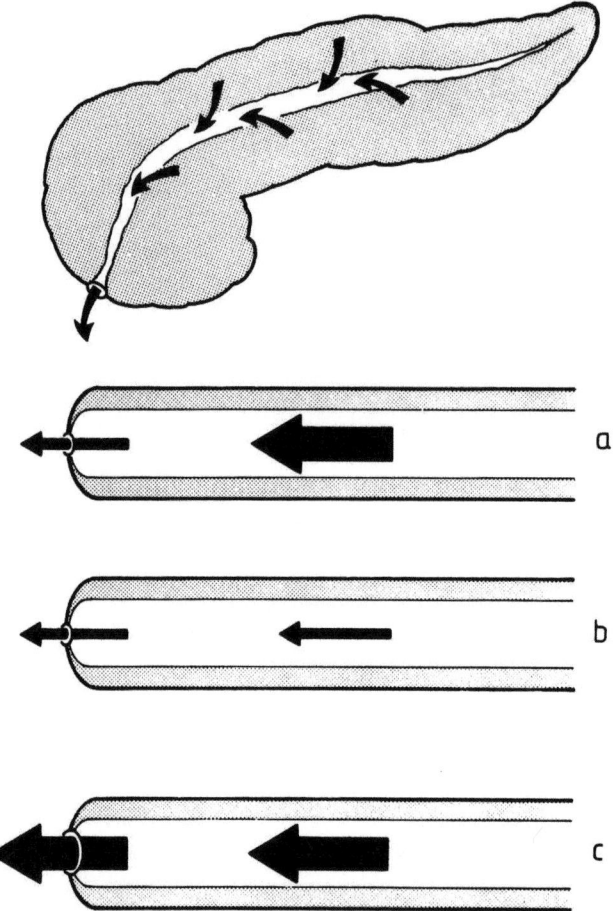

Abb. 197. Möglichkeiten der Korrektur einer gestörten Sekretionsdynamik. (**a** = gestörte Sekretionsdynamik: hoher Sekretionsdruck, geringe Drainagekapazität; **b** = Reduktion des Sekretionsdruckes. **c** = Erhöhung der Drainagekapazität.)

Seit-zu-Seit-Anastomose oder auch der retrograden Anastomosierung nach PUESTOW und GILLESBY (1958) in den meisten Fällen eine freie Durchgängigkeit nachgewiesen werden (KUGELBERG und Mitarb. 1976, MILLER und Mitarb. 1976, WARSHAW und Mitarb. 1980). Das Pankreassekret wird jeweils den Weg wählen, der mit dem geringsten Widerstand verbunden ist. Im Falle der breiten Anastomose wird ein Großteil des Pankreassekretes über die pankreaticojejunale Verbindung abfließen, selbst dann, wenn der Weg über die Papille noch offen bzw. teilweise durchgängig ist. Dieses Verhältnis ändert sich jedoch um so mehr, je kleiner die retrograde Verbindung ausfällt, je höher also der Widerstand im Bereich der retrograden Anastomose ansteigt. KUGELBERG und Mitarb. (1976) berichten von neun nachuntersuchten Patienten mit Du Val'scher Anastomose. Bei sechs von ihnen war keine Durchgängigkeit der Anastomose mehr nachzuweisen. Sie betonten dabei, daß der Nachweis auch von nur geringfügigen Gangengen die Indikation zu diesem operativen Verfahren stellen ließ. Die Passage über die Papille war demnach noch möglich, so daß über die pankreaticojejunale Anastomose nur geringe Sekretmengen abdrainiert wurden. Dies könnte die Ursache für die hohe Verschlußrate sein. Die Autoren fragen demnach zu Recht, inwieweit die Indikation zu diesem Verfahren richtig gestellt war. Daß schließlich alle Patienten dieser Gruppe von dem operativen Eingriff profitiert haben und postoperativ beschwerdefrei wurden, bestätigt die Vermutung der noch ausreichenden Sekretdrainage über die Papille.

In Fortführung der Überlegungen über diese sekretionsdynamischen Grundlagen ergeben sich für die Diskrepanz zwischen verschlossener Anastomose und dennoch feststellbarem operativem Erfolg weitere Erklärungsmöglichkeiten: Eine Stenose im Pankreasgang, am Übergang vom Korpus zum Schwanz, kann zu einer Druckerhöhung im prästenotischen Ganganteil führen, was Schmerzen und die Ausbildung eines Entzündungsschwerpunktes im Pankreasschwanz verursachen kann. Der Pankreasschwanz wird bei dem Verfahren nach Du Val reseziert, die pankreaticojejunale Anastomose End-zu-End angelegt. Durch die Resektion des Pankreasschwanzes wird die Sekretionsmenge soweit vermindert, daß selbst bei noch verbleibender Stenose kein Druckanstieg mehr resultieren muß, da die Gangweite für diese kleine, noch bestehende Sekretionsmenge durchaus ausreichen kann. Eine unter diesen Voraussetzungen angelegte End-zu-End-Anastomose hätte demnach schlechte Voraussetzungen zu *„überleben"*, sie wird okkludieren, weil kein Drainagebedarf vorhanden ist (BONTA) (Abb. 198 a und b).

Theoretisch wäre zu folgern, daß die alleinige Resektion des Pankreasschwanzes ausreichend gewesen wäre. Es wird jedoch während der Operation nur schwer eine Aussage über einen eventuell bestehenden Drainagebedarf gemacht werden können, so daß eine zusätzliche Drainage nach erfolgter Resektion bei den Fällen mit nachweislicher Einengung im Verlaufe des Pankreasganges einen günstigen Effekt hätte, dann, wenn tatsächlich noch ein Drainagebedarf besteht. Dies korreliert sehr gut mit der Erfahrung, daß in statistischer Beurteilung eines Patientenkollektivs die Linksresektion kombiniert mit einer Drainage bessere Ergebnisse zeitigt, als die alleinige Resektion (LEGER und Mitarb.

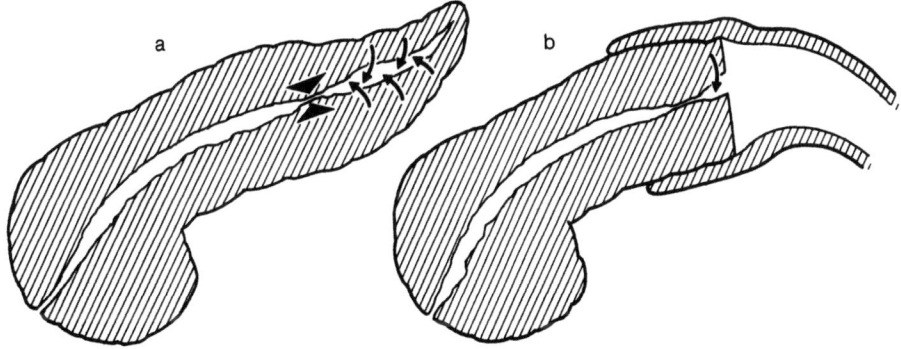

Abb. 198. a Gestörte Sekretionsdynamik im Bereich des Pankreasschwanzes als Folge einer Gangstenosierung, **b** Verminderung des Sekretionsdruckes durch Pankreasschwanzresektion

1974, GEBHARDT und Mitarb. 1981). Die zusätzliche Anastomose ist somit als eine Sicherheitsmaßnahme anzusehen, die bei einigen Fällen das Rezidiv vermeiden helfen kann, in anderen Fällen jedoch nicht benötigt wird, weil kein Drainagebedarf mehr besteht. Nachdem diese Fragestellung des noch vorhandenen bzw. nicht mehr bestehenden Drainagebedarfes intraoperativ nicht zu klären ist, wird man sich im Zweifelsfalle bei der Linksresektion für eine zusätzliche Drainage entscheiden.

Ätiologische Gesichtspunkte

Die Abgrenzung zwischen der chronisch obstruktiven und der chronisch kalzifizierenden Pankreatitis ist in erster Linie ein diagnostisches Problem. Im Falle der chronisch obstruktiven Pankreatitis leiten sich aus der nachgewiesenen lokalen Läsion unmittelbar die chirurgisch-therapeutischen Konsequenzen ab.

Die chronisch-kalzifizierende Pankreatitis ist eine primäre Erkrankung des Pankreas selbst. Inwieweit der Alkohol ausschließlich oder/und andere ätiologische Faktoren an der Entstehung beteiligt sind, ist Gegenstand unterschiedlicher Einschätzung. Immerhin findet sich in den einzelnen mitgeteilten Patientenkollektiven ein jeweils unterschiedlich großer Anteil idiopathischer Pankreatitiden. Durch eine genau zu erhebende Anamnese wird sich die Identität der jeweils vorliegenden chronischen Pankreatitis feststellen lassen. Ist der Alkohol als Ursache gesichert oder zumindest wahrscheinlich gemacht, dann ergeben sich einige Zusammenhänge, die für die Beurteilung wie auch für die operative Therapieplanung von Wichtigkeit sind.

Vom Verhalten des Patienten gegenüber dem Alkohol lassen sich nicht allein prognostische Konsequenzen ableiten (FREY und Mitarb. 1976, MANGOLD und Mitarb. 1977), vielmehr wird auch das chirurgische Vorgehen wesentlich von ihm abhängen. Vor jeder chirurgischen Intervention sollte zunächst Alkoholabstinenz angestrebt werden. Die Erfahrung zeigt, daß schon allein dadurch in vielen Fällen Schmerzlinderung oder gar Schmerzfreiheit zu erreichen ist. Dadurch wird es möglich sein, die Operationsfrequenz zahlenmäßig zu reduzieren und auf jene Fälle zu beschränken, bei denen trotz dieser Verhaltensänderung und trotz aller konservativer Therapiemaßnahmen das Symptom „*Schmerz*" unverändert bestehen bleibt.

Diese eher kategorische Forderung wird sich nicht immer erfüllen lassen; der operative Eingriff darf jedoch keineswegs zu einer Maßnahme werden, die an Vorbedingungen bezüglich des Verhaltens oder der Einstellung des Patienten geknüpft ist. Über die Notwendigkeit des Eingriffes entscheidet lediglich der Leidensdruck (Schmerz) sowie die schmerzbedingte Beeinträchtigung des Allgemeinzustandes (Nahrungsaufnahme). Für viele Patienten bedeutet jedoch die Operation einen wesentlichen Einschnitt, nicht zuletzt hinsichtlich der Alkoholaffinität; ein Ereignis mit der Möglichkeit des Neuanfangs. Die durch die Operation erreichte Schmerzfreiheit kann dabei zusätzliches bewirken. In vielen Literaturmitteilungen finden sich Vergleiche zwischen Patienten, die postoperativ abstinent wurden und solchen, die den Alkoholkonsum fortsetzten. So berichten TRAVERSO und Mitarb. (1979) über 82% guter Ergebnisse bei Alkoholverzicht und nur über 18% bei fortbestehendem Alkoholabusus. LEGER und Mitarb. (1974) machten vergleichbare Erfahrungen.

Es könnte somit der Eindruck entstehen, daß ein Teil der operativen Erfolge lediglich dem Umstand eines gleichzeitigen Alkoholverzichtes zuzuschreiben wäre. Dies ist vermutlich so und dennoch desavouiert dies nicht den chirurgischen Therapieerfolg. Das *„post oder propter"* wird sich, wie oft, nicht klären lassen. Dennoch spricht vieles dafür, den operativ erzielten Erfolg auch unabhängig von dem günstigen Effekt der Alkoholabstinenz zu sehen. Dies zeigt eine eingehende Untersuchung von SCURO und Mitarb. (1983) an 78 Patienten, welche allein konservativ behandelt wurden; 39 (50%) von ihnen waren abstinent. In beiden Gruppen fand sich ein etwa gleichgroßer Prozentsatz von durch konservative Therapie erreichter Schmerzfreiheit. Bei 85 operierten Patienten dagegen waren nach Alkoholabstinenz 66% schmerzfrei, bei fortbestehender Alkoholaffinität nur 40%. Dies zeigt, daß dem operativen Eingriff hinsichtlich der Erfolgsbewertung eine eigene Bedeutung zukommt, wobei jedoch eine zusätzliche Alkoholabstinenz die Prognose deutlich verbessern kann.

Das Verhalten des Patienten hinsichtlich des Alkohols läßt sich nicht sicher prognostizieren. Immerhin wird man die Möglichkeit der auch postoperativ fortbestehenden Alkoholaffinität mitbedenken müssen. Je größer aber die Abhängigkeit gegenüber dem Alkohol, desto eingeschränkter erscheint die Verläßlichkeit des Patienten hinsichtlich der konservativen Therapiemaßnahmen, einschließlich diätetischer Verhaltensweisen. Der Patient lebt demnach wesentlich von seinen eigenen Funktionsreserven, welche ihm mehr oder weniger Stabilität vermitteln (funktionelle Eigenstabilität). Dies muß bei der operativen Verfahrenswahl Berücksichtigung finden in der Weise, daß mit jeder Resektion ein Funktionsverlust verbunden ist. Funktionsverlust aber bedeutet Destabilisierung und Zunahme der therapeutischen Abhängigkeit.

„Bei Alkoholikern und Toxikomanen muß die Indikation zurückhaltend gestellt werden, denn der Zustand nach Pankreasresektion setzt das konsequente Einhalten strenger Diät, Einsicht in die Notwendigkeit der Substitution und eine geordnete Lebensweise voraus" (KÜMMERLE 1969).

Morphologische Gesichtspunkte

Relativ einfach stellt sich das Problem dann, wenn tumoröse Veränderungen mit oder ohne begleitende Komplikationen die Indikation zur operativen Intervention stellen lassen. Hier hat sich die Meinung durchgesetzt, daß, wenn möglich, auch dann resezierend vorgegangen werden soll, wenn sich der makroskopische Malignomverdacht diagnostisch nicht sichern läßt (TREDE und HOFFMEISTER 1980, COHEN und Mitarb. 1983). Diese Problematik stellt sich vor allem bei im Pankreaskopf lokalisierten tumorösen Prozessen (GUILLEMIN 1972). So richtig es ist, in diesen Fällen die partielle Duodenopankreatektomie als das Verfahren der Wahl anzusehen, so wenig scheint es berechtigt, diese eingreifende Operation bei der Behandlung der chronischen Pankreatitis schlechthin zu favorisieren.

Die morphologischen Veränderungen im Ablauf einer chronischen Pankreatitis sind vielgestaltig und stellen einen wesentlichen Aspekt bei der operativen

Therapieplanung dar. Der Stellenwert von Gangstrikturen, Stenosen oder zystischen Veränderungen wurde bereits erörtert (vergl. Kapitel *„Pathophysiologische Gesichtspunkte"* und *„Sekretionsdynamische Gesichtspunkte"*). Die Bedeutung der bei der chronischen Pankreatitis in unterschiedlicher Häufigkeit auftretenden Verkalkungen wird uneinheitlich eingeschätzt. SARLES und Mitarb. (1965, 1976) gehen davon aus, daß Kalzifizierungen Ausdruck der Progredienz der entzündlichen Destruktion sind und demnach ein fortgeschrittenes Stadium dokumentieren. Gekennzeichnet ist dieses Stadium durch eine erhebliche funktionelle Einschränkung, endokrin wie auch exokrin (AMMANN und Mitarb. 1984).

Neben der Annahme, daß es sich bei der Pankreolithiasis um eine spät-morphologische Veränderung der chronischen Pankreatitis handelt (BERNADES und Mitarb. 1983), gibt es Ansätze, die kalzifizierende neben der sklerosierenden Pankreatitis als eigenständige Verlaufsform zu interpretieren (RUMPF und PICHLMAYR 1982). RUMPF und PICHLMAYR (1982) heben in diesem Zusammenhang hervor, daß Kalzifizierungen auch bei Patienten beobachtet werden, deren Anamnese nur kurz ist, nicht länger als ein oder zwei Jahre. Diese Begründung steht allerdings bei der so unterschiedlichen symptomatischen Phänomenologie dieser Erkrankung nicht notwendigerweise in Widerspruch zu der SARLES'schen Einschätzung, zumal die chronische Pankreatitis lange Zeit schmerzfrei verlaufen kann. In der Tat zeichnete sich in der Untersuchung von RUMPF und PICHLMAYR das Kollektiv *„kalzifizierende Pankreatitis"* durch eine deutlich schlechtere Funktion – endokrin und exokrin – aus, als das Kollektiv *„sklerosierende Pankreatitis"*, was für den fortgeschrittenen Krankheitsprozeß des ersten Kollektivs spricht.

Man darf zudem annehmen, daß die Krankheitsprogredienz unterschiedlich schnell von statten geht; in einigen Fällen scheint die Progredienz so ausgesprochen zu sein, daß schon nach kurzer Zeit eine fortgeschrittene Parenchymdestruktion mit entsprechender funktioneller Restriktion diagnostiziert werden kann. In diesem Zusammenhang scheint die Frage berechtigt zu sein, inwieweit die Pankreolithiasis morphologischer Hinweis auf das entzündliche Spätstadium ist oder gar die Ursache für die beschleunigte Progredienz des Parenchymuntergangs darstellt. Für die letzte These sprechen einige Beobachtungen. Die Frage, unter welchen Voraussetzungen bevorzugt Verkalkungen auftreten, soll hier nicht erörtert werden: morphologische, sekretionsdynamische, sekretionsanalytische oder elektrolyt-dissoziative Faktoren mögen hierbei eine Rolle spielen. Entscheidend allerdings für die hier anstehende Fragestellung ist die Beobachtung, daß Kalzifizierungen immer intraduktal entstehen (EDMONDSON und Mitarb. 1949, 1950, STOBBE und Mitarb. 1970). Es kann daraus gefolgert werden, daß sie den intraduktalen Sekretfluß mehr oder weniger beeinträchtigen. Zumindest stellen sie einen Störfaktor dar, der sich zu den Gangstenosen und Strikturen als Folge sklerosierender Parenchymveränderungen addiert (MARTIN und CANSECO 1947) (Abb. 199).

AUSTIN und Mitarb. (1980) konnten in tierexperimentellen Untersuchungen an Katzen sehr gut den Zusammenhang zwischen Stenosierungsausmaß und Intensität parenchymaler Schädigung aufzeigen. Diese Untersuchungsergebnisse belegen, daß nicht nur nach totaler Obstruktion, wie vielfach nachgewiesen (WANG und Mitarb. 1950, TSUZUKI und Mitarb. 1965), sondern auch nach partieller Stenosierung das Parenchym geschädigt und die Funktion irreversibel beeinträchtigt werden kann (CLEMENS und Mitarb. 1979). Das Ausmaß der Stenosierung ist dabei von wesentlicher Bedeutung. Auftretende Kalzifizierungen werden somit zu einem Promotor der Progredienz (KONOK und THOMPSON 1969). Es ist demnach nicht verwunderlich, daß ihr Vorhandensein assoziiert ist, entweder mit stark eingeschränkter Funktion oder mit schnell fortschreitendem Funktionsverlust.

Die Lokalisation der Pankreaskalzifizierungen ist intraduktal; dennoch scheint das Kalzifizierungsmuster sehr unterschiedlich zu sein, je nachdem wie die einzelnen Gangabschnitte betroffen sind. Immer aber werden die Kalzifizierungen denjenigen Parenchymanteil entzündungsprogredient beeinflussen, für den der betroffene Gangabschnitt die Sekretionsdrainage repräsentiert. Im Extremfall vermag ein solitäres Konkrement im präpapillären Bereich den Abfluß des gesamten Pankreasas zu behindern und damit ein entzündungs-aggravierendes Moment darstellen. Hieraus ergeben sich gezielte therapeutische Möglichkeiten (RUMPF und PICHLMAYR 1983).

Über besonders gute postoperative Ergebnisse einer durchgeführten Drainageoperation berichten JORDAN und Mitarb. (1977) dann, wenn Kalzifizierungen nachweisbar waren. Die Ergebnisse von LEGER und Mitarb. (1974) bestätigen dies, wobei die operative Erfolgsrate bei vorhandenen Kalzifizierungen 74% betrug, bei fehlenden Verkalkungen nur 42%. Auch WAY und Mitarb. (1974) bestätigen dies durch eigene Untersuchungen. TRAVERSO und Mitarb. (1979) beobachten ebenfalls die vorteilhaften postoperative Ergebnisse bei vorhandenen Verkalkungen unabhängig vom operativen Vorgehen selbst. Bei vorhandenen Kalzifi-

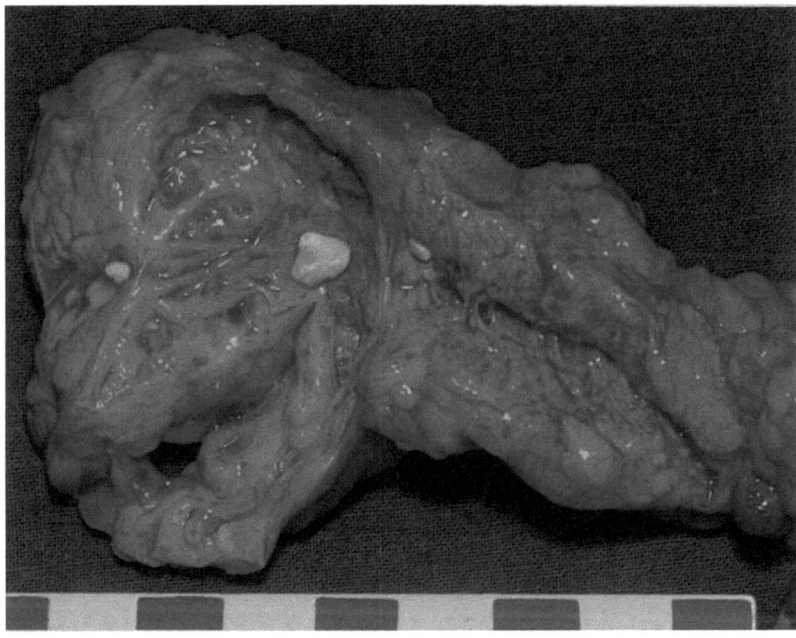

Abb. 199. Solitäre, intraduktale Konkremente in einem aufgeschnittenen Operationspräparat (Hemipankreatektomie links)

zierungen fanden sie 73% gute Ergebnisse, bei fehlenden nur 27%. Lediglich PRINZ und GREENLEE (1981) können diese Zusammenhänge nicht bestätigen, nachdem gute Erfolge unabhängig vom Vorhandensein von Kalzifizierungen nachgewiesen werden konnten.

Strikturen und Stenosen sind das morphologische Substrat der entzündlichen Progredienz. Inwieweit sie ein Hindernis für den Sekretfluß bedeuten, hängt von dem Ausmaß der Stenosierung ab. Relevante Aussagen über die Sekretionsbedingungen lassen sich letztlich nur durch manometrische Untersuchungen machen. Sekretstase und Druckerhöhung als Folge eines relativen oder absoluten Sekretionshindernisses sollen im wesentlichen Grund für die Schmerzauslösung bei der chronischen Pankreatitis sein. Dabei kann das Hindernis unterschiedlich lokalisiert sein: im Hauptgang oder in den kleinen Kanälchen. Der Nachweis einer Stenose allein ist noch kein schlüssiger Beweis für eine Sekretionsbehinderung; viel eher lassen Gangdilatationen auf eine gestörte Sekretionsdynamik schließen. Wenn BORNMAN und Mitarb. (1980) auf Grund eigener Untersuchungen folgern, daß nachweisbare Obstruktionen nicht notwendigerweise mit dem Symptom ‚Schmerz' korrelieren, so erfährt damit der hier dargestellte Sachverhalt volle Bestätigung.

Nachweisbare Gangdilatationen werden somit zu einem wichtigen Einschätzungskriterium von nicht unwesentlicher Bedeutung bei der operativen Therapieplanung. Es wird immer wieder die Meinung vertreten, daß eine nachweisbare Gangdilatation weniger als eine Folge des Sekretstaus, als vielmehr des atrophisierenden und sklerosierenden Parenchymumbaus anzusehen ist. Diese Anschauung kann und soll hier nicht widerlegt werden; immerhin gibt es neben der Vielzahl klinischer Erfahrungen auch sichere Belege dafür, daß Gangstenosierungen zu prästenotischen Dilatationen unterschiedlichen Ausmaßes führen können und dies in aller Regel auch tun. HAUNZ und BAGGENSTOSS (1950) haben dies sehr eindrucksvoll für die tumorbedingte Stenose im Pankreaskopf zeigen können.

Daß das Ausmaß der Gangdilatation wesentlich über den Erfolg oder den Mißerfolg einer Drainageoperation mitentscheidet, konnte verschiedentlich belegt werden. LEGER und Mitarb. (1974) fanden in 72% gute Operationsergebnisse bei einem Gangdurchmesser von 10 oder mehr Millimetern. Betrug hingegen die Gangweite nur 5 mm oder weniger, war nur in 39% der Fälle ein gutes Resultat zu erzielen. Diese Zusammenhänge gilt es zu berücksichtigen, will man zu einer richtigen Einschätzung des jeweiligen operativen Vorgehens kommen. Auch ADLOFF und Mitarb. (1982) weisen auf die Wichtigkeit der Pankreasgangbeurteilung als Entscheidungskriterium für die operative Verfahrenswahl hin. Insgesamt wird aus diesen Darlegungen deutlich, daß die Kenntnisse der morphologischen Veränderungen bei der chirurgischen Therapieplanung einen unabdingbaren Faktor darstellen. *„Therapy of chronic pancreatitis depends entirely on the state of Wisung's duct"* (ADLOFF 1982).

Funktionelle Gesichtspunkte

Der endokrine und exokrine Funktionsverlust ist Folge des progredienten Parenchymuntergangs, wobei der Grad der Funktionseinbuße das Ausmaß der Gewebsschädigung wiederspiegelt. Dennoch, während jeder Parenchymuntergang notwendigerweise einen Verlust exokriner Kapazität bedeutet, wird der Inselapparat erst sekundär im Rahmen zunehmender Sklerosierungen geschädigt. Die endokrine Insuffizienz folgt demnach der exokrinen Funktionseinschränkung in unterschiedlich großem Zeitintervall.

Funktionsverlust bedeutet noch keine funktionelle Insuffizienz. Die Kompensationsmöglichkeiten sind groß; man kann davon ausgehen, daß erst eine 70–80%ige funktionelle Einschränkung zur klinischen Manifestation einer gestörten Funktion führt.

Die Erfahrungen zeigen, daß die Progredienz unterschiedlich schnell von statten geht, abhängig von der Schwere der Noxe, der unterschiedlichen individuellen Reagibilität bzw. Stabilität des Organs „*Pankreas*" sowie abhängig von komplizierenden, den entzündlichen Prozeß aggravierenden Faktoren. Es ist weiterhin Bestandteil klinischer Erfahrung, daß sich der progrediente Destruktionsprozeß in jeweils sehr unterschiedlicher klinischer Symptomatik niederschlägt. Der Schmerz, als das Leitsymptom der chronischen Pankreatitis, korreliert nicht mit dem Grad der feststellbaren Funktionseinbuße.

Die Krankheitsverläufe unterscheiden sich wesentlich im zeitlichen Auftreten sowie der Intensität des Schmerzes, wobei Phasen längerzeitiger Schmerzfreiheit keine Seltenheit sind. Nachdem der Schmerz eines der Kriterien für die Indikationsstellung zur Operation darstellt, trifft diese Entscheidung das Pankreas in einer jeweils unterschiedlichen Phase funktioneller Zustandsbefindlichkeit. Auf diesem Hintergrund erhält die Frage nach der operativen Verfahrenswahl besonderes Gewicht. Drainierende Verfahren lassen die funktionelle Kapazität unberührt, wobei die exokrine Funktion durch Optimierung der Abflußbedingungen sogar verbessert werden kann. Resezierende Eingriffe bedeuten in jedem Fall eine weitere Funktionseinbuße unterschiedlichen Ausmaßes. Inwieweit diese funktionelle Restriktion im Einzelfall eine klinisch-manifeste Funktionsstörung zur Folge hat, hängt von der Ausgangssituation ab, das heißt, von den noch vorhandenen Funktionsreserven. Diese Zusammenhänge werden in der Arbeit von Rumpf und Pichlmayr (1982) deutlich, wobei gezeigt werden konnte, daß die partielle Duodenopankreatektomie in Abhängigkeit vom präoperativen Funktionszustand ganz unterschiedliche Auswirkungen auf das postoperative Ergebnis hat. Bei schon präoperativ deutlicher Funktionseinschränkung schlägt der Parenchymverlust durch Resektion vielmehr zu Buche, als bei noch kompensierter Ausgangssituation.

Es ist augenfällig, daß diesem Problem in der Evaluierung der verschiedenen operativen Verfahren bislang wenig Bedeutung beigemessen wurde. Zwar taucht diese Frage in der alternativen Gegenüberstellung von Resektion und Drainage gelegentlich auf, doch wird die Beantwortung meist ebenso global gehandhabt wie die Fragestellung selbst. Die Ausgewogenheit zwischen dem angestrebten Operationsziel der Schmerzfreiheit und der durch die Operation häufig verursachten Funktionseinschränkung, erscheint nicht immer gewährleistet. Es scheint mitunter der Wert der Funktion zu gering eingeschätzt zu werden. Auf dem Hintergrund des hier zur Diskussion stehenden Krankengutes hat die funktionelle Labilität mit der sich daraus ergebenden Therapieabhängigkeit besonderes Gewicht. Wenngleich die Behandlung einer endokrinen und exokrinen Insuffizienz theoretisch zu leisten ist, ergeben sich in praxi viele Probleme, die sich in hohen Letalitätsraten dokumentieren, verursacht durch therapeutisch nicht beherrschbare funktionelle Entgleisungen.

Hier sind auch die Überlegungen von AMMANN und Mitarb. (1973) mit zu berücksichtigen, daß am Ende einer Krankheitsprogredienz das Stadium der *„secondary painless pancreatitis"* erreicht werden kann; ein Stadium, welches zwar in vielen Fällen Schmerzfreiheit gewährt, jedoch gleichzeitig den Verlust der exokrinen und endokrinen Funktion bedeutet. Hieraus, wie auch aus dem Tatbestand häufiger letaler Spätfolgen als Ergebnis einer nicht konsequent durchführbaren konservativen Therapie, muß die Entscheidung über das anzustrebende operative Therapieverfahren von dem Grundsatz geleitet sein, soviel Funktion wie möglich zu erhalten: *„Prevention of exocrine and endocrine insufficiency deserves a high priority"* (FREY und Mitarb. 1976). Dies ist um so bedeutsamer, je mehr die präoperative funktionelle Kapazität bereits eingeschränkt ist. Die Querverbindungen zu den psychosozialen Aspekten wird dabei offensichtlich.

AMMANN und Mitarb. (1979) betonen die Zusammenhänge zwischen dem Grad der Dysfunktion und der Aussicht, Schmerzfreiheit zu erreichen. Je ausgeprägter die Funktionseinschränkung, desto mehr scheint die Hoffnung auf baldige Schmerzfreiheit berechtigt zu sein. In gleicher Weise ist mit zufriedenstellenden Operationsergebnissen um so mehr zu rechnen, je ausgeprägter sich die vorbestehende Dysfunktion darstellt. Nachdem Kalzifikationen das Spätstadium und damit die fortgeschrittene Funktionseinschränkung dokumentieren, ist ihr Vorhandensein ein günstiger Prädikator für den chirurgischen Erfolg (GIRDWOOD und Mitarb. 1981).

Nach diesen Überlegungen könnte folgerichtig angenommen werden, daß jede chirurgische Maßnahme, welche mit einer weiteren Funktionseinbuße verbunden ist (Resektion), der günstigen Gesamteinschätzung schließlich zuträglich wäre. Dies mag zutreffen, solange Schmerzfreiheit den alleinigen Gradmesser des therapeutischen Bemühens darstellt. Das Stadium der Schmerzfreiheit aber, welches auf dem völligen Funktionsverlust basiert, bedeutet gleichzeitig das Stadium absoluter Therapieabhängigkeit. Solange keine Komplikationen auftreten, die zu vorzeitiger chirurgischer Intervention zwingen, wird durch das *„Ausbrennen"* des Pankreasparenchyms dieses Stadium früher oder später erreicht werden. Endgültige Schmerzfreiheit bedeutet aber endgültigen Funktionsverlust. Neben dem Kriterium der Schmerzfreiheit muß dasjenige der funktionellen Stabilität mehr betont werden. Bedenkt man die Probleme, die sich bei absoluter Therapieabhängigkeit einstellen können, sowie die oft geringe Verläßlichkeit dieser notwendigen und konstant einzuhaltenden konservativen Therapie gegenüber, dann kann Schmerzfreiheit nicht das einzige Therapieziel sein. Unter diesen Voraussetzungen sollte eine Operation mit folgendem Ziel erfolgen:

a) den Entzündungsprozeß zu retardieren
b) soviel wie möglich Funktion zu erhalten
c) weitgehend Schmerzfreiheit zu gewähren

Ebenso, wie sich die chirurgische Therapie der chronischen Pankreatitis an den Grenzen der konservativen Therapie definiert, soll der chirurgische Eingriff schließlich nicht mehr bewirken, als diese wiederum zu ermöglichen und zu erleichtern. Die Möglichkeit, daß durch einen operativen Eingriff die Funktion – exokrin, seltener endokrin – verbessert wird, ist zwar prinzipiell gegeben, wie LANKISCH und Mitarb. (1975) zeigen konnten, sie kann jedoch nicht zum kalkulierbaren Kriterium bei der Entscheidung über die operative Verfahrenswahl werden. Daß eine funktionelle Verbesserung gelegentlich auch nach Linksresektion beobachtet werden kann, ist nicht sogleich verständlich und läßt die Frage nach möglichen regenerativen Vorgängen stellen, die parallel oder entgegen dem progredienten Entzündungsprozeß ablaufen. Tierexperimentell konnten derartige regenerative Veränderungen nachgewiesen werden (FITZGERALD und Mitarb. 1968, LEHV und FITZGERALD 1968, HOTZ und Mitarb. 1973).

Psychosoziale Gesichtspunkte

Die chronische Pankreatitis ist in vielen Fällen eine pathomorphologische Organmanifestation eines psychosozialen Defektes. Zunächst muß betont werden, daß nicht jede chronische Pankreatitis alkohol-bedingt ist; allzuleicht impliziert das Stellen dieser Diagnose die Vermutung hinsichtlich dieser Verursachung. Die Affinität zum Alkohol als einem „*Konfliktsolvenz*" ist oft Ausdruck einer psychosozialen Labilität, wobei die Schwerpunkte entweder mehr im psychischen oder mehr im sozialen Bereich angesiedelt sind. Häufig bedingt eines das andere und der entstehenden Circulus vitiosus leitet eine verhängnisvolle Entwicklung ein (Abb. 101). Was für alle Erkrankungen gilt, gewinnt bei der chronischen Pankreatitis besondere Bedeutung: Die Therapie hat der Ganzheit des Patienten, nicht ausschließlich dem Pankreas zu gelten.

Faktoren, die sich aus diesem psychosozialen Umfeld ableiten lassen, haben Gewicht bei den jeweils anstehenden therapeutischen Fragen, nicht zuletzt bei der operativen Methodenwahl. Unabhängig davon, daß jeder operative Eingriff erst nach Ausloten sämtlicher konservativer Therapiemöglichkeiten erfolgen sollte, wird der Wille und die Verläßlichkeit des Patienten wesentliche Bedeutung haben für die Wahl des operativen Verfahrens, wie auch für den postoperativen Verlauf einschließlich der gesamten prognostischen Beurteilung. Hierbei scheint es wichtig zu sein, daß die Bemühungen um die Restabilisierung von Psyche und sozialem Umfeld bereits präoperativ einsetzen.

Bei den Entscheidungen über das operative Vorgehen, insbesondere über eine möglicherweise anstehende Resektion, sollten die Zusammenhänge zwischen der funktionellen Eigenstabilität und der psychischen Situation geklärt sein. Ein fortbestehender Alkoholabusus ist nicht nur Ausdruck für eine instabile psychosoziale Situation des Patienten, sondern auch eine ständige Gefährdung der Stoffwechselbilanz, zu deren Kompensation eine funktionelle Eigenstabilität erforderlich ist. Das Problem der Compliance gewinnt proportional zur zunehmenden Funktionseinschränkung an Bedeutung. Daraus folgert, daß in den Fällen, in denen eine Stabilisierung der psychosozialen Situation nicht möglich ist, eher operative Zurückhaltung anzuraten ist. Hierbei sollte bei sich alternativ anbietenden Operationsverfahren stets derjenigen Methode der Vorzug eingeräumt werden, bei der weitmöglichst der Erhalt der Funktion gewährleistet ist.

Es soll noch ein Problem Erwähnung finden, welches die Notwendigkeit der psychischen und sozialen Betreuung dieser Patienten besonders beleuchtet. Die häufigste Indikation zur Operation resultiert aus dem Vorhandensein heftiger, therapieresistenter Schmerzen. In 80–90% gelingt es, durch Anwendung eines adäquaten Operationsverfahrens Schmerzfreiheit zu erzielen. Das Erreichen des angestrebten Operationszieles birgt gleichwohl Gefahren, welche nur durch die Bereitschaft zu psychisch- und sozial-therapeutischem Engagement aufgefangen werden können. Nicht selten ist zu beobachten, daß der Wegfall der Schmerzsymptomatik eine Entzügelung der Verhaltensweise, insbesondere derjenige gegenüber dem Alkohol, bewirkt (Cox und GILLESBY 1967). Hieraus folgert augenfällig die Notwendigkeit einer ganzheitlichen Therapieplanung und -realisierung.

Konkludente Entscheidungskriterien zur operativen Verfahrenswahl bei der unkomplizierten Pankreatitis

Je nachdem, wie umfassend sich bereits präoperativ die morphologischen Veränderungen darstellen lassen, ist schon vor einer operativen Intervention über die Methodenwahl zu entscheiden. Meist aber ist die genaue operative Exploration des Pankreas selbst, einschließlich der peripankreatischen Strukturen und angrenzenden Organe, Vorbedingung für eine adäquate und individualisierte methodische Festlegung.

Zusätzliche Informationen liefern die Anamnese (Dauer der Erkrankung, Ätiologie, Beschwerdeintensität und alimentäre Gewohnheiten), die Beurteilung des Allgemein- und Ernährungszustandes, die Kenntnis der funktionellen Einschränkung und nicht zuletzt die Einschätzung der sozialen und psychologischen Situation des Patienten.

Unter diesem Aspekt lassen sich zwei Entscheidungsbereiche differenzieren:

a) Methodenwahl nach allgemeinen, patientenorientierten Kriterien
b) Methodenwahl nach pankreasspezifischen, morphologischen Kriterien

Zu a): Die Kriterien dieses Entscheidungsbereiches haben Vorrang und entscheiden darüber, inwieweit eine nach pankreasspezifischen morphologischen Kriterien indizierte Operation im Einzelfall möglich und sinnvoll ist. Folgende Kriterien werden eher zu einer operativen Zurückhaltung Anlaß geben (Abb. 200): Reduzierter Allgemein- und Ernährungszustand, fortgeschrittene Funktionseinschränkung, ungesicherte soziale Verhältnisse, fortbestehender Alkoholgenuß, Labilität und unverläßliche Bereitschaft zur konsequenten konservativen Therapie.

Die Einschätzung des Allgemein- und Ernährungszustandes entscheidet über die Operabilität bzw. die operative Belastbarkeit des Patienten. Operative Zurückhaltung meint nicht die Aufhebung der pankreasspezifischen, morphologischen Entscheidungskriterien, vielmehr soll bei möglichen alternativ zur Verfügung stehenden Methoden jeweils der kleinste und am wenigsten belastende Eingriff gewählt werden. Weiterhin soll damit zum Ausdruck gebracht werden, daß, wenn immer dies die pankreasspezifische Konstellation zuläßt, Parenchym soweit wie möglich erhalten werden soll. Je größer die verbleibenden Parenymanteile, desto größer die Eigenstabilität und desto geringer die Therapieabhängigkeit.

Gewähren all die genannten Kriterien ausreichende Operabilität und für die weitere Therapie günstige Voraussetzungen, dann wird nach den pankreasspezifischen, morphologischen Kriterien über das im Einzelfall sinnvolle operative Vorgehen entschieden werden können (operative Entscheidungsfreiheit).

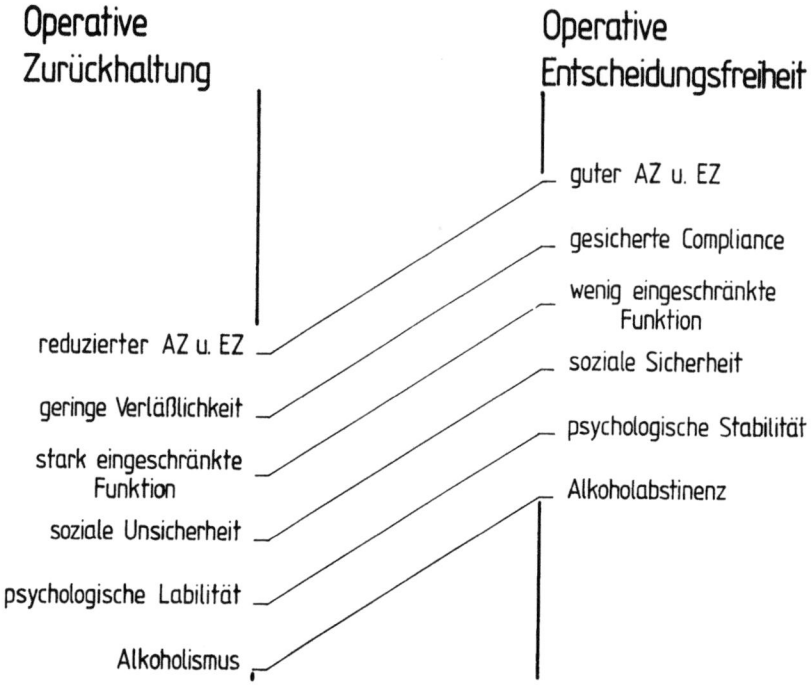

Abb. 200. Entscheidungsbereiche des operativen Vorgehens. Operative Zurückhaltung: kleinstmöglicher Eingriff; weitestgehender Funktionserhalt. Operative Entscheidungsfreiheit: Methodenwahl nach pankreas-spezifischen morphologischen Kriterien

Zu b): Die allgemeine Richtlinie bei der operativen Verfahrenswahl verfolgt die Maxime: *„So viel wie nötig, so wenig wie möglich".* Diese Feststellung bezieht sich auf das Pankreasparenchym und seine funktionelle Wertigkeit – endokrin und exokrin. Hierbei kann es nicht allein um die Alternativfrage *„Resektion"* oder *„Drainage"* gehen. Diese Frage engt die tatsächliche Problematik bei der chirurgischen Behandlung der chronischen Pankreatitis auf reine Verfahrensmodalitäten ein (Abb. 201). So wichtig es für den Patienten ist, das angestrebte Operationsziel der Schmerzfreiheit zu erreichen, so wesentlich ist es auch, die postoperative Therapierbarkeit des Patienten nicht durch weiteren Funktionsverlust zu erschweren. Die Frage nach „Resektion" und „Drainage" hat sich demnach nicht allein an der postoperativen Schmerzfreiheit zu orientieren, sondern muß in dem Bewußtsein um die Wertigkeit der Funktion entschieden werden. Das idealisierte Operationsergebnis beinhaltet vollen Funktionserhalt bei absoluter Beschwerdefreiheit. Daß dies im Einzelfall nicht immer erreicht werden kann, spricht nicht gegen den Versuch, dies in jedem Fall anzustreben. Die Vielzahl der morphologischen Veränderungen machen eine individualisierte Therapieplanung notwendig (*„balanced procedure"* (MARKS 1967)). Die einzelnen für die Entscheidung wichtigen Kriterien sind in Abbildung 202 dargestellt. Nur bei richtig gestellter Indikation zu den einzelnen Verfahren wird auch ein Erfolg zu erwarten sein. Dabei wird in jedem einzelnen Fall die Frage zu beantworten sein, ob und inwieweit Funktionseinbußen notwendig sind, um Schmerzfreiheit zu gewährleisten.

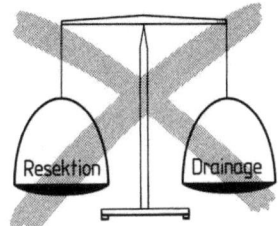

Abb. 201. Resektion oder Drainage? Eine an der Problematik vorbeizielende Frage

Auf diesem Hintergrund lassen sich folgende methodische Richtlinien definieren:

a) Bei nachweisbaren Passagebehinderungen im Bereich des Ductus pancreaticus *("big duct disease")* mit konsekutiver prästenotischer Dilatation ist eine Drainageoperation indiziert. Das operative Vorgehen muß so ausgerichtet sein, daß alle gestauten Areale Entlastung finden. Hierbei ist besonders auf die Möglichkeit multipler Stenosierungen und zusätzlicher zystischer Formationen zu achten.

b) Bei lokalisiertem Entzündungsschwerpunkt ohne nachweisbare Dilatation des Hauptganges *("small duct disease")* empfiehlt sich eine den Erfordernissen angemessene Resektion. Sollte eine erkennbare Erkrankungslokalisation assoziiert sein mit einer Dilatation des Hauptganges, so können Resektion und Drainage kombiniert werden. Im Zweifelsfalle ist der Kombination von Resektion und Drainage vor der alleinigen Resektion der Vorzug zu geben. Tumoröse Veränderungen machen auch dann eine Resektion notwendig, wenn kein eindeutiger Karzinomnachweis gelingt. Dieses Problem stellt sich in aller Regel bei Prozessen im Pankreaskopfbereich, wobei allerdings häufig begleitende Komplikationen schon die Indikation zum resektiven Vorgehen stellen lassen.

c) In seltenen Fällen ist weder eine Krankheitslokalisierung (disseminierter Befall) noch eine Gangerweiterung nachzuweisen. Auch hierbei handelt es sich um einen Krankheitsprozeß, der vor allem im Bereich der Seitenäste lokalisiert ist und völlig gleichmäßig das gesamte Pankreas betrifft. Eingriffe am vegetativen Nervensystem zur Ausschaltung der Schmerzperzeption sind hier in Erwägung zu ziehen.

Die in diesen Fällen auch zu diskutierende endoskopische bzw. transduodenale Pankreasgangverödung stellt zwar ein wenig invasives Vorgehen dar, sie bedeutet jedoch den sofortigen exokrinen Funktionsausfall; die Prognose der endokrinen Funktion ist ungewiß, der Therapieerfolg nicht in jedem Fall gewährleistet.

Die totale Duodenopankreatektomie stellt ein Verfahren der letzten Wahl dar. Sie ist als Notlösung nach bereits mehrfachen frustranen Operationsversuchen anzusehen.

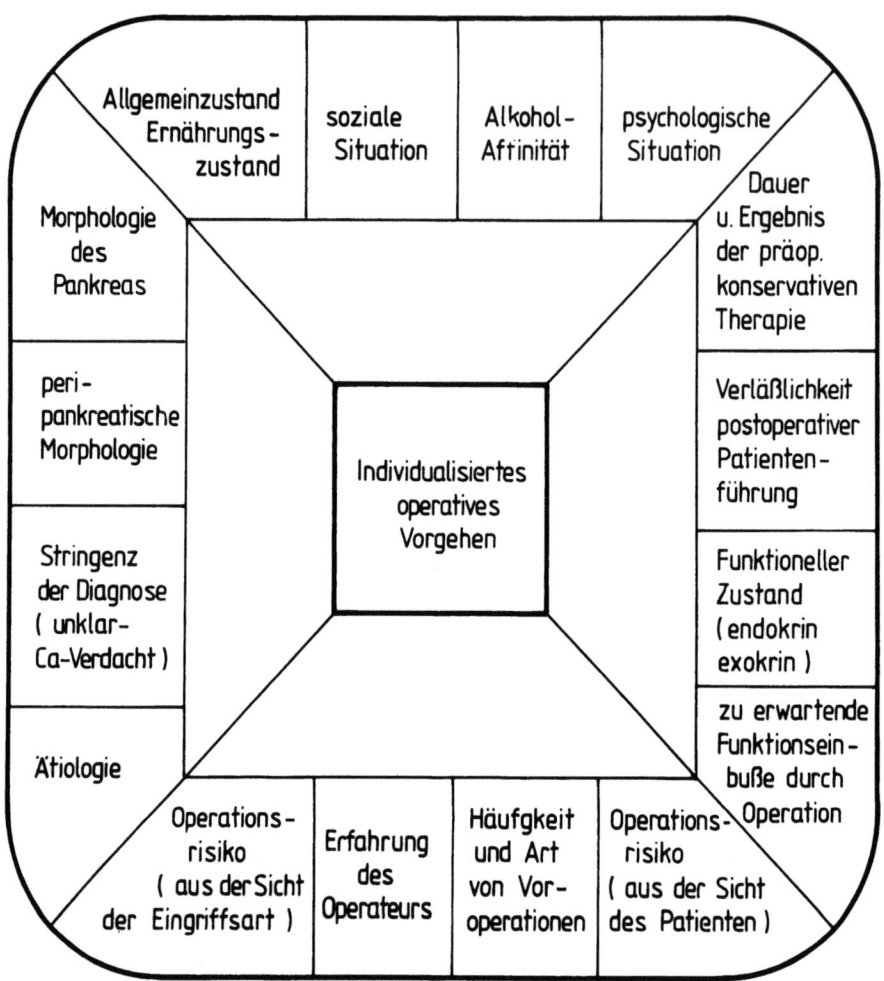

Abb. 202. Darstellung der für die chirurgische Therapieplanung wichtigen Kriterien („ballanced procedure")

Postoperativer Verlauf

Postoperativer Diabetes mellitus

Der Diabetes mellitus ist Folge der progredienten Gewebsdestruktion bei der chronischen Pankreatitis; gleichzeitig stellt er einen wesentlichen krankheitserschwerenden Faktor dar, von dem nicht unwesentlich die Prognose der Patienten abhängt. Die endokrinen Funktionsreserven lassen sich beim Menschen nicht genau bestimmen, allerdings zeigen klinische Erfahrungen und nicht zuletzt tierexperimentelle Untersuchungen, daß ein ca. 70–80%iger Verlust der Inselzellmasse noch durchaus kompensiert werden kann (GRAHAM 1977).

Durch jeden resezierenden Eingriff reduziert sich die Parenchymmenge in Abhängigkeit vom Ausmaß der Resektion. Von Wichtigkeit ist dabei, daß die Resektion an einem in aller Regel bereits vorgeschädigten Pankreas erfolgt, woraus sich zwei Aspekte ergeben:

a) Die entzündliche Destruktion in dem zur Resektion anstehenden Pankreasanteil ist soweit fortgeschritten, daß in diesem Bereich die endokrine Funktion schon weitgehend ausgelöscht ist: Resektion bedeutet in diesem Fall keinen nennenswerten weiteren Funktionsverlust.
b) Erfolgt die Resektion an einem eher gleichmäßig vom Entzündungsprozeß betroffenen Pankreas, so wirkt sich die Resektion weiter funktionseinschränkend aus, dies um so mehr, als in dem verbleibenden Restpankreas ein Teil der Funktion bereits dem destruktiven Entzündungsprozeß zum Opfer gefallen ist.

Nach diesen Überlegungen scheint es wenig sinnvoll, den einzelnen Operationsmethoden statistische postoperative Diabetes-Inzidenzen zuzuordnen. Es muß vielmehr darum gehen, bewußt zu machen, daß durch den operativen Eingriff der Resektion ein Diabetes mellitus neu entstehen bzw. eine latente diabetische Stoffwechsellage manifest werden kann. Mitunter ist eine solche diabetische Manifestation auch nur vorübergehend feststellbar, wobei sich nach unterschiedlicher Dauer normale, zumindest nicht behandlungsbedürftige Stoffwechselbedingungen einstellen. Somit werden regelmäßige Blutzuckerbestimmungen nach einem solchen Eingriff zu einem festen Bestandteil der postoperativen Nachbehandlung.

Die Behandlung des Diabetes mellitus in der postoperativen Phase folgt den allgemeinen gültigen Richtlinien der konservativen Therapie. Hierbei ist die gegebenenfalls erforderliche tägliche Insulinmenge nicht nur den diätetischen Richtlinien anzupassen, es gilt auch zu bedenken, daß eine kalorische Ausgewogenheit nur durch eine konsequente Enzymsubstitutionstherapie erreicht werden kann. Eine Sonderstellung nimmt die totale Duodenopankreatektomie ein. Nicht nur das Insulin, sondern auch das Glucagon als endokriner Widerpart ist eliminiert mit der Folge äußerst labiler Stoffwechselbedingungen. In der postoperativen Phase tragen die mit der Postaggression verbundenen Stoffwechselumstellungen ihrerseits zu der oft nur schwer steuerbaren Stoffwechsellabilität bei. Die in diesen postoperativen Tagen durchgeführte parenterale Alimentation erschwert die Kontrolle der Stoffwechselvorgänge und die Festlegung der jeweils notwendigen Insulin-Applikationsmengen. Zwar ist die Bedeutung einer ausgewogenen Stoffwechsellage für den postoperativen Verlauf nicht klar zu definieren, dennoch wird jeweils das Ziel darin bestehen, durch eine adäquate Insulin-Substitution eine Stoffwechselhomöostase zu erreichen. Der Einsatz der künstlichen „*Beta-Zelle*" trägt in der postoperativen Phase nicht nur zur Vereinfachung der Insulin-Applikation bei, sondern gewährleistet eine bedarfsgeregelte und somit ausgewogene Stoffwechselhomöostase (HORN und Mitarb. 1980) (Abb. 203). In Abb. 204 ist das Prinzip der computergesteuerten Insulin-Applikation dargestellt. Die Abbildung 205 zeigt den Unterschied zwischen einer Insulin-Dauerinfusion und einer computergesteuerten Insulinzufuhr.

Im weiteren Verlauf ist nach totaler Duodenopankreatektomie in aller Regel eine tägliche Insulinmenge von 20–40 E ausreichend (BRAASCH und Mitarb. 1978). Diese geringen Dosen dürfen allerdings nicht im Sinne einer leicht therapeutisch zu steuernden Kohlehydratstoffwechsel-Situation interpretiert werden. Im Gegenteil; da beim pankreopriven Diabetes der Gegenspieler, das Glugacon fehlt, können oft schon kleine Insulindosen eine Hypoglykämie verursachen

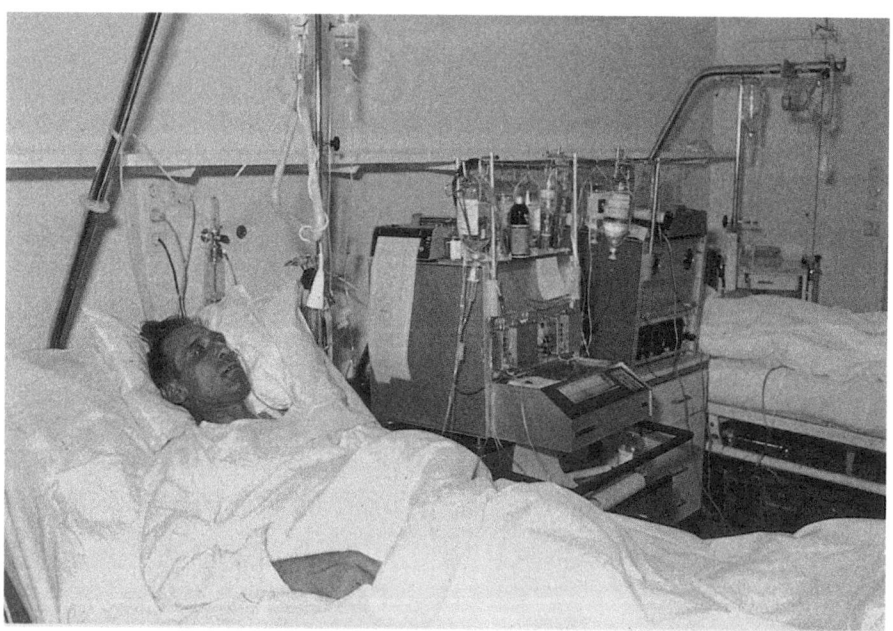

Abb. 203. Künstliche Beta-Zelle im Einsatz

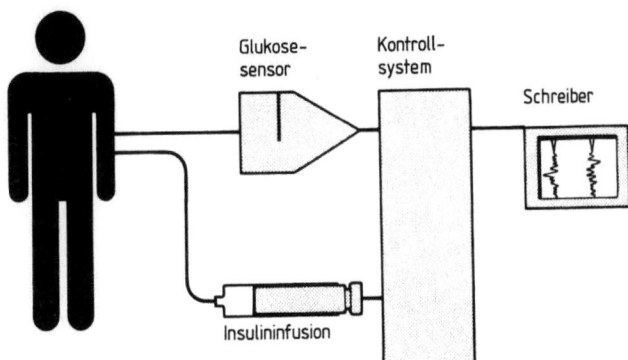

Abb. 204. Prinzip der künstlichen Beta-Zelle

(GOLDNER und CLARK 1944, KÜMMERLE und Mitarb. 1969, HOFFMEISTER und Mitarb. 1969, HOFFMEISTER und Mitarb. 1979, CREUTZFELDT LANKISCH 1980). HESS (1969) empfiehlt deshalb auch bei höheren Blutzuckerwerten nicht größere Einzeldosen als 6 E zu applizieren um hypoglykämische Krisen zu vermeiden. Man wird demnach einen über der Norm liegenden Glukosespiegel als Richtlinie für die Diabetes-Einstellung wählen, um auf diese Weise zusätzliche Stabilität zu erreichen (CREUTZFELDT 1971).

Postoperative Komplikationen

Die Tabelle 49 gibt eine Übersicht über die möglichen postoperativen Komplikationen nach Eingriffen bei der chronischen Pankreatitis. Die jeweilige Behandlung erfolgt nach allgemein-chirurgischen Gesichtspunkten; einige Besonderheiten werden in den folgenden Kapiteln abgehandelt. Die Auflistung der möglichen Komplikationen erscheint sinnvoll, um das Spektrum bewußt zu machen und beim Auftreten entsprechender klinischer Symptome zeit- und sachgerecht vorgehen zu können.

Septische Komplikationen

Septische Komplikationen sind nach Pankreaseingriffen keine Seltenheit (NEHER und Mitarb. 1977, MALAGELADE und Mitarb. 1979, FRICK 1982). Die Letalität dieser Komplikationen ist hoch, was nicht zuletzt auf die oft schlechten Ausgangsbedingungen zurückzuführen ist (NEHER und Mitarb. 1977). Die allgemein reduzierte Ernährungssituation der Patienten ist wohl in vielen Fällen für die eingeschränkte Abwehrlage und die schnell progrediente Sepsis verantwortlich. Deshalb muß das erste Ziel sein, Komplikationen zu vermeiden, was schließlich erfolgreicher ist, als sie zu behandeln.

Die verschiedenen Operationsverfahren weisen eine jeweils unterschiedliche

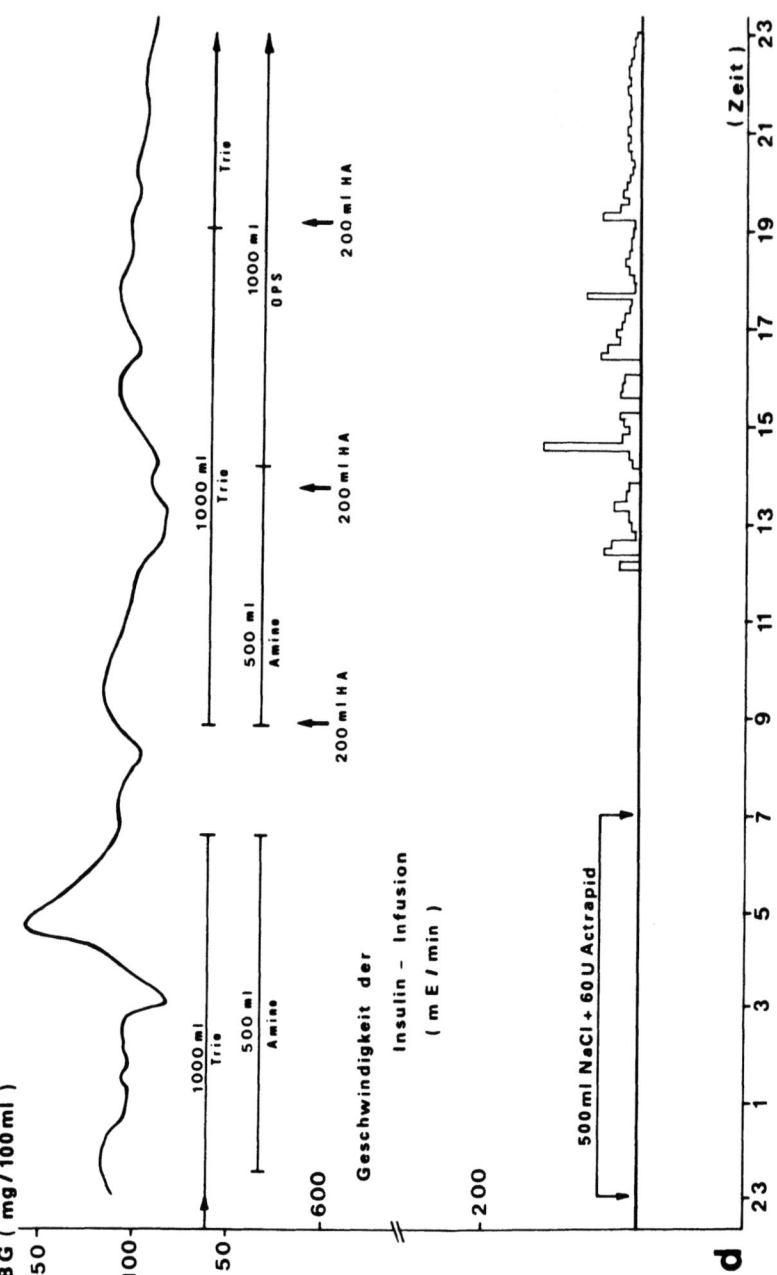

Abb. 205. Unterschied zwischen Insulin-Dauerinfusion und computergesteuerter Insulin-Zufuhr

Tabelle 49. Mögliche Komplikationen nach operativen Eingriffen bei der chronischen Pankreatitis. (Literatur: 1: Mallet-Guy 1952, 2: Guillemin 1972, 3: Mangold und Mitarb. 1977, 4: Neher und Mitarb. 1977, 5: Braasch und Mitarb. 1978, 6: Dostal 1980, 7: Frick 1982.)

Abszeß [3, 4, 5, 6]
Diffuse Peritonitis [4]
Sepsis [4]
Akute Pankreatitis [2]
Pankreasfistel [2, 3, 8]
Biliäre Fistel [2, 3, 5, 8]
Gallige Peritonitis [7]
Magenfistel [3]
Insuffizienz der Gastroenterostomie [7]
Dünndarmfistel [3]
Blutung [3, 5, 6, 7]
Duodenalwandnekrose [4]
Magenwandnekrose [7]
Magenausgangsstenose [7]
Dünndarmvolvulus [7]
Pfortaderthrombose [3]
Pneumonie [4]
Pleuraempyem [3, 4, 7]
Lungentuberkulose [1, 4]
Wundheilungsstörung [4, 5]

Inzidenz postoperativer Komplikationen auf, die im wesentlichen von der Art und der Ausdehnung des Eingriffes, aber auch von der Erfahrung des Operateurs abhängt. Neben den operations-spezifischen Komplikationen spielen allgemeine Operationsfolgen wie Harnwegsinfekte und Pneumonien eine zahlenmässig große Rolle.

Die häufigsten septischen Komplikationen, die als Folge des lokalen operativen Vorgehens anzusehen sind, sind Peritonitiden und Abszedierungen. Entscheidend bei der Behandlung ist die frühe Erkennung mit der Möglichkeit der rechtzeitigen operativen Revision. Das operative Vorgehen richtet sich nach dem jeweiligen Befund. Diffuse Peritonitiden verlangen eine intensive Spülung mit ausgiebiger Drainage. Eine offene bzw. programmierte Peritoneallavage ist bei diesen Formen der vom Pankreas ausgehenden Peritonitiden in aller Regel nicht erforderlich, allerdings muß die Indikation hierzu von der jeweiligen Situation abhängig gemacht werden.

Nicht in allen Fällen wird es möglich sein, die Peritonitisursache zu identifizieren. Anastomosen-Insuffizienzen als die häufigsten Urheber können durch nochmalige Übernähung und Einlegen entsprechender Peritonealdrainagen behoben werden. Stellt auch das zeit- und sachgerechte chirurgische Vorgehen die wesentlichste Voraussetzung für den Therapieerfolg dar, so wird dennoch der weitere Verlauf nicht unwesentlich von den begleitenden intensivtherapeutischen Maßnahmen abhängen: wasser-, elektrolyt- und volumbilanzierende Maßnahmen, gegebenenfalls Substitution von Blut und Fresh-Frozen-Plasma, Überwachung der Gerinnungsparameter (Heparinisierung), gezielte Antibiotika-Therapie, im Bedarfsfalle Intubation und Beatmung.

Auch die Abszedierung bedarf einer frühzeitigen operativen Intervention.

Dank der modernen bildgebenden Verfahren ist der Nachweis, ebenso wie die Lokalisation, wesentlich erleichtert worden. Tritt im postoperativen Verlauf eine unvorhergesehene Befundverschlechterung auf (Tachycardie, Fieber, Blutzucker-Unregelmässigkeiten) so muß an die Möglichkeit dieser Komplikation gedacht werden. Nur die frühe Intervention vermag der Gefahr der sich schnell entwickelnden Sepsis entgegenzuwirken. Der Abszeß muß chirurgisch dargestellt, entlastet und ausreichend drainiert werden. Auch nach erfolgter Abszeßdrainage bedarf der Patient einer intensiven postoperativen Überwachung um den Zeitpunkt eventuell notwendig werdender Reinterventionen nicht zu versäumen.

Pleuropulmonale Infektionen sind nicht selten nach Pankreaseingriffen zu beobachten. Der reduzierte Ernährungszustand spielt dabei ebenso eine Rolle wie die bei diesen Patienten häufig zu erhebende Nikotin-Anamnese. Die Behandlung erfolgt nach den üblichen Richtlinien, wobei jedoch insbesondere darauf hingewiesen werden muß, daß pleuro-pulmonale Affektionen nicht selten als Folge von abdominellen septischen Komplikationen auftreten. Die Symptomatik der pulmonalen Infektion kann diejenige der abdominellen Komplikation überlagern und somit das Erkennen bzw. die Diagnosestellung erschweren. Es ist im allgemeinen jedoch davon auszugehen, daß vor Sanierung der abdominellen Verhältnisse nicht mit einer Besserung der pleuro-pulmonalen Affektion zu rechnen ist.

Anastomoseninsuffizienz

Wenngleich die Furcht vor dem Organ „*Pankreas*" in den vergangen 100 Jahren vermehrter chirurgischer „*Pankreas-Erfahrung*" mehr und mehr gewichen ist, scheint sie sich in den Augenblicken auftretender Nahtinsuffizienzen wieder zu bestätigen. So wird vor allem die pankreatico-jejunale Anastomose immer wieder zum Gegenstand sehr unterschiedlicher Erfahrungen. Daß sie besonders gefährdet ist, wurde immer wieder betont (CATTEL und WARREN 1953, SCHRIEFERS 1969, NISSEN 1971, JORDAN 1975, SATO und Mitarb. 1977). Zwei Gründe lassen sich anführen, daß dies zumindest für die chronische Pankreatitis nicht bzw. nicht mehr zutrifft:

a) Eine Reihe neuerer Literaturangaben über Häufigkeit von Komplikationen nach Whipple'scher Operation zeigt das nahezu völlige Fehlen eines derartigen Vorkommnisses (HOWARD 1968, NEHER und Mitarb. 1977, AUFSCHNAITER und BODNER 1980, TREDE und HOFFMEISTER 1980, SAPY und Mitarb. 1982). Es scheint also, daß bei zunehmender Erfahrung und verbesserter Technik diese Komplikation weitgehend vermieden werden kann.
b) Im Unterschied zur partiellen Duodenopankreatektomie beim Pankreaskarzinom ist bei der chronischen Pankreatitis das verbleibende Restpankreas durch den chronisch-destruktiven Entzündungsprozeß verändert. Es hat an Reagibilität eingebüßt. Nicht zuletzt wird dadurch die technische Ausführung der Anastomose erleichtert.

Die von GEBHARDT und GALL (1980) vorgeschlagene intraoperative Gangverödung ist somit zumindest aus der Indikation der Anastomosensicherung nicht begründet. Auch die Vorstellung, durch Ligatur des Pankreasganges, unter Verzicht auf die Anlage einer Pankreaticojejunostomie, der Gefahr einer Pankreasfistel zu entgehen, hat sich nicht bewahrheitet (CATTELL und WARREN 1953, ASTON und LONGMIRE 1974, JORDAN 1975, PAPACHRISTOU und Mitarb. 1980).

Insgesamt ist daraus zu folgern, daß die chirurgische Handhabung des Pankreas im Zusammenhang mit der Behandlung der chronischen Pankreatitis keine besonderen Gefährdungen beinhaltet, daß aber zur Vermeidung von Komplikationen häufiger Umgang, Erfahrung und sorgfältige Technik erforderlich sind. Diese kann weder ersetzt werden durch Antibiotika-Prophylaxe bzw. -Therapie noch durch Versuche, durch eine mit Zytostatica kontrollierte Proteinsynthese zu einer besseren Anastomosen-Wundheilung zu gelangen (KINAMI und Mitarb. 1978). Letztere Überlegungen dürften eher experimentellen Charakter haben, als daß sie Anwendung finden könnten im humanen chirurgisch-therapeutischen Bereich.

Die Insuffizienzrate anderer Anastomosen, wie der gastrojejunalen oder entero-enteralen Anastomose, ist vergleichbar zu anderen, nicht-pankreasorientierten Eingriffen.

Auftretende Insuffizienzen machen nicht so gleich eine chirurgische Intervention erforderlich. Häufig handelt es sich nur um kleine gedeckte und nicht zu allgemeinen Reaktionen führenden Insuffizienzen, die in aller Regel durch Nahrungskarenz und einer während weniger Tage fortgesetzten parenteralen Ernährung zur Ausheilung gebracht werden können. Kommt es dagegen zu größeren Extravasaten, wird es wesentlich davon abhängen, inwieweit die Menge des austretenden Sekretes quantitativ nach außen drainiert wird. Sekretverhaltungen führen sehr schnell zu allgemeinen Reaktionen wie Fieber, Tachycardie, häufig auch zu einer allgemeinen Unruhe des Patienten, wobei insgesamt ein Knick in der anfänglichen Aufwärtsentwicklung des Patienten festzustellen ist.

Hier wird die Einschätzung des Allgemeinzustandes ebenso wie die lokale Befunderhebung über das Vorgehen entscheiden. Um den Zeitpunkt einer operativen Revision rechtzeitig festlegen zu können, bedarf es einer kontinuierlichen Überwachung des Patienten. Im Zweifelsfalle sollte man sich für einen operativen Eingriff entscheiden.

Sekundäre Pankreasfistel

Im Unterschied zur primären Pankreasfistel bedeutet die sekundäre Fistel eine postoperative Komplikation (HIRNER und KONRADT 1980). Sie entsteht häufig nach externen Zystendrainagen oder stellt einen Spätzustand einer Pankreasanastomosen-Insuffizienz dar. Generell ist sie nach allen Eingriffen am Pankreas möglich.

Fisteln können sich durch bei der Operation eingelegte Drainagen sofort nach außen entwickeln und auch nach Entfernung dieser Drainagen fortbestehen oder sie entstehen zeitlich verzögert als Folge einer intraperitonealen, subfaszialen Sekretverhaltung, einer Abszedierung oder einer Nekrosehöhle.

Die Therapie ist zunächst konservativ, womit nicht mehr gemeint ist, als erst einmal abzuwarten (KÜMMERLE und MAPPES 1966). Dies gilt für eine sich quantitativ nach außen drainierende Pankreasfistel. Verhaltungen oder zusätzliche Abszedierungen müssen ausgeschlossen werden. In aller Regel dokumentiert dies schon der klinische Verlauf. In diesem Fall hat das chirurgische Vorgehen allein das Ziel, ausreichende Abflußbedingungen über eine oder mehrere Drainagen zu schaffen. Die frühe operative Revision gilt demnach in keinem Fall der Fistelbehandlung selbst, sondern nur der Gewährleistung freier Abflußbedingungen.

Die abwartende Haltung bei der sekundären Pankreasfistel hat zwei Aspekte: Zum einen besteht die Möglichkeit der Spontanheilung, dies in ca. 80% der Fälle (LADIS 1945/1946), zum anderen stabilisiert sich das Gewebe im Fistelumfeld, die entzündlichen Veränderungen nehmen ab, ein später eventuell notwendig werdender Eingriff wird dadurch einfacher und risikoärmer. Nach 6–10 Wochen ist dann zu entscheiden, inwieweit ein weiteres Zuwarten gerechtfertigt ist. Dies hängt von folgenden Kriterien ab:

a) Sekretmenge
b) Komplikative Veränderungen des Fistelganges
c) Pankreasgangveränderungen

Zu a): Jede Sekretion über eine äußere Pankreasfistel bedeutet einen Sekretverlust, der bei kleinen Mengen kompensiert werden kann, bei größeren täglichen Verlustmengen allerdings die digestive Leistung einschränkt. Sowohl die Sekretmengen als auch die Dauer der anhaltenden Sekretion sind auf diesem Hintergrund zu sehen; hier kann auch eine vorübergehende Enzymsubstitution notwendig werden bzw. kann es sinnvoll sein, eine bereits bestehende Substitutionsbehandlung entsprechend zu adaptieren.

Fisteln mit großer Fördermenge haben zudem eine schlechtere Abheilungstendenz; so konnten ZER und DINSTMAN (1977) zeigen, daß in ihrem Krankengut alle Fisteln mit nur geringer Sekretion durch konservative Therapie zur Ausheilung gelangten, bei stark sezernierenden Fisteln war dies nur in 68% der Fall. Auf einen anderen Zusammenhang haben ZINNER und Mitarb. (1974) hingewiesen, wonach hohe Sekretionsmengen (>200 ml/die) mit einer deutlich höheren Komplikationsrate einhergehen als Fisteln mit niedriger Fördermenge (<200 ml/die). Hieraus ergeben sich therapeutische Möglichkeiten insofern, als durch Reduktion der Sekretionsmengen die Möglichkeit besteht, auf den Heilungsprozeß einzuwirken.

In diesen Fällen scheint der Versuch einer vorübergehenden parenteralen Ernährung zur Unterstützung der Fistelabheilung sinnvoll (KUNE und Mitarb. 1978, DI SALVO und Mitarb. 1979, FOGGI und Mitarb. 1981, DI CONSTANZO und Mitarb. 1982, BIVINS und Mitarb. 1984). In diesem Zusammenhang soll darauf hingewiesen werden, daß möglicherweise auch durch die Art der parenteralen Ernährung Einfluß auf die Sekretion des Pankreas genommen werden kann. KLEIN und Mitarb. (1983) konnten zeigen, daß konzentrierte Glukoselösungen die Sekretionsmenge signifikant verringern, während sie durch Fettemulsionen gesteigert werden können. Untersuchungsergebnisse von BIVINS und Mitarb. 1984) konnten dies allerdings nicht bestätigen. Verwiesen sei noch auf die Erfahrungen von GHESQUIÉRE und Mitarb. (1980), die 10 Patienten mit Pankreasfisteln durch eine enterale Ernährung via einer in das Jejunum eingebrachten Sonde ernährten. Sie gingen davon aus, daß eine enterale Ernährung keine sekretstimulierende Wirkung auf das Pankreas ausübt. Sämtliche Fisteln kamen innerhalb von drei Monaten zur Ausheilung.

Auch während der Zeit einer parenteralen Ernährung kann durch gleichzeitige Applikation von Antacida und Fortführung der Enzym-Substitutionstherapie ein günstiger Effekt hinsichtlich der Sekretionsdrosselung erzielt werden. Auch liegen eine Reihe von Erfahrungsberichten über den Einsatz von Somatostatin (CREUTZFELDT und Mitarb. 1975, DOLLINGER und Mitarb. 1976) bei der Behandlung von Pankreasfisteln vor (BAUER und Mitarb. 1978, DI COSTANZO und Mitarb. 1982, HILD und Mitarb. 1982).

Ist eine Fistel nach 6–10 Wochen konservativer Therapie nicht abgeheilt, muß durch einen gezielten Einsatz diagnostischer Maßnahmen geklärt werden, inwieweit sich heilwidrige Störgrößen nachweisen lassen (vergl. zu b) und zu c)). Ist dies nicht der Fall, so sollte nach einem Zeitraum von etwa 3 Monaten der Entschluß zur chirurgischen Intervention gefaßt werden (BORGSTRÖM 1961, ZER und DINSTMAN 1977).

Zu b): Nach 6–10 Wochen fortbestehender Fistelung nach außen müssen eventuell bestehende, die Heilung erschwerende oder störende Faktoren nachgewiesen und beseitigt werden. Hierzu ist es notwendig, den Fistelverlauf röntgenologisch zu dokumentieren. Auf Grund der Fistulographie wird zu entscheiden sein, ob durch eine chirurgische Maßnahme die Abflußbedingungen verbessert werden können. Dies ist der Fall, wenn in der Tiefe Abszeß- oder Nekrosenhöhlen zur Darstellung kommen, wenn ein ausgedehntes Fistelsystem nur unzureichend Anschluß nach außen hat, oder wenn Fistelöffnungen im Verhältnis zur Tiefe zu eng sind und damit eine zu geringe Abflußmöglichkeit besteht. Auch können Fisteln sekundär Anschluß an benachbarte Organe erhalten (Magen, Kolon), jedoch besteht auch in diesen Fällen kein Grund für ein überstürztes operatives Eingreifen; auch hierbei sind Spontanheilungen möglich.

Zu c): Die Abheilung äußerer Fisteln mit Kommunikation zum Pankreasgang kann dann verhindert werden, wenn Passagebehinderungen im Gangsystem bestehen. Sowohl die Fistulographie wie auch die ERP wird darüber Aufschluß geben. Bei bestehender Abflußbehinderung im Pankreasgang sind die spontanen Heilungsaussichten deutlich geringer, so daß in aller Regel eine operative Intervention notwendig wird.

Fisteln, die trotz langen Zuwartens, trotz Ausschöpfen aller konservativer Therapiemaßnahmen und Optimierung durch flankierende chirurgische Maßnahmen zur Verbesserung der Abflußbedingungen weiterhin persistieren, müssen schließlich operativ angegangen werden. Hierbei kann es keine allgemein gültigen Therapieempfehlungen geben, da die jeweiligen Voraussetzungen zu unterschiedlich sind. Das therapeutische Prinzip besteht in der Beseitigung der Fistel- „Quelle". Im Bereich des Pankreas bedeutet dies die Durchführung einer inneren Drainage oder, in geeigneten Fällen, die Resektion. Sind andere Organe beteiligt, so wird auch hier der fisteltragende Anteil entfernt werden müssen; beim Magen durch eine Magenwand-, beim Kolon durch eine Segmentresektion. In jedem Fall stellt dies die Ausnahme dar.

Auch vorübergehend zur Ruhe gekommene Fisteln können nach einem Intervall wieder aktiv werden oder aber auch zu Komplikationen führen, worauf MANGOLD (1974) besonders hinweist. Sekretverhaltungen bergen die Gefahr zusätzlicher septischer Komplikationen, auch ist die Ausbildung von Pseudozysten und Abszedierungen möglich. In jedem Fall demonstriert ein solcher Verlauf das Persistieren einer Fistel-*„Quelle"*. Nach Behandlung der akuten Exazerbation (Verhaltung, Abszedierung) muß diese durch geeignete operative Maßnahmen beseitigt werden.

Biliäre Fistel

Vor allem nach Operationen, bei denen die Anlage einer biliodigestiven Anastomose Bestandteil des operativen Vorgehens ist (partielle und totale Duodenopankreatektomie) besteht die Möglichkeit einer postoperativ auftretenden biliären Fistel. In aller Regel handelt es sich dabei um Undichtigkeiten der Anastomose selbst. Auch gelegentlich anzutreffende akzessorische Gallengänge, die im Bereich des ehemaligen Gallenblasenbettes lokalisiert sind, können für eine gallige Sekretion aus der in aller Regel subhepatisch eingelegten Drainage verantwortlich sein; meist sistieren sie jedoch schon nach wenigen Tagen.

Auch die durch eine Anastomosenundichtigkeit entstandene biliäre Fistel bedeutet meist keine Gefährdung, nachdem der subhepatische Raum und damit der Bereich der biliodigestiven Anastomose durch eingelegte Drainagen repräsentativ drainiert ist und das gallige Extravasat quantitativ nach außen abgeleitet wird. BRAASCH und Mitarb. (1978) berichten über vier derartige Komplikationen, bei einem Kollektiv von 26 total-duodenopankreatektomierter Patienten, nur bei einem Patienten war eine Relaparotomie erforderlich. Es kann als Regel gelten, daß sich anfängliche Undichtigkeiten im Bereich der biliodigestiven Verbindung ohne äußeres Zutun spontan verschließen. Gelegentlich kann es von Vorteil sein, durch ein Zurückziehen der Peritonealdrainage die Möglichkeit auszuschließen, daß das innere Drainageende selbst die Abheilung durch einen Sperreffekt verhindert.

Stellt sich die Behandlung der biliären Fistel in aller Regel problemlos dar, ist doch erhöhte Aufmerksamkeit geboten, um die in seltenen Fällen auftretende Komplikation des Cholaskos bzw. der galligen Peritonitis frühzeitig zu erkennen, als Voraussetzung für eine unverzügliche operative Revision.

Während insgesamt jedoch die Gefährdung in der unmittelbar postoperativen Phase gering ist entstehen doch nicht selten Folgeprobleme, Monate oder Jahre nach einer solchen Komplikation, nachdem sekundär heilende Anastomosen eine hohe Stenosierungstendenz aufweisen (vgl. Kapitel *„Stenose der biliodigestiven Anastomose"*).

Postoperative Blutung

In aller Regel stellt die postoperativ auftretende Blutung eine gravierende Komplikation dar. Verschiedene Ursachen kommen dabei in Betracht, wobei einerseits lokalisierbare Blutungsquellen, auf der anderen Seite allgemeine Gerinnungsstörungen zu dieser Komplikation prädisponieren können. Immer wird es darauf ankommen, Blutungen frühzeitig zu erkennen und entsprechend therapeutisch anzugehen.

Jede Blutung macht zunächst die Überprüfung des Gerinnungsstatus erforderlich; insbesondere nach vielfachen Bluttransfusionen, aber auch bei vorbestehendem Ikterus und gestörter Vitamin K-Resorption können Blutungsneigungen entstehen, die sich durch aufmerksame und regelmäßige Kontrolle der Gerinnungswerte vermeiden lassen. Auch ist an die Möglichkeit der Interaktion zwischen einigen Cephalosporinen und dem Vitamin K-Stoffwechsel zu denken.

Zu den lokalisierbaren, eine chirurgische Therapie notwendig machenden Blutungsquellen, zählt das Ulcus pepticum jejuni (nach partieller oder totaler Duodenopankreatektomie) aber ebenso alle Blutungen aus Stichkanälen, nicht oder nur mangelhaft ligierten Gefäßen oder aus Resektionsrändern, wobei hier insbesondere das Pankreas zu nennen ist. Im Allgemeinen wird sich bei der operativen Revision die Blutungsquelle lokalisieren lassen. Von großer Bedeutung ist der frühzeitige Entschluß zur operativen Revision; jedes Zuwarten verschlechtert die Ausgangssituation nicht zuletzt durch die eventuell notwendig werdenden weiteren Bluttransfusionen mit der Folge zusätzlicher Gerinnungsstörungen.

Spätkomplikationen

Stenose der biliodigestiven Anastomose

Die biliodigestive Anastomose stellt auch heute noch ein nicht bis zur letzten Zufriedenheit gelöstes Problem dar. Die Tendenz zur Stenosierung ist groß; es resultieren daraus die Gefahr der Cholestase, der Cholangitis bis hin zur biliären Zirrhose (CHAIMHOFF 1982).

Die biliodigestive Anastomose ist Bestandteil der Whipple'schen Operation sowie der totalen Duodenopankreatektomie und die Stenosierung stellt eine nicht seltene Spätkomplikation dieses operativen Eingriffes dar. Neben dem Ziel der chirurgischen Korrektur muß das Anliegen sein, die Gefahr der Stenosierung durch sorgfältige Technik und überlegtes methodisches Vorgehen beim Ersteingriff auf ein Minimum zu begrenzen. Es ist offensichtlich so, daß einreihige Anastomosennähte größere Gewähr für einen längerfristigen Abfluß bieten, als zweireihige Techniken. Allerdings muß auch berücksichtigt werden, daß sich jede auftretende Gallenfistel, ebenso wie jeder lokale Infekt im Sinne der vermehrten narbigen Gewebsveränderungen, ungünstig auf die Anastomose auswirken muß (STULHOFER 1973); häufige Spätstenosierungen sind die Folge (GÜTGEMANN 1962, SCHRIEFERS und BRAUN 1967).

Bei entsprechender Symptomatik (Cholestase, Cholangitis) ist an die Möglichkeit dieser Komplikationen zu denken. Hier kann nicht ausdrücklich genug auf die Gefahr hingewiesen werden, die mit einer lange Zeit bestehenden Abflußbehinderung verbunden ist. GÜTGEMANN (1962) fand in 90% seiner wegen Stenosierung der bilio-biliären oder biliodigestiven Anastomosen nachoperierten Fälle bereits histologisch feststellbare Veränderungen, die auf einen beginnenden zirrhotischen Umbau der Leber schließen ließen.

Vor einer eventuell chirurgischen Korrektur muß allerdings der Tatbestand der Stenosierung diagnostisch dokumentiert und andere Ursachen für die bestehende Symptomatik ausgeschlossen werden. Hier bieten sich zwei diagnostische Verfahren an, die Stenosierung nachzuweisen: Die hepatobiliäre Szintigraphie mit ^{99m}Tc-HIDA (REICHELT und Mitarb. 1977, ZEMAN und Mitarb. 1982) sowie die perkutane transhepatische Cholangiographie.

Die hepatobiliäre Szintigraphie gibt dabei recht gut Auskunft über den zeitgerechten Abfluß über die biliodigestive Anastomose bzw. über eventuell vorliegende Passagebehinderungen. Die Abbildungen 206 a–c demonstrieren eine wesentliche Passageverzögerung; erst nach 2 Stunden kommt es zur Darstellung der abführenden Jejunumschlinge.

Die perkutane transhepatische Cholangiographie vermittelt zwar eine genaue Vorstellung von den strukturellen Veränderungen im Bereich der biliodigestiven Anastomose (Abb. 207 und 208), doch ist dieses Verfahren nicht ohne Komplikationen, was bei der Indikationsstellung zu berücksichtigen ist. Die Diagnosesicherung einer Stenosierung bedeutet auch gleichzeitig die Indikation zu einer chirurgischen Korrektur. Hierzu ist die operative Freilegung der biliodigestiven Anastomose erforderlich. In den meisten Fällen gelingt es nach Eröffnung des Jejunums die Anastomose zu sondieren und bis auf die erforderliche Weite zu bougieren. Der Bougierungseffekt muß für längere Zeit (3–6 Monate) aufrecht erhalten werden, was durch das Einlegen einer Drainage durch die Anastomosenöffnung erreicht werden kann. Das Legen dieser Drainage ist auf zwei Arten möglich:

a) Die distale transjejunale Drainage (Abb. 209)
b) Die proximale transhepatische Drainage (Abb. 120)

Die distale transjejunale Drainage bietet den Vorteil des weniger eingreifenden Verfahrens, ist jedoch mit der Gefahr der Dislokation verbunden; auch ist die Möglichkeit der vorteilhaften täglichen Spülbehandlung über die Drainage begrenzt. Hier liegen ganz offensichtlich die Vorzüge der proximalen transhepatischen Drainage, wie sie von SMITH angegeben wurde (SMITH 1964, WEXLER und SMITH 1975, BÖTTICHER und GAUGER 1977, DAUGHERTY und Mitarb. 1978). Selten ist eine völlige Neuanlage der biliodigestiven Anastomose erforderlich. Die sich dabei ergebenden technischen Schwierigkeiten resultieren aus dem oft erheblich verkürzten D. hepaticus. In Ausnahmefällen wird es dabei erforderlich, den linken D. hepaticus mit in die Anastomose einzubeziehen (BLUMGART und KELLY 1984).

Verschluß der pankreaticojejunalen Anastomose

Entsprechend der erkrankungs-immanenten Progredienz sind auch nach vorausgegangenen operativen Eingriffen Rezidive keine Seltenheit. Unabhängig davon, daß die Intensität der Progredienz von vielen Faktoren abhängt (Alkoholaffinität, Diät, Konsequenz der konservativen Therapie) lassen sich Rezidive mitunter als Folge des operativen Eingriffs erklären. Der morphologische Nachweis einer freien transanastomosalen Passage gelingt in geeigneten Fällen mit der ERP

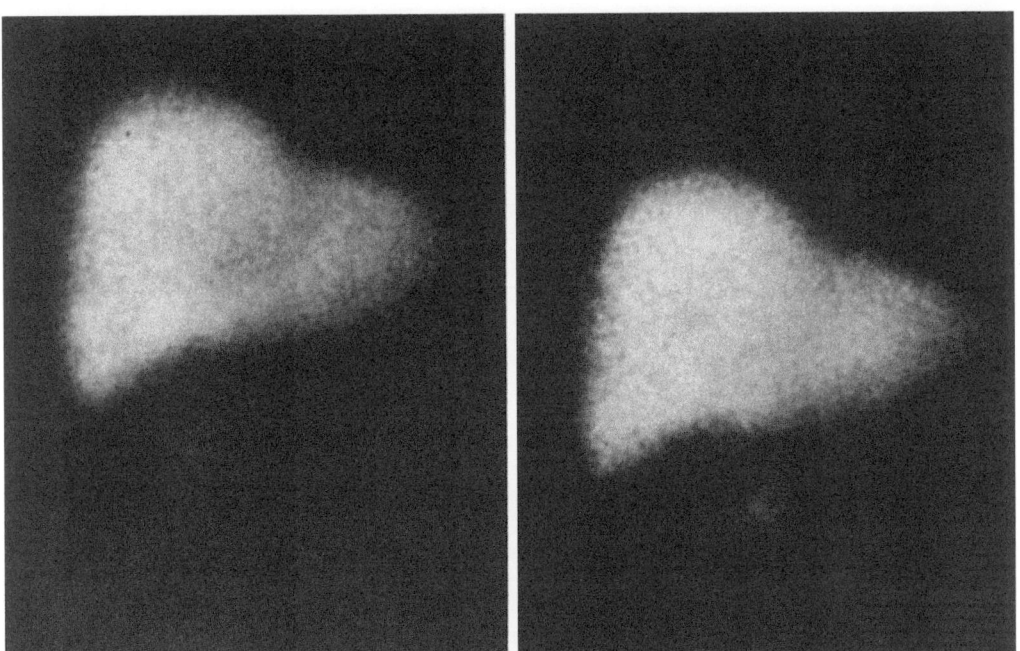

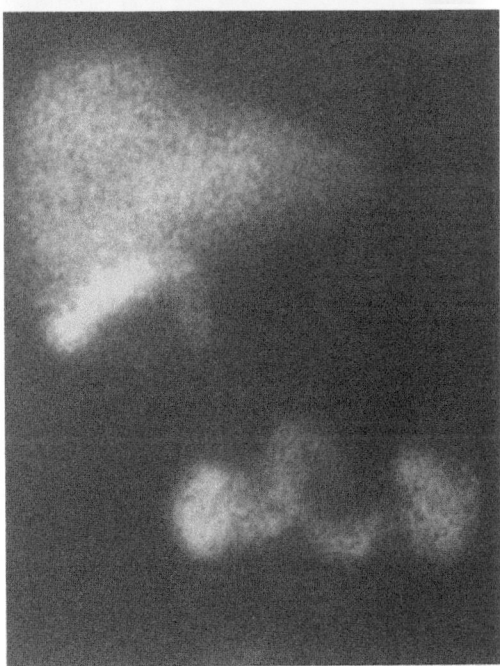

Abb. 206 a–c. Hepatobiliäre Szintigraphie (^{99m}Tc-HIDA) bei Stenosierung der biliodigestiven Anastomose nach Whipple'scher Operation. **a** Aufnahme nach 20 Minuten. Die Leber ist dargestellt, ein Abfluß über das Jejunum nicht erkennbar, **b** Aufnahme nach einer Stunde. Man erkennt andeutungsweise den ersten Durchtritt von markiertem Gallesekret durch die biliodigestive Anastomose, **c** Aufnahme nach zwei Stunden. Erst jetzt Darstellung der abführenden Jejunumschlinge; stark verzögerte Passage

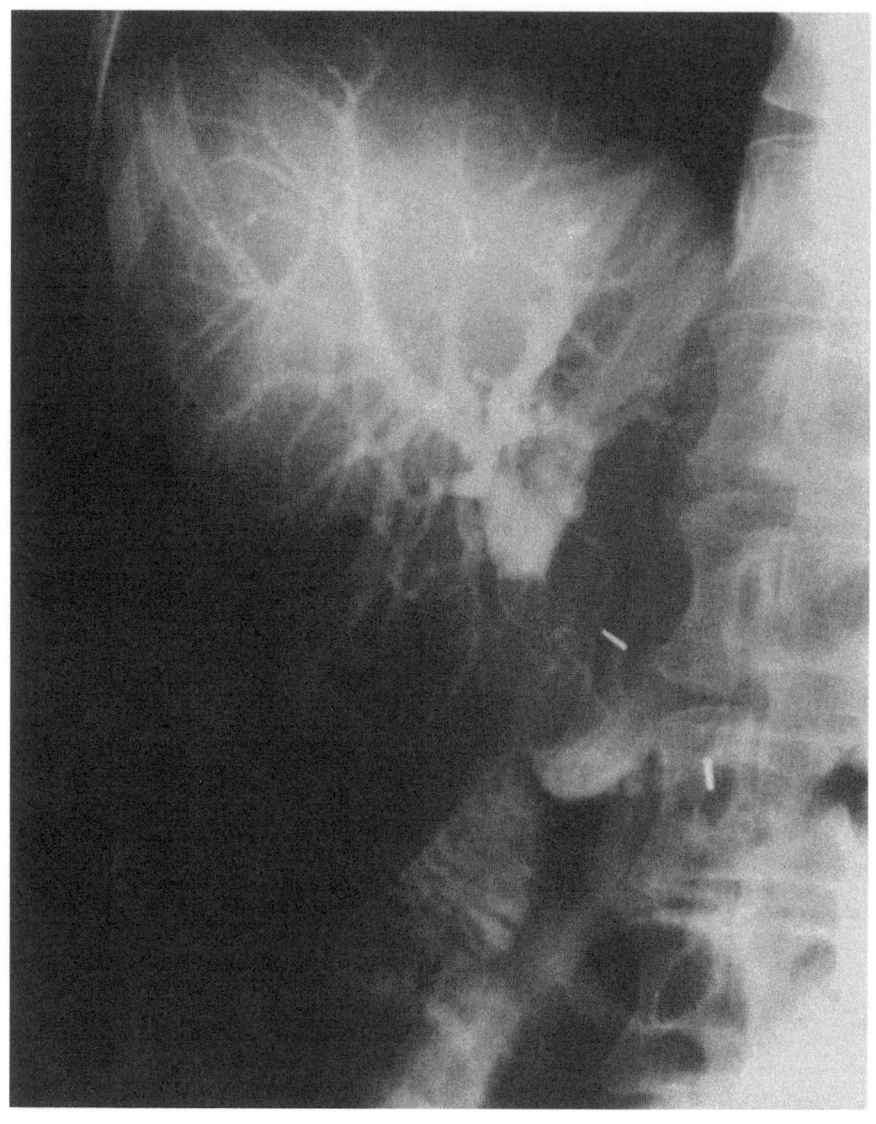

Abb. 207. Perkutane transhepatische Cholangiographie: Stenose der biliodigestiven Anastomose

(SCHIESSEL und Mitarb. 1979, SCHWAMBERGER 1983). Das Auftreten von Rezidiven nach resezierenden Verfahren könnte bedeuten, daß die Resektion nicht im „*Gesunden*" erfolgt ist, daß es also nicht gelungen ist, vollständig den Teil des Pankreas zu entfernen, welcher schwerpunktsmäßig vom Destruktionsprozeß befallen war. Es könnte andererseits auf eine schnelle Krankheitsprogredienz insgesamt hinweisen.

Entsprechendes gilt für die Drainageoperation dann, wenn das Ziel der Gewährung eines freien Abflusses nicht oder nur unvollständig erreicht wurde. Immerhin ist es auch möglich, daß pankreaticojejunale Anastomosen sekundär ok-

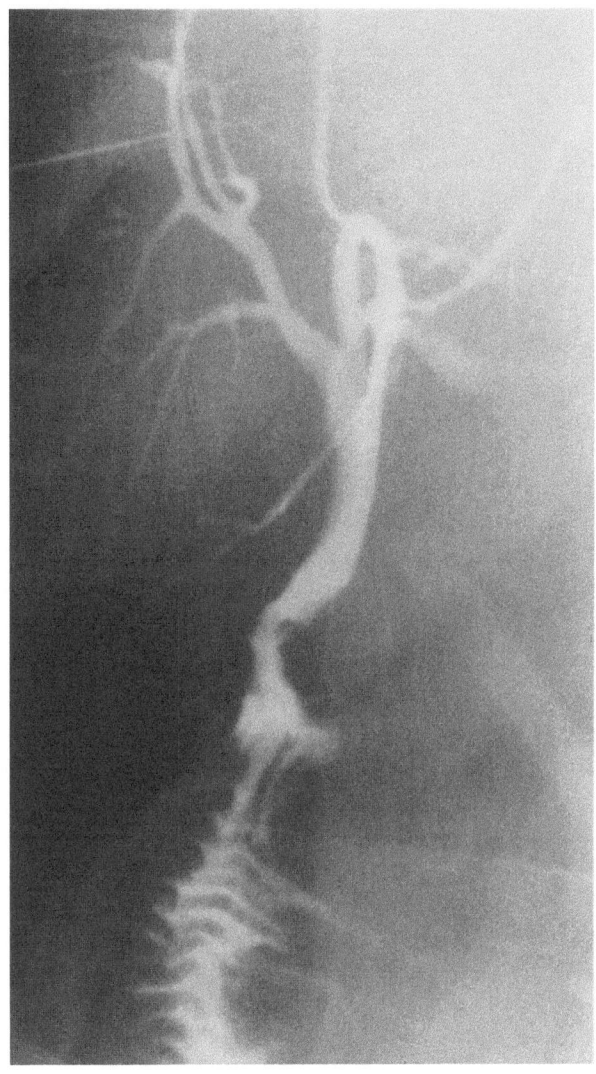

Abb. 208. Perkutane transhepatische Cholangiographie: Freie Passage durch die biliodigestive Anastomose

kludieren, was bei stagnierendem Pankreassekretfluß den Entzündungsprozeß beschleunigen muß.

ARENDT und Mitarb. (1982) konnten bei 8 Patienten mit partieller Duodenopankreatektomie noch nach 7 Jahren eine freie pankreaticojejunale Passage nachweisen. Demgegenüber hebt GUILLEMIN (1972) den Verschluß der Pankreaticojejunostomie als die häufigste Spätkomplikation nach partieller Duodenopankreatektomie hervor. Die Situation nach partieller Duodenopankreatektomie ist insofern eindeutig, als die pankreaticojejunale Anastomose die einzige Abflußmöglichkeit des Pankreassekretes darstellt. Hieraus ist zu folgern, daß sich Stenosierungen ungünstig auf den Krankheitsprozeß auswirken müssen.

Anders verhält es sich bei den Operationen nach Du VAL bzw. PUESTOW und

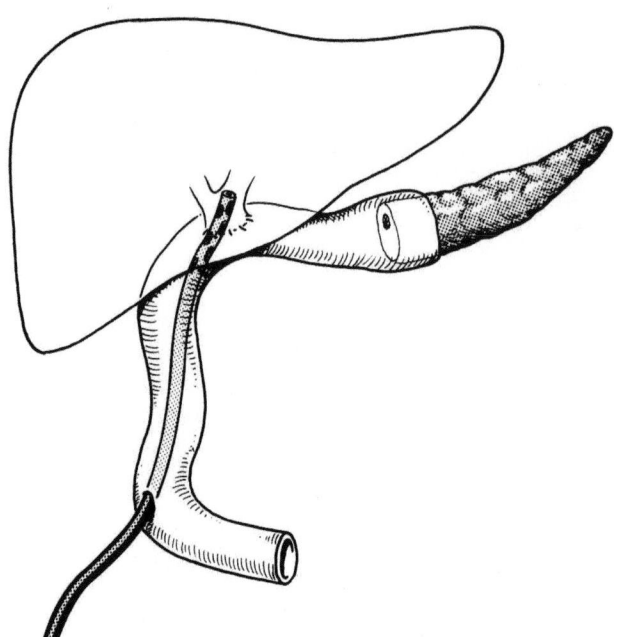

Abb. 209. Distale, transjejunale Drainage zur Schienung der biliodigestiven Anastomose

GILLESBY (termino-terminale bzw. termino-laterale Pankreatiojejunostomie). Diese Konstellation zeichnet sich dadurch aus, daß die pankreaticojejunale Anastomose, neben der transpapillären, eine zusätzliche Abflußmöglichkeit darstellt. Hierbei ist zu folgern, daß die Bedeutung der pankreaticojejunalen Anastomose um so größer wird, je eingeschränkter die transpapillären Drainagemöglichkeiten sind. ARNESJÖ und Mitarb. (1975) belegen die Richtigkeit dieser Zusammenhänge durch eine kasuistische Darstellung: 8 Monate nach einer DU VALschen Operation fand sich eine Stenosierung (vermutlich durch ein Konkrement) der pankreaticojejunalen Anastomose. Auftretende Entzündungsschübe veranlaßten zur operativen Revision. Nach Wiederherstellung der freien Passage blieb der Patient symptomfrei.

Die unterschiedliche Bedeutung der pankreaticojejunalen End-zu-End- bzw. End-zu-Seit-Anastomose, je nach vorliegendem Drainagebedarf, scheint der Grund zu sein für die unterschiedliche Bewertung dieser Anastomosen. ADLOFF und Mitarb. (1982) kommen auf Grund eigener Untersuchungen zu der Schlußfolgerung, daß aus den jeweils erhobenen Befunden über Durchgängigkeit bzw. nachgewiesener Enge oder gar Verschluß der pankreaticojejunalen Anastomose, keine prognostische Bewertung abzuleiten sei. Dies kann nicht als prinzipielles Gegenargument gegen die Wichtigkeit einer freien Durchgängigkeit von pankreaticojejunalen Anastomosen gewertet werden. Auch ist die von ihnen hergestellte Korrelation zwischen endoskopisch untersuchtem Anastomosenzustand und der jeweils bestehenden Schmerzsymptomatik nicht geeignet, die Deutung einer frei durchgängigen Anastomose zu definieren. Zum einen sind Schmerzen kein schlüssiger Gradmesser für die Krankheitsprogredienz, zum anderen belegt der Nachweis einer durchgängigen Anastomose noch nicht die wirklich kompetente Drainage. Auf diese Weise mögen sich auch widersprüchliche Angaben anderer Autoren klären lassen, nach denen in Einzelfällen Schmerzfreiheit trotz nachgewiesenem Anastomosenverschluß (KUGELBERG und Mitarb. 1976) und umgekehrt, ein Fortbestehen der Schmerzen trotz Durchgängigkeit der Anastomose festgestellt werden konnte (WARSHAW und Mitarb. 1980) (vgl. Kapitel „Sekretionsdynamische Gesichtspunkte").

Stellt die pankreaticojejunale Anastomose nicht den einzigen Drainageweg des Pankreassekretes dar, dann ist die Bedeutung dieser Anastomose schwer zu evaluieren. In jedem Fall aber muß sich ein Anastomosenverschluß dann ungünstig auf den Krankheitsprozeß auswirken, wenn die Anastomose für die Gewährleistung eines freien Sekretabflusses von Wichtigkeit war. Ist dies zu vermuten und ist, bei vor allem klinisch nachweisbarer Krankheitsprogredienz eine Stenosierung der pankreaticojejunalen Anastomose nachzuweisen, dann ist eine operative Korrektur angezeigt.

Ulcus pepticum jejuni

Prädisponierende Konstellationen für die Entstehung eines Anastomosenulkus bzw. eines Ulcus pepticum jejuni ergeben sich bei gestörtem Gleichgewicht zwischen Magen- und Pankreassekretion. Funktionelle wie auch morphologische Veränderungen können ursächlich dafür verantwortlich sein. Die Separierung von Galle- und Pankreassekret einerseits und Magensekretion andererseits, stellen eine dieser Konstellationen dar, die mit einer erhöhten Ulkusinzidenz assoziiert ist. Die verschiedenen Rekonstruktionsmöglichkeiten nach partieller Duodenopankreatektomie tragen diesem Umstand in unterschiedlicher Weise Rechnung.

Die Ulkushäufigkeit nach Whipple'scher Operation wird unterschiedlich angeben (WARREN und Mitarb. 1966, WADDEL und LOUGHRY 1968, DU PLESSIS und MIENY 1972, GRANT und VAN HEERDEN 1979, SCOTT und Mitarb. 1980). Es ist offensichtlich, daß diese Komplikation dann kein nennenswertes Problem darstellt, wenn die partielle oder totale Duodenopankreatektomie in heute üblicher Standardisierung vorgenommen wird, das heißt, eine ausreichend hohe Magenresektion erfolgt (GUILLEMIN 1972, MANGOLD und Mitarb. 1977, KÜMMERLE und Mitarb. 1978, GALL und GEBHARDT 1979, TREDE und HOFFMEISTER 1980, SARLES und Mitarb. 1982). Sollte ein Ulcus pepticum jejuni dennoch entstehen, dann empfiehlt sich zunächst eine konservative Therapie (H_2-Rezeptor-Blockade, Antacida). Bei Therapieresistenz wird man chirurgisch intervenieren müssen, wobei die Vagotomie das Verfahren der Wahl darstellt. Im Einzelfall wird zu entscheiden sein, inwieweit der thorakalen-trunkulären Vagotomie der Vorzug zu geben ist (multiple abdominelle Voroperationen, schlechter Allgemeinzustand).

Operative Reintervention

Die Gründe, die zu einer operativen Reintervention Anlaß geben, lassen sich unter zwei Aspekten darstellen: Reinterventionen aus Gründen, die sich unmittelbar aus dem Ersteingriff ableiten lassen. Hierbei handelt es sich in aller Regel um chirurgische Behandlungen von operationsbedingten Komplikationen. Im folgenden soll jedoch von Reinterventionen die Rede sein, welche aus Gründen der Erkrankungsprogredienz notwendig werden. Weiterhin sind zu den späten Reinterventionen jene Eingriffe zu zählen, welche wegen nicht adäquater Erstoperation eine neue chirurgisch-therapeutische Strategie oder auch ein erweitertes operatives Vorgehen notwendig machen.

Häufig sind der eigentlichen Operation am Pankreas andere operative Eingriffe vorausgegangen, entweder ebenfalls am Pankreas zur Behandlung von Komplikationen wie Pankreaspseudozysten oder aber Eingriffe an anderen Organen (am häufigsten: Gallenwege oder Magen). Der Grund für die häufig vorausgegangenen heterotopen operativen Eingriffe ist nicht selten in einer Fehleinschätzung der eigentlichen Erkrankung bzw. der bestehenden Symptomatik zu sehen. Die unterschiedliche Häufigkeit der Voroperationen in den einzelnen in der Literatur mitgeteilten Patientenkollektiven ist in Tabelle 50 wiedergegeben.

Tabelle 50. Häufigkeit von Voroperationen in den einzelnen Patientenkollektiven.

Autor	Jahr	Häufigkeit der Voroperationen %
CATTELL und WARREN	1952	72,5
WARREN und VEIDENHEIMER	1962	33
FARRELL und Mitarb.	1963	42,8
PRIESTLEY und Mitarb.	1965	81
WARREN	1969	70
GUILLEMIN	1972	36,5
KÜMMERLE	1973	50,6
STEFANINI und Mitarb.	1973	28
MANGOLD und Mitarb.	1977	36
STOCK und Mitarb.	1977	48
KÜMMERLE und Mitarb.	1978	34
GEBHARDT und Mitarb.	1979	29,5
TRAVERSO und Mitarb.	1979	17
GRODSINSKY und Mitarb.	1980	38
REDING	1981	70,4
NEWMAN und Mitarb.	1983	75

MERCADIER und Mitarb. (1974) haben zu diesem Problem ausführlich Stellung bezogen, wobei sie sich auf die Erfahrung von 158 Reinterventionen bei 139 Patienten beziehen. Obwohl sich das operative Vorgehen streng an den anatomischen Vorgegebenheiten ebenso wie an der jeweiligen individuellen Konstellation zu orientieren hat, resümieren sie zwei prinzipielle Möglichkeiten des therapeutischen Vorgehens:

a) Durchführung einer Drainageoperation unter Einhaltung der Indikationskriterien. Zusätzlich wird dabei eine Deviation des biliären (biliodigestive Ana-

stomose) und digestiven Systems (Gastroenterostomie) vorgeschlagen. Ein ähnliches Vorgehen wird von SALEMBIER (1976) empfohlen.
b) Erweiterung der Resektion entsprechend des Entzündungsschwerpunktes bzw. der Ausdehnung der entzündlichen Veränderungen.

Diese allgemein gehaltenen Hinweise spielen zugleich die jeweils notwendigen individuellen Überlegungen wieder und beziehen sich auf eine ebenso genaue präoperative Bestandsaufnahme wie sie für den Ersteingriff zu fordern ist. Es ist offensichtlich, daß auch bei Zweiteingriffen alle für die Erkrankung der chronischen Pankreatitis entscheidenden Indikationsabwägungen Gültigkeit haben. Es wird dann zu resümieren sein, inwieweit das frühere Behandlungskonzept geeignet war, bzw. verändert oder erweitert werden muß.

Für die zusätzliche und gleichsam prophylaktische Deviation der Gallenwege und des Magens, wie sie von MERCADIER und Mitarb. (1974) vorgeschlagen werden, gibt es keine schlüssigen Belege, zumal diese Maßnahme im Zusammenhang mit dem Ersteingriff ebenfalls nicht für notwendig erachtet wird (SARLES und Mitarb. 1978). Lediglich bei komplikativer Mitbeteiligung der genannten Organe bzw. der Organstrukturen, sind diese in die Therapieplanung miteinzubeziehen.

Individuelle Patientenführung

Der Patient mit chronischer Pankreatitis ist nach einem operativen Eingriff nur in seltenen Fällen als geheilt anzusehen (KÜMMERLE und Mitarb. 1982). Dies ist nur dann der Fall, wenn bei chronisch-obstruktiver Pankreatitis die Ursache für die Krankheitsentwicklung eliminiert werden konnte. Der chirurgische Eingriff bei der chronisch kalzifizierenden Pankreatitis hat lediglich auxiliären Charakter und setzt in keinem Fall die notwendige Kontinuität der konservativen Therapie außer Kraft. Die Prognose wird wesentlich von der Konstanz der Nachbetreuung abhängen, wobei das therapeutische Bemühen auf verschiedenen Ebenen realisiert werden muß:

a) Fortführung der konservativen Therapie
b) Psychosozialen Nachsorge
c) Selbsthilfegruppen

Zu a): Die notwendigerweise fortzuführende konservative Therapie hat zwei Zielsetzungen: Behandlung der Folgeerscheinungen der chronischen Pankreatitis, vor allem der exokrinen und endokrinen Dysfunktion; zum anderen soll durch Einhalten diätetischer Richtlinien und Optimierung der enzymatischen Substitutionstherapie der Krankheitsprogredienz entgegengewirkt werden. Die Sonderstellung des Alkohols soll noch einmal betont werden.

Zu b): Gerade die Alkoholaffinität kann als Gradmesser für die psychische Stabilität und die soziale Sicherheit gelten. Komplementär zum ärztlichen Bemühen muß durch eine psychische und soziale Hilfeleistung versucht werden, das individuelle Umfeld zu sanieren. Nicht dem Pankreas, sondern dem Patienten soll das ganze therapeutische Augenmerk gelten.

Zu c): Selbsthilfegruppen haben das Ziel der Problemidentifikation, der kommunikativen Problembewältigung sowie der erfahrungsassoziierten Motivation. Sie bieten in besonderer Weise die Möglichkeit, mit und trotz der Erkrankung ein notwendiges Selbstwertgefühl neu zu gewinnen. 1976 wurde in Heidelberg der *„Arbeitskreis der Pankreatektomierten e. V."* (A.d.P.) gegründet (Abb. 210). Das definierte Ziel ist, die Gesundheit und Rehabilitation von partiell und total Pankreatektomierten zu fördern. Mehr und mehr wächst die Einsicht, daß diese Selbsthilfegruppe auch all den Patienten offen steht, denen Probleme aus der chronischen Pankreaserkrankung erwachsen. Jährlich veranstaltet der A.d.P. zwei Informationstreffen und bietet zudem zur weiteren Information ein Handbuch für Pankreatektomierte an. Regionale Kontaktstellen sorgen für einen persönlichen Erfahrungsaustausch. Neben der Adresse der derzeitigen Bundesgeschäftsstelle seien zwei weitere Adressen der Vollständigkeit halber angeführt; es handelt sich um Selbsthilfegruppen, die gerade auch für Patienten mit chronischer Pankreatitis von Wichtigkeit sein können.

Arbeitskreis der Pankreatektomierten e. V.
Bundesgeschäftsstelle
Ostpreußenallee 8
4047 Dormagen 1

Deutscher Diabetiker-Bund e. V.
Bundesgeschäftsstelle
Bahnhofstraße 76
4650 Gelsenkirchen

Anonyme Alkoholiker Deutschlands
Postfach 422
8000 München 1

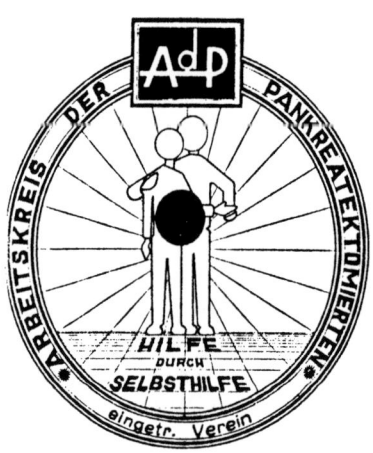

Abb. 210. Emblem des Arbeitskreises der Pankreatektomierten e. V.

Fragen der Begutachtung

Die Begutachtung von Patienten mit chronischer Pankreatitis beruht auf objektiven, den jeweiligen Befund charakterisierenden Parametern als Grundlage für die Einschätzung der Krankheitsschwere (RITTER 1980). Die verbesserten diagnostischen Möglichkeiten und die Definition harter Kriterien für den Nachweis einer chronischen Pankreatitis haben wesentlich zur Substantiierung der Begutachtung beigetragen. Die gutachterliche Einschätzung basiert auf der Auseinandersetzung mit folgenden Fragekomplexen:

a) Charakterisierung der Erkrankung (diagnostische Identifikation, Dauer der Erkrankung, Begründung des vorliegenden Schweregrades).
b) Anamnestische Daten (Dauer und Verlaufsprofil der Symptome, Begleiterkrankungen, Hinweise auf Komplikationen).
c) Ätiologische Daten (Vorschädigungen, Art und Dauer der einwirkenden Noxe, Begleiterkrankungen (biliär, HPT, infektiöse Erkrankungen, Trauma), familiäre Vorbelastung, andere prädisponierende Faktoren).
d) Folgeschäden (Nachweis von Komplikationen, endokrine und exokrine Dysfunktion und deren Folgen, Begleiterkrankungen, welche derselben Noxe anzulasten sind).

Für die Beurteilung der Erwerbsminderung sind im allgemeinen drei Entscheidungskategorien von Bedeutung:

a) Bewertung der direkten Folgen des Grundleidens.
b) Bewertung der systemischen Folgen der Pankreaserkrankung.
c) Bewertung des operativen Eingriffes.

Zu a): Die direkten Folgen der chronischen Pankreatitis sind im allgemeinen unterschiedlich starke Schmerzen. Die Einschätzung des Leidensdruckes muß schließlich auch die Folgen der Schmerzsymptomatik berücksichtigen, die nicht selten zu einer Reduzierung der Nahrungsaufnahme führen. Als direkte Krankheitsfolge sind ebenso eventuell vorliegende Komplikationen anzusehen.

Zu b): Der Beurteilung von systemischen Krankheitsfolgen kommt bei der chronischen Pankreatitis besondere Bedeutung zu. Hier sind es vor allem die Auswirkungen der endokrinen und exokrinen Dysfunktion. Zu berücksichtigen sind hierbei die Folgeerscheinungen, die sich aus der gestörten Funktion ableiten lassen. RITTER (1980) gibt Anhaltspunkte für die Einschätzung der exkretorischen Funktionsstörung, wonach leichte Funktionseinschränkungen, die sich durch Enzym-Substitution und entsprechende Diät kompensieren lassen, mit höchstens 30% MdE bewertet werden. Schwerere Störungen der exkretorischen Funktion wird, vor allem wenn Beeinträchtigungen des Gesamtorganismus erkennbar sind (Reduzierung des Allgemein- und Ernährungszustandes, Osteoporose und -malazie, haemorrhagische Diathese etc.), deutlich höher eingestuft werden müssen (30–60%, in Ausnahmefällen höher). Von allgemeiner Wichtigkeit ist, nicht nur den Grad der Funktionsstörung zu definieren und der Bewertung zu Grunde zu legen, sondern vielmehr die Auswirkungen und Beeinträchtigungen, die sich aus diesen funktionellen Störungen ergeben, zu berücksichtigen.

Zu c): Die Auswirkungen der Operation bedürfen einer zusätzlichen integrativen Bewertung. Hier ist vor allem das Ausmaß der Resektion für die Einschätzung der MdE von Bedeutung, wobei allerdings weniger der Tatbestand der Resektion als die damit verbundenen funktionellen Einschränkungen geltend gemacht werden müssen. Auf diesem Hintergrund ist es lediglich möglich, grobe Orientierung für die Festlegung der MdE zu geben, wobei der Einschätzung im Einzelfall ganz die individuelle Situation zu Grunde gelegt werden muß. Ritter (1976) gibt je nach Ausmaß der Resektion eine MdE von 60–100% an.

Nach einer Untersuchung von Rosenberger (1982) erhielten nach Whipple'scher Operation 74% der Patienten ⅓ MdE, 5% eine MdE von ⅔ und 21% eine MdE von 3/3. Nach Linksresektion fand sich folgende Verteilung: 64% der Patienten erhielten ⅓ MdE, 18% eine MdE von ⅔ und 10% eine MdE von 3/3.

Jeder Operation folgt eine Phase der Arbeitsunfähigkeit, wobei die Bemessung dieses Zeitintervalls von individuellen Faktoren abhängt. In diesem Zusammenhang berichten Rumpf und Mitarb. (1977) anhand eigener Untersuchungsergebnisse an Patienten nach einem operativen Eingriff wegen chronischer Pankreatitis, daß die Dauer der Arbeitsunfähigkeit von der Eingriffsart wesentlich abhängt; nach nicht-resezierenden Eingriffen betrug sie durchschnittlich 32 Wochen postoperativ, nach partieller Duodenopankreatektomie ca. 1 Jahr. Nach Pseudozysten-Operationen waren die Patienten durchschnittlich ein Dreivierteljahr arbeitsunfähig.

Nach jeder Operation muß die Wiedereingliederung in den Arbeitsprozeß, der vielfach möglich ist, ein wichtiger Bestandteil der Nachbehandlung sein. Nicht zuletzt bedeutet dies die Wiedererlangung der Stabilität und häufig die Bewältigung psychosozialer Probleme (Kümmerle und Mitarb. 1978). Nach den Ergebnissen einer klinischen Studie an 134 Patienten mit chronisch-kalzifierender Pankreatitis nahm, wie Sarles und Mitarb. (1982) berichten, nur ein geringer Teil der Patienten postoperativ wieder die Arbeit auf. In Abhängigkeit von der Operation waren dies 27% nach Drainageoperationen, 33% nach Linksresektionen und 29% nach partieller Duodenopankreatektomie. Demgegenüber berichten Child und Mitarb. (1969) von 37 Patienten, bei denen eine subtotale Linksresektion durchgeführt wurde. 23 der 32 nachuntersuchten Patienten waren voll rehabilitiert, leistungsfähig und gingen ihrer gewohnten Arbeit nach.

Diese unterschiedlichen Daten spiegeln die Nachsorgeprobleme dieser Patienten wieder, wobei es zum Teil um Probleme geht, verursacht durch die chronische Pankreatitis selbst, zum Teil aber um Probleme, als deren Folge die chronische Pankreatitis anzusehen ist. Im letzteren Fall muß die Nachsorgeintensität kontinuierlich und sehr viel umfassender sein, um eine Wiedereingliederung in normale gesellschaftliche Verhältnisse zu erzielen.

Perspektive

Inselzell-Transplantation

Die Progredienz entzündlicher Destruktionen bewirkt eine zunehmende exokrine und endokrine Dysfunktion, wobei die mitunter notwendig werdenden Resektionseingriffe die funktionelle Kapazität weiter einschränken.

Die Therapie der exokrinen Funktionsstörung gelingt im allgemeinen sehr viel leichter als die Substitution des endokrinen Funktionsverlustes. Die Einschätzung der erforderlichen täglichen Insulinmenge bedarf einer diätetischen und kalorischen Konstanz für die Ausgewogenheit des Kohlehydratstoffwechsels. Bei bestehender exokriner Dysfunktion stellt die enzymatische Substitution eine zusätzliche Variable dar, die ihrerseits Zuverlässigkeit und Disziplin abverlangt. Somit addieren sich systemische Labilität und mögliches exogenes Fehlverhalten zu einer ständig drohenden Gefahr der Entgleisung. Nicht zuletzt diese Erkenntnisse haben dazu geführt, das Bemühen um die Funktionserhaltung, soweit als möglich, zum Gegenstand des chirurgischen Handelns werden zu lassen. Dies war nicht immer der Fall.

Noch ein Zweites resultiert aus dieser Erfahrung der gefahrvollen Stoffwechsellabilität, nämlich das Bemühen, die endokrine Funktion dort, wo sie nicht erhalten werden kann, durch geeignete Maßnahmen zu „konservieren". Es geht um das Problem der autologen Inselzell-Transplantation.

Es liegen inzwischen eine Vielzahl tierexperimenteller Erfahrungen (KRETSCHMER und Mitarb. 1978, MEHIGAN und Mitarb. 1980, HORAGUCHI und Mitarb. 1983) und Einzelanwendungen an Patienten vor, welche den Erfolg dieses Verfahrens zumindest im Sinne der Stabilisierung der Stoffwechselsituation demonstrieren (DOBROSCHKE und Mitarb. 1978, 1980, EHRLICHMAN und Mitarb. 1979, NAJARIAN und Mitarb. 1980, HINSHAW und Mitarb. 1981, SUTHERLAND 1981, TRAVERSO und Mitarb. 1981, KOSEL und Mitarb. 1982, LORENZ 1982). Wegen immer wieder auftretender Probleme und Behandlungsfehlschläge ist eine routinemäßige Anwendung derzeit noch nicht zu empfehlen.

Es wird eine Frage der Zeit sein, bis sich dieses Verfahren voll etablieren kann und es entsteht die Frage, ob sich daraus Änderungen für die chirurgische Einstellung bei der Behandlung der chronischen Pankreatitis ergeben. Diese Frage kann aus heutiger Sicht wie folgt beantwortet werden: Die chirurgische Grundeinstellung, orientiert an der Maxime, soviel wie möglich an Funktion zu erhalten, bedarf keiner Korrektur. Es wird sich allerdings die Situation jener Patienten verbessern lassen, bei denen wegen fehlender Alternativen eine ausgedehnte Resektion oder selten auch einmal eine totale Duodenopankreatektomie unumgänglich wird. Es wird dann möglich sein, durch die autologe Inselzell-Transplantation den postoperativen Verlauf zu stabilisieren und weniger gefahrvoll zu gestalten. Immer ist jedoch dabei zu bedenken, daß auf diese Weise lediglich der endokrine Funktionsanteil kompensiert ist und es bedarf immer wieder der Bewußtmachung, daß die enzymatische Substitutionstherapie der exokrinen Funktionsstörung in nicht wenigen Fällen mit ganz erheblichen Problemen verbunden ist. Der Schluß also, daß durch eine etablierte Inselzell-Transplantation die chirurgischen Probleme bei der Behandlung der chronischen Pankreatitis gelöst seien, ist sicherlich übereilt wenn nicht gar verfehlt. Die Entscheidungsbarriere zur totalen Duodenopankreatektomie wird durch sie nicht angetastet. Als wesentlichstes Argument gegen eine großzügigere Einstellung gegenüber der totalen Pankreasentfernung muß die immer noch hohe Letalität und Morbidität dieses operativen Vorgehens angeführt werden und nicht zuletzt die Erfahrung, daß keineswegs alle Patienten nach diesem Eingriff beschwerdefrei sind.

Während die Inselzell-Transplantation innerhalb der Behandlung der chronischen Pankreatitis einer plausiblen Konzeption folgt, muß eine solche für die ebenfalls beschriebene partielle Organtransplantation angezweifelt werden (Rossi und Mitarb. 1983). Wenn auch die mit diesem Verfahren verbundene Denervation des transplantierten Organteiles als mögliches therapeutisches Prinzip erwogen wird, so könnte diese auch mit weniger Aufwand und geringerem Risiko erreicht werden. Insgesamt ist zu fragen, ob es sich hierbei nicht nur um eine anatomische Verschiebung des Problems handelt.

Klassifizierung der chronischen Pankreatitis

Verfolgt man die Literaturmitteilungen der letzten Jahrzehnte, so ist der markante Einschnitt, welcher mit der Klassifizierung der verschiedenen Pankreatitisformen auf dem Marseiller-Symposium 1963 erreicht wurde, nicht zu übersehen. Erstmals waren damit die Voraussetzungen geschaffen worden, zumindest definitorisch die Trennungslinie zwischen den akuten und chronischen Verlaufsformen zu ziehen.

Das Bewußtsein dieser Erkrankung gegenüber wurde geändert und geschärft, Zuordnungen konnten erfolgen, und schließlich wurden vergleichende Beurteilungen von klinischen Parametern, durchgeführter Therapie sowie Erfolgs- und Prognosekriterien ermöglicht.

Dennoch bleibt weiterhin festzustellen, daß die terminologische Vielfalt selbst durch die in Marseille versuchte Klassifizierung nicht wirkungsvoll zu zügeln war. Je nach Gewichtung der einzelnen Aspekte werden bei der jeweiligen Benennung ätiologische, morphologische, pathogenetische oder symptomatische Kriterien berücksichtigt. Wenn DOERR (1964) feststellt: *„Nomenklaturfragen sind grundsätzlich subalterner Natur"*, so zielt dies auf die größere Bedeutung inhaltlicher Probleme, an denen sich schließlich Nomenklaturfragen zu orientieren haben. Das Dilemma beginnt dort, wo inhaltliche Definitionen nicht zwingend mit nomenklatorischen Begriffen zur Deckung zu bringen sind.

Bei der Einschätzung der chronischen Pankreatitis dokumentiert sich die Unschärfe nicht selten in der Charakterisierung *„rezidivierend"*, vor allem zu einem Zeitpunkt, zudem eine Dysfunktion noch nicht nachweisbar ist. Das Dilemma trifft den Kliniker dann, wenn Therapieformen, Indikationen und Behandlungserfolge zu evaluieren sind. Die Selektion des Krankengutes resultiert dabei aus sehr unterschiedlichen Erwägungen, die sich mal mehr an ätiologischen, mal mehr an pathogenetischen oder auch an phänomenologischen Kriterien orientieren.

In den vergangenen Jahren hat sich mehr und mehr der Begriff der chronisch kalzifizierenden Pankreatitis in der Bezeichnung eines einheitlichen Krankheitsbildes herauskristallisiert (PAYAN und Mitarb. 1972). Dennoch kann nicht außer Acht bleiben, daß sich in der Frühphase der Erkrankung die Abgrenzung zu anderen Erkrankungsformen weniger scharf vollziehen läßt. Weiterhin bleibt der Stellenwert der ätiologisch in anderer Weise verursachten Pankreatitisarten offen und das Gemeinsame, ebenso wie die notwendigen Differenzierungen, wenig definiert. Das Raster der Marseiller Klassifizierung erscheint demnach den klinischen Belangen nicht hinreichend gerecht zu werden.

Es wäre unter diesen Voraussetzungen zu überlegen, ob nicht eine pathomorphologisch orientierte Klassifizierung weiterhelfen könnte. Die verschiedenen Formen der chronischen Pankreatitis unterscheiden sich hinsichtlich ihres *„primum movens"*. Die alkoholisch induzierte chronische Pankreatitis mag als pars pro toto für diejenige Form gelten, deren pathomorphologische Anfänge in der sekretorischen Endstrecke, den Azini und den Schaltstücken, lokalisiert ist. Von hier aus nimmt die entzündliche Destruktion ihren Fortgang in jeweils unterschiedlicher morphologischer Ausprägung. Sekundäre Veränderungen (Stenosen, Strikturen, Konkremente oder zystische Formationen) im Bereich des Pankreashauptganges bzw. den größeren Seitenästen, bedeuten schließlich ein zusätzlich entzündungsaggravierendes Moment, welches zur beschleunigten Progression führt (additive bzw. sekundäre Progression). Die klinische Verlaufsform ist einmal primär chronisch, zum anderen chronisch-rezidivierend (Abb. 211).

Bei den anderen Formen entzündlicher Pankreaserkrankungen steht die lokale Läsion im Bereich des Pankreasganges und durch sie eine Behinderung des Sekretabflusses im Vordergrund. Eine Vielzahl von Ursachen wäre hier aufzulisten, wobei Gallengangskonkremente und Papillenveränderungen zahlenmäßig am häufigsten sein dürften. Weiterhin kommen jedoch maligne und benigne Tumoren, Divertikel, posttraumatische Strikturen, Askariden sowie Pankreasgangkonkremente etc. in Betracht. Der Begriff der *„Stauungspankreatitis"* trägt dem initialen pathogenen Mechanismus Rechnung, wobei allerdings die Krankheitsverläufe sehr unterschiedlich sein können. Es kann davon ausgegangen werden, daß eine frühzeitige Beseitigung der Krankheitsursache die Ausheilung des inzipienten Entzündungsprozesses zur Folge haben kann.

Wird die Ursache nicht erkannt und damit auch nicht beseitigt, so kann sich der gestörte zentrale Sekretabfluß sekundär in einer peripheren Sekretionsstörung niederschlagen. Durch diese, sich in die Peripherie fortsetzende entzündliche Destruktion entsteht ein Spätbild, welches demjenigen nach primär chronischer Pankreatitis (chronisch kalzifizierende Pankreatitis) sehr ähnlich ist. Im-

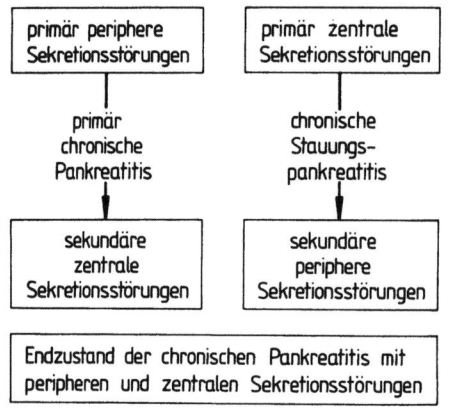

Abb. 211. Möglichkeit der Klassifizierung der chronischen Pankreatitisformen

merhin entstünde daraus dann die chronische Stauungspankreatitis, die sich klinisch ebenfalls teils primär chronisch (selten), teils rezidivierend chronisch manifestieren kann.

Zeichnet sich das Endstadium beider Pankreatitisformen durch gleichzeitig bestehende periphere und zentrale Sekretionsstörungen aus, so sind doch eine Vielzahl unterschiedlicher morphologischer Ausprägungen möglich, aus denen sich schließlich das chirurgische Vorgehen ableitet. Über die Notwendigkeit der Therapieindividualisierung hinaus lassen sich Richtlinien definieren, wobei das therapeutische Ziel bei den Formen der Stauungspankreatitis vor allem in der Eliminierung der lokalen Läsion bzw. in der Wiederherstellung einer normalen Sekretpassage besteht.

Die primäre Noxe für die primär chronische Pankreatitis, unabhängig von der Genese, läßt sich chirurgisch nicht beseitigen. Zahlenmäßig spielt der Alkohol eine immer größere Rolle. Einen ersten chirurgisch-therapeutischen Ansatz bieten die sekundären zentralen Sekretionsstörungen, welche in aller Regel zu Schmerzen bzw. Schmerzaggravationen führen. Mehrere Operationsmethoden stehen zur Verfügung, den Sekretfluß zu normalisieren. Im Falle der ausschließlichen peripheren Sekretionsstörung müssen andere, nicht drainierende Operationsverfahren erwogen werden, wobei sich bei lokalisierten Entzündungsschwerpunkten in aller Regel die Resektion anbietet. Hieraus ergibt sich die Möglichkeit wie auch die Notwendigkeit der individualisierten chirurgischen Therapie.

Auch dieser Krankheitsklassifizierung liegen Vereinfachungen zu Grunde; demzufolge kann sie nicht den Anspruch auf Allgemeingültigkeit erheben. Sie soll nicht mehr sein, als eine Anregung, auf diesem Gebiete voranzukommen, klare Abgrenzungsmöglichkeiten zu schaffen und ein besseres Krankheitsverständnis zu ermöglichen. Dies sind unabdingbare Voraussetzungen für eine bessere Einschätzung des chirurgischen Eingriffes bei der Behandlung der chronischen Pankreatitis. Auf dem Hintergrund des Rationalen erwächst dann die Kunst, das operative Repertoire anhand der individuellen Vorgegebenheiten richtig zu nutzen.

Literatur

Aagaard J, Matzen P, Thorsgaard-Pedersen N (1982) The role of endoscopic pancreatography in pancreatic ascites. Acta Chir Scand 148:93

Acosta JM, Nardi GL (1966) Papillitis. Arch Surg 92:354

Acosta JM, Nardi GL, Civantos F (1970) Distal pancreatic duct inflammation Am Surg 172:256

Adham NF, Dyce B, Haverback BJ (1968) Elevated serum trypsin binding activity in patients with hereditary pancreatitis. Am J Dig Dis 13:8

Adloff M, Ollier J-Cl (1978) Les pancréatico-jejunostomies latéro-latérales dans le traitement des pancréatitis chroniques. Chirurgie 104:214

Adloff M, Baumann R, Ollier J-Cl (1982) Les anastomoses pancréatico-jéjunales dans le traitement des pancréatites chroniques. Place de l'exploration Wirsungienne pré-, per- et postopératoire. Chirurgie 108:284

Alarcón-Segovia D, Herskovic T, Wakim KG, Bartholomew LG, Cain GC (1964) Immune mechanisms in chronic pancreatic disease. Am J Dig Dis 9:845

Aldis AS (1945/46) Injuries to the pancreas and their surgical treatment. Brit J Surg 33:323

Aldrete JS, Jimenez H, Halpern NB (1980) Evaluation and treatment of acute and chronic pancreatitis. A review of 380 cases. Ann Surg 191:664

Alwmark A, Gullstrand P, Ihse I, Joelsson B, Owman T (1981) Regional portal hypertension in chronic pancreatitis. Acta Chir Scand 147:155

Ambromovage AM, Pairent FW, Howard JM (1973) Pancreatic exocrine insufficiency: V. The effect of long-term pancreatic duct ligation on serum insulin levels and glucose metabolism in the dog. Ann Surg 177:338

Ammann R (1967) Fortschritte in der Pankreasfunktionsdiagnostik. Springer, Berlin Heidelberg New York

Ammann R (1968) Die Differentialdiagnose zwischen akut-reversibler und chronisch-progressiver Pankreatitis. Schweiz Med Wochenschr 98:744

Ammann R, Tagwecher E, Kashiwagi H, Rosenmund H (1968) Diagnostic value of fecal chymotrypsin and trypsin assessment for detection of pancreatic disease. A comparative study. Am J Dig Dis 13:123

Ammann R (1969) Enzymdiagnostik der Pankreaserkrankungen. Schweiz Med Wochenschr 99:504

Ammann R (1970) Die chronische Pankreatitis: Zur Frage der Operationsindikation und Beitrag zum Spontanverlauf der chronisch-rezidivierenden Pankreatitis. DMW 95:1

Ammann R (1973) Klinische Diagnostik der Erkrankungen des Pankreas. In: Ottenjann R (Hrsg) Optimierte rationelle Diagnostik in der Gastroenterologie. Witzstrock, Baden-Baden, Brüssel

Ammann RW, Hammer B, Fumagalli I (1973) Chronic pancreatitis in Zürich; 1963–1972. Clinical findings and follow-up studies in 102 cases. Digestion 9:404

Ammann R, Deyhle P, Fumagalli I, Hofmann K (1974) Diagnostischer Wert der endoskopischen Pankreatographie bei Pankreatitis; Korrelation mit exokriner Funktionsdiagnostik. Z Gastroenterol 12:20

Ammann R (1976) Diagnose und Differentialdiagnose der Pankreatitis; klinisch-biochemisches Verlaufsprofil und endoskopische retrograde Pankreatikografie. Leber Magen Darm 6:217

Ammann R, Sulser H (1976) Die „senile" chronische Pankreatitis – eine nosologische Einheit? Schweiz Med Wochenschr 106:429

Ammann R, Hollender LF, Kümmerle F, Mangold G, Schmidt H (1977) Chronische Pankreatitis; Standpunkte. DMW 102:543

Ammann R (1979) Langzeitverlauf und Therapie der chronisch-rezidivierenden Pankreatitis. Internist 20:392

Ammann RW, Largiadiér F, Akovbiantz A (1979) Pain relief by surgery in chronic pancreatitis. Relationship between pain relief, pancreatic dysfunction and alcohol withdrawal. Scand J Gastroenterol 14:209

Ammann RW, Knoblauch M, Möhr P, Deyhle P, Largiadiér F, Akovbiantz A, Schüler G, Schneider J (1980) High incidence of extrapancreatic carcinoma in chronic pancreatitis. Scand J Gastroenterol 15:395

Ammann RW, Akovbiantz A, Largiader F, Schueler G (1984) Course and outcome of chronic pancreatitis. Longitudinal study of a mixed medical-surgical series of 245 patients. Gastroenterology 86: 820

Anacker H, Weiss H-D, Wiesner W, Scholze H (1971) Die Bedeutung der transduodenalen endoskopischen Pankreatographie. DMW 96:1764

Anacker H, Weiss HD, Kramann B (1977) Endoscopic retrograde pancreatico-cholangiography (ERCP). Springer, New York

Andersen BN, Hancke S, Nielson SAD, Schmidt A (1977) The diagnosis of pancreatic cyst by endoscopic retrograde pancreatography and ultrasonic scanning. Ann Surg 185:286

Anderson MC (1969) Review of pancreatic disease Surgery 66:434

Anderson MC (1979) Pseudocyst of the head of the pancreas. Relationship to the duct of Santorini. Ann Surg 190:719

Andrén-Sandberg A, Evander A, Isaksson G, Ihse I (1983) Management of pancreatic pseudocysts. Acta Chir Scand 149:203

Andrén-Sandberg A, Ihse I (1983): Factors influencing survival after total pancreatextomy in patients with pancreatic cancer. Ann Surg 198: 605

Aranha GV, Prinz RA, Freeark RJ, Kruss DM, Greenlee HB (1982) Evaluation of therapeutic options for pancreatic pseudocysts. Arch Surg 117:717

Archibald E (1919) The experimental production of pancreatitis in animals as the result of the resistance of the common duct sphincter. Surg Gynecol Obstet 28:259

Arendt T, Reding R, Dummler W, Radke R (1982) Do Pancreatico digestive anastomosis remain open after duodeno hemipancreatectomies? European Pancreatic Club XIVth Meeting, Essen 1982: Karger Basel, München, Paris, London, New York, Tokyo, Sidney

Arger PH, Mulhern CB, Bonavita JA, Stauffer DM, Hale J (1979) An analysis of pancreatic sonography in suspected pancreatic disease. JCU 7:91

Arianoff AA (1980) Analysis of 607 cases of choledochal sphincterotomy. World J Surg 4:483

Arner O, Fernstrom I (1961) Obstruction of the splenic vein. Acta Chir Scand 122:66

Arnesjö B, Stormby N, Akerman M (1972) Cystodiagnosis of pancreatic lesions by means of fine needle biopsys during operation. Acta Chir Scand 138:363

Arnesjö B, Ihse K, Kugelberg C, Tylén U (1975) Pancreaticojejunostomy in chronic pancreatitis. An appraisal of 29 cases. Acta Chir Scand 141:139

Arnozan, Vaillard (1884) Contribution a l'etude du pancreas du lapin; lesion provoquees par la ligature du canal de Wirsung. Arch physiol norm pathol Paris 3:287

Aston SJ, Longmire WP (1974) Management of the pancreas after pancreaticoduodenectomy. Ann Surg 179:322

Aufschnaiter M, Bodner E (1980) Zur Operationswahl bei chronischer Pankreatitis. Überlegungen auf der Basis eigener Behandlungsergebnisse. Zentralbl Chir 105:1435

Aufschnaiter M, Müller L, Bodner E (1982) Das intramurale Duodenalhämatom. Eine seltene Komplikation bei Pankreatitis. Chirurg 53:652

Austin JL, Roberts C, Rosenholtz MJ, Reber HA (1980) Effects of partial duct obstruction and drainage on pancreatic function. J Surg Res 28:426

Bagley FH, Braasch JW, Taylor RH, Warren KW (1981) Sphincterotomy or sphincteroplasty in the treatment of pathologically mild chronic pancreatitis. Am J Surg 141:418

Baggenstoss AH (1938) Major duodenal papilla. Variations of pathologic interest and lesions of mucosa. Arch Pathol 26:853

Baldwin WM (1911) The pancreatic ducts in man, together with a study of the microscopical structure of the minor duodenal papilla. Anat Rec 5:197

Balo J, Ballon HC (1929) Effects of retention of pancreatic secretion. Surg Gynecol Obstet 48:1

Balo J, Ballon HC (1929) Metaplasia of basal cells in ducts of pancreas. Arch Pathol 7:27

Baltaxe HA, Leslie EV (1967) Vanishing pancreatic calcifications: a case report. AJR 99, 642

Bangerter U, Schlup M, Scheurer U, Halter F (1982) Duodenaldivertikel bei Gallenwegs- und Pankreasaffektionen. Praxis (Bern) 71:1240

Bank S, Marks IN, Groll A (1966) Gastric acid secretion in pancreatic disease. Gastroenterolgy 51: 649

Bank S, Marks IN, Bock OA (1967) Gastric intestinal and hepatic function in pancreatitis. Proceedings of the III. Congress of Gastroenterology 4:412

Bank S, Novis B, Petersen E, Dowdle E, Marks IN (1973) Serumimmunglobulins in calcific pancreatitis. Gut 14:723

Bank S, Marks IN, Vinik AI (1975) Clinical and hormonal aspects of pancreatic diabetes. Am J Gastroenterol 64:13

Banks PA (1979) Pancreatitis. Plenum Medical Book Company, New York

Banting FG, Best CH (1922) Internal secretion of the pancreas. J Lab Clin Med 7:251

Barkin JS, Smith FR, Pereiras R, jr, Isikoff M, Levi J, Livingstone A, Hill M, Rogers AI (1981) Therapeutic percutaneous aspiration of pancreatic pseudocysts. Dig Dis Sci 26:585

Barnes BA, Behringer GE, Wheelock FC, Wilkins EW, Cope O (1960) Surgical sepsis – report on subtotal gastrectomies. JAMA 173:1068

Barron M (1920) The relation of the islets of Langerhans to diabetes with special reference to cases of pancreatic lithiasis. Surg Gynecol Obstet 31:437

Bartelheimer H (1973) Pankreasinsuffizienz; in: Demling L (Hrgs) Klinische Gastroenterologie II. Thieme, Stuttgart

Bartholomew LG (1958) Carcinoma of the pancreas associated with chronic relapsing pancreatitis. Gastroenterology 35:473

Bartlett MK, Mc Dermott WV jr (1957) Exploration of the pancreatic duct for pancreatitis. Surg Gynecol Obstet 104:377

Bartlett MK, Nardi GL (1960) Treatment of recurrent pancreatitis by resection inhibition and retrograde drainage of the pancreas. Ann Surg 152:861

Bartlett MK, Nardi GL (1960) Treatment of recurrent pancreatitis by transduodenal sphincterotomy and exploration of the pancreatic duct. N Engl J Med 262:643

Bauer H, Schmidt GF, Londong W (1978) Somatostatin in treatment of anastomotic leakage and pancreatic fistula. VI. World Congress of Gastroenterology, Madrid 1978

Baum S, Athanasoulis CA (1979) Angiography. In: Eaton SB, Ferrucci JT jr (eds) Radiology of the Pancreas and Duodenum. WB Saunders, Philadelphia

Bayliss WM, Starling EH (1902) The mechanism of pancreatic secretion. J Physiol 28 0:325

Beazley RM (1981) Needle biopsy diagnosis of pancreatic cancer. Cancer 47:1685

Becker V (1957) Sekretionsstudien am Pankreas. Thieme, Stuttgart

Becker V (1973) Bauchspeicheldrüse in: Doerr W, Seifert G, Uehlinger E (Hrsg) Spezielle pathologische Anatomie Bd. 6, Springer, Berlin

Becker V (1975) Pathologische Anatomie der Pankreas-Erkrankungen. Klinikarzt 4:457

Becker V (1976) Allgemeine Pathologie der Bauchspeicheldrüse. In: Forell MM (Hrsg): Pankreas. Springer, Berlin, Heidelberg, New York

Becker V, Stolte M (1976) Klinische Pathologie des Pankreas. Med Welt 27:901

Becker V, Kümmerle F, Schier J, Lenner V, Londong W (1976) Tumoren des Pankreas in: Forell MM (Hrsg): Pankreas. Springer, Berlin

Becker V (1978) Carcinoma of the pancreas and chronic pancreatitis – A possible relationship. Acta Hepato-Gastroenterol 52:257

Becker V (1980) Sonderformen der chronischen Pankreatitis. Dtsch Ärzteblatt 46:2711

Becker WF, Welsh RA, Pratt HS (1965) Cystadenoma and Cystadenocarcinoma of the pancreas. Ann Surg 161:845

Becker WF, Pratt HS, Ganji H (1968) Pseudocysts of the pancreas. Surg Gynecol Obstet 127:744

Bedacht R, Meyer A, Wilhelm M (1970) Klinik und Therapie der Pankreaszysten. Chir Praxis 14:225

Beger HG, Witte Ch, Krautzberger W, Bittner R (1980) Erfahrung mit einer das Duodenum erhaltenden Pankreaskopfresektion bei chronischer Pankreatitis. Chirurg 51:303

Beger HG, Krautzberger W, Bittner R, Büchler M, Block S (1984) Die duodenumerhaltende Pankreaskopf-Resektion bei chronischer Pankreatitis – Ergebnisse nach 10jähriger Anwendung. Langenbecks Arch Chir 362, 229

Belinkie SA, Russel JC, Deutsch J, Becker DR (1983) Pancreatic pseudocysts. Am Surg 49:586

Bell ET (1958) Pancreatitis I. A study of 179 fatal cases. Surgery 43:527

Belohlavek D, Koch H, Rösch W, Schaffner O, Maeder HU, Flory J, Classen M, Demling L (1976) 5 years experience in endoscopic retrograde cholangiopancreaticography (ERCP). Endoscopy 8:115

Ben-Porath M, Case L, Kaplan E (1968) The biological half-life of 75-selenmethionine in man. Nuklearmedizin 9:168

Berens JJ, Baggenstoss AH, Gray HK (1954) Ductal changes in chronic pancreatitis. Arch Surg 68:723

Berger LA, Rhodes JM, Agnew JE, Horrocks RA, Chudleigh PM, Elias E, Summerfield JA (1979) Screening for pancreatic disease. A comparison of grey-scale ultrasonography and isotope scanning. Lancet I:633

Bergh GS, Layne JA (1940) A demonstration of the independent contraction of the sphincter of the common bile duct in human subjects. Am J Physiol 128:690

Berland LL, Lawson TL, Foley WD, Greenen JE, Stewart ET (1981) Computed tomography of the normal and abnormal pancreatic duct: Correlation with pancreatic ductography. Radiology 141:715

Berman LG, Prior JT, Abramow SM, Ziegler DD (1960) A study of pancreatic duct system in man by the use of vinyl acetate casts of postmortem preparations. Surg Gynecol Obstet 110:391

Berman LG, Dunn E, Strachley CJ (1961) Survey of pancreatitis. Gastroenterology 40:94

Bernacki E, Tyszkiewicz S (1971) A search for the physiological causes of acute pancreatitis. Pol Med Sci Hist Bull p 156

Bernades P, Callet B, Dupuy R (1975) Etude clinique et évolutive de 102 cas de pancréatite chronique. Nouv Presse Med 4:149

Bernades P, Belghiti J, Athouel M, Mallardo N, Breil P, Fekete F (1983) Histoire naturelle de la pancréatite chronique: Étude de 120 cas. Gastroenterol Clin Biol 7:8

Bernard C (1856) Memoire sur le pancréas. Paris

Bierman HR, Steinbach HL, White LP, Kelly KH (1952) Portal venipuncture. A percutaneous trans-hepatic approach. Proc Soc Exp Biol Med 79:550

Bilbao MK, Frische LH, Dotter CT, Rösch J (1967) Hypotonic duodenography. Radiology 89:438

Bilbao MK, Rösch J, Frische LH, Dotter CT (1968) Hypotonic duodenography in the diagnosis of pancreatic disease. Semin Roentgenol 3:280

Bilbao MK, Dotter CT, Lee TG, Katon RM (1976) Complications of endoscopic retrograde cholangiopancreatography (ERCP). Gastroenterology 70:314

Binder HJ, Herting DC, Hurst V, Finch SC, Spiro HM (1965) Tocopherol deficiency in man. N Engl J Med 273:1289

Birnholz JC (1983) Ultrasound image of suspected pancreatic disease. In: Brooks JR (ed) Surgery of the Pancreas. WB Saunders, Philadelphia

Birnstingl M (1959) A study of pancreatography. Br J Surg 47:128

Bisgard JD (1946) Pancreatitis as a cause of complete obstruction of the common bile duct. Ann Surg 124:1009

Bismuth V, Duperat B, Caquieres A, Bard M, Bourdon R (1964) Maladie de Weber-Christian á déterminations mésenteriques et osseuses. Ann Radiol 7:197

Bivins BA, Bell RM, Pharm PR, Toedebusch WH (1984) Pancreatic exocrine response to parenteral nutrition. JPEN 8:34

Blau M, Bender MA (1962) Se 75-selenomethionine for visualization of the pancreas by isotope scanning. Radiology 78:974

Bliss WR, Burch B, Martin MM, Zollinger RM (1950) Localisation of referred pancreatic pain induced by electric stimulation. Gastroenterology 16:317

Block GE, Paloyan E (1963) Operations for pancreatitis. Surg Clin North Am 43:201

Blumgart LH, Imrie CW, Mc Kay AJ (1982) Surgical management of chronic pancreatitis. J Clin Surg 1:229

Blumgart LH, Kelly CJ (1984) Hepaticojejunostomy in benign and malignant high bile duct stricture: Approaches to the left hepatic ducts. Br J Surg 71:257

Bockus HL, Raffensberger EC (1948) Acute pancreatitis. N Y Med J 48:2252

Bodner E (1973) Das Problem der intraoperativen Abklärung von Pankreaskopftumoren. Ergebnisse konventioneller histologischer und neuartiger cytodiagnostischer Untersuchungen. Langenbecks Arch Klin Chir 333:165

Bodner E, Schwamberger K, Mikuz G (1982) Cytological diagnosis of pancreatic tumors. World J Surg 6:103

Bødker A, Kjaegaard J, Schmidt A, Tilma A (1981) Pancreatic pseudocysts. A follow up study. Ann Surg 194:80

Börjesson B, Evander A, Ihse I, Joelsson B, Lunderquist A (1981) Gastrointestinal bleeding caused by haemosuccus pancreaticus – A presentation of two cases. Acta Chir Scand 147:299

Bötticher R, Schwemmle K (1974) Komplikationen von Pankreaspseudocysten – Milzruptur durch Blutung in eine Pankreascyste. Med Klin 69:61

Bötticher R, Gauger U (1977) Die Versorgung von hohen Gallenwegsverschlüssen mit der Methode von Rodney Smith. Chirurg 48:444

Bötticher R (1980) Erste Erfahrungen mit der Pankreasgangokklusion bei resezierenden Eingriffen an der Bauchspeicheldrüse. In: Gebhardt Ch, Stolte M (Hrsg): Pankreasgangokklusion Witzstrock Baden-Baden, Köln, New York

Boijsen E, Tylén Z (1972) Vascular changes in chronic pancreatitis. Acta Radiol 12:34

Boloaki H, Jaffe B, Gliedman ML (1968) Pancreatic abscesses and lesser omental sac collections. Surg Gynecol Obstet 126:1301

Bonta JA (1954) An experimental study of retrograde pancreaticojejunostomy. Surg Forum 5:408

Borgström S (1961) External pancreatic fistula. Surg Gynecol Obstet 112:639

Borlaza GS, Kuhns LR, Seigel R, Pozderac R, Eckhauser F (1979) Computed tomographic and angiographic demonstration of gastroduodenal artery pseudoaneurysm in a pancreatic pseudocyst. J Comput Assist Tomogr 3:612

Bornman PC, Marks IN, Girdwood AH, Clain JE, Narunsky L, Clain DJ, Wright P (1980) Is pancreatic duct obstruction or stricture a major cause of pain in calcific pancreatitis. Br J Surg 67:425

Botzler R, Mahlke R (1981) Die sonographische Pankreasgangdarstellung und ihre klinische Bedeutung. DMW 106, 77

Bounetti A, Deyhle P, Largiadèr F, Nüesch HJ, Häcki WH, Satz N, Ammann R (1980) Pancreasmalignome, assoziiert mit Pankreatitis bzw. Pseudocysten. Schweiz med Wochenschr 110:852

Bowden L (1954) The fallibility of pancreatic biopsy. Ann Surg 139:413

Bowers RF, Greenfild J (1951) Choledochojejunostomy – Its role in the treatment of pancreatitis. Ann Surg 134:99

Bowers RF (1955) Choledochojejunostomy – Its ability to control chronic recurring pancreatitis. Am Surg 142:682

Bowers RF (1964) Pancreatitis. Curr Probl Surg 247

Boyden EA (1957) The anatomy of the Choledochoduodenal junction in man. Surg Gynecol Obstet 104:641

Bozemann N (1882) Removal of a cyst of the pancreas weighing twenty and onehalf pounds. Med Rec 21:46

Braasch JW, Mc Cann JC jr (1967) Observation on signle section of the sphincter of Oddi. Surg Gynecol Obstet 125:355

Braasch JW, Gray BN (1977) Considerations that lower pancreatoduodenectomy mortality. Am J Surg 133:480

Braasch JW, Vito L Nugent FW (1978) Total pancreatectomy for end-stage chronic pancreatitis. Ann Surg 188:317

Braasch JW, Bolton JS, Rossi RL (1981) A technique of biliary tract reconstruction with complete follow-up in 44 consecutive cases. Ann Surg 194:635

Bradley EL, Clements LJ jr (1974) Implications of diagnostic ultrasound in the surgical management of pancreatic pseudocysts. Am J Surg 127:163

Bradley EL, Clements JL jr (1975) Spontaneous resolution of pancreatic pseudocysts. Am J Surg 129:23

Bradley EL, Clements JL jr (1976) Transenteric rupture of pancreatic pseudocysts: Management of pseudodocystenteric fistulas. Am Surg 42:827

Bradley EL, Salam AA (1978) Hyperbilirubinemia in inflammatory pancreatic disease. Natural history and management. Ann Surg 188:626

Bradley EL, Clements JL, Gonzales AC (1979) The natural history of pancreatic pseudocysts: A unified concept of management. Am J Surg 137:135

Bradley EL (1982) Pancreatic duct pressure in chronic pancreatitis. Am J Surg 144:313

Braganza JM, Fawcitt RA, Forbes WStC, Isherwood I, Russel JGB, Prescott M, Testa JH, Torrance HB, Howat H (1978) A clinical evaluation of isotope scanning, ultrasonography and computed tomography in pancreatic disease. Clin Radiol 29:639

Braganza JM, Hunt LP, Warwick F (1982) Relationsship between pancreatic exocrine function and ductal morphology in chronic pancreatitis. Gastroenterology 82:1341

Braun B, Dormeyer HH (1981) Ultrasonically guided fine needle aspiration biopsy of therapeutic and pancreatic space-occupying lesions and percutaneous abscess drainage. Klin Wochenschr 59:707

Braunstein H (1961) Tocopherol deficiency in adults with chronic pancreatitis. Gastroenterology 40:224

Brecht G, Löffler A, Koischwitz D, Rohmer HG (1978) Die Duodenalstenose bei chronisch rezidivierender Pankreatitis. Nuklearmedizin 129:82

Bret PM, Fond A, Bretagnolle M, Labadie M, Moulin B, Descos L (1982) Percutaneous fine needle biopsy of the pancreas. European Pancreatic Club XIVth Meeting, Essen 1982: Karger Basel, München, Paris, London, Mew York, Tokyo, Sidney

Bretholz A, Knoblauch M, Ammann R, Largiadèr F, Linder E, Deyhle P, Frey P (1979) Pseudozysten und Retentionszysten bei akuter und chronischer Pankreatitis. DMW 104:89

Bretzke G (1982) Chronische Peritonitis mit Aszites bei chronischer Pankreatits. Z ges inn Med 37:210

Brewer KF, Proctor HJ (1983) Surgery for chronic pancreatitis: The tailored approach. South Med J 76:1351

Brooks FP (1973) The neurohumoral control of pancreatic exocrin secretion. Am J Chir Nutr 26:291

Brooks JR (1983) Surgery of the Pancreas. WB Saunders Company, Philadelphia, Mexico City, Rio de Janeiro, London, Sydney, Toronto, Tokio

Brunner H, Neher M, Schmidt HD (1978) Pankreasbeteiligung bei akuter Cholecystitis. Therapiewoche 28:1419

Brunschwig A (1942) The surgery of pancreatic tumors. Mosby St. Louis

Bucher O (1967) Cytologie, Histologie und mikroskopische Anatomie des Menschen. H Huber, Bern, Stuttgart

Bucknam CA (1966) Arterial hemorrhage in pseudocyst of pancreas. Arch Surg 92:405

Bücheler E, Boldt T, Frommholdt H, Käufer C (1971) Die angiografische Diagnostik der Pankreastumoren und der Pankreatitis. ROEFO 115:426

Burdon DW (1982) Principles of antimicrobial prophylaxis. World J Surg 6:262

Butt J (1977) Medical management: pancreatitis – pancreatic pseudocysts and their complications. Gastroenterology 73:600

Cahow CE, Gusberg RJ, Gottlieb LJ (1983) Gastrointestinal hemorrhage from pseudoaneurysms in pancreatic pseudocysts. Am J Surg 145:534

Callet B, Bernades P, Dupuy R (1974) Etude de la lithiase biliaire associée à la pancréatite chronique. Arch Fr Mal App Dig 63:625

Cameron JL, Anderson RP, Zuidema GD (1967) Pancreatic ascites. Surg Gynecol Obstet 125:328

Cameron JL, Brawley RK, Bender HW (1969) Treatment of pancreatic ascites. Ann Surg 56:668

Cameron JL, Kieffer RS, Anderson WJ, Zuidema GD (1976) Internal pancreatic fistulas: Pancreatic ascites and pleural effusions. Ann Surg 184:587

Cameron JL (1978) Chronic pancreatitis, ascites and pancreatic pleural effusion. Gastroenterology 74:134

Cannon B (1933) A method of stimulating autonomic nerves in the anaesthetized cat with observations an the motor and sensory effects. Am J Physiol 105:361

Cannon JA (1955) Experience with ligation of the pancreatic ducts in the treatment of chronic relapsing pancreatitis. Am J Surg 90:266

Carnevali JF, ReMine WH, Dockerty MB, Bollman JL, Grindlay JH (1960) An experimental study of side-to-side pancreaticojejunostomy after ductal obstruction. Arch Surg 80:774

Caroli J (1946) La radiomanométrie biliaire. Sem Hôp Paris 43:1985

Caroli J, Nora J (1952) L'hépato-cholédoque dans les pancréatites. IIIe Concrés Européen de Gastroenterologie, Bologne 20–26 avril Licinio Cappelli, Bologna

Caroli J, Nora J (1953) L'Hépatocholédoque dans les pancréatites. Sem Hôp (Paris) 29:575

Carr-Locke DL (1980) Serum and pancreatic juice carcinoembryonic antigen in pancreatic and biliary disease. Gut 21:656

Cásala AJ (1953) Patologia médica y quirurgica de la papila duodenal. Rev Assoc Med Argent 67:407

Cattell RB (1947) Anastomosis of the duct of Wirsung; its use in palliative operations for cancer at the head of the pancreas. Surg Clin North Am 27:636

Cattell RB, Warren KW (1951) Pancreatic surgery. N Engl J Med 244:941

Cattel RB, Warren KW (1952) The choice of therapeutic measures in the management of chronic relapsing pancreatitis an pancreatolithiasis. Gastroenterology 20:1

Cattell RB, Warren KW (1953) Surgery of the pancreas. WB Saunders, Londres

Cawley Th (1789) Von einer Harnruhr, bei der bloß die Eigenschaft des Urins verändert wurde, nebst einigen Bemerkungen über die verschiedenen Theorien von dieser Krankheit. Sammlungen auserlesener Abhandlungen zum Gebrauche praktischer Ärzte. Bd. 13, Stück 1, Leipzig

Cerilli J, Faris TD (1967) Pancreatic pseudocysts. Delyed versus immediate treatment. Surgery 61: 541

Chaimhoff C (1982) Jaundice following the Whipple operation for cancer of the head of the pancreas. Int Surg 67:187

Chamoun S, Testart J, Metayer P (1983) Pancreatic chronique segmentaire par corps étranger du canal Wirsung. J Chir (Paris) 120:191

Chey WY, Shay H, O'Leary K (1963) Absorption of fats and external pancreatic secretion. Gastroenterology 45:196

Chey WY, Kusakcioglu O, Dinoso V, Lorber SH (1968) Gastric secretion in patients with chronic pancreatitis and in chronic alcoholics. Arch Intern Med 122:399

Child CG (1964) Subtotal pancreatectomies. In: Cooper P (ed): The craft of surgery. Little Brown and Co, Boston

Child CG, Frey ChF, Fry WJ (1969) A reappraisal of removal of ninetyfive percent of the distal portion of the pancreas. Surg Gynecol Obstet 128:49

Chopart (1898) Maladies des voies urinaires (1821) In: Körte W.: Die Chirurgischen Krankheiten und die Verletzungen des Pankreas. F Enke, Stuttgart

Claessen HJ (1842) Die Krankheiten der Bauchspeicheldrüse. Köln

Clagett OT (1946) Total pankreatectomy for chronic pancreatitis with calcification. Proc Staff Meet Mayo Clin 21:32

Classen M, Demling L (1972) Präoperative Pankreasdiagnostik mit der Duodenoskopie. Chirurg 43: 247

Classen M, Koch H, Frühmorgen P, Grabner W, Demling L (1972) Results of retrograde pancreaticography. Acta Gastroenterol Jpn 7:131

Classen M, Hellwig H, Rösch W (1973) Anatomy of the pancreatic duct. A duodenoscopic-radiological study. Endoscopy 5:14

Classen M, Demling L (1975) Hazards of endoscopic retrograde cholangio-pancreaticography (ERCP). Acta Hepato Gastroenterol 22:1

Classen M, Hagenmüller F (1983) Biliary Drainage. Endoscopy 15:221

Mc Cleery RS, Kesterson JE, Schaffarzick WR (1951) Clinical study of effects of vagotomy on recurrent acute pancreatitis. Surgery 30:130

Clemens M, Jost JO, Richter K-D, Hauss J (1979) Experimentelle Untersuchungen zur Pankreatitisentstehung. Leber Magen Darm 9:205

Clot JP, Chigot JP, Richer R, Mercadier M (1978) Attitude thérapeutique face à une pancréatite chronique autonome. A propos de 147 cas. Ann Chir (Paris) 32:733

Coffey RC (1909) Pancreato-enterostomy and pancreatectomy. Ann Surg 50:1238

Cogbill CL (1968) Hemorrhagic in pancreatic pseudocysts. Review of literature and report of two cases. Ann Surg 167:112

Cohen JR, Kuchta N, Geller N, Shires GT, Dineen P (1983) Pancreaticoduodenectomy for benign disease. Ann Surg 197:68

Cohen MM (1979) Early diagnosis of pancreatic cancer using ultrasound and fine needle aspiration cytology. Am Surg 45:715

Cohen MM (1983) Needle aspiration of the pancreas guided by ultrasound study and computed tomography. 69th Annual Clinical Congress American College of Surgeons, Atlanta

Colhoun E, Murphy JJ, Mac Erlean DP (1964) Percutaneous drainage of pancreatic pseudocysts. Br J Surg 71:131

Mc Collum WB, Jordan PH jr (1975) Obstructiv jaundice in patients with pancreatitis without associated biliary tract disease. Ann Surg 182:116

Comfort MW, Gambill EE, Baggenstoss AH (1946) Chronic relapsing pancreatitis: a study of 29 cases without associated disease of biliary or gastrointestinal tract. Gastroenterology 6:239

Comfort MW, Steinberg AG (1952) Pedigree of a family with hereditary chronic relapsing pancreatitis. Gastroenterology 21:54

Comfort MW, Gambill EE, Baggenstoss AH (1968) A study of twenty nine cases without associated disease of the biliary or gastrointestinal tract. Gastroenterolgy 54:760

Mc Connell DB, Sasaki T, Garnjobst W, Votto RM (1980) Experience with total pancreatectomy. Am J Surg 139:646

Connoley JE, Richards V (1950) Bilateral splanchnicectomy and lumbodorsal sympathectomy for chronic relapsing pancreatitis. Ann Surg 131:58

Cooper MJ, Williamson RCN (1983) The value of operative pancreatography. Br J Surg 70:577

Cooperberg PL, Cohen MM, Graham M (1979) Ultrasonographically guided percutaneus pancreatography – Report of two cases. AJR 132:662

Cope O, Culver PJ, Mixter CG (1957) Pancreatitis, a diagnostic clue to hyperparathyreoidism. Ann Surg 145:857

Di Costanzo J, Cano N, Martin J (1982) Somatostatin in persistent gastrointestinal fistula treated by total parenteral nutrition. Lancet 2:338

Cotton PB (1972) Cannulation of the papilla of Vater by endoscopy and retrograde cholangiopancreatography (ERCP). Gut 13:1014

Cotton PB, Salmon PR, Blumgart LH (1972) Canulation of papilla of Vater via fiber-duodenoscopes. Lancet 1:53

Cotton PB (1977) Progress report. ERCP. Gut 18:316

Cotton PB, Lees WR, Vallon AG, Cottone M, Croker JR, Chapman M (1980) Gray-scale ultrasonography and endoscopic pancreatography in pancreatic diagnosis. Radiology 134:453

Cox WD, Gillesby WJ (1967) Longitudinal pancreaticojejunostomy in alcoholic pancreatitis. Arch Surg 94:469

Crass, RA, Waý LW (1981) Acute and chronic pancreatitis pseudocysts are different. Am J Surg 142:660

Creaghe SB, Roseman DM, Saik RP (1981) Biliary obstruction in chronic pancreatitis: Indications for surgical intervention. Am Surg 47:243

Creutzfeldt W, Kern E, Kümmerle F, Schumacher J (1961) Die radikale Entfernung der Bauchspeicheldrüse beim Menschen – Indikationen, Ergebnisse, Folgeerscheinungen. Ergeb inn Med Kinderheilkd 16:79

Creutzfeldt W, Fehr H, Schmidt H (1970) Verlaufsbeobachtungen und diagnostische Verfahren bei der chronisch-rezidivierenden und chronischen Pankreatitis. Schweiz med Wochenschr 100:1180

Creutzfeldt W (1971) Der Diabetes des pankreaslosen Menschen. In: Pfeiffer EF (Hrsg): Handbuch des Diabetes mellitus, Bd. 2. JF Lehmanns, München

Creutzfeldt W, Lankisch PG, Fölsch KR (1975) Hemmung der Sekretin- und Cholezystokinin-Pankreozymin-induzierten Saft- und Enzymsekretion des Pankreas und der Gallenblasenkontraktion beim Menschen durch Somatostatin. DMW 100:1135

Creutzfeldt W, Lankisch PG (1980) Totale Duodenopankreatektomie bei chronischer Pankreatitis. Z Gastroenterol 18:641

Cross RC, Nicolas R, Sarles H (1975) Levels of alcohol consumption in chronic calcifying pancreatitis. Abstracts of the VIIIth Symposium of the European Pancreatic Club 56

Cullen PKJ, Re Mine WH, Dahlin DC (1963) A clinopathological study of cystadenoma of the pancreas. Surg Gynecol Obstet 117:189

Curchod B, Ryncki PV (1970) Contrôle de 3 cas de pancréatectomie totale pour pancréatite chronique diffuse aprés 3 ans. Schweiz med Wochenschr 100:1205

Mc Cutcheon AD (1964) Reflux of duodenal contents in the pathogenesis of pancreatitis. Gut 5:260

Czaja AJ, Fisher M, Marin GA (1975) Spontaneous resolution of pancreatic masses (pseudocysts?): development and disappearance after acute alcoholic pancreatitis. Arch Intern Med 135:558

Dalton WE, Hyung ML, Williams GM, Hume DM (1970) Pancreatic pseudocysts causing hemobilia and massive gastrointestinal hemorrhage. Am J Surg 120:106

Dani R, Anunes LJ, Ribeiro JEF, Nogueira CED, Ribeiro I (1974) Immunological participation in chronic calcifying pancreatitis. Digestion 11:333

Dani R, Nogueira CED, Fortudo L, Leal S (1974) Epidemiology and etiology of chronic calcifying pancreatitis in Belo Horizonte, Brazil. Rend Gastroenterol 6:153

Dani R, Nogueira CED (1976) Chronische kalzifizierende Pankreatitis in Brasilien – Eine Analyse von 92 Fällen. Leber Magen Darm 6:272

Daniel O (1972) The value of radiomanometry in bile duct surgery. Ann R Coll Surg Engl 51:357

Dardik I, Dardik H (1968) Pattern of hemorrhage into pancreatic pseudocysts. Am J Surg 115, 774

Daugherty M, Ernst CB, Sachatello ChR, Griffen WO jr (1978) Proximal hepatic duct reconstruction. Repair using sutureless mucosal graft hepaticojejunostomy. Arch Surg 113:490

Davis RE, Grahm DY (1975) Pancreatic ascites. The role of endoscopic pancreatography. Am J Dig Dis 20:977

Dawson W, Langman F (1961) An anatomical radiological study of the pancreatic duct pattern in man. Anat Rec 139:59

Debray C, Hardouin JP, Leymarios J, Gouin B, Modigliani R, Marche C (1969) Pancréatite subaiqué et chronique, ascite massive et systostéatoné crose susous-cutanée. Sem Hôp Paris 45:828

Demling L, Classen M (1970) Duodenojejunoskopie. DMW 95:1427

Demling L, Classen M (1973) Endoscopy of the small intestine with retrograde pancreato-cholangiography. (International Workshop of Erlangen 1972) Thieme Publ Stuttgart

Demling L (1976) Fünf Jahre ERCP – Pro und Contra. DMW 20:797

Dennin DA, Ellison EC, Carey LC (1981) Preoperative percutaneous transhepatic biliary decompression lowers operative morbidity in patients with obstructive jaundice. Am J Surg 141:61

Dennis C, Varco RL (1956) Survical for more then five years after pancreato duodenectomy for cancer of the ampulla and pancreatic head. Surgery 39:93

Mc Dermott WV (1960) A study of portal hypertension secondery to pancreatic disease. Ann Surg 15:147

Dieckhoff Ch (1894) Beiträge zur pathologischen Anatomie des Pankreas mit besonderer Berücksichtigung der Diabetesfrage. Inaug Diss Leipzig

Dill-Russell AS (1952) Pancreaticogastrostomy. Lancet 1:589

Dixon JA, Englert E (1971) Growing role of early surgery in chronic pancreatitis. A practical clinical approach. Gastroenterology 61:375

Dixon JM, Armstrong CP, Eremin O (1983) Varicocoele caused by a pancreatic pseudocyst. Gut 24:438

Dobrilla G, Fratton A, Valentini M, Valentini I, Cavallini G, Angelini G, Mirachian R, Mora R (1976) Endoscopic retrograde pancreatography and secretin-pankreozymin test in diagnosis of chronic pancreatitis: A comparative evaluation. Endoscopy 8:118

Dobrilla G (1979) Ultrasound an isotope scanning in diagnosis of pancreatic disease. Lancet 1:1081

Dobroschke J, Schwemmle K, Langhoff G, Laube H, Bretzel RG, Federlin K (1978) Autotransplantation von Langerhans'schen Inseln nach totaler Duodenopankreatektomie bei einem Patienten mit chronischer Pankreatitis. DMW 103:1905

Doerr W (1964) Pathogenese der akuten und chronischen Pankreatitis. Verh Dtsch Ges Inn Med 70:718

Dollinger HC, Raptis S, Pfeiffer EF (1976) Effects of somatostatin on exocrine and endocrine pancreatic function stimulated by intestinal hormones in man. Horm Metab Res 8:74

Mc Donough FE, Heffernon EW (1948) Chronic relapsing pancreatitis. Surg Clin North Am p 733

Donowitz M, Kerstein MD, Spiro HM (1974) Pancreatic ascites. Medicine (Baltimore) 53:183

Donowitz M, Stein SA, Keohane MF (1874) Vanashing pancreatic calcifications, a nonspecific finding in chronic pancreatitis. JAMA 228:1575

Dostal G, Niebel W, Eisenhardt JM, Eigler FW (1980) Ergebnisse der Pankreasresektion bei chronischer Pankreatitis. In: Häring R (Hrsg): Die Chirurgie der aktuten und chronischen Pankreatitis. TM-Verlag Bad Oeynhausen

Doubilet H, Mulholland JH (1948) Recurrent acute pancreatitis; observations on etiology and surgical treatment. Ann Surg 128:609

Doubilet H, Mulholland JH (1950) Surgical treatment of calicfication of the pancreas. Ann Surg 132, 786

Doubilet H, Mulholland JH (1951) Intubation of the pancreatic duct in the human. Proc Soc Exp Biol Med 76:113

Doubilet H, Poppel MH, Mulholland JH (1955) Pancreatography; technics, principles and observations. Radiology 64:325

Doubilet H (1956) Section of the sphincter of Oddi. Principles and technique. Surg Clin North Am 36:865

Doubilet H, Mulholland JH (1956) 8-year study of pancreatitis and spincterotomy. JAMA 160, 521

Doubilet H (1958) The physiological basis for the surgical management of acute and chronic pancreatitis. Surg Clin North Am 38:505

Doubilet H, Mulholland JH (1961) Surgical treatment of chronic pancreatitis. JAMA 175:177

Doubilet H (1965) „Split" pancreatico-jejunostomy for obstruction of the pancreatic duct. Current Surgical Managment, WB Saunders, Philadelphia

Doutre LP, Perissat P, Pernot F, Houdelette P (1977) Réflexions statistiques sur une série de 142 interventions pour pancréatitis chroniques primitives. Chirurgie 103:169

Dowdy GS, Waldron GW, Brown WG (1962) Surgicalanatomy of the pancreatobiliary ductal system. Arch Surg 84:93

Dreiling DA, Richmann A, Fradkin HF (1952) The role of alcohol in the etiology of acute pancreatitis. The effect of intravenous alcoholic on the external secretion of the pancreas. Gastroenterology 20:636

Dreiling DA, Druckerman LJ, Hollander F (1952) The effect of complete vagisection and vagal stimulation on pancreatic secretion in man. Gastroenterology 20:578

Dreiling DA (1961) The pathological physiology of pancreatic inflammation. JAMA 175:183

Dreiling DA, Janowitz HD, Perrier CV (1964) Pancreatic inflammatory disease: a physiologic approach Hoeber, New York

Dreiling DA, Naquvi MA (1969) Peptic ulcer diathesis in patients with chronic pancreatitis. Am J Gastroenterol 51:503

Dreiling DA (1975) Pancreatic secretory testing. Gut 16:653

Dreiling DA, Greenstein RJ (1979) The sphincter of Oddi, sphincterotomy and biliopancreatic disease. Am J Gastroenterol 72:665

Dürr HK (1978) Alkoholschädigung des Pankreas. Internist 19:123

Dürr HK, Otte M, Forell MM, Bode JC (1978) Fecal chymotrypsin: a study on its diagnostic value by comparison with the secretin-cholecystokinin test. Digestion 17:404

Duncan NA (1948) Pancreatitis due to ascaris. Brit Med J 1:905

Durbec JP, Sarles H (1978) Multicenter survey of the etiology of pancreatic diseases: Relationships between the relative risk of developing chronic pancreatitis and alcohol, protein and lipid consumption. Digestion 18:337

Eaton SB, Benedict KT jr, Ferrucci JT jr, Fleischly DJ (1970) Hyptonic duodenography. Radiol Clin North Am 8:125

Eaton SB jr, Ferrucci JT jr (1973) Radiology of the Pancreas. WB Saunders, Philadelphia

Eberle (1834) in: Körte W (1898) Die chirurgischen Krankheiten und die Verletzungen des Pankreas. Enke, Stuttgart

Eckhauser FE, Knol JA, Strodel WE, Achem S, Nostrant T (1983) Common bile duct strictures associated with chronic pancreatitis. Am Surg 49:350

Edmondson HA, Bullock WK, Mehl JW (1949) Chronic pancreatitis and lithiasis I. A clinico pathologic study of 62 cases of chronic pancreatitis. Am J Pathol 25:1227

Edmondson HA, Bullock WK, Mehl JW (1950) Chronic pancreatitis and lithiasis. II: Pathology and pathogenesis of pancreatic lithiasis. Am J Pathol 26:37

Eeftinck-Schattenberk M, de Vries JE, Bruining HA, Eggink WF, Obertop H (1982) Surgical treatment of pancreatic pseudocysts. Br J Surg 69:593

Eggert A, Teichmann W (1982) Die Pankreatogastrostomie beim Papillenkarzinom. Chirurg 53:382

Ehrlichman RJ (ed) (1979) Pancreatectomy and autotransplantation for chronic pancreatitis. Johns Hopkins Med J 144:215

Eijsbouts QAM (1956) Pancreatico-duodenectomie. Academisch Proefschrift. Utrecht 1956 Helmond: N V Boekdrukkereij „Helmond"

Eisemen B (1959) Sphincterotomy – an evaluation of its physiologic rationale. Arch Surg 79:294

Elechi EN, Callender CO, Leffall LD, Kurtz H (1979) Treatment of pancreatic pseudocysts by external drainage. Surg Gynecol Obstet 148:707

Elechi EN, Callender CO, Calhoun T, Kurtz LH (1980) Pancreatic abscess: A major complication of cystogastrostomy. J Natl Med Assoc 72:1067

Eliason GL, Weety RF (1948) Pancreatic calculi. Ann Surg 127:150

Elliott DW, Williams RD, Zollinger RM (1957) Alterations in the pancreatic resistance to bile in the pathogenesis of acute pancreatitis. Ann Surg 146:669

Elliott DW, Grant GN, Goswitz J, Zollinger RM (1964) Prevention of ulcer after pancreatic surgery. Am J Surg 107:258

Mc Elroy R, Christiansen PhA (1972) Hereditary pancreatitis in a kinship associated with portal vein thrombosis Am J Med 52:228

Engel S, Re Mine WH, Dockerty MB (1962) Effect of ligation of pancreatic ducts on chronic pancreatitis. Arch Surg 85:1031

Mac Erlean DP, Bryan PJ, Murphy JJ (1980) Pancreatic pseudocysts: management by ultrasonically guided aspiration. Gastrointest Radiol 5:255

Evander A, Ihse I, Lunderquist A, Tylén U, Åkerman M (1978) Percutaneous cystodiagnosis of carcinoma of the pancreas and bile duct. Ann Surg 188:90

Evans BP, Ochsner A (1954) Gross anatomy of lymphatics of human pancreas. Surgery 36:177

Falck J, Voigt K (1975) Normal pancreatic duct system in severe chronic pancreatitis of the head of the pancreas. Endoscopy 7:173

Falconer CWA, Griffith E (1950) The anatomy of the blood vessels in the region of the pancreas. Br J Surg 37:334

Farini R, Nitti D, Del Favero G, Rossi CR, Costantin G, Rebuffi A, Farini A, Piccoli A, Matarazzo R, Lise M, Maccarato R (1980) CEA-concentration and cytology in duodenal fluid collected during the secretin-pancreaozymin test. Hepatogastroenterology 27:213

Farrell JJ, Richmond KC, Morgan MM (1963) Transduodenal pancreatic duct dilatation and curettage in chronic relapsing pancreatitis. Am J Surg 105:30

Favriel J, Cerf M, Sterin P, Boutelier P, Bocquet L, Debray C (1979) Rupture d'un anévrysme de l'artère splénique dans le pancréas, cause exceptionnelle d'hémorragie digestive par wirsungorragie. Sem Hôp (Paris) 55:1125

Feine U (1975) Leber und Pankreas (Szintigrafie – Funktionsszintigrafie und Cholecystografie). In: Breit, A (Hrsg) Wertigkeit radiologischer Methoden. Thieme, Stuttgart

Fernelius A (1561) De partium morbis et symptomatis. Lib. 6, Cap. 7, S. 303 Univers Medicina, Editio sexta Hannover

Feroldi J, Laumonier L (1961) Les pancréatites chroniques de l'adulte. Actualités anatomopathologiques, „Les pancreatites". p 61, Paris

Feroldi J (1965) Calcifying pancreatitis. Pancreatic calcification and pancreatic lithiasis. Bibl Gastroenterol 7:140

Ferrucci JT, jr, Wittenberg J, Black EB, Kirkpatrick RA, Hall DA (1979) Computed body tomography in chronic pancreatitis. Radiology 130:175

Figarella C, Marteau D, Sarles H (1969) Etude des sucs pancréatiques humains normaux et pathologiques par électrophorése en disque. VIII International Congress of Gastroenterology, Prague Stuttgart, Schattauer

Fischbein R, Murphy GP, Wilder RJ (1962) The pleuropulmonary manifestation of pancreatitis. Dis Chest 41, 392

Fischer R, Stumpf A, Faiss HJ (1973) Unsere Erfahrungen mit der Resektionsbehandlung der therapieresistenten Pankreatitis. (Früh- und Spätergebnisse bei 64 Patienten.) Med Welt 24:921

Fishman A, Isikoff MB, Barkin JS, Friedland JT (1979) Significance of a dilated pancreatic duct an CT examination AJR 133:225

Fitzgerald O, Fitzgerald P, Fenelly J, Mc Mullin JP, Roland SJ (1963) A clinical study of chronic pancreatitis. Gut 4:193

Fitzgerald O (1972) Painless pancreatitis and other painless pancreatic disorders. In: Howat: Clinics in gastroenterology Vol 1: 195 Saunders, London

Fitzgerald PJ, Hermann L, Carol B, Reque A, Marsh WH, Rosenstock L, Richards C, Perl D (1968) Pancreatic acinar cell regeneration. I. Cytologic, cytochemical and pancreatic weight changes. Am J Pathol 52, 983

Fitzgerald PJ, Fortner JG, Watson RC, Schwartz MK, Sherlock P, Benna RS, Cibulla AL, Schottenfeld D, Miller D, Winawer SJ, Lightdale CJ, Leidner SD, Nisselbaum JS, Menendezbotet CJ, Poleski MH (1978) The value of diagnostik aids in detecting pancreas-cancer. Cancer 41:868

Fles JA (1864) Ein Fall von Diabetes mellitus mit Atrophie der Leber und des Pankreas. Arch. für die holländischen Beiträge zur Natur- und Heilkunde, Utrecht 3:187

Foggi E, Pezzarossa A, Salcuni PF, Dell'Abate P (1981) La nutrizone parenteral totale nel trattamento delle complicanze post-operatorie degli interventi di resezione pancreatiche. Minerva Dietol Gastroenterol 27:633

Fonkalsrud EW, Longmire WP jr (1961) The occurrence of pancreatic antibodies and the experimental production of pancreatitis with pancreatic antiserum. Surgery 50:134

Fontaine R, Forster E, Stefanini C (1946) Résultats eloignés de 63 splanchnicectomies pour diverses affections. Lyon Chir 41:279

Forell MM (1970) Internistische Therapie in: Forell MM (Hrsg): Chronische Pankreatitis und Pankreaskarzinom. Klinik, Diagnostik und Therapie Thieme, Stuttgart

Forell MM, Stahleber H (1973) Die alkoholische Pankreatitis. Med Klin 68:1497

Forsgren L, Hansson K, Lundh G, Nordenstam H (1968) Pancreatic biopsy. Acta Chir Scand 134:457

Forsgren L, Orell S (1973) Aspiration cytology in carcinoma of the pancreas. Surgery 73:38
Franke F (1901) Über die Exstirpation der krebsigen Bauchspeicheldrüse. Arch Klin Chir 64:364
Frantz VK (1959) Atlas of tumor pathology, Section VII: Tumors of the pancreas. Armed Forces Institute of Pathology Washington, DC
Fredericksen P, Thommesen P (1976) Fine needle aspiration biopsy of the pancreas. Scand J Gastroenterol 11:785
Freeny PC, Lawson ThL (1982) Radiology of the pancreas. Springer Verlag, New York, Heidelberg, Berlin
Freimanis AK, Nelson SW (1964) The chest roentgenogram in the diagnosis of acute abdominal disease. Radiol Clin North Am 2:3
Frey ChF, Child ChG, Fry W (1976) Pancreatectomy for chronic pancreatitis. Ann Surg 184:403
Frey ChF (1978) Pancreatic pseudocyst – operative strategy. Ann Surg 188:652
Frey ChF, Lindenauer SM, Miller ThA (1979) Pancreatic abscess. Surg Gynecol Obstet 149:722
Friedreich N (1887) Zitiert in Edmondson HA, Bullock WK, Mehl JW (1949) Chronic pancreatitis I: a clinicopathologic study of 62 cases of chronic pancreatitis. Am J Pathol 252:1227
Frick S (1982) Komplikationen nach resezierenden Eingriffen bei chronischer Pankreatitis. Langenbecks Arch Chir 356:83
Fry WJ, Child ChG (1965) Ninety-five per cent distal pancreatectomy for chronic pancreatitis. Ann Surg 162:543
Fuchs K, Becker HD, Peiper HJ (1972) Intraoperative Diagnostik der chronischen Pankreatitis und ihre therapeutischen Konsequenzen. Chirurg 43:505
Fuchs WA, Triller J, Haertel M (1980) Der Stellenwert der Sonographie und Computertomographie bei Erkrankungen des Pankreas. Ther Umsch 37:879
Fux HD, Rivas-Martin J, Hammann HJ, Schmidt HD (1977) Pankreaspseudocysten – Klinik und chirurgische Behandlung. Med Klin 72:86
Gadacz TR, Trunkey D, Kieffer RF jr (1978) Visural vessel erosion associated with pancreatitis. Arch Surg 113:1438
Gadacz TR, Lilemoe K, Zinner M, Merrill W (1983) Common bile duct complications of pancreatitis evaluation and treatment. Surgery Vol 93:235
Gall FP, Gebhardt Ch (1979) Ein neues Konzept in der Chirurgie der chronischen Pankreatitis. Rezidivverhütung durch Gangokklusion und Erhaltung des Magens. DMW 104:1003
Gall FP (1980) Die partielle Duodenopankreatektomie mit Gangokklusion und Erhaltung des Magens. In: Häring R (Hrsg): Die Chirurgie der akuten und chronischen Pankreatitis. TM-Verlag Bad Oeynhausen
Gall FP, Gebhardt Ch, Zirngibl H (1981) Chronische Pankreatitis. Ergebnisse bei 116 konsekutiven partiellen Duodenopankreatektomien mit Gangokklusion. Fortschr Med 99:1967
Gall FP, Mühe E, Gebbhardt C (1981) Results of partial and total pancreatico-duodenectomy in 117 patients with chronic pancreatitis. World J Surg 5:269
Galmiche JP, Chayvialle JA, Dubios PM, David L, Descos F, Paulin C, Ducastelle T, Colin R, Geffroy Y (1980) Calcitonin-producing pancreatic somatostatinoma. Gastroenterology 78:1577
Gambill EE, Comfort MW, Baggenstoss AH (1948) Chronic relapsing pancreatitis: analysis of twentyseven cases associated with disease of the biliary tract. Gastroenterology 11:1
Gambill EE, Baggenstoss AH, Priestley JT (1960) Chronic relapsing pancreatitis. Gastroenterology 39:404
Gambill EE (1971) Pancreatic associated with pancreatic carcinoma. A study of 26 cases. Mayo Clin Proc 46:174
Gamklou R, Edlund Y (1966) Ductal factors in the pathogenesis of acute pancreatitis in the rat. Scand J Gastroenterol 1:94
Ganser A, Lenz J (1981) Arrosionsblutung in eine Pankreaspseudocyste als Ursache einer intermittierenden gastrointestinalen Blutung. Chirurg 52:477
Gebhardt Ch, Stolte M (1978) Die Ausschaltung des exkretorischen Pankreasparenchyms durch intraductale Injektion einer schnell härtenden Aminosäurelösung. Chirurg 49:428
Gebhardt Ch, Gall FP, Mühe E, Lauterwald A (1979) Ist die totale Pankreatektomie zur Behandlung der chronischen Pankreatitis noch zu verantworten? Langenbecks Arch Chir 350:129
Gebhardt Ch, Gall FP (1980) Partielle Duodenopankreatektomie mit intraoperativer Pankreasschwanzverödung bei chronischer Pankreatitis. Langenbecks Arch Chir 353:57

Gebhardt Ch, Gall FP, Stolte M Pankreasgangokklusion: Chirurgische Anwendung In: Gebhardt Ch, Stolte M (Hrsg): Pankreasgangokklusion. Witzstrock Baden-Baden, Köln, New York 1980

Gebhardt Ch, Zirngibl H, Gossler M (1981) Pankreaslinksresektion zur Behandlung der chronischen Pankreatitis. Langenbecks Arch Chir 354:209

Gebhardt J, Mundhenk K, Klinggräff Gv, Slotty M (1978) Sonographische Langzeitkontrolle von Pankreaspseudozysten. DMW 103:1941

George Ph, Brown C, Gilchrist J (1975) Operative biopsy of the pancreas. Br J Surg 62:280

Gerber BC (1963) Hereditary pancreatitis. The role of surgical intervention. Arch Surg 87:70

Gerhardt P: Hypotonic duodenography in the diagnosis of pancreatic disease in: Anacker, H: Efficiency and limits of radiologic examination of the pancreas Thieme, Stuttgart 1975

Ghesquiére F, Léger P, Mourot N, Garen C, Viars P (1980) Les fistules pancréatiques externes. Traitement médical. Anesth Analg Réanim 9:423

Gillesby WJ, Puestow ChB (1961) Surgery for chronic recurrent pancreatitis. Surg Clin North Am 41:83

Gillesby WJ, Puestow ChB (1961) Pancreaticojejunostomy for chronic relapsing pancreatitis: an evaluation. Surgery 50:859

Gillesby WJ (1967) Diskussionsbeitrag in: Cox WD, Gillesby WJ: Arch Surg 94:469

Gilsdorf RB, Urdaneta LF, De Laney JP, Leonard AS (1967) Central nervous system influence on pancreatic secretion sphincteric mechanisms and blood flow and their role in the course of pancreatitis. Surgery 62:581

Gilsdorf RB, Spanos P (1973) Factors influencing morbidity and mortality in pancreaticoduodenectomy. Ann Surg 177:332

Girdwood AH, Marks IN, Bornman PC, Kottler RE, Cohen M (1981) Does progressive pancreatic insufficiency limit pain in calcific pancreatitis with duct stricture or continued alcohol insult? J Clin Gastroenterol 3:241

Glenn F, Thorbjarnarson B (1964) Carcinoma of the pancreas. Ann Surg 159:945

Go VLW, Taylor WF Di Magno EP (1981) Efforts at early diagnosis of pancreatic cancer. Cancer 47:1698

Goebell H (1971) Was ist gesichert in der Therapie der akuten und chronischen Pankreatitis? Internist 12:498

Van Goidsenhoven GE, Henke WJ, Vacca JB, Knight WA (1963) Pancreatic function in cirrhosis of the liver. Am J Dig Dis 8:160

Golding MR, de Jong P, Parker JW (1963) Intramural hematoma of the duodenum. Ann Surg 157:573

Goldmann L (1967) Diskussionsbeitrag In: Cox WD, Gillesby WJ: Arch Surg 94:469

Goldner MG, Clark DE (1944) Insulinrequirement of man after total pancreatectomy. J Clin Endocrinol 5:194

Goldsmith HS, Ghosh BC, Huvos AG (1971) Ligation versus implantion of the pancreatic duct after pancreaticoduodenectomy. Surg Gynecol Obstet 132:87

Goldstein HM, Neiman HL, Bookstein JJ (1974) Angiographic evaluation of pancreatic disease. A further appraisal. Radiology 112:275

Gonzalez LL, Jaffe MS, Wiot JF, Altemeier WA (1965) Pancreatic pseudocyst: A cause of obstructive jaundice. Ann Surg 161:559

Goodale RL Jr, Condie RM, Gajl-Peczalska K, Taylor T, O'Leary J, Dressel Th, Borner JW, Frick MP, Fryd DS (1981) Clinical and secretory differences in pancreatic cancer and chronic pancreatitis. Ann Surg 194:193

Goodale RL, Gajl-Reczalska K, Dressel Th, Samuelson J (1981) Cytologic studies for the diagnosis of pancreatic cancer. Cancer 47:1652

Gordon DH, Martin EC, Kim YH, Kutcher R (1978) Accessory blood supply to the liver from the dorsal pancreatic artery. An Unusual anatomie variant. Cardiovasc Radiol 1:199

Gordon K, McLean MD (1983) Radiology and decompression of the biliary tree. 69th Annual Clinical Congress American College of Surgeons, Atlanta

Gourevitch A, Whitfield AG (1952) Total pancreatectomy. Br J Surg 40:104

Grace RR, Jordan PH (1976) Unresolved problems of pancreatic pseudocysts. Ann Surg 184:16

Graham DY (1977) Enzyme replacement therapy of exocrine pancreatic insufficiency in man. Relationship between in vitro enzyme activities and in vivo potencies of commercial pancreatic extracts. N Engl J Med 296:1314

Grant CS, van Heerden JA (1979) Anastomotic ulceration following subtotal and total pnacreatectomy. Ann Surg 190:1

Greenstein A, De Maid E, Nabseth DC (1971) Acute hemorrhage associated with pancreatic pseudocysts. Surgery, 69:56

Gregg JA, Carr-Locke DL, Gallagher MM (1981) Importance of common bile duct stricture associated with chronic pancreatitis. Am J Surg 141:199

Greiner L (1982) Kolonstenose infolge chronischer Pankreatitis. Seltene Differentialdiagnose einer Colitis regionalis Crohn. Med Welt 33:1632

Greiner L, Schubert E, Franken FH (1983) Koinzidenz von chronischer Pankreatitis und Leberzirrhose bei Alkoholabusus. Eine röntgen- und histomorphologische Studie. Z Gastroenterol 21:526

Gremillion DE, Johnson LF, Cammerer RC, Guider B (1979) Biliary obstruction. A complication of chronic pancreatitis diagnosed by endoscopic retrograde cholangiopancreatography (ERCP). Dig Disc Sci 24:145

Grill W (1975) Die Eingriffe an der Gallenblase und an den Gallengängen In: Zenker R, Berchthold R, Hammelmann H (Hrsg): Allgemeine und spezielle chirurgische Operationslehre Band VII, 1 Springer Berlin Heidelberg New York

Grill W (1979) Whipplesche Operation zur Behandlung der Erkrankungen im duodenopankreatischen Raum. Muench Med Wochenschr 121:1723

Grimson KS, Hesser FH, Kitchin WW (1947) Early clinical results of transabdominal celiac and superior mesenteric ganglionectomy, vagotomy, or transthoracic splanchnicectomy in patients with chronic abdominal viceral Pain. Surgery 22:230

Grodsinsky C (1980) Surgical treatment of chronic pancreatitis. A review after a ten-year experience. Arch Surg 115: 545

Groezinger KH, Dallenbach F, Heissler H (1969) Korrelationen zwischen chronischen und malignen Pankreaserkrankungen. Langenbecks Arch Klin Chir 326:47

Gross JB, Jones JD (1971) Hereditary pancreatitis; Analysis of experience to May 1969 in Beck, Sinclair (eds): The exocrine pancreas. Churchill, London

Gütgemann A (1962) Reanastomosierung nach Gallengang-Stenosen. Langenbecks Arch Klin Chir 301:348

Gudjonsson B, Livstone EM, Spiro HM (1978) Cancer of the pancreas. Diagnostic accuracy and survival statistics. Cancer 42:2494

Guillemin G, Vachon A, Viard H, Tolot F, Mikaeloff P, Guilleret J, Souvage Y, Laurent H, Montagne D (1968) Hémo péritoines spontanés ou cours des hypertensions portales segmentaires par pancréatite chronique. Arch Fr Mal App Dig 57:152

Guillemin G, Cuilleret J, Michel A, Berard P, Feroldi J (1971) Chronic relapsing pancreatitis. Am J Surg 122:802

Guillemin G, Dubois J, Braillon G, Cutelleret J, Spay G (1971) Langzeitergebnisse der Duodenopankreatektomie bei chronischer Pankreatitis mit Steinbildung. Aktuel Chir 6:17

Guillemin G (1972) Duodenopankreatektomie in der Behandlung der chronischen Pankreatitis mit Steinbildung. Chirurg 43:263

Guillemin P, Bessot M, Hepp M J (1957) Pancréatite chronique calcificante chez un tuberculeux rénal. Pancréato-jejunostomie selon une technique originale. Mem Acad Chir 83:869

Guien C, Camatte R (1971) Valeur diagnostique et étude comparative des signes radiologiques des techniques standards dans les affections du pancreas. Acta Gastroenterol Belg 34:115

Guien C (1972) General radiology of the pancreas. Clin Gastroenterol Saunders, London

Gullo L, Costa PL, Labo G (1977) Chronic pancreatitis in Italy. Etiological, clinical and histological observations based on 253 cases. Rend Gastroenterol 9:97

Gunn AA (1976) Antibiotics in biliary surgery. Br J Surg 63:627

Gunn AA (1982) Antimicrobial prophylaxis in biliary surgery. World J Surg 6:301

Gupta AK, Goyal J, Sharma BD (1975) Open pedicle grafts of ileum for the repair of large duodenal defects. Am J Proctol 26:64

Gussenbauer C (1883) Zur operativen Behandlung der Pankreaszysten und Pankreasfisteln. Langenbecks Arch Klin Chir 29:355

Haaga JR, Alfidi R, Zelch HG, Meaney TF, Boller M, Gonzales L, Jelden G (1976) Computed tomography of the pancreas. Radiology 120:589

Haaga JR, Alfidi RJ (1977) Computed tomographic scanning of the pancreas. Radiol Clin North Am 15:367

Haemmerli UP, Hefti ML, Schmid M (1965) Chronic pancreatitis in Zürich 1958 through 1962; in: Sarles H: Pancreatitis. Bibl Gastroenterol Vol 7:58

Haff RC, Torma MJ (1975) Oddi sphincteroplasty in the management of complicated biliary and pancreatic disease. Am J Surg 129:509

Hagenmüller F, Classen M (1982) Therapeutic endoscopic and percutaneous procedures. In: Popper H, Schaffner F (eds) Progress in Liver Diseases Vol II Grune and Stratton, New York

Hall RI, Lavelle MI, Venables CW (1982) Chronic pancreatitis as a cause of gastrointestinal bleeding. Gut 23:250

Halsted WS (1901) Retrojection of bile into the pancreas. Bull Johns Hopkins Hosp 12:178

Hammarsten JE, Honska WL, Limes JL (1959) Pleura fluid amylase in pancreatitis and other diseases. Am Rev Tuberc Pulm Dis 79:606

Hanafle W, Weiner M (1967) Transjugular percutaneous cholangiography. Radiology 88:35

Hancke S, Holm HH, Koch F (1975) Ultrasonically guided percutaneous fine needle biopsy of the pancreas. Surg Gynecol Obstet 140:361

Hanna WA (1960) Rupture of pancreatic cysts. Br J Surg 47:495

Hannson K (1967) Experimental and clinical studies in aetiologic role of bile reflux in acute pancreatitis. Acta chir Scand (Suppl) 375:1

Harbin WP, Müller PR, Ferrucci JT Jr (1980) Transhepatic cholangiography: Complications and use patterns of the fine-needle technique. A multi-institutional survey. Radiology 135:15

Harbrecht PJ (1972) Cystic disease of the pancreas. Am J Surg 124:607

Hardt F, Schmidt A, Noergard B, Christoffersen I, Christoffersen P, Malchow-Moeller A (1980) Incidence of alcoholic liver disease in patients with chronic alcoholic pancreatitis. Abstracts international Symposium Alcohol and the Gastrointestinal Tract. Strasbourg 6.–8.3.1980

Harles Chr (1812) Über die Krankheiten des Pankreas mit besonderer Berücksichtigung der Phthisis pancreatica und mit einleitenden Bemerkungen über Schwindsuchten überhaupt. Nürnberg

Harper AA, Raper HS (1943) Pancreozymin, A stimulant of the secretion of pancreatic enzymes in extract of the small intestine. J Physiol 102:115

Harris RD, Anderson JE, Coel MN (1975) Aneurysms of the small pancreatis arteries: A cause of upper abdominal pain and intestinal bleeding. Radiology 115:17

Hastings PR, Nance FC, Becker WF (1975) Changing patterns in the management of pancreatic pseudocysts. Ann Surg 181:546

Hastrup J, Thommesen P, Frederiksen P (1978) Pancreatitis and pancreatic carcinoma diagnosed by peroperative fine-needle aspiration biopsy. Acta Cytol 21:731

Haunz EA, Baggenstoss AH (1950) Carcinoma of the head of the pancreas: The effects of obstruction on the ductal and acinar system. Arch Pathol 49:367

Haverback BJ, Dyce B, Bundy H (1960) Trypsin, trypsinogen and trypsininhibitor in human pancreatic juice. Am J Med 19:424

Hayes MA (1960) Operative pancreatography. Surg Gynecol Obstet 110:404

Hayes MA, Cahow CE (1979) A technic for pancreato-biliary sphincteroplasty. Am J Surg 137:470

Heatley RV, Williams RHP, Lewis MH (1979) Pre-operative intervenous feeding – a controlled trial. Postgrad Med J 55:541

van Heerden JA, Remine WH (1975) Pseudocysts of the pancreas. Arch Surg 110:500

Hegglin J, Bleuler P, Ammann R, Akovbiantz A (1974) Chirurgische Intervention bei chronisch-rezidivierender Pankreatitis. Helv Chir Acta 41:965

Hein MF, Silen W, Harper HA (1962) Studies on the mechanism of gastric hypersecretion following complete ligation of the pancreatic ducts. Surg Forum 13:294

Heller J, Kellum JM (1981) The use of the biliary Fogarty catheter as an aid in sphincteroplasty. Surg Gynecol Obstet 153:95

Henderson JR, Daniel PM, Fraser PA (1981) The pancreas as a single organ: The influence of the endocrine upon the exocrine part of the gland. Gut 22:158

Heptner W, Neubauer HP, Schleyerbach R (1974) Glucose tolerance and insulin secretions in rabbits and dogs after ligation of the pancreatic ducts. Diabetologia 10:193

Herfarth Ch, Horn J, Daschner F (1981) Antibiotikaprophylaxe in der Allgemeinchirurgie. Huber Bern

Herfort K (1963) Etiology of chronic relapsing pancreatitis. Gastroenterologia (Basel) 100:149

Hermanek P (1983) Intraoperative Diagnostik des Pankreaskarzinoms. Langenbecks Arch Chir 359:289

Hermann RE, Al-Jurf AS, Hoerr SO (1974) Pancreatitis. Surgical management. Arch Surg 109:298

Hershenson MA (1937) Carcinoma of the tail and body of the pancreas: Roentgen technique for its demonstration. Am J Dig Dis 3:835

Hess W (1950) Chirurgie des Pancreas. Benno Schwabe, Basel

Hess W (1961) Die Erkrankungen der Gallenwege und des Pankreas. Thieme, Stuttgart

Hess W (1963) Die chirurgische Behandlung der chronischen Pankreatitis. Z Gastroenterol 2:129

Hess W (1969) Metabolische Probleme nach totaler Pankreatektomie. Helv Chir Acta 36:67

Hess W (1969) Die chronische Pankreatitis. In: Saegesser H: Aktuelle Probleme in der Chirurgie. Bd 6 Huber, Bern Stuttgart

Hetlin SH, Elliott DW (1973) Preoperative antibiotics in biliary surgery. Arch Surg 107:319

Hidvegi D, Nieman HL, De May RM, Janes W (1979) Percutaneous transperitoneal aspiration of pancreas guided by ultrasound. Morphologic and cytochemical appearance of normal and malignant cells. Acta Cytol 23:181

Hild P, Stoyanov M, Dobroschke J, Aigner K (1982) La somatostatine dans le traitement médical des fistules du pancréas et de l'intestin grêle. Sem Hop (Paris) 58:2195

Hinshaw DB, Jolley WB, Hinshaw DB, Kaiser JE, Hinshaw K (1981) Islet autotransplantation after pancreatectomy for chronic pancreatitis with a new method of islet preparation. Am J Surg 142:-118

Hirner A, Konradt J (1980) Pankreasfisteln – Kasuistik, Literaturübersicht, Therapierichtlinien. In: Häring R (Hrsg): Die Chirurgie der akuten und chronischen Pankreatitis. TM-Verlag Bad Oeynhausen

Hivet M, Roullet-Andy J-C, Poilleux J (1976) Bilan de 56 duodéno-pancréatectomies céphaliques pour pancreatite chronique. Ann Chir 30:371

Högmann CF, Sahlin O (1957) Infection complicating gastric surgery. Acta Chir Scand 112:271

Hoffmann E, Usmiani J, Gebhardt Ch (1977) Die Ausschaltung der exokrinen Funktion des Pankreas als Behandlungskonzept der chronischen Pankreatitis. DMW 102:392

Hoffmeister AW, Trede M (1977) Pankreatitische Kolonstenosen. Fortschr Med 95:1034

Hoffmeister AW, Reiter J, Hrvstka VE (1979) Insulinempfindlichkeit und Glukoseverwertung total duodenopankreatektomierter Patienten. Muench Med Wochenschr 121:97

Hoffmeister AW, Reiter J (1979) Spontane Arrosionsblutungen in Pankreaszysten. Chirurg 50:375

Hoffmeister AW, Trede M (1982) Chronisch rezidivierende Pankreatitis: Chirurgische Therapie individuell planen. Klinikarzt 11:271

Hollender LF, Kümmerle F, Longmire WP, Trede M (1975) Chirurgie der Pankreatitis. Diskussionsforum Langenbecks Arch Chir 338:91

Hollinshead WH (1957) Lower part of the common bile duct: a review. Surg Clin North Am 37:939

Holm HH, Kristensen JK (1980) Ultrasonically guided puncture technique. Munksgaard, Copenhagen

Holter AR, Fischer JE (1977) The effect of perioperative parenteral hyperalimentation on complications in patients with carcinoma and weight loss. J Surg Res 23:31

Horaguchi A, Cobb L, Marincola F, Azumi N, Merrell RC (1983) Islet recovery in chronic pancreatitis. J Surg Res 35:277

Horn J (1979) Habilitationsschrift Ulm

Horn J, Kerner W, Pfeifer EF, Herfarth Ch (1980) Das künstliche Pankreas in der postoperativen Behandlung pankreatektomierter Patienten. In: Häring R (Hrsg): Die Chirurgie der akuten und chronischen Pankreatitis. TM Verlag Bad Oeynhausen

Horn J (1983) Behandlungsstrategie bei pankreatogenen Eiterungen. Therapiewoche 33:223

van der Horst W, Sailer R, Meyer W (1980) Chirurgische Behandlung von Pankreaspseudocysten. In: Häring R (Hrsg): Die Chirurgie der akuten und chronischen Pankreatitis. TM-Verlag Bad Oeynhausen

Hotz J, Goberna R, Clodi PH (1973) Reserve capacity of the exocrine pancreas. Digestion 9:212

Hotz J, Goebell H (1975) Diagnostik der Pankreasinsuffizienz. Klinikarzt 4:443

Hotz J, Goebell H, Herfarth Ch, Probst M (1977) Massive pancreatic ascites without carcinoma. Report of three cases. Digestion 15:200

Hotz J (1978) Ätiologie und Diagnose des pankreatogenen Aszites. DMW 103:847

Hotz J (1983) Die chronische Pankreatitis. In: Krück F, Kaufmann W, Bünte H, Gladtke E, Tölle R (Hrsg) Therapie Handbuch Innere Medizin und Allgemeinmedizin Urban & Schwarzenberg München, Wien, Baltimore

Howard JM (1960) Pancreatic calcification. In: Howard JW, Jordan GL (eds) Surgical Diseases of the Pancreas. J P Lippincott, Philadelphia

Howard JM, Ehrlich EW (1960) The natural course of pancreatitis. Its influence on the results of surgical therapy. Surg Clin North Am 40:1503

Howard JM, Jordan GL (1960) Surgical disease of the pancreas. Lippincott, Philadelphia

Howard JM, Erlich EW (1961) A clinical study of alcoholic pancreatitis. Surg Gynecol Obstet 113:167

Howard JM (1968) Pancreatico-duodenectomy: Forty one consecutive Whipple resektion without an operative mortality. Ann Surg 168:629

Howard JM, Nedwich A (1971) Correlation of the histologic observations and operative findings in patient with chronic pancreatitis. Surg Gynecol Obstet 132:387

Howat HT (1965) Chronic pancreatitis. in: Sarles H: Pancreatitis Bibl Gastroent Vol 7:31 Karger, Basel

Howat HT (1968) Chronic pancreatitis: medical aspects. Postgrad med J 44:733

Howat HT, Sarles H (1979) The exocrine pancreas. WB Saunders Co, Philadelphia

Hughes ESR, Joske RA (1955) Aneurysm of the splenic artery and chronic pancreatitis with a report of successful surgical resection. Med J Aust 2:188

Huizinga WKJ, Kalideen JM, Bryer JV, Bell PSH, Baker LW (1984) Control of major haemorrhage associated with pancreatic pseudocysts by transcatheter arterial embolization. Br J Surg 71:133

Hunt DR, Blumgart LH (1982) Preoperative differentiation between carcinoma of the pancreas and chronic pancreatitis. The contribution of cytology. Endoscopy 14:171

Hupe K, van Lessen H (1971) Zur Therapie der Pseudozysten des Pankreas. Med Klin 66:556

Husemann B (1983) Preoperative drainage of common bile duct obstruction. Endoscopy 15:219

Hutson DC, Zeppa R, Warren WD (1973) Prevention of postoperative hemorrhage after pancreatic cystogastrostomy. Ann Surg 177:689

Hutson DG, Levi JU, Livingstone A, Zeppa R (1979) Pancreatic duct ligation in the therapy of chronic pancreatitis. Am Surg 45:449

Idezuki Y, Goetz FC, Lillehei RL (1969) Late effect of pancreatic duct ligature on beta cell function. Am J Surg 117:33

Ihse I, Toregard BM, Akerman M (1979) Intraoperative fine needle aspiration cytology in pancreatic lesions. Ann Surg 190:732

Imamura KT, Nakamura T, Miyazawa T, Abe Y, Kobayashi M, Takebe K (1978) Oral adeministration of chymotrypsin labile peptide for a new test of exocrine pancreatic function (PFT) in comparison with pancreozyminsecretin test. Am J Gastroenterol 69:572

Imondi AR, Stradley RP, Wohlgemuth RL (1972) Synthetic peptides in the diagnosis of exocrine pancreatic insufficiency in animals. Gut 13:726

Ingebrigtsen R, Langfeldt E (1952) Pancreatocogastrostomy. Lancet 2:270

Ireneus C (1941) Experimental bile pancreatitis. AMA Arch Surg 42:126

Isaacson R, Weiland LH, McIlrath DC (1974) Biopsy of the pancreas. Arch Surg 109:227

Isaksson G, Ihse I (1983) Pain reduction by an oral pancreatic Enzyme preparation in chronic pancreatitis. Dig Dis Sci 28:97

Isherwood I, Fawcitt RA (1979) Computed tomography of the pancreas In: Howat HT, Sarles H (eds) The exocrine Pancreas. WB Saunders, Philadelphia

Ishii J, Nakamura K, Takenchi T, Hirayama (1973) Chronic calcifying pancreatitis and pancreatic carcinoma in Japan. Digestion 9:429

James M (1967) Treatment of pancreatic duct obstruction by „split" pancreaticojejunostomy. Am Surg 33:1

James O (1973) The lundth-test. Gut 14:582

James O, Agneu JE, Bouchier AD (1974) Chronic pancreatitis in England: A changing picture? Br Med J 2:34

Jedlička R (1923) Eine neue Operationsmethode der Pankreaszysten (Pankreatogastrostomie). Zentralbl Chir 50:132

Johnson JR, Zintel HA (1963) Pancreatic calcification and cancer of the pancreas. Surg Gynecol Obstet 117:585

Johnson AG, Stevens AE (1969) Importens of size of the stoma at choledochoduodenostomy. Gut 10:68

Johnston GW (1883) Calculus and other effections of the pancreatic ducts. Am J Med Sci 172:404

Jones SA, Smith LL, Gregory G (1958) Sphincteroplasty for recurrent pancreatitis. A second report. Ann Surg 147:180

Jones SA, Steadman RA, Keller TB (1969) Transduodenal sphincteroplasty for biliary and pancreatic disease. Am J Surg 118:292

Jordan PH, Grossmann MI (1957) Pancreaticoduodenectomy for chronic relapsing pancreatitis; metabolic defects created by total and subtotal ablations. Arch Surg 74:871

Jordan GL, Howard JM (1958) Caudal pancreato jejunostomy in the treatment of chronic relapsing pancreatitis. Surgery 44:303

Jordan GL Jr, Howard JM (1966) Pancreatic pseudocyst. Am J Gastroenterol 45:444

Jordan GL (1975) Complication of pancreatic surgery in: Artz CP, Hardy J-D (eds): Management of Surgical Complications 3rd ed. Saunders Philadelphia

Jordan GL, Strug BS, Crowder WE (1977) Current status of pancreatojejunostomy in the management of chronic pancreatitis. Am J Surg 133:46

Joyce LD, Toledo-Pereyra LH, Humphrey EW (1979) Pancreatic pseudocyst: a clinical review. Am Surg 45:453

Joyeuse R, Hallenbeck GA, McCaughey WTE (1962) Experimental production of pancreatitis by infusion of mixtures of bile and pancreatic juice into the pancreatic duct. Ann Surg 156:74

Jurasz A (1961) Zur Frage der operativen Behandlung der Pancreascysten. Arch Klin Chir 164:272

van de Kamer JH, ten Bokkel H, Weyers HA (1949) Rapid method for determination of fat in feces. J Biol Chem 177:347

Kasugai T, Kuno N, Kobayashi S, Hattori K (1972) Endoscopic pancreato cholangiography I. The normal endoscopic pancreatocholangiogram. Gastroenterology 63:217

Kasugai T, Kuno N, Kizu M, Kobayashi S, Hattori K (1972) Endoscopic pancreatography II. The pathologic endoscopic pancreatocholangiogram. Gastroenterology 63:227

Kasugai T (1975) Recent advances in the endoscopic retrograde cholangiopancreatography Digestion 13:76

Katon RM (1974) Endoscopic retrograde cholangiopancreatography (ERCP) Am J Dig Dis 19:295

Kattwinkel J, Lapey A, di Sant Agnese PA, Edwards WA (1973) Hereditary pancreatitis: Three new kindreds and a critical review of the literature. Pediatrics 51:55

Kausch W (1912) Das Carcinom der Papilla duodeni und seine radikale Entfernung. Beitr Klin Chir 78:439

Kaushik SP, Vohra R, Verma GR, Kanshik S, Sabharwal A (1984) Pancreatic abscess: a review of seventeen cases. Br J Surg 17:141

Keddie N, Nardi GL (1965) Pancreatography: A safe and effective technic. Am J Surg 110:863

Keighley MRB (1982) A rational approach to antibiotic prophylaxis in surgery. World J Surg 6:327

Kelch L, Adlung J (1979) Pankreasgangblutung. Med Klin 74:1008

Kelley MI, Squire LF, Boyton LC, Logan VW (1957) The significance of pancreatic calcifications. NY State J Med 57:721

Kern E (1958) Die chronische Pankreatitis unter besonderer Berücksichtigung der chirurgischen Therapie. Dtsch Med Wochenschr 83:379

Kern E, Kümmerle F, Hebell I (1960) Zur Differentialdiagnose und Therapie der Pankreaszysten. Chirurg 31:312

Kerschner F (1952) Kongreßmitteilung. Zentralbl Chir 43:2066

Khademi M, Lazaro EJ, Rickert RR (1973) Selective arteriography in the diagnosis of chronic inflammatory pancreatic disease. AJR 119:141

Kiefhaber P, Klemm J, Moritz K (1979) Endoskopische und endoskopisch-radiologische Pankreasdiagnostik. In: Forell MM (Hrsg): Chronische Pankreatitis und Pankreaskarzinom, Klinik, Diagnostik und Therapie. Thieme, Stuttgart

Kinami Y, Miyazaki I, Kawamura M, Sugii M, Sakane Y, Shinmura K (1978) Prevention of the pancreatic complications after surgical procedures of the pancreas. World J Surg 2:881

Kissel P, Rauber G, Dureux JB, Schmitt J Marchal C (1963) Une etiologie rare de sténose duodénale: l'hématome intra-pariétal d'origine pancréatique. Ann Med (Nancy) 2:984

Klapdor R, Lehmann U, Bahlo M, Greten H, Ackeren Hv, Dallek M, Schreiber WH (1983) CA 19-9 in der Diagnostik und Differentialdiagnostik des exkretorischen Pankreaskarzinoms. Tumordiagnostik 4:197

Klatskin G, Gordon M (1952) Relationship between relapsing pancreatitis and essential hyperlipemia. Am J Med 12:2

Klein E, Grateron H, Dreiling DA (1982) Canine pancreatic ductal pressure: Effects of alcohol, secretin, vagotimy. European Pancreatic Club XIVth Meeting, Essen 1982. Karger, Basel München Paris London New York Tokyo Sidney

Klein E, Shnebaum S, Ben-Ari G, Dreiling DA (1983) Effects of total parenteral nutrition on exocrin pancreatic secretion. Am J Gastroenterol 78:31

Klein E, Grateron H, Toth L, Dreiling DA (1983) Pancreatic intraductal pressure: II Effects of anatomic denervation. Am J Gastroenterol 78:510

Klempa I (1978) Jejunuminterposition und selektive proximale Vagotomie nach Duodenopancreatektomie. Chirurg 49:556

Klempa I (1979) Erweiterte Indikation zur Vagotomie bei der chirurgischen Therapie der chronischen Pankreatitis. Muench Med Wochenschr 121:1253

Kline TS, Neal HS (1975) Needle aspiration biopsy. Amer J Clin Path 63:16

Knight RW, Kadir S, White RI jr (1982) Embolisation of bleeding transverse pancreatic artery aneurysms. Cardiovasc Intervent Radiol 5:37

Kobold EE, Thal AP (1963) A simple method for the management of experimental wound of the duodenum. Surg Gynecol Obstet 116:340

Koch H, Classen M, Demling L (1974) Endoskopische retrograde Pankreatikografie. DMW 99:708

Koch H (1976) 5-years experience in endoscopic retrograde cholangiopancreaticography (RECP) Endoscopy 8:115

Koivuniemi A, Lempinen M, Pantzar P (1972) Fine-needle aspiration biopsy of pancreas. Ann Chir Gynaecol Fenn 61:273

Konok CP, Thompson AC (1969) Pancreatic ductal mucosa as a protective barrier in the pathogenesis of pancreatitis. Am J Surg 117:18

Kornfield HJ, Allbritten FF Jr (1961) The role of choledochostomy and antibiotics in gallbladder surgery. Surg Gynecol Obstet 113:277

Kosel K, Gibb-Matas P, Seaborne L, Westerberg (1982) Total pancreatectomy and islet cell autotransplantation. Am J Nurs 82:568

Koyama K, Takagi Y, Ito K, Sato T (1981) Experimental and clinical studies on the effect of biliary drainage in obstructive jaundice. Am J Surg 142:293

Kozu T (1979) Correlation between pancreatic ductal morphology and exocrine function. A comparison of endoscopic retrograde cholangiopancreatography and pancreozymin-secretin test. In: Takemoto T, Kasugay T (eds): Endoscopic retrograde Cholangiography Igaku-Shoin, New York

Krain LS (1970) The rising incidence of carcinoma of the pancreas – Real or apparent. J Surg Oncol 2:115

Krarup R, Strandgaard L, Elsborg L, Reinike V (1977) Endoscopic retrograde pancreatography (ERP) in chronic alcoholism. European Pancreatic Club 10th Symposium, Dublin 1977 Ir J med Sci (Suppl)

Kravetz RE, Spiro HM (1965) Gastric secretion in chronic pancreatitis. Ann Intern Med 63:776

Kreel L, Sandin B (1973) Changing in pancreatic morphology associated with aging. Gut 14:962

Kreel L, Haertel M, Katz D (1977) Computed tomography of the normal pancreas. J Comput Assist Tomogr 1:290

Kremer H, Kellner E, Schierl W, Schumm C, Weidenhiller S, Zöllner N (1977) Sonographische Pankreasdiagnostik, Katamnese von 481 Fällen. Muench Med Wochenschr 119:1449

Kretschmer GJ, Sutherland DER, Matas AJ, Payne WD, Najarian JS (1978) Autotransplantation of pancreatic fragments to the portal vein and spleen of totally pancreatectomized dogs. Ann Surg 187:79

Kruse A, Thommesen P, Frederiksen P (1978) Endoscopic retrograde cholangiopancreatography in pancreatic cancer and chronic pancreatitis. Differences in morphologic changes in the pancreatic duct and the bile duct. Scand J Gastroenterol 13:513

Kümmerle F, Mappes G (1966) Zur Frage der konservativen oder operativen Behandlung von Pankreasfisteln. DMW 14:643

Kümmerle F, Nagel M (1969) Zur Resektionstherapie der chronischen Pankreatitis. DMW 12:573

Kümmerle F (1973) Chirurgie der chronischen Pankreatitis. Langenbecks Arch Chir 334:343

Kümmerle F, Mangold G (1973) Pankreatogener Aszites und Pleuraerguß. DMW 98:1423

Kümmerle F, Mangold G (1976) Schmerzen bei chronisch-rezidivierender und chronischer Pankreatitis. in: Streicher HJ, Rolle J (Hrsg) Der Notfall – akuter Bauchschmerz. Thieme, Stuttgart 1976

Kümmerle F, Kirschner P, Mangold G (1976) Zur Klinik und Chirurgie des Pankreascarcinoms. DMW 101:729

Kümmerle F, Mangold G, Rückert K (1978) Leben und Lebenserwartung nach Eingriffen an der Bauchspeicheldrüse. Lebensversicherungsmedizin 2:34

Kümmerle F, Mangold G, Rückert K (1979) Chirurgie des Pankreas. Chronische Pankreatitis, Pankreaskarzinom, endokrine Pankreastumoren. Internist 20:399

Kümmerle F, Frick S, Günther R (1982) Tendenzen in der Chirurgie der chronischen Pankreatitis. DMW 107:531

Kugelberg Ch, Wehlin L, Arnesjö B, Tylén U (1976) Endoscopic pancreatography in evaluating results of pancreaticojejunostomy. Gut 17:267

Kuhl RM, Dorner DB (1982) Operative Cholangiomanometry as a guide to common duct exploration. Am Surg 48:378

Kune GA, Thomas RJ, Russel J (1978) External pancreatic fistula: A recent advance in management. Aust N Z J Surg 48:287

Lam AY, Bricker RS (1975) Pancreatic pseudocyst with hemorrhage into the gastrointestinal tract through the duct of Wirsung. Am J Surg 129:694

Lamy J, Sarles JC, Assadourian R (1968) Die Therapie der primär kalzifizierenden chronischen Pankreatitis. Actuel Chir 6:379

Lane RJ, Glazer G (1980) Intra-operative B-mode ultrasound scanning of the extra-hepatic biliary system and pancreas. Lancet 2:343

Langerhans P (1869) Beiträge zur mikroskopischen Anatomie der Bauchspeicheldrüse. Med Diss Berlin

Lankisch PG, Fuchs K, Schmidt H, Peiper H-J, Creutzfeldt M (1975) Ergebnisse der operativen Behandlung der chronischen Pankreatitis mit besonderer Berücksichtigung der exokrinen und endokrinen Funktion. DMW 100:1048

Lankisch PG, Ehrhardt-Schmelzer S, Koop H, Caspary WF (1980) Der NBT-PABA-Test in der Diagnostik der exokrinen Pankreasinsuffizienz. DMW 105:1418

Lankisch PG, Schreiber A, Koop H (1980) Der Pancreolauryl-Test im Vergleich zu NBT-PABA-Test – Suchtest für die Diagnostik der exokrinen Pankreasinsuffizienz. DMW 105:1487

Lankisch PG, Arnold R, Creutzfeldt W (1981) Sekretionstests. In: Allgöwer M, Harder F, Hollender LF, Peiper H-J, Siewert JR (Hrsg) Chirurgische Gastroenterologie I. Springer, Berlin Heidelberg New York

Larsson LI (1977) Corticotropin-like peptides in central nerves and in endocrine cells and gut and pancreas. Lancet 2:1321

Laugier R, Camatte R, Sarles H (1983) Chronic obstructive pancreatitis after healing of a necrotic pseudocyst. Am J Surg 146:551

Lawson TL (1978) Sensitivity of pancreatic ultrasonography in the detection of pancreatic disease. Radiology 128:733

Lawton SE, Mossey RO (1954) Pancreatic cysts AMA Arch Surg 68:734

Lawton MP, Phillips RW (1955) Psychopathological accompaniments of chronic relapsing pancreatitis. J Nerv Ment Dis 122:248

Lederer B, Bodner E (1974) Intraoperative Abklärung tumoröser Veränderungen des Pankreaskopfes mittels der Feinnadelsaugbiopsie. DMW 99:993

Lee TG, Henderson SC, Ehrlich R (1977) Ultrasound diagnosis of common bile duct dilatation. Radiology 124:793

Lee YT (1982) Tissue diagnosis for carcinoma of the pancreas and periampullary structures. Cancer 49:1035

Lees WR, Vallon AG, Vahl SP, Cotton PB (1979) Prospective study of ultrasonography in chronic pancreatic disease. Br Med J 1:162

Leger L (1951) Sur les prétendus dangers de la pancréatographie per-operative. Mém Acad Chir 77:714

Leger L, Lataste J (1954) Hat der „Schließmuskel" des Wirsungschen Kanals eine Bedeutung für die Pathologie der Bauchspeicheldrüse? Anatomische und röntgenologische Studien. Zentralorg Ges Chir 135:261

Leger L, Guyet P, Petit J (1957) Etapes évolutives d'une pancréatite chronique. Confrontations de pancréatographies àcing années de distance. Mem Acad Chir 83:383

Leger L (1961) L'ectasie évolutive des canaux excréteurs dans les pancréatites chroniques. Etude chronologique. Presse Med 68:1381

Leger L, Détrie Ph, Chapuis Y (1961) L'avenir des Wirsungo-jéjunostomies. A propos de 10 observations contrôlées. J Chir 82:577

Leger L, Detrie P, Guyet-Rousset M (1961) Pancreatic carcinoma and lithiasis. Presse Med 69

Leger L, Lenriot JP, Lemaigre G (1968) L'hypertension et la stase portales segmentaires dans les pancréatites chroniques. A propos de 126 cas examinés par splénoportographie et splénomanemetrie. J Chir 95:599

Leger L, Pagniez G, Lenriot JP (1970) Dysphagie révélatrice d'une pancréatite chronique. A propos de deux observations de faux kystes médiastinaux. J Chir 99:217

Leger L, Lenriot JP (1974) Résultats á long terme de la chirurgie des pancrétitis chroniques. Gaz Med Fr 81:3929

Leger L, Lenriot JP, Lemaigre G (1974) Five to twenty years follow-up after surgery to chronic pancreatitis in 148 patients. Ann Surg 180:185

Leger L, Blondel Ph, Lenriot J-P, Liguory C (1976) Canal de Wirsung et pancréatite chronique. Évolution de la morphologic des voics camalaires aprés dérivations Wirsongo-digestives. J Chir 111:251

Leger L, Parc R, Soprani A, Petit FH (1978) Pancréatite chronique familiale. 13 cas, 5 familles. J Chir 115:129

Lehv M, Fitzgerald PJ (1968) Pancreatic acinar cell regeneration. IV: Regeneration after surgical resection. Am J Pathol 53:513

Lempke RE, King RD, Kaiser GC (1963) Lateral pancreaticojejunostomy. Arch Surg 87:106

Lenggenhager K (1973) Therapy and origin of large pancreatic pseudocysts. Am J Surg 125:542

Lenninger SG, Magee DF, White TT (1965) Effect of gastric, extragastric and truncal vagotomy on the external secretions of the pancreas in the dog. Ann Surg 162:1057

Lenninger S (1971) Effects of parasympathomimetic agents and vagal stimulation on the flow in the pancreatic duct of the cat. Acta Physiol Scand 82:345

Lerut JP, Gianello PR, Reynaert M, Otte JB, Kestens PJ (1984) Pancreatic fistula after pancreaticoduodenal resection. 8th World Congress of the Collegium Internationale Chirurgieae Digestive Amsterdam 11.–14. Sept. 1984

Levine JB, Marshaw AL Falchuk KR (1977) The value of endoscopic retrograde pancreatography in the management of pancreatic ascites. Surgery 81:360

Levrat M, Descos L, Moulinier B, Pasquier J (1970) Long-term evolution of chronic pancreatitis. Arch Mal Appar Digest 59:5

L'Herminé C, Gautier-Benoit C, Vankemmel M, Lemaitre G (1971) Les érosions artérielles des pseudo-kystes pancréatiques. Ann Radiol 14:55

Liewendahl K, Krist G (1970) Evaluation of the pancreatic scanning. Acta Med Scand 188:75

Lightwood R, Reber HA, Way LW (1976) The risk and accuracy of pancreatic biopsy. Am J Surg 132:189

Liguory C, Caletti G (1976) An evaluation of endoscopic retrograde pancreatography (ERP) in chronic and relapsing acute pancreatitis. Endoscopy 8:59

Link G (1911) Treatment of chronic pancreatitis by pankreatostomy: New operation. Ann Surg 53:768

Littenberg G, Afroudakis A, Kaplowitz N (1979) Common bile duct stenosis from chronic pancreatitis: a clinical and pathological spectrum. Medicine Baltimore 58:385

Littmann K, Krause U, Eigler FW (1982) Erweiterungsplastik einer durch chronische Pankreatitis bedingten Duodenalstenose mittels gestielten offenen Jejunaltransplantates. Chirurg 53:109

Löffler A, Stadelmann O, Wobser E, Milderer SE (1974) Pankreatitis: Pankreatikogramm und exokrine Pankreasfunktion. Leber Magen Darm 4:195

Löffler A, Miederer SE, Glänzer K (1978) Endoskopische retrograde Pankreatikografie und exokrine Funktion bei verschiedenen Pankreatitisformen und Papillenstenose. In: Sarles H, Singer M (Hrsg) Akute und chronische Pankreatitis. G Witzstrock, Baden-Baden Köln New York

Longmire WP, Jordan PH jr, Briggs JD (1956) Experience with resection of the pancreas in the treatment of chronic relapsing pancreatitis. Ann Surg 144:681

Longmire WP Jr (1966) The technique of pancreaticoduodenal resection. Surgery 59:344

Looby WE, Bennett JR, Rehmann A (1969) Splenic hypertension in pancreatitis. Rocky Mt Med J 29:1969

Lorenz D (1982) Chronische Pankreatitis – Stand der Inseltransplantation. Z Ärztl Fortbild 76:55

Lortat-Jocob JL, Richard ClA (1968) Réperméabilisation pancréatoduodénale transwirsungienne dans certaines formes de pancréatites chroniques. Bull Soc Int Chir 2:101

McLoughlin MJ, Ho CS, Langer B, McHattie J, Tao LC (1978) Fine-needle aspiration of malignament lesions in and around the pancreas. Cancer 41:2413

Louw HJ, Marks IN, Bank S (1963) The role of surgery in the management of pancreatitis. S Afr Med J 37:1054

Lüning M, Neuser D, Lorenz D, Heinefetter T (1982) Feinnadelbiopsie des Pankreas mit CT-Lokalisationshilfe. Radiol Diagn 23:184

Lund F (1969) Carcinoma of the pancreas. Biopsy or not? Acta Chir Scand 135:515

Lutz H, Petzoldt R, Hofmann KP, Rösch W (1975) Ultraschalldiagnostik bei Pankreaserkrankungen. Klin Wochenschr 53:53

Lux G, Koch H, Rösch W (1977) Pankreasbeteiligung bei Gallenwegserkrankungen, Mitbeteiligung des Gallenganges bei Pankreaserkrankungen in: Lindner H (Hrsg) Fortschritte der gastroenterologischen Endoskopie. Witzstrock, Baden-Baden, Köln New York

Lygidakis NJ (1983) Biliary structure as a complication of chronic relapsing pancreatitis. Am J Surg 145:804

Lygidakis NJ, Brummelkamp WH (1984) Reconstruction of the upper gastrointestinal tract after duodenopancreatectomy. 8th World Congress of the Collegium Internationale Chirurgae Digestive Amsterdamm 11.–14 Sept. 1984

Machado, MCC, Cunha JEM, Bacchella T, Rodriques VT, Faintuch J, Mott C, Guarita DR, Bove P, Bettarello A, Raia A (1976) Surgical aspects of ascites associated with chronic pancreatitis. Arq Gastroenterol S Paulo 13:33

Machado MCC, Monteiro da Cunha JE, Bacchella R, Raia AA (1980) New technique of pancreaticojejunal anastomosos after partial pancreaticoduodenectomy. Am J Surg 139:451

Mackie CR, Cooper MJ, Lewis MH, Moossa AR (1979) Non-operative differentiation between pancreatic cancer and chronic pancreatitis. Ann Surg 189:480

Mackie JA, Rhoads JE, Park CD (1975) Pancreatico gastrostomy. A further evaluation. Ann Surg 181:541

Madding GF, Kennedy PA, McLaughlin B (1967) Obstruction of the pancreatic duct by ligature in the treatment of pancreatitis. Ann Surg 165:56

Madding GF, Kennedy PA (1973) Chronic alcoholic pancreatitis treatment by ductal obstruction. Am J Surg 125:538

Magid E, Horsing M, Rune SJ (1977) On the qualifikation of isoamylases in serum and the diagnostic value of serum pancreatic type amylase in chronic pancreatitis. Scand J Gastroenterol 12:621

DiMagno EP, Go VLW, Summerskill WHJ (1972) Impaired cholecystokinin-pancreozymin secretion intraluminal dilution an maldigestion of fat in sprue. Gastroenterology 63:25

DiMagno EP, Go VLW, Summerskill WHJ (1973) Relation between pancreatic enzyme outputs and malabsorption in severe pancreatic insufficiency. N Engl J Med 288:813

DiMagno EP, Malagelada JR, Go VL, Moertel ChG (1977) Fate of orally ingested enzymes in pancreatic insufficiency. Comparison of two dosage schedules. N Engl J Med 296:1318

Mahorner HR, Mattson H (1931) The etiology and pathology of cysts of the pancreas. Arch Surg 22:1018

Mair WS, McMahon MC, Goligher JC (1976) Stenosis of the colon in acute pancreatitis. Gut 17:692

Malagelada J-R, Go VLW, Remine WH, Dimagno EP (1979) Postsurgical complications involving the pancreas. Clin Gastroenterol 8:455

Mallet-Guy P (1936) La pancréatectomie gauche. J Chir 47:771

Mallet-Guy P (1943) La splanchnicectomie gauche dans le traitement des pancreatites chroniques. Presse med 51:91

Mallet-Guy P, Jeanjean R, Servettaz P (1945) Distant results in treatment of chronic pancreatitis by unilateral splanchnicectomy. Lyon Chir 40:293

Mallet-Guy P, Beaujeu MJ de (1950) Treatment of chronic pancreatitis by unilateral splanchnicectomy. Arch Surg 60:234

Mallet-Guy P (1952) Pancreatectomie gauche pour pancréatite chronique récidivante. Lyon Chir 47:385

Mallet-Guy P, Feroldi J (1953) Bases pathologiques, expérimentales et cliniques de la splanchnicectomy gauche dans le traitement des pancréatites chroniques récidivantes. Presse Med 61:99

Mallet-Guy P (1965) Indications genérales et résultats du traitement des pancréatites chroniques. Bull Soc Int Chir 24:434

Mallet-Guy P (1968) Die Pankreatektomie bei chronischer und rezidivierender Pankreatitis. DMW 93:990

MalletGuy P (1969) Wert der Pankreatektomie bei chronischer und rezidivierender Pankreatitis. In: Schönbach G (Hrsg): Pankreaserkrankungen, Pathologie, Diagnostik und Therapie. Schattauer, Stuttgart

Mallet-Guy P, Roissard JP (1972) La place des pancréatectomies dans les pancréatitis chroniques. Bull Soc Int Chir 2:114

Mallet-Guy P (1983) Late and very late results of resections of the nervous system in the treatment of chronic relapsing pancreatitis. Am J Surg 145:234

Mangold G (1974) Pankreasfisteln. Langenbecks Arch Chir 337:127

Mangold G, Kümmerle F, Kirschner P, Neher M (1976) Massive Gastrointestinalblutung nach innerer Drainage von Pankreaspseudocysten. Chirurg 47:142

Mangold G (1977) Der derzeitige Stand der operativen Behandlung der chronischen Pankreatitis. Z Gastroenterol 15:76

Mangold G, Neher M, Oswald B, Wagner G (1977) Ergebnisse der Resektionsbehandlung der chronischen Pankreatitis. DMW 102:229

Mann FC, Giordano AS (1923) The bile factor in pancreatitis. AMA Arch Surg 6:1

Mansfeld G (1924) Versuche zu einer chirurgischen Behandlung des Diabetes. Klin Wochenschr. 3:2378

Marks IN, Bank S (1963) The aetiology, clinical feature and diagnosis of pancreatitis in the South Western Cape. S Afr med J 37:1039

Marks Ch (1967) Chronic relapsing pancreatitis. Am J Surg 113:340

Marks IN, Bank S, Louw JH, Farman J (1967) Paptic ulceration and gastrointestinal bleeding in pancreatitis. GUT 8:253

Marks IN, Bank S Louw JH (1968) The diagnosis and management of pancreatitis. Progress in Gastroenterology 1:412

Marks IN, Bank S, Louw JH (1973) Pancreatitis in the Western Cape. Pathogenesis and geographic distribution of chronic pancreatitis. Digestion 9:447

Marks IN, Bank S (1976) Chronic pancreatitis, relapsing pancreatitis, calcifications of the pancreas. Part II. Clinical aspects. In: Bockus HL (ed) Gastroenterology. WB Saunders Philadelphia

Marks IN, Bank S, Barbezat GO (1976) Alkoholpankreatitis – Ätiologie, klinische Formen, Komplikationen. Leber Magen Darm 6:257

Marks IN, Girdwood AH, Bank S, Louw JH (1980) The progression of alcohol-induced calcific pancreatitis. S Afr Med J 57:640

Marsh WH, Goldsmith S, Crocco J, Fitzgerald PJ (1968) Pancreatic acinar cell regeneration. II. Enzymatic, nucleic acid, and protein changes. Am J Pathol 53:1013

Martin L, Canseco JD (1947) Pancreatic calculosis. JAMA 135:1055

Martin EW, Catalano Ph, Cooperman M, Hecht Ch, Carey LC (1979) Surgical decision – marking in the treatment of pancreatic pseudocysts. Internal versus external drainage. Am J Surg 138:821

Martini GA, Bode C (1970) Zur Epidemiologie der Leberzirrhose. Internist 11:84

Maruotti RA, Spina GP, Zannini P, Montorsi M, Negri G, Rosati R, Voci C, Pezzuoli G (1982) Current management of pancreatic pseudocysts. Int Surg 67:299

Matsusue S, Kashihara S, Koizumi S (1984) Healing process and patency of pancreatico-jejunostomy following pancreaticoduodenectomy. 8th World Congress of the Collegium Internationale Chirurgiae Digestive Amsterdam 11.–14. Sept. 1984

Matter D, Spinelli G, Warter P (1983) Ultrasonically guided percutaneous pancreatography. JCU 11:041

Mehigan DG, Zuidema GD, Eggleston JC, Cameron JL (1980) Pancreatic islet autotransplantation: Results in dogs with chronic duct ligation. Am J Surg 139:170

Menguy R (1960) Studies on the role of pancreatic and biliary secretions in the mechanism of gastric inhibition by fat. Surgery 48:195

Mentouri B (1977) Sphincterotomy of Oddi's sphincter. The sphincter of Oddi. Proc 3rd Gastroenterol Symposium Nice Karger, Basel 1977

Mercadier M (1957) Les syndromes retentionnels du pancréas et leur traitement par la Wirsungo – jejunostomie latérolatérale associée à la derivation biliaire. Ann Chir 11:707

Mercadier M, Vayre P, Bourbeau D (1965) Indications, méthodes et résultats du traitement chirurgical des pancreatites chroniques. J Fr Gastroenterol 282

Mercadier M, Clot JP, Camplez P (1967) Les exérèses dans les pancréatites chroniques. Ann Chir 21:633

Mercadier M, Clot JP, Regensberg Cl (1968) Les drainages et dérivations du canal de Wirsung dans le traitement des pancréatites chroniques. A propos de 115 observations. Ann Chir 22:1279

Marcadier M, Chigot JP (1974) La dérivation dans les pancréatites chroniques. Ann Chir 28:473

Mercadier M, Clot JP, Calmat A, Chigot JP, Richard JP (1974) Le problème des réinterventions dans les pancréatites chroniques autonomes. Ann Chir 28:477

von Mering J, Minkowski O (1890) Diabetes mellitus nach Pankreasexstirpation. Arch exp Pathol 26:371

Mezey E, Jow E, Slavin RE, Tobon F (1970) Pancreatic function and intestinal absorption in chronic alcoholism. Gastroenterology 59:657

Michels NA (1955) Blood supply and anatomy of the upper abdominal organs. Lippincott, Philadelphia

Miederer SE, Löffler A, Sidek M, Stadelmann O (1974) Die endoskopische retrograde Cholangio-Pankreatographie (ERCP) als postoperative Untersuchungsmethode. Med Welt 25:1285

Mikulicz-Radecki Jv (1903) Surgery of the pancreas. Ann Surg 38:1

Millbourn E (1949) On acute pancreatic affections following gastric resection for ulcer or cancer and possibilities of avoiding them. Acta Chir Scand 98:1

Millbourn E (1950) On the excretory ducts of the pancreas in man, with special reference to their relations to each other, to the common bile duct and the duodenum (A radiological and anatomical study). Acta anat 9:1

Millbourn E (1958) Pancreatico-gastrostomy in pancreatico-duodenal resection for carcinoma of the head of the pancreas or the papilla of Vater. Acta Chir Scand 116:12

Millbourn E (1959) Calibre and appearance of the pancreatic ducts and relevant clinical problems. A roentgenologic and anatomical study. Acta Chir Scand 118:286

Miller EW, Goldberg HI, Goldberg SB, Shapiro H (1976) Radiographic evaluation of pancreatic-jejunal shunts. Gut 17:439

Minaire Y, Descos L, Daly JP, Bererd MB, Lambert R (1973) The interrelationships of pancreatic enzymes in health and diseases under cholecystokinetic stimulation. Digestion 9:8

Mitchell CJ, Humphrey CS, Bullen AW, Kelleher J (1978) The diagnostic value of the oral pancreatic function test. Scand J Gastroenterol 14:183

Mixter G Jr, Hinton JW, Pfeffer RB (1958) Pancreatitis in association with hyperparathyroidism. N Y State J Med 58:3470

Mixter CG Jr, Keynes WM, Cope O (1962) Further experience with pancreatitis as a diagnostic clue to hyperparathyroidism. N Engl J Med 266:265

Miyata M, Yamamoyo T, Yamaguchi M (1976) Plasma glucagon after total resection of the pancreas in man. Proc Soc Exp Biol Med 152:540

Mizuma K, Lee PC, Howard JM (1977) The disintegration of surgical sutures on exposure to pancreatic juice. Ann Surg 186:718

Moazzenzadeh AR, Fernandez LS, Zamora BO (1976) Intraperitoneal rupture of pancreatic pseudocysts: Report of case and review of the literature. Ann Surg 42:589

Mödder U, Friedmann G, Rosenberger J, Heuser L (1978) Aussagemöglichkeiten der Computertomografie bei Pankreaserkrankungen. Leber Magen Darm 8:3

Mohiuddin S, Sokiyalak P, Gullick HD, Webb WR (1971) Stenosis lesions of the colon secondary to pancreatitis. Arch Surg 102:229

Montgomery MW, Entenman C, Chaikoff IL, Nelson C (1941) Role of external secretion of pancreas in lipid metabolism; prevention of fathy livers in depancreatized and duct-ligated dogs by daily feeding of fresh pancreatic juice. J Biol Chem 137:693

Moody FG, Berenson MM, Mc Closkey D (1977) Transampullary septectomy for postcholecystectomy pain. Ann Surg 186:415

Moossa AR, Dawson PJ (1981) The diagnosis of pancreatic cancer. Pathobiol Annu 11:299

Moossa AR, Levin B (1981) The diagnosis of „early" pancreatic cancer. Cancer 47:1688

Moreaux PJ, Bismuth H (1969) Les complications spleniques des pancreatites chroniques. A propos de cinq observations. Presse Méd 42:1467

Morissey DM (1953) Relief of pain in chronic pancreatitis by sympathectomie. Br J Surg 41:189

Morton RE, Gardner PW, Ball MF (1981) Pancreatic ascites: An Unusual complication of hyperparathyreoidism. South Med J 74:495

Moskowitz H, Chait A, Mellins HZ (1968) „Tumor encasement" of the celiac axis due to chronic pancreatitis. AJR 104:641

Mozan AA (1951) Cystadenoma of the pancreas. Am J Surg 81:204
Mühe E, Bünte H, Bürger L, Raithel D (1970) Die Blutung aus Pankreaspseudocysten in der Differentialdiagnose akuter gastrointestinaler Haemorrhagien. Therapiewoche 38:2232
Müller JM, Brenner U, Dienst C, Pichlmaier H (1982) Preoperative parenteral feeding in patients with gastrointestinal carcinoma. Lancet 1:68
Müller-Wieland K (1965) Analyse der Klinik der chronischen Pankreatitis. Z Klin Med 158:371
Mullen JL, Buzby GP, Matthews DC, Smale BF, Rosato EF (1980) Reduction of operative morbiditiy and mortality by combined preoperative and postoperative nutritional support. Ann Surg 192:604
Nagel M (1972) Aktuelle Aspekte und Probleme der Pankreatitis-Chirurgie. Chirurg 43:241
Nair MB (1973) Pathological aspects of chronic pancreatitis. In: Vakil BJ (Ed.): Chronic pancreatitis symposium 1972, Indien Society of Gastroenterology
Najarian JS, Sutherland DER, Baumgartner D, Burke B, Rynasiewicz JJ, Matas AJ, Goetz FC (1980) Total or near total pancreatectomy and islet autotransplantation for treatment of chronic pancreatitis. Ann Surg 192:526
Nakamura K, Sarles H, Payan H (1972) Three dimensional reconstruction of the pancreatic ducts in chronic pancreatitis. Gastroenterology 62; 942
Nakano S, Horiguchi Y, Takeda T, Suzuki T, Nakajiama S (1974) Comperative diagnostic value of endoscopic pancreatography and pancreatic function tests. Scand J Gastroenterol 9:383
Nakayama T, Ikdeda A, Okuda K (1978) Percutaneous transhepatic drainage of the biliary tract. Technique and results in 104 cases. Gastroenterology 74:554
Nardi GL, Acosta JM (1966) Papillitis as a cause of pancreatitis and abdominal pain. Ann Surg 164:611
Nardi GL, Michelassi F, Zannini P (1983) Transduodenal sphincteroplasty. 5–25 Year follow-up of 89 patients. Ann Surg 198:453
Nebel OT, Silvis SE, Rogers G, Sugava C, Mandelstam P (1975) Complications associated with endoscopic retrograde cholangiopancreatography. Results of the 1974 A/S/G/E survey Gastrointest Endoscopy 22:34
Neher M, Mangold G, Rückert K, Kümmerle F (1977) Septische Komplikationen der Pankreaschirurgie. Therapiewoche 27:8467
Nevalainen TJ, Seppä A (1975) Acute pancreatitis caused by closed duodenal loop in rat. Scand J Gastroenterol 10:521
Newman KD, Braasch JW, Rossi RL, O'Campo-Gonzales S (1983) Pyloric and gastric preservation with pancreatoduodenectomy. Am J Surg 145:153
Niederau C, Strohmeyer G (1981) Pankreaspseudozysten. Aktuelle Möglichkeiten der Diagnostik und Therapie. Siewert R: Wann und wie soll man operieren? Z Gastroenterol 19:772
Niedner F (1966) Klinischer Beitrag zur Lehre von der kanalikulären Entstehung der tryptischen Pankreatitis. Med Welt 17:997
Nissen R (1971) Eingriffe an Magen und Duodenum in: Brandt G, Kunz H, Hissen R (Hrsg): Intra- und postoperative Zwischenfälle. Bd II Thieme, Stuttgart
Nizze H (1975) Experimentelle Fremdserumpankreatitis Zentralbl Allg Path 119:294
Norlander A, Kalin B, Sundblad R (1982) Effects of percutaneous transhepatic-drainage upon liver function and postoperative mortality. Surg Gynecol Obstet 155:161
Ogle WS, French LA (1956) Relief of pain in chronic relapsing pancreatitis with sympatic denervation. Ann Surg 143:504
Oi J (1970) Endoscopic pancreatocholangiography. Saishin Jgaku 25:2292
Okuda K, Someya N, Atsuro G, Kunisaki T, Emura T, Yasumoto M, Shimokawa Y (1973) Endoscopic pancreato-cholangiography. AJR 117:437
Okuda K, Tanikawa K, Emura T, Kuratomi S, Jinnouchi S, Urabe K, Sumikoshi T, Kanda Y, Fukuyama Y, Musha H, Mori H, Shimokama Y, Yakushiji F, Matsuura Y (1974) Non surgical percutaneous transhepatic cholangiography-diagnostic significans in medical problems of the liver. Dig Dis Sci 19:21
Olivero S, Ibba F, Foco A, Viglione GC, Sanfelici G, Serentha U, Sigaudo G, Remonda G (1979) La pancreaticogastrostomia nella duodenocefalopancreatectomia. Minerva Chir 34:1185
Olurin EO (1969) Pancreatic calcification. A report of 45 cases. Br med J IV:534
Olurin EO, Olurin P (1969) Pancreatic calcification. A report of 45 cases. Brit Med J 4:534
Ombrédanne L (1911) Sur les cystes du pancreas. Bull Soc Chir Paris 37:977
Opie EL (1901) The etiology of acute hemorrhagic pancreatitis. Bull Johns Hopkins Hosp 12:182

Otte M, Stahlheber H, Forell MM, Dobbelstein H, Richert J, Thurmayr R, Thurmayr GR (1975) Exokrine Pankreasfunktion bei chronischer Niereninsuffizienz. Klin Wochenschr 53:67

Otte M (1979) Klinik der chronischen Pankreatitis in: Forell MM (Hsg): Chronische Pankreatitis und Pankreaskarzinom. Klinik, Diagnostik und Therapie. Thieme, Stuttgart

Otto HF (1974) Morphologische Aspekte von Pankreaserkrankungen. DMW 99:767

Otto R, Deyhle P, Pedio L (1980) Songraphisch gesteuerte perkutane Feinnadelaspirationspunktion von Pankreastumoren unter permanenter Sicht. DMW 105:853

Owens JL Jr, Howard JM (1958) Pancreatic calcifications: A late sequel in the natural history of chronic alcoholism and alcoholic pancreatitis. Ann Surg 147:326

Paloyan D, Simonowitz D, Paloyan E, Snyder ThJ (1982) Pancreatitis associated with primary hyperparathyreoidism. Am Surg 48:366

Papachristou DN, Fortner JG (1977) Reconstrution of duodenal wall defects with use of a gastric „island" flap. Arch Surg 112:199

Papachristou DN, D'Agostino HD, Fortner JG (1980) Ligation of the pancreatic duct in pancreatectomy. Br J Surg 67:260

Papachristou DN, Fortner JG (1981) Pancreatic fistula complicating pancreatectomy for malignant disease. Br J Surg 68:238

Park CD, Mackie JA, Rhoads JE (1967) Pancreatogastrostomie. Am J Surg 113:85

Parrish RA, Humphries AL, Moretz WH (1968) Massiv pancreatic ascites. Arch Surg 96:887

Partington PF, Rochelle RF (1960) Modified puestow procedure for retrograde drainage ot the pancreatic duct. Ann Surg 152:1037

Partington PF (1966) Spincterotomie for stenosis of the sphincter of Oddi. Surg Gynecol Obstet 123:282

Paulino F, Calvacanti A (1960) Biopsy of the ampulla of Vater for Demonstration of organic stenosis. Surgery 48:698

Paulino-Netto A, Dreiling DA, Baronofsky ID (1960) The relationship between pancreatic calcification and cancer of the pancreas. Ann Surg 151:530

Payan H, Sarles H, Demirdjian M (1972) Study of the histological features of chronic pancreatitis by correspondence analysis identification of chronic calcifying pancreatitis as an entity. Rev Eur Etud Clin Biol 17:663

Pedersen NT, Andersen BN, Pedersen G, Worning H (1982) Chronic pancreatitis in Kopenhagen. A retrospective study of 64 consecutive patients. Scand J Gastroenterol 17:925

Peiper H-J (1977) Indikation zur operativen Therapie der chronischen Pankreatitis. Z Gastroenterol 42:49

Peiper H-J (1980) Operationsindikation und Operative Therapie bei der chronischen Pankreatitis. In: Häring R (Hrsg): Die Chirurgie der akuten und chronischen Pankreatitis. TM-Verlag, Bad Oeynhausen

Petersen LW, Cole WH (1945) Chronic sclerosing pancreatitis causing complete stenosis of the common bile duct. Arch Surg 51:15

Petrin P, Sperti C, Conte C, De Marchi L, Feltrin GP, Miotto D, Pedrazzoli S (1982) Wirsungorhage: Pancreatic aneurysm embolization via catheter for arteriography. European Pancreatic Club XIVth Meeting, Essen 1982: Karger Basel, München, Paris, London, New York, Tokyo, Sidney

Pfeffer RB, Stasior D, Hinten JW (1957) The clinical picture of the sequential development of acute hemorrhagic pancreatitis in dog. Surg Forum 8:248

Pfeiffer M, Eichfuss H-P, Eichen R (1980) Frühpostoperative Komplikationen nach drainierenden und resezierenden Eingriffen wegen Pankreaspseudocysten. In: Häring R (Hrsg): Die Chirurgie der akuten und chronischen Pankreatitis. TM-Verlag, Bad Oeynhausen

Mc Phedran NT, Ainslie JDT, Mc Crae WH, Blundell PE, Trimble AS (1961) Fibrosis of the ampulla of Vater. Arch Surg 83:146

Phillip J, Schmid A (1977) Chronische Pankreatitis – Konservative versus operative Therapie unter prognostischen Aspekten. Fortschr Med 95:1875

Phillip J, Koch H, Rösch W, Bötticher R, Schwemmle K (1978) Follow up after endoscopic retrograde cholangio-pankreatocraphy (ERCP) – Guided therapy of chronic pancreatitis. Acta Hepato Gastroenterol 25:463

Pierson JM (1943) The arterial blood supply of the pancreas. Surg Gynecol Obstet 77:426

Pirola RC, Davis AF (1968) Effects of ethyl alcohol on sphincteric resistance of the choledocho-duodenal junction in man. Gut 9:557

Pitt HA, Cameron JL, Postier RG, Gadacz TR (1981) Factors affecting mortality in biliary tract surgery. Am J Surg 141:66

Du Plessis DJ, Mieny CJ (1972) Stomal ulceration complicating the „triple anastomosis" operation for carcinoma of the head of pancreas. S Afr J Surg 10:125

Pliam MB, Re Mine WH (1975) Further evaluation of total pancreatectomy. Arch Surg 110:506

Polak JM, Pearse AGE, Grimelins L, Bloom SR, Arimura A (1975) Growth-hormone release inhibiting hormone in gastrointestinal and pancreatic D-cells. Lancet 1:1220

Pollak EW, Michas CA, Wolfman EF jr (1978) Pancreatic pseudocyst. Management in fifty-four patients. Am J Surg 135:199

Pollock A (1958) Pancreatography in the diagnosis of chronic relapsing pancreatitis. Surg Gynecol Obstet 407:765

Pollock TW, Ring ER, Oleaga JA, Freiman DB, Mullen JL, Rosato EF (1979) Percutaneous decompression of benign and malignant biliary obstruction. Arch Surg 114:148

Ponhold W, Czembirek H, Luif A (1981) Verschlußikterus durch Aneurysma der Arteria gastroduodenalis bei chronischer Pankreatitis. ROEFO 135:106

Poppel MH, Jacobson HG, Smith RW (1953) The roentgen aspects of the papilla and ampulla of Vater. Charles C Thomas, Springfield, Illinois

Popper HL, Sorter HH (1941) Blood enzymes after liagtion of all pancreatic ducts. Proc Soc Exp Biol Med 48:384

Potts JR, Moody FG (1981) Surgical therapy for chronic pancreatitis: Selecting the appropriate approach. Am J Surg 142:654

Pound AW, Walker NI (1981) Involution of the pancreas after ligation of the pancreatic ducts. I: A histological study. Br J Exp Pathol 62:547

Pradhan DJ, Leveque H, Juanteguy JM, Seligman AM (1972) Pancreatitis. The role of vagotomy, antrectomy and Billroth gastroenterostomy in the treatment of alcoholic pancreatitis. Am J Surg 124:21

Preston FW, Kukral JC (1962) Surgical physiology of the pancreas. Surg Clin North Am 42:203

Priesel A (1922) Beiträge zur Pathologie der Bauchspeicheldrüse mit besonderer Berücksichtigung adenomatöser Geschwulstbildungen sowie der Anatomie. Z Pathol 26:453

Priestley JT, Comfort MW, Radcliffe J Jr (1944) Total pancreatectomy for hyperinsulinism. Due to an islet cell adenoma; survival and cure at 16 month after operation; presentation of metabolic studies. Ann Surg 119:211

Priestley JT, Re Mine WH, Barber KW, Gambill EE (1965) Chronic relapsing pancreatitis; treatment by surgical drainage of the pancreas. Ann Surg 161:838

Prinz RA, Kaufmann BH, Folk FA, Greenlee HB (1978) Pancreatico-jejunostomy for chronic pancreatitis. Arch Surg 113:520

Prinz RA, Greenlee HB (1981) Pancreatic duct drainage in 100 patients with chronic pancreatitis. Ann Surg 194:313

Prinz RA, Aranha GV, Greenlee HB, Kruss DM (1982) Common duct obstruction in patients with intractable pain of chronic pancreatitis. Am Surg 48:373

Probstein JG, Sachar LA, Rindskopf W (1950) Biopsies of pancreatic masses. Surgery 27:356

Proctor HJ, Mendes OC, Thomas CO, Herbst CA (1979) Surgery of chronic pancreatitis: drainage versus resection. Arch Surg 189:664

Puestow ChB, Gillesby WJ (1958) Retrograde surgical drainage of pancreas for chronic relapsing pancreatitis. AMA Arch Surg 76:898

Puestow ChB (1965) Diskussionbeitrag in: Fry WJ, Child ChG: Ann Surg 162:543

Purow E, Hadas N, Grosberg SJ, Wapnick S, Suster B, Le Veen H (1979) Percutaneous transhepatic cholangiography: An experience with the chiba needle. Am Surg 45:431

Rabinov KR, Simion M (1965) Peroral cannulation of the ampulla of Vater für direct cholangiography and pancreaticography. Preliminary report of a new method. Radiology 85:693

Rahn (1746) Scirrhorum Pancreatis Diagnosis. Göttingen

Ralli EP, Rubin SH (1942) Effect of meat and meatfractions on fatty liver of depancreatized and pancreatic-duct ligated dog. Am J Physiol 138:42

Rauch RF, Stenström KW (1952) Effects of x-ray radiation on pancreatic function in dogs. Gastroenterology 20:595

Rawling W, Bynum TE, Pasternak G (1977) Pancreatic ascites: Diagnosis of leakage site by endoskopic pancreatography. Surgery 81:363

Ray BS, Neill CL (1947) Abdominal visceral sensation in man. Ann Surg 126:709

Ray BS, Console AA (1949) The relief of pain in chronic (calcareous) pancreatitis by sympathectomy. Surg Gynecol Obstet 89:1

Reber HA (1978) Chronic pancreatitis. In: Sleisenger MH, Fordtran JS (eds): Gastrointestinal Disease. WB Saunders, Philadelphia

von Recklinghausen FD (1864) Auserlesene pathologisch-anatomische Beobachtungen. Virchows Arch 30:368

Reding R (1978) Die Pankreato-Gastrostomie als Modifikation der Whipple'schen Operation. Zentralbl Chir 103:943

Reding R (1981) Die Bedeutung der kephalen Duodenopankreatektomie mit Pankreato-Gastrostomie in der Behandlung der chronischen Pankreatitis. Zentralbl Chir 106:745

Reichelt H-G, Langenberg G, Löhlein D (1977) Hepato-biliäre Segmentszintigraphie in prä- und postoperativer Oberbauchdiagnostik. Untersuchungen an 220 Patienten mit dem Radiopharmakon 99m-Technetium-Solcoscint-Hepatobida. Chirurg 48:583

Reisig J, Vinz H (1982) Zystadenom des Pankreas. Zentralbl Chir 108:279

Remington JH, Mayo CW, Dockerty MD (1947) Stenosis of the colon secondary to chronic pancreatitis. Proc Staff Meet Mayo Clin 22:260

Rettenmaier G (1973) Pankreasdiagnostik mit der Ultraschall-Schnittbildmethode. DMW 96:1975

Rettenmaier G (1976) Leistungsfähigkeit der Sonographie bei Erkrankungen der Bauchspeicheldrüse. In: Classen, M, Ossenberg, FW, (Hrsg) Die Untersuchung der Bauchspeicheldrüse. I. Hamburger Medizinisches Symposium, Thieme, Stuttgart

Reuben A, (1978) Operative pancreatic biopsy: a survey of current practice. Ann R Coll Surg Engl 60:53

Reuben A, Cotton PB (1979) Endoscopic retrograde cholangiopancreatography in carcinoma of the pancreas. Surg Gynecol Obstet 148:179

Reuter SR, Redman HC, Joseph RJ (1969) Angiographic findings in pancreatitis. AJR 107:56

Rhodes J, Calcraft B (1973) Aetiology of gastric ulcer with special reference to the roles of reflux and mucosal damage. Clin Gastroenterol 2:227

Ribet M, Probst M, Quandale P, Wurtz A (1975) Traitement chirurgical des pancréatites chroniques autonomes. J Chir 110:25

Rich AR, Duff GL (1936) Experimental and pathological studies on the pathogenesis of acute haemorrhagic pancreatitis. Bull Johns Hopk Hosp 58:212

Richelme H, Alemanno J, Colombie P, Barraya L (1977) Technique of sphincterotomy in traditinal surgery. The sphincter of Oddi Proc 3rd Gastroenterol Symposium Nice, Karger, Basel

Richman A, Colp R (1950) Chronic relapsing pancreatitis: Treatment by subtotal gastrectomy and vagotomy. Ann Surg 131:145

Richman A, Colp R, Lester LJ (1950) Subtotal gastrectomy for pancreatitis. Gastroenterology 16:267

Richter K (1974) Experimentelle immuno-pathologische Untersuchungen am exokrinen Pankreas der Ratte. Verh Dtsch Ges Pathol 58:518

Richter K (1978) Immunserum-induzierte Pankreatitis der Ratte. Verh Dtsch Ges Pathol 62:475

Richter K (1983) Isoimmunpankreatitis. Eine tierexperimentelle Studie. G Thieme, Stuttgart, New York

Riedel (1896) Über entzündliche, der Rückbildung fähige Vergrößerungen des Pankreaskopfes. Berl Klin Wschr 33

Rieger H (1893) Professoren der Chirurgie unserer Zeit. Max Jaffé, Wien

Rienhoff WF Jr, Pickrell KC (1945) Pancreatitis: An anatomic study of the pancreatic and extrahepatic biliary systems. Arch Surg 51:205

Rienhoff WF jr, Baker BM (1947) Pancreolithiasis and chronic pancreatitis; preliminary report of case of apparently successful treatment by transhoracic sympathectomy and vagectomy. JAMA 134:20

Rienhoff WF jr (1947) Pancreatic calculosis. JAMA 135:1055

Rignault D, Mine J, Moine D (1968) Splenoportographic changes in chronic pancreatitis. Surgery 63:571

Ritter U (1976) Gutachterliche Gesichtspunkte bei Pankreaserkrankungen in: Forell MN (Hrgs): Pankreas Springer, Berlin, Heidelberg, New York

Ritter U (1980) Gesichtspunkte zur Begutachtung von Pankreaserkrankungen. Leber Magen Darm 10:167

Rockey EW (1943) Total pancreatectomy for carcinoma. Ann Surg 118:603

Rösch J, Bret J (1965) Arteriography of the pancreas. AJR 94:182
Rösch J, Judkins MP (1968) Angiography in the diagnosis of pancreatic disease. Semin Roentgenol 3:296
Rösch J, Natonovic R, Dotter CT (1975) Transjugular approach to the liver, biliary systems and portal circulations. AJR 125:602
Rösch J, Keller FS (1981) Pancreatic arteriography, transhepatic pancreatic venography, and pancreatic venous sampling in diagnosis of pancreatic cancer. Cancer 47:1679
Rösch W (1974) Isolated gastric varices – a hint of panreatic disorders. Endoscopy 6:217
Rösch W (1979) ERCP bei Pakreatitis. In: Demling L, Koch H, Rösch W (Hrsg): Endoskopisch retrograde Cholangio-Pankreatikographie. Schattauer, Stuttgart, New York
Rösch W (1980) Pankreasgangverödung – endoskopisch. In: Gebhardt Ch, Stolte M (Hrsg): Pankreasgangokklusion Witzstrock Baden-Baden, Köln, New York
Rösch W, Haschke H, Phillip J (1981) Lebenserwartung bei chronischer Pankreatitis. Lebensversicherungsmedizin 4:87
Rösch W, Lux G, Riemann JF, Hoh L (1981) Chronische Pankreatitis und Nachbarorgane. Fortschr Med 99:1118
Rösch W, Beckmann WH (1983) Pankreaskarzinom und Pankreasverkalkungen. Med Welt 34:265
Rösch W (1984) Diagnostik der chronischen Pankreatitis in: Gebhardt, Ch (Hrsg): Chirurgie des exonkrinen Pankreas. G Thieme, Stuttgart, New York
Rohrmann CA, Silvis SE, Vennes JA (1974) Evaluation of the endoscopic pancreatogram. Radiology 113:297
Rohrmann CA, Silvis SE, Vennes JA (1976) The significance of pancreatic ductal obstruction in differentialdiagnosis of the obnormal endoscopic retrograde pancreatogram. Radiology 121:311
van Rooyen W, van Blankenstein M, Eeftinck Schattenberk M, de Vries JE, Obertop H, Bruining HA, van Houten H (1984) Haemorrhage from the pancreatic duct: a rare form of upper gastrointestinal bleeding. Br J Surg 71:137
Rosado LJ, Herrera M, Uscanga LF, Diaz GR, Campuzano M (1983) Tratamiento quirurgico de la pancreatitis crónica. Rev Gastroenterol Mex 48:173
Rosai J (1981) Ackermann's surgical pathology. 6th ed Mosby, St Louis, Toronto, London
Roseman DM, Kowlessar OD, Sleisenger MH (1960) Pulmonary manifestations of pancreatitis. N Engl J Med 263, 294
Rosenberger J, Stock W, Altmann (1980) Die operative Therapie der chronischen Pankreatitis. Langzeitergebnisse nach organerhaltenden und resezierenden Verfahren. In: Häring R (Hrsg): Die Chirurgie der akuten und chronischen Pankreatitis. TM-Verlag Bad Oeynhausen
Rosenberger J, Stock W, Altmann P, Pichlmaier H (1980) Spätergebnisse nach organerhaltenden und resezierenden Eingriffen wegen chronischer Pankreatitis. Leber Magen Darm 10:22
Rosenberger J (1982) Nachsorgeprobleme bei Patienten mit chronischer Pankreatitis. Leber Magen Darm 12:80
Rosi RL, Braasch JW, Nugent FW, Silverman ML, Beckmann CF, Watkins E (1983) Segmental pancreatic autotransplantation for chronic pancreatitis. Am J Surg 145:437
Rosi RL, Braasch JW, O'Bryan M, Watkins E (1983) Segmental pancreatic autotransplantation for chronic pancreatitis. Gastroenterology 84:621
Rovati V, Brigante GF, Bastagli A, Ferrante F, Raviolo C (1984) Neoprene versus pancreaticojejunal anastomosis in the management of pancreatic stump after cephaloduodenopancreatectomy. 8th World Congress of the Collegium Internationale Chirurgae Digestive Amsterdam 11.–14. Sept
Rumpf KD, Neter A, Atuahene K (1977) Ergebnisse der chirurgischen Therapie chronischer Pankreatitisformen. Zentralbl Chir 102:869
Rumpf KD, Pichlmayr R, Datan Ch, Naton-Schmidt J, Canzler H (1981) Verdauungsleistung des Restpankreas nach partieller Duodenopankreatektomie wegen chronischer Pankreatitis. DMW 106:269
Rumpf KD, Pichlmayr R (1982) Die chirurgische Behandlung der chronisch-calcifizierenden Pankreatitis. Chirurg 53:113
Rumpf KD, Pichlmayr R (1983) Eine Methode zur chirurgischen Behandlung der chronischen Pankreatitis: Die transduodenale Pankreaticoplastik. Chirurg 54:722
Rupp N (1979) Indikation und Ergebnisse der percutanen transhepatischen Gallenwegsdrainage. Chirurg 50:233
Russel JGB, Vallon AG, Braganza JM, Howat HT (1978) Ultrasonic scanning in pancreatic disease. Gut 19:1027

Ruzicka FF Jr, Rossi P (1970) Normal vascular anatomy of the abdominal viscera. Radiol Clin North Am 8:3

Sadar ES, Hardy RW (1978) Thoracic splachnicectomy and sympathectomy for relief of pancreatic pain. In: Cooperman AM, Hoerr SO (eds) Surgery of the pancreas. CV Moosby, Saint Louis

Salembier Y (1968) Traitement chirurgical de la pancréatite chronique par la triple dérivation totale pancréato-biliodigestive. J Chir 96:529

Salembier Y (1976) Traitement de la pancréatite chronique par la triple dérivation totale (pancréatico-biliodigestive). Dix années d'expérience. Acta Gastroenterol Belg 39:603

De Salvo L, Adami GF, Iachino C, Parodi AG, Vita M (1979) Il ruolo dell'alimentazione parenterale totale nella terapia delle fistole pancreatiche esterne postoperatorie. Minerva Dietol Gastroenterol (Torino) 25:71

Sandblom P (1970) Gastrointestinal hemorrhage through the pancreatic duct. Ann Surg 171:61

Sandy JT, Taylor RH, Christensen RM, Scudamore C, Leckie P (1981) Pancreatic pseudocyst, changing concepts in management. Am J Surg 141:574

Sankaran S, Walt AJ (1975) The natural and unnatural history of pancreatic pseudocysts. Br J Surg 62:37

Sankaran S, Walt AJ (1976) Pancreatic ascites. Arch Surg 111:430

Sápy P, Mikó I, Furka I (1982) Comparison of suture materials in the pancreas. Acta Chir Acad Sci Hung 23:209

Sápy P, Asztalos L, Antal L, Péter M, Balázs G (1982) Ergebnisse der chirurgischen Behandlung der chronischen Pankreatitis. Zentralbl Chir 107:1551

Sarles H, Sarles JC, Guien C (1958) Etude des voies biliaires et pancréatiques au cours des pancréatites chroniques. Arch Mal Appar Dig Mal Nutr 47:664

Sarles H, Mercadiér M (1960) Les pancréatites chroniques de l'adulte. L'Expansion Scientifique Francaise. Paris

Sarles H, Muratore R, Sarles JC (1961) Etude anatomique des pancrétites chroniques de l'adulte. Sem Hop Paris 37:1507

Sarles H (1965) Pancreatitis. Symposium Marseille 1963 Bibl Gastroenterol Vol 7, Karger, Basel

Sarles H, Muratore R, Sarles JC, Gaini M, Camatte R, Pastor J, Guin C (1965) Aetiology and pathology of chronic pancreatitis. Bibl Gastroenterol 7:75

Sarles H, Sarles JC, Camatte R, Muratore R, Gaini M, Guien C, Pastor J, Leroy F (1965) Observations on 205 confirmed cases of aucte pancreatitis, recurring pancreatitis and chronic pancreatitis. Gut 6:545

Sarles H (1971) Alcoholism and pancreatitis. Scand J Gastroenterol 6:193

Sarles H, Figarella C, Clemente F (1971) The interaction of ethanol, dietary, lipids and proteins on the rat pancreas I: Pancreatic enzymes. Digestion 4:13

Sarles H, Gerolami A (1972) Chronic pancreatitis; in: Howat HT, Clinics in Gastroenterology Vol 1:167 Saunders, London

Sarles H (1973) An international survey on nutrition and pancreatitis. Digestion 9:389

Sarles H (1974) Chronic calcifying pancreatitis. Chronic alcohol pancreatitis. Gastroenterology 66:604

Sarles H, Sahel J (1976) Pathology of chronic calcifying pancreatitis. Am J Gastroenterol 66:117

Sarles H, Sahel J (1976) Die chronische Pankreatitis in: Forell MM (Hrsg) Pankreas. Springer, Berlin Heidelberg New York

Sarles H, Sahel J (1976) Die chronische Pankreatitis in: Schwiegk H (Hrsg) Band III, Teil 6. Springer, Berlin Heidelberg New York

Sarles H, Tiscornia O, Sahel J (1976) Ätiologie und Pathogenese der chronischen Pankreatitis. Leber Magen Darm 6:202

Sarles H, Cros RC, Nicolas R, Durbec J (1976) Quantity of alcohol consumption and risk of chronic pancreatitis. Scand J Gastroenterol 11: Supp 41, 45

Sarles H, Sahel J (1978) Cholestasis and lesions of the biliary tract in chronic pancreatitis. Gut 19:851

Sarles H, Singer M, Sahel J (1978) Pathologische Anatomie, Pathogenese und Ätiologie der chronischen Pankreatitis. In: Sarles H, Singer M (Hrg) Akute und chronische Pankreatitis. Witzstrock, Baden-Baden, Köln, New York

Sarles H, Sahel J, Staub JL, Bourry J, Laugier (1979) Chronic pancreatitis. In: Howat HT, Sarles H: The exocrine pancreas. Saunders, London

Sarles JC, Sarles H (1965) Die chirurgische Behandlung der chronischen Pankreatitis. DMW 90:237

Sarles JC, Sarles H, Singer M (1978) Konservative und chirurgische Therapie der chronischen Pankreatitis. In: Sarles H, Singer M (Hrg) Akute und chronische Pankreatitis. G Witzstrock Baden-Baden, Köln, New York

Sarles JC, Sahel J, Sarles H (1979) Cysts and pseudocysts of the pancreas. In: Howat HT, Sarles H (eds) The exocrine Pancreas. WB Saunders, Philadelphia

Sarles JC, Nacchiero M, Garani F, Salasc B (1982) Surgical treatment of chronic pancreatitis. Report of 134 cases treated by resection or drainage. Am J Surg 144:317

Sarles JC, Salasc B, Delecourt P, Nacchiero M, Gaeta L (1982) Les formations kystiques an cours des pancréatites chroniques: orientation thérapeutique. Gastroenterol Clin Biol 6:857

Satake K, Umeyama K, Kobayashi K, Mitani E, Tatsumi S, Yamamoto S, Howard JM (1975) An evaluation of endoscopic pancreatocholangiography in surgical patients. Surg Gynecol Obstet 140:349

Satake K, Uchima K, Yamashita K, Yoshimoto T, Umeyama K (1979) Pancreatic cystadenoma of the splen. Am J Surg 137:670

Sato T, Saitoh Y, Noto N, Matsuno K (1975) Appraisal of operative treatment for chronic pancreatitis. Am J Surg 129:62

Sato T, Saitoh Y, Noto N, Matsuno S (1977) Follow-up studies of radical resection for pancreaticoduodenal cancer. Ann Surg 186:581

Sauve L (1908) Des pancréatectomies et specialment de la pancréatectomie céphalique. Rev Chir 37: 113 u 335

Sbrocchi RD, Anderson MC (1983) Erosion of adjacent Organs by pancreatic pseudocysts. Curr Surg 40:441

Scharplatz P, White T (1972) A review of 64 patientes with pancreatic cysts. Ann Surg 176:638

Scheuer U, Halter F, Fischedick, Thriller J (1978) Aussagekraft von ERCP und Ultraschall-Sonographie in der Pankreas- und Leberdiagnostik. Z Gastroenterol 16:695

Schierl W, Otte M, Kremer H, Blechschmidt D, Forell MM, Zöllner N (1979) Diagnostische Wertigkeit von Sonographie und Pankreasfunktionsprüfung bei chronischer Pankreatitis. Verh Dtsch Ges Inn Med 84:1025

Schiessel R, Hölbing N, Psendorfer F, Czembirek H, Hofbauer F, Dinstl K (1979) Anwendbarkeit der endoskopischen retrograden Pankreatikografie zur Funktionsprüfung pankreatikojejunaler Anastomosen. Leber Magen Darm 9:138

Schmarsow W, Kiefer H (1979) Pharmakoangiographische Differentialdiagnostik zwischen chronischer Pankreatitis und Pankreaskarzinom unter besonderer Berücksichtigung des pankreatographischen Effekts. Leber Magen Darm 9:212

Schmidt E, Whitehead R (1962) Recurrent ascites as an unusual complication of chronic pancreatitis. JAMA 180:553

Schmidt HD, Spohn K, Auerbach M (1970) Chirurgische Therapie der Pankreaspseudozysten. Fortschr Med 88:359

Schmidt H, Schlaeger R (1972) Amylase und Lipase in Serum und Urin. Med Klin 67:1717

Schmidt H, Lankisch PG (1975) Funktionsdiagnostik des exokrinen Pankreas. Med Klin 70:1227

Schmiegel W-H, Becker WM, Arndt R, Hamann A, Soehendra N, Jessen K, Classen M, Thiele H-G (1981) Pancreatic oncofetal antigen in pancreatic juices. Scand J Gastroenterol 16:1033

Schmiegel W-H, Eberl W, Kreiker C, Arndt R, Jessen K, Kalthoff H, Sohendra N (1983) CA 19-9 im Serum und im Pankreassekret von Patienten mit verschiedenen Pankreas- und extrapankreatischen Erkrankungen. Ein Vergleich mit herkömmlichen Tumormarkern. Symposium: Tumormarker, neue Möglichkeiten mit mononuklealen Antikörpern. Hamburg

Schneider C, Montz R (1975) Pankreasszintigrafie. Radiologie 15:203

Schneider R, Dürr HK, Bode JCh (1974) Diagnostische Wertigkeit der Bestimmung von Chymotrypsin im Stuhl für die Erfassung einer exokrinen Pankreasinsuffizienz. DMW 99:1449

Schoch P, Schumacher F (1982) Arrosion der Vena portae als Komplikation bei Pankreaspseudozysten. Röntgen-Blätter 35:444

Schramm H, Bosseckert H, Schleicher Ch, Koppe P (1981) Postoperative Komplikationen und Spätergebnisse bei verschiedenen operativen Eingriffen wegen Pankreaspseudozysten. Zentralbl Chir 106:1429

Schreiber HW, Farthmann EH, Eichfuss HP, Kortmann KB (1977) Pankreasresektion, -exstirpation, -reparation durch isoperistaltische Segmentinterposition. Chirurg 48:607

Schriefers KH, Braun FJ (1967) Stenosierte biliodigestive Anastomosen nach Operation an den Gallenwegen. Zentralbl Chir 92:974

Schriefers KH (1969) Exokrines Pankreas in: Baumgartl F, Kremer K, Schreiber HW (Hrsg) Spezielle Chirurgie für die Praxis. Thieme Stuttgart

Schulte WJ, La Porta AJ, London RE, Unger GF, Geenen JE, De Cosse JJ (1977) Chronic pancreatitis: a cause of biliary stricture. Surgery 82:303

Schultis K, Wagner E (1968) Zur Enzymsubstitution nach Pankreatektomie und bei Insuffizienz des exokrinen Pankreas. DMW 93:1685

Schultz NJ, Sanders RJ (1963) Evaluation of pancreatic biopsy. Ann Surg 158:1053

Schultz RE, Finkler NJ (1980) Pancreatic calcification and pancreatic carcinoma: The relationship reconsdered. Mt Sinai J Med 47:622

Schulze S, Thorsgaard Pedersen N, Jørgensen MJ, Møllmann K-M, Rune SJ (1983) Association between duodenal bulb ulceration and reduced pancreatic function. Gut 24:781

Schwamberger K (1983) Endoskopisch-retrograde Cholangio-Pankreaticographie (ERCP) nach operativen Eingriffen an der Bauchspeicheldrüse. Zentralbl Chir 108:463

Schwartz A, Birnbaum D (1962) Röntgenologic study of the topography of the choledocho-duodenal junction. AJR 87:772

Schwemmle K (1974) Operationsindikation und Operationstaktik bei der chirurgischen Therapie der chronischen Pankreatitis. Chirurg 45:465

Schwemmle K (1976) Chirurgische Gesichtspunkte bei der Therapie der chronischen Pankreatitis. Dtsch Ärztebl 32:2065

Schwerk WB, Schmitz-Moormann P (1980) Sonographisch gezielte perkutane transperitoneale Aspirationsbiopsy raumfordernder Pankreasprozesse. DMW 105:1019

Scott AJ (1971) Progress report. Bacteria and disease of the biliary tract. Gut 12:487

Scott HW, Dean RH, Parker T, Avant G (1980) The role of vagotomy in pancreatico-duodenectomy. Ann Surg 191:688

Scott I, Summerfield JA, Elias E, Dick R, Sherlock S (1977) Chronic pancreatitis: a cause of cholestasis. Gut 18:196

Scuro LA, Vantini I, Piubello W, Micciolo R, Talamini G, Bennini L, Benini P, Pederzoli P, Marzoli G, Vaona B, Cavallini G (1983) Evolution of pain in chronic relapsing pancreatitis: A study of operated and non operated patients. Am J Gastroenterol 78:495

Seidel BJ, Maddison FE, Evans WE (1971) Pedicle grafts of ileum for the repair of large duodenal defects. Am J Surg 121:206

Seifert E, Stender HS, Sáfrány L, Lesch P, Luska G, Misaki F (1974) X-Ray findings of pancreatic cysts diagnosed by endoscopic pancreatocholangiography. Endoscopy 6:77

Seifert G, Klöppel G (1979) Diagnostic value of pancreatic biopsy. Pathol Res Pract 164:357

Senior JR (1968) Medium-chain triglycerides. Saunders, Philadelphia

Senn N (1888) Die Chirurgie des Pankreas, gestützt auf Versuche und klinische Beobachtungen. Volkmann R: Sammlung klinischer Beiträge Nr 313/314, Leipzig

Shaper AG (1964) Etiology of chronic pancreatic fibrosis with calcification seen in Uganda. Br Med J 1:1607

Shatney CH, Lillehei RC (1981) The timing of surgical treatment of pancreatic pseudocyts. Surg Gynecol Obstet 152:809

Shizgal HM (1978) Nutrition, immunocompetence, body weight and body composition. Cancer Bull 30:84

Shorey BA (1975) Aspiration biopsy of carcinoma of pancreas. Gut 16:645

Sickinger K (1968) Therapie der Steatorrhoe durch Substitution des Nahrungsfettes mit mittelkettigen Triglyzeriden. DMW 93:1600

Sigel B, Coelho JCU, Spigos DG, Donahue PE, Wood DK, Nyhus LM (1981) Ultrasonic imaging during biliary and pancreatic surgery. Am J Surg 141:84

Sigel B, Coelho JCU, Donahue PhE, Nyhus LM, Spigo DG, Baker RJ, Machi J (1982) Ultrasonic assistance during surgery for pancreatic inflammatory disease. Arch Surg 117:712

Silen W, Baldwin J, Goldman L (1963) Treatment of chronic pancreatitis by longitudinal pancreaticojejunostomy. Am J Surg 106:243

Silvis SE, Rohrmann CA, Vennes JA (1973) Diagnostic criteria for the evaluation of the endoscopic pancreatogram. Gastrointest Endosc 20:51

Silvis SE, Vennes JA, Rohrmann CA (1974) Endoscopic pancreatography in the evulation of patients with suspected pancreatic pseudocysts. Am J Gastroenterol 62:452

Sim DN, Duprez A, Anderson MC (1966) Alterations of the lymphatic circulation during acute pancreatitis. Surgery 60, 1175

Simkins S (1983) Variations in the pancreatic ducts and the minor duodenal papilla. Am Med Sci 182:626

Simms MH, Tindall N, Allan RN (1982) Pancreatic fistula follwing operative fine-needle aspiration. Br J Surg 69:548

Sindelar WF, Mason GR (1979) Aortocystoduodenal fistula: Rare complication of pancreatic pseudocyst. Arch Surg 114:952

Singer M, Sarles H, Sahel J (1978) Klinik der chronischen Pankreatitis. In: Sarles H, Singer M (Hrg) Akute und chronische Pankreatitis. Witzstrock, Baden-Baden, Köln, New York

Sitzmann JV, Imbembo AL (1984) Splenic complicatiuons of pancreatic pseudocysts. Am J Surg 147:191

Sivak MV, Sullivan BH Jr (1976) Endoscopic retrograde pancreatography. Analysis of the normal pancreatogram. Am J Dig Dis 21:263

Skellenger ME, Patterson D, Foley NT, Jordan PH (1983) Cholestais due to compression of the common bile duct by pancreatic pseudocysts. Am J Surg 145:343

Skude G, Eriksson S (1976) Serum isoamylases in chronic pancreatitis. Scand J Gastroenterol 11:525

Skuja N (1979) Klinik und Therapie der chronischen Pankreatitis. Z Gesamte Inn Med 10:281

Smanio T (1969) Proposal nomenclature and classifcation of human pancreatic ducts and duodenal papillae. Study based on 200 postmortems. J Int Coll Surg 52:125

Smith R (1964) Hepaticojejunostomy with transhepatic intubation. Br J Surg 51:186

Smith R (1972) Operative management of exocrine pancreatic disease. Clin Gastroenterol 1:239

Smith R (1973) Progress in the surgical treatment of pancreatic disease. Am J Surg 125:143

Smith RB, Warren WD, Rivard AA, Amerson R (1973) Pancreatic ascites: Diagnosis and management with particular reference to surgical techniques. Ann Surg 177:538

Smithwick G (1946) Diskussion bei Whipple AO: Radical surgery for certain cases of pancreatic fibrosis associated with calcareous deposits. Ann Surg 124:991

Soehendra N, Kempeneers I (1980) Endoskopische Anwendung. In: Gebhardt Ch, Stolte M (Hrsg) Pankreasgangokklusion. Witzstrock, Baden-Baden, Köln, New York

Sommer H, Kasper H, Fösel T (1975) Serum lipase activity in chronic renal failure. Acta Hepato-Gastroenterol 22:248

Sparks FC, Levine JB, Henken EM (1979) Pancreatic ascites: Management by caudal pancreatectomy and side-to-side pancreaticojejunostomy. Am J Surg 138:713

Spiro HM (1971) Some observations on chronic pancreatitis. In: Beck und Sinclair (eds) The exocrine pancreas. Churchill, London

Spisni R, Pangallo G, Cladarelli GF (1983) L'emowirsungorragia. Considerazioni su tre casi. Minerva Chir 38:767

Spjut HJ, Ramos AJ (1957) An evaluation of biopsy-frozen section of the ampulla region and pancreas. Ann Surg 146:923

Spohn K, Fuchs HD, Tewes G, Hahn K (1975) Das Pankreas-Carcinom – Palliative Operationen. Langenbecks Arch Chir 339:267

van Spreeuwel JP, van Gorp LHM, Bast TJ, Nadorp JHSM (1981) Intramural hematoma of the duodenum in a patient with chronic pancreatitis. Endoscopy 13:246

Staab HJ, Hornung A, Anderer FA, Kieninger G (1984) Klinische Bedeutung des zirkulierenden tumorassoziierten Antigens CA 19-9 bei Karzinomen des Verdauungstraktes. DMW 109:1141

Stabile BE, Wilson SE, Debas HT (1983) Reduced mortality from bleeding pseudocysts and pseudoaneurysms caused by pancreatitis. Arch Surg 118:45

Stadelman O, Safrany L, Loffler A, Barna L, Miederer SE, Papp J, Käufer C, Sobbe A (1974) Endoscopic retrograde cholangiopancreatography in the diagnosis of pancreatic cancer. Experiences with 54 cases. Endoscopy 6:84

Stanley JC, Frey CF, Miller TA, Lindenauer SM, Child CG (1976) Major arterial haemorrhage, a complication of pancreatic pseudocysts and chronic pancreatitis. Arch Surg 111:435

Starker M, von Bülow M, Reinhard GH, John HD (1982) Rezidivierende gastrointestinale Blutungen über einen persistierenden Ductus pancreaticus accessorius. Chirurg 53:396

Steckman ML, Dooley MC, Jaques PF, Powell DW (1984) Major gastrointestinal hemorrhage from peripancreatic blood vessels in pancreatitis. Treatment by embolotherapy. Dig Dis Sci 29:486

Steedman RA, Doering R, Carter R (1967) Surgical aspects of pancreatic abscess. Surg Gynecol Obstet 125:757

Steegmüller KW, Fischer R (1978) Resektionsbehandlung bei chronischer Pankreatitis. Med Welt 29:1879

Steegmüller KW, Märklin H-M, Fischer R (1982) Die partielle Duodenopankreatektomie mit Pankreasgangokklusion. Vorläufige Ergebnisse. Z Gastroenterol 20:617

Stefanini P, Carboni M, Patrassi N, Benedetti-Valentini F (1972) Surgical treatment of chronic pancreatitis. Am J Surg 124:28

Stefanini P, Carboni M, Patrassi N (1973) Recent advances in the management of chronic pancreatitis. Surg Ital 3:19

Stein GN (1965) X-ray investigation of the pancreas in: Bockus HL (ed) Gastroenterology 2nd Ed, Vol 3. Saunders, Philadelphia p 923

Stenberg B, Lukes P, Nilsson AE, Darle N (1977) Hemorrhage in pancreatic pseudocyst presenting as massive gastrointestinal bleeding. Report of a case. Acta Chir Scand 143:259

Sterling JA (1954) The common channel for bile and pancreatic ducts. Surg Gynecol Obstet 98:420

Stobbe KC, Re Mine WH, Baggenstoss AH (1970) Pancreatic lithiasis. Surg Gynecol Obstet 131:1090

Stock W, Rosenberger J, Sander H, Pichlmaier H (1977) Ergebnisse nach organerhaltenden und resezierenden Operationen wegen chronischer Pankreatitis. Med Welt 28:1539

Stone HH, Hooper CA, Kolb LD, Geheber CE, Dawkins EJ (1976) Antibiotic prophylaxis in gastric, biliary and colon surgery. Ann Surg 184:443

Stone HH, Mullins RJ, Scovill WM (1984) Vagotomy for prevention of recurrent alcohol-induced pancreatitis. 8th World Congress of the Collegium Internationale Chirugiae Digestive Amsterdam 11.-14. Sept

Strum WB, Spiro HM (1971) Chronic pancreatitis. Ann Intern Med 74:264

Stuart C (1956) Acute panreatitis: Preliminary investigation of a new radiodiagnostic sign. J Fac Radiol (London) 8:50

Stulhofer M (1973) Prävention der Reflux-Cholangitis nach partieller Duodenopankreatektomie. Chirurg 44:128

Sum PT, Bencosme SA, Beek IT (1970) Pathogenesis of bile – induced acute pancreatitis in the dog. Am J Dig Dis 15:637

Sun DCH, Shay H (1960) Pancreozymin-secretin test. The combined study of serum enzyms and duodenal contents in the diagnosis of pancreatic disease. Gastroenterology 38:570

Sutherland DER (1981) Pancreas and islet transplantation II. Clincal trals. Diabetologia 20:435

Sutherland CM, Muchmore JH, Browder IW, Vega PJ (1983) Chronic calcific pancreatitis with pancreatitis duct lithiasis due to stenosing papillitis. South Med J 76:1318

Swobodnik W, Meyer W, Brechtkraus D, Wechsler JG, Geiger S, Malfertheiner P, Junge U, Ditschuneit H (1983) Ultrasound, computed tomography and endoscopic retrograde cholangio-pancreatography in the morphologic diagnosis of pancreatic disease. Klin Wochenschr 61:291

Sybers HD, Shelp WD, Morrisey JF (1968) Pseudocyst of the pancreas with fistulous extension into the neck. N Engl J Med 278:1058

Taft LI, Mackay IR, Cowling DC (1960) Autoclasia: A perpetuating mechanism in hepatitis. Gastroenterology 38:563

Takagi K, Ikeda S, Nakagawa Y et al (1970) Retrograde pancreatography and cholangiography by fiber duodenoscope. Gastroenterology 59:445

De Takats G, Walter LE (1947) The treatment of pancreatic pain by splanchnic nerve section. Surg Gynecol Obstet 85:742

Tasso F, Stemmelin N, Clop J, Cros RC, Durbec JP, Sarles H (1973) Comparative morphometric study of the human pancreas in its normal state and in primary chronic calcifying pancreatitis. Biomedicine 19:1

Tatsuta M, Yamamura H, Yamamoto R, Okano Y, Morri T, Okuda S, Tamura H (1983) Significance of carcinoembryonic antigen levels and cytology of pure pancreatic juice in diagnosis of pancreatic cancer. Cancer 52:1880

Taylor RH, Bayley FH, Braasch JW, Warren KW (1981) Ductal drainage or resection for chronic panreatitis. Am J Surg 141:28

Telford GL, Ormsbee S, Mason GR (1980) Pancreaticogastrostomy inproved by a pancreatic duct – to – gastric mucosa anastomosis. Curr Surg 37:140

Teylen V, Hoevels J, Vang J (1977) Percutaneous transhepatic cholangiography with external drainage of obstructive biliary lesions. Surg Gynecol Obstet 144:13

Thakker RV, Gajjar B, Wilkins RA, Levi AJ (1983) Embolisation of gastroduodenal artery aneurysm caused by chronic pancreatitis. Gut 24:1094

Thal AP (1959) Surgery of the pancreatic ducts. Minn Med 42:119

Thal AP, Murray MJ, Egner W (1959) Isoantibody formations in chronic pancreatic disease. Lancet I:1128

Thal AP, Egner W, Murray MJ (1959) Circulating antibodies in chronic pancreatic disease. Surg Forum 10:240

Thal AP (1962) A technique for drainage of the obstructed pancreatic duct. Surgery 51:313

Thomford NR, Jesseph JE (1969) Pseudocyst of the pancreas. A review ov fifty cases. Am J Surg 118:86

Thompson GR, Lewis B, Booth CC (1966) Absorption of vitamin D 3-3 H in control subjects and patients with intestinal malabsorption. J Clin Invest 45:94

Tihanyi T, Flautner L (1982) Experiences with the pancreatic ductal occlusion in the treatment of chronic pancreatitis. European Pancreatic Club XIVth Meeting Essen 1982: Karger Basel, München Paris London New York Tokyo Sidney

Tiscornia O, Levesque D, Voirol M, Bretholz A, Laufier R, Sarles H (1976) Canine exocrine pancreatic secretory changes induced by calcium or ethanol-plus-calcium intraduodenal infusions. In: Case RM, Goebell H (eds) Stimulus Secretion Coupling in the Gastrointestinal Tract. MTP Press Ltd Lancaster, England

Tönissen R, Kuntz HD, May B (1984) Endoskopisch-retrograde Cholangio-Pankreatikographie in der Diagnostik von Pankreaszysten. Med Welt 35:113

Tondelli P (1979) Drainagen in der biliopancreatischen Chirurgie. Helv chir acta 46:573

Tondelli P, Schuppisser JP, Lüscher N, Allgöwer M (1980) Treffsicherheit peroperativer Untersuchungen in der Diagnose von Gallengangsteinen und Papillenobstruktionen. Helv Chir Acta 47:219

Toregard BM, Evander A, Ihse I, Isper J, Lunderquist A, Owman T, Akerman M (1982) Percutaneus fine-needle aspiration biopsy of liver, pancreas and extrahepatic biliarytract – Result of 311 investgations European Pancreatic Club XIVth Meeting, Essen 1982: Karger Basel, München Paris London New York Tokyo Sidney

Trapnell JE, Howard JM (1966) Transduodenal pancreatography. An improved technique. Surgery 60:112

Traverso LW, Longmire WP (1978) Preservation of the pylorus in Pancreaticoduodenectomy. Surg Gynecol Obstet 146:959

Traverso LW, Tompkins RK, Urrea PT, Longmire WP Jr (1979) Surgical treatment of chronic pancreatitis. Twenty-two years experience. Ann Surg 190:312

Traverso LW, Longmire WP (1980) Preservation of the pylorus in pancreaticoduodenectomy. A follow-up evaluation. Ann Surg 192:306

Traverso LW, Abou-Zamzahm AM, Longmire WP (1981) Human pancreatic cell autotransplantation following total pancreatectomy. Ann Surg 193:191

Trede M (1976) Die totale Pankreatektomie. Langenbecks Arch Chir 340:227

Trede M, Hoffmeister A-W (1980) Indikation zur Duodeno-Pankreatektomie bei chronisch-rezidivierender Pankreatitis. In: Häring R (Hrsg) Die Chirurgie der akuten und chronischen Pankreatitis. TM-Verlag, Bad Oeynhausen

Tsuzuki T, Watanabe N, Thal AP (1965) The effect of obstruction of the pancreatic duct and acute alcoholism on pancreatic protein synthesis. Surgery 57:724

Tucker DH, Moore IB (1963) Vanashing pancreatic calcification in chronic pancreatitis, a sign of pancreatic carcinoma. N Engl J Med 268:31

Tumen HJ (1960) Discussion remarks on paper of Gambill et al. Gastroenterology 39:411

Turner LJ (1983) Chronic pancreatitis and congenital strictures of the pancreatic duct. Am J Surg 145:582

Tweedle DEF (1979) Peroperative transduodenal biopsy of the pancreas. Gut 20:992

Tylén U, Arnesjö B, Lindberg G, Lunderquist A, Akermann A (1976) Percutaneous biopsy of carcinoma of the pancreas guides by angiography. Surgery 142:737

Tympner F, Schaffner O, Koch H, Rösch W, Lutz H, Ehler R, Domschke W (1979) Wertigkeit der endoskopischen retrograden Pankreatikografie, des volumenverlustkorrigierten Sekretin-Pankreozymin-Tests und der Sonografie in der Diagnostik der chronischen Pankreatitis. Leber Magen Darm 9:1

Vakil BJ (1976) Chronische Pankreatitis in Indien. Leber Magen Darm 6:276

Vakil BJ, Dagli AJ, Tambe AB (1973) Chronic pancreatitis in Western India. In: Vakil BJ (ed) Chronic Pancreatitis Symposium 1972. Indian Society of Gastroenterology Bombay

Du Val MK Jr (1954) Caudal pancreaticojejunostomy for chronic relapsing pancreatitis. Ann Surg 140:775

Du Val, MK Jr (1958) The effect of chronic pancreatitis on pressure tolerance in the human pancreatic duct. Surgery 43:798

Du Val, MK Jr, Enquist IF (1961) The surgical treatment of chronic pancreatitis by pancreaticojejunostomy: An 8-year reappraisal. Surgery 50:965

Valentin (1844) in: Körte W (1898): Die chirurgischen Krankheiten und die Verletzungen des Pankreas. Enke, Stuttgart

Del Valle D, Sanchez Zinny J, Equia O (1952) Pancreatitis crónica: Esclerosis estenosante del conducto de Wirsung, su relación con la patologica biliar. An Cir 11:198

Vantini I, Pinbello W, Scuro LA, Binini P, Talamini G, Benini L, Micciolo R, Cavallini G (1982) Duodenal ulcer in chronic relapsing pancreatitis. Digestion 24:23

Varley PF, Rohrmann CA Jr, Silvis SE, Vennes JA (1976) The normal endoscopic pancreatogram. Radiology 118:295

Veeger W, Abels JA, Hellemans N, Nieweg MO (1968) Effect of sodium bicarbonate and pancreatin on the absorption of vitamin B 12 and fat in pancreatic insufficiency. Gastroenterology 54:93

Le Veen HH (1966) Technic of choledochojejunal anastomosis in pancreatectomy. Ann Surg 164:835

Vogt DP, Hermann RE (1981) Choledochoduodenostomy, choledochojejunostomy or spincteroplasty for biliary and pancreatic disease. Ann Surg 193:161

Vossschulte K, Wagner E (1969) Splachnektomie bei chronischer Pankreatitis. DMW 94:695

Vossschulte K (1971) Chirurgische Therapie der Pankreatitis. Med Klin 66:910

Vossschulte K, Scheld H (1977) Resektionsverfahren oder Splanchnektomie bei chronischer Pankreatitis. Indikation und Leistungsvergleich. Muench Med Wochenschr 119:1325

Waddell WR, Loughry RQ (1968) Gastric acid secretion after pancreaticoduodenectomy. Arch Surg 96:574

Wainwright CW (1951) Intrapancreatic obstruction. N Engl J Med 244:161

Walt AJ, Sugawa C, Bouwman DL (1982) A continuing appraisal of pancreatic ascites. Surg Gynecol Obstet 154:845

Walton BE, Schapiro H, Yeung T, Woodward ER (1965) Effects of alcohol on pancreatic duct pressure. Am Surg 31:142

Walzel C (1975) Eine technische Variante der biliodigestiven Anastomose (Durchzugverfahren). Aktuel Chir 10:387

Wang CC, Wang KJ, Grossman J (1950) Effects of ligation of the pancreatic duct upon the action of secretin and pancreozymin in rabits with a correlated histoligical study. Am J Physiol 160:115

Wanitschke R, Ewe K, Oyelowo JP (1973) Maldigestion nach Pankreasresektion und ihre therapeutische Beeinflußbarkeit. DMW 98:1212

Wanke M, Baumann A (1980) Pankreaskarzinom: Chronische Pankreatitis - eine Präkanzerose? Diagnostik 13:278

Wapnick S, Hadas N, Purow E, Grosberg SJ (1979) Mass in the head of the pancreas in cholesatic jaundice: carcinoma or pancreatitis Ann Surg 190:587

Warren KW (1955) Surgical considerations on the management of chronic relapsing pancreatitis. Surg Clin North Am 35:785

Warren KW, Cattell RB (1956) Basic techniques in pancreatic surgery. Surg Clin North Am 36:704

Warren KW (1961) Surgical aspects of diseases of the pancreas. Am J Dig Dis 6:465

Warren KW, Veidenheimer M (1962) Pathological considerations in the choice of operation for chronic relapsing pancreatitis. N Engl J Med 266:323

Warren KW, Mc Donald MM, Veidenheimer MC (1964) Trends in pancreatic surgery. Surg Clin North Am 44:743

Warren KW, Poulantzas JK, Kune GA (1966) Life after total pancreatectomy for chronic pancreatitis: Clinical study of eight cases. Ann Surg 164:830

Warren KW (1969) Surgical management of chronic relapsing pancreatitis. Am J Surg 117:24

Warren KW, Mountain JC (1971) Comprehensive managements of chronic relapsing pancreatitis. Surg Clin North Am 51:693

Warren KW, Choe DS, Plaza J, Relihan M (1975) Results of radical resection for periampullary cancer. Ann Surg 181:534

Warren WD, Marsh WH, Muller WH jr (1957) Experimental production of pseudocysts of the pancreas with preliminary observations of internal drainage. Surg Gynecol Obstet 105:385

Warren WD, Leite CA, Baumeister F, Poucher RL, Kaiser MH (1967) Clinical and metabolic response to radical pancreatectomy for chronic pancreatitis. Am J Surg 113:77

Warshaw AL, Mc Chesney T, Evans GW, Mc Carthy HF (1972) Intrasplenic dissection by pancreatic pseudocysts. N Engl J Med 287:72

Warshaw AL (1974) Inflammatory masses following acute pancreatitis: phlegmon, pseudocyst and abscess. Surg Clin North Am 54:621

Warshaw AL, Schapiro RH, Ferrucci JT, Galdabini JJ (1976) Persistent obstructive jaundice, cholangitis and biliary cirrhosis due to common bile duct stenosis in chronic pancreatitis. Gastroenterology 70:562

Warshaw AL, Rattner DW (1980) Facts and fallacies of common bile duct obstruction by pancreatic pseudocysts. Ann Surg 192:33

Warshaw AL, Popp JW jr, Schapiro RH (1980) Long-term patency, Pancreatic function and pain relief after lateral pancreaticojejunostomy for chronic pancreatitis. Gastroenterology 79:289

Warshaw AL (1984) Pain in chronic pancreatitis: patients, patience and the impatient surgeon. Gastroenterology 86:987

Waugh JM, Dixon CF, Claggett OT, Bollman JL, Sprague RG, Comfort NW (1946) Total pancreatectomy: A symposium presenting 4 successful cases and a report on metabolic observations. Proc Staff Meet Mayo Clin 21:25

Waugh JM (1948) Radical resection of head of pancreas and total pancreatectomy. JAMA 137:141

Way LW, Gadacz Th, Goldman L (1974) Surgical treatment of chronic pancreatitis. Am J Surg 127:202

Weidenhiller S, Stolte M, Koch H, Schwammberger H, Flügel H (1975) Pancreatic duct abrasion and selective aspiration of secretionexperiments in dogs. Endoscopy 7:10

Weiland DE, Kuntz D, Kimball HW (1969) Subtotal Pancreatectomy for chronic pancreatitis. Am J Surg 118, 973

Weill F, Bourgoin A, Eisenscher A, Aucant D (1975) Le diagnostic ultra sonore des affections pancréatiques: Une tentative d'approche rationelle fondée sur l'analyse de 250 observations contrôlées. J Radiol Electrol 56, 673

Weiner St, Gramatica L, Voegele LD, Hauman RL, Anderson MC (1970) Role of the lymphatic system in the pathogenesis of inflammatory disease in the biliary tract an pancreas. Am J Surg 119:55

Weinstein BJ, Weinstein DP, Brodmerkel GJ (1980) Ultrasonography of pancreatic lithiasis. Radiology 134:185

Weiss H, Weiss A, Hoffmeister AW (1978) Sicherheit zytologischer Untersuchungen bei ultraschallgezielter Feinnadel-Biopsie von Pankreastumoren. In: Kratochwill A, Reinold E: Ultraschalldiagnostik. Thieme Stuttgart

Weismann A, Leymarios J, Crespon B (1977) Colonic stenosis during pancreatitis. Sem Hôp Paris 39:2171

Wells Ch, Shepherd JA, Gibbon N (1952) Pancreaticogastrostomy. Lancet 1:588

Werner G, Wetterfors J (1973) Treatment of pain in chronic pancreatitis by irradiation. Acta radiol (Ther) 12:9

Wexler MJ, Smith R (1975) Jejunal mucosal graft. A sutureless technic for repair of high bile duct strictures. Am J Surg 129:204

Whipple AO, Parsons WB, Mullens CB (1935) Treatment of carcinoma of the ampulla of Vater. Ann Surg 102:763

Whipple AO (1938) Surgical treatment of carcinoma of the ampullary region and head of the pancreas. Am J Surg 40:260

Whipple AO (1946) Radical surgery for certain cases of pancreatic fibrosis associated with calcareous deposits. Ann Surg 124:991

White AF, Baum S, Buranasiri S (1976) Aneurysms secondary of pancreatitis. AJR 127:393

White TT, Magee DF (1960) Perfusion of the dog pancreas with bile without production of pancreatitis. Ann Surg 151:245

White TT (1965) Results of 89 operations for pancreatitis. A personal experience. Surgery 58:1061

White TT, Lawinski M, Stacher G, Pang Tay Tea J, Michoulier J, Murat J, Mallet-Guy P (1966) Treatment of pancreatitis by lefts splanchnicectomy and celiac ganglionectomy. Am J Surg 112:195

White TT, Lawinski M, Stacher G, Pangtay Tea J, Michoulier J (1966) Analyse des resultats de 146 splachnicectomies et gangliectomies coecliaques gauches effectuees pour pancreatite chronicque et recidivante. Presse Med 74:645

White TT, Murat J, Morgan A (1968) Pancreatitis. I Review auf 733 cases of pancreatitis from three Seattle Hospitals. Northwest Med (Seattle) 67:374

White TT (1972) Radiomanometry flow rates and cholangiography in the evaluation of common bile duct disease. Am J Surg 123:73

White TT, Harrison RC (1973) Reoperative gastrointestinal surgery. Little, Brown a Co, Boston

White TT, Keith RG (1973) Long termin follow-up study of fifty patients with pancreaticojejunostomy. Surg Gynecol Obstet 136:353

White TT, Hart MJ (1979) Pancreaticojejunostomy versus resection in the traitment of chronic pancreatitis. Am J Surg 138:129

White TT, Slavotinek AH (1979) Results of surgical treatment of chronic pancreatitis. Report of 142 cases. Ann Surg 189:217

White TT (1981) Surgical treatment of chronic pancreatitis. Report of 227 cases. Jpn J Surg 11:1

Whitten DM, Feingold M, Eisenklam EJ (1968) Hereditary pancreatitis. Am J Dis Child 116:426

Willems J-S, Löwhagen T (1980) Aspiration biopsy cytology of the pancreas. Schweiz med Wochenschr 110:845

Williams LF, Byrne JJ (1968) The role auf bacteria in hemorrhagic pancreatitis. Surgery 64:967

Wisløff F, Jakobsen J, Osnes M (1982) Stenosis of the common bile duct in chronic pancreatitis. Br J Surg 69:52

Wolstenholme JT (1974) Major gastrointestinal hemorrhage associated with pancreatic pseudocyst. Am J Surg 127, 377

Wong DH, Schuman BM, Grodsinsky C (1980) The value of endoscopic retrograde cholangiopancreatography in the surgical management of chronic pancreatitis. Am J Gastroenterol 73:353

Woodburne RT, Olsen LL (1951) The arteries of the pancreas. Anat Rec 111:255

Wu TK, Zaman SN, Gullick HD, Powers SR Jr (1977) Spontaneous hemorrhage due to pseudocysts of the pancreas. Am J Surg 134:408

Yamanaka T, Seki H, Ido K, Sakai H, Kimura K (1979) Ultrasonically guided percutaneous fine needle aspiration biopsy of the pancreas. II. Clincal significance in the differential diagnosis of chronic pancreatitis and pancreatic cancer. Jpn J Gastroenterol 76:103

Yamanaka T, Nogami W, Yoshida Y, Ido K, Seki H, Sakai H, Kimura K (1980) Ultra sonically guided percutaneous fine needle aspiration biopsy of the pancreas. VI. Clinical evaluation of percutaneous puncture of pancreatic cysts. Jpn J Gastroenterol 77:1794

Yokoyama J, Hashmi MA, Sprinivas D, Shaikh KA, Levine StM, Sorokin JJ, Camishion RC (1984) Wirsungorrhagia or hemoductal pancreatitis: Report of a case and review of the literature. Am J Gastroenterol 79:764

Yoshioka H, Wakabayashi T (1958) Therapeutic neurotomy on head of pancreas for relief of pain due to chronic pancreatitis. Arch Surg 76:546

Zeman RK, Lee C, Stahl R, Cahow E, Wiscomi G, Neumann R, Gold JA, Burrell MI (1982) Ultrasonography and hepatobiliary szintigraphy in the assessment of biliary-enteric anastomosis. Radiology 145:109

Zer M, Dintsman M (1977) External biliary – pancreatic fistulas. Int Surg 62:175

Zimmon DS (1979) Percutaneous pancreatography. Case report and presentation of technique. Gastroenterology 77:1101

Zimmon DS, Clemett AR (1982) Endoscopic stents and drains in the management of pancreatic and bile duct obstruction. Surg Clin North Am 62:837

Zinner MJ, Baker RR, Cameron JL (1974) Pancreatic cutaneous fistulas. Surg Gynecol Obstet 138:710

Zirngibl H, Gebhardt Ch, Faßbender D (1983) Drainagebehandlung von Pankreaspseudocysten. Langenbecks Arch Chir 360:29

Zollinger RM, Keith LM jr, Ellison EH (1954) Pancreatitis. N Engl J Med 251:497

Zühlke HV, Häring R, Watermann U, Grosse G, Konradt J, Tung LC, Natzmer E von (1983) Pankreasfragmenttransplantation und Pankreasgangocclusion – Ein Konzept zur Erhaltung der endokrinen Funktion bei chronisch-rezidivierender Pankreatitis. Langenbecks Arch Chir 361:901

Zunz E (1905) Sur les effects de la ligature de canaux excréteurs du pancréas chez le chien. Zentralbl Allg Pathol 16:195

Sachverzeichnis

Abdomen, akut 82
Abdomenübersichtsaufnahme 89
Abszeß 62, 64, 134, 149, 151, 258, *272*, 315
- Leberabszeß 83
- Pankreasabszeß 272
- perinephritisch 83
- postoperativ 203, 209, 216, 317
- subhepatisch 203
- subphrenisch 179
- Therapie *272*, 314
ACTH 24, 166
Ätiologie der chronischen Pankreatitis
- akute Pankreatitis 36
- alimentär 31, 33
- alkoholisch 27, *30,* 31, 33, 35, 37
- biliär 30, 33
- Duodenaldivertikel 35, 47, 82, 103, 108, 150
- hereditär 28, 29, 34, 35
- Hyperlipidämie 35
- Hyperparathyreoidismus 34, 35
- idiopathisch 30
- Immunpankreatitis 35
- Mangelernährung 31
- Papillitis 33, 35, 47, 150
- Parasiten 33, 35, 150
- Trauma 33, 35
- Tumoren
- - benigne 33, 35, 47, 150
- - maligne 33, 35, 47, 75, 150
Albumin, Serum- 51, 163, 165, 166
Albuminlösung 166
Alimentäre Schmerzauslösung 50, 79
Alkohol
- Abstinenz 56, 71, 143, 144, 154, 155, 297
- ätiologischer Faktor 27, 31, 33, 35, *296*
- hepatogene Noxe 69, 163, 166
- heterotope Noxe 60, 69, 155
- Infusion 167
- Korrelation mit
- - Lebenserwartung 71, 221
- - operative Erfolgsrate 71, 154, 221, 297
- - Rezidivrate 71
- - Spontanverlauf 71, 154
- Pankreassekretion 245

- pankreatogene Noxe 27, 37, 41, 72, 283, 292, 296
- psychosoziale Aspekte 73, *75,* 80, *145, 303*
- toxische Menge 33
Alkoholentzugsdelir 167
Amylase
- Pankreassekret 22, 24
- Serum 84, 111
Amylaseanstieg
- Aszitespunktat 69
- extrapankreatisch 84
- Serum 69, 70, 84
Anämie 68, 79, 163
Anästhesiologische Gesichtspunkte *166*
Analgetica 144
- Abusus 49, 149, 157
Anamnese *79,* 137, 152
Anastomose
- biliodigestiv 156, *189,* 191, 194, 196, 208, 220, 243, 251, 252, 319, 326
- gastrojejunal *193,* 219, 230, 244, 255, 315, 327
- interenterisch *194,* 219, 255, 315
- pankreaticojejunal 177, 182, *183,* 185, 198, 219, 220
- pankreatogastrisch 229
Anastomoseninsuffizienz 189, 195, 196, 229, 271, 313, *314,* 318
- biliodigestiv 189, *318*
- pankreaticojejunal 196, 229, *314*
- pankreatogastrisch 229
Anastomosenstenose 191, *319*
Anastomosentechnik 182, *183,* 207, 208, 219, 237, 239, 319
Anastomosenverschluß 207, 237, 238, 252, 261, 294, *320*
Anatomie des Pankreas 7
Anatomische Gefäßvarianten 14, 15, 16, 17
Aneurysma 57, 67, 273
Angiographie 43, 68, *127,* 139, 219, 258, 273
- zur Diagnosestellung 68, *127,* 258, 273
- zur Dignitätsklärung 130
- zur präoperativen Therapieplanung *132*
- venöse Phase 130, 132
Anikterische Choledochusstenose 57, 157
Antacida 142, 145, 317

373

Antibiotika
- Prophylaxe *168*
- Resistenz 168
- Therapie 162, *169,* 313
Anticholinergika 144
Antienzyme 25
Antigene 35, 42
Antikörper 35, 42
Aortenaneurysma 82
Aorto-cysto-duodenale Fistel 68, 69
Appendicitis 83
Arrosion von
- Aorta 64, 68
- Duodenum 68
- Gefäßen *67,* 68, 273
- Milz 64
Arrosionsblutung 67, 69, 273
- bei Pankreaszysten 62, 64, 151, 261
Arteria-
- gastroduodenalis 14, 128, 273
- hepatica 14, 129, 173, 273
- lienalis 9, 14, 16, 18, 173, 212, 273
- mesenterica superior 9, 14, 15, 132, 172, 173, 216
- pancreatica dorsalis 14, 15
- pancreatica magna 14
- pancreatico duodenalis 14, 15, 129, 130, 216, 218
Arterien-Varianten *14,* 17, 132
Aspirationszytologie
- intraoperativ *181*
- - Komplikationen 181
- - Treffsicherheit 182
- präoperativ (perkutan) *133,* 137, 139
- - Komplikationen 133
- - Treffsicherheit 134
Asthenie 51
Aszites *68,* 80, 81, 123, *163,* 265
- Arten
- - chylös 69
- - sanguinolent 68
- - serös 68
- Genese 68
- - hepatogen 69
- - pankreatogen 68, 69, 70, 149, 163
- Operationsindikation *163*
- Therapie 163, 265
- - konservativ 163
- - operativ 163, *265*
Aszitespunktion 69
Atelektase 70, 89
Azinus 20, 38
Azinuszelle 20, 23, 37

Basalsekretion 23
Beatmung, maschinell 167, 313
Begutachtung 329
Bestrahlung (Schmerztherapie) 145

Beta-Zelle, künstliche 310
Big duct disease 205, 283, 307
- Theorie 36
Biliäre Zirrhose 58, 70, 158, 319
Biliodigestive Anastomose
- Indikation 149, *157,* 158, 208, 320
- Komplikation 189, 191, *319*
- Technik 191, 194, 195, 196, 320
Bilirubin, Serum 95, 174
Biopsie 28, 174
- Arten
- - Keil 139, 174, *177,* 179
- - Punktion 139, 177, *179*
- Komplikationen 179, 181
- Treffsicherheit 177, 181
Blutgerinnungsfaktoren 167
- Substitution 159, 165, 167
Blutgerinnungsstörung 159, 313, 318
Blutglucosespiegel 24, 25, 143, 166, 234, 310, 314
Blutung
- Arten
- - Ductus pancreaticus accessorius 68, 69
- - gastrointestinal 43, 57, 61, 65, *68,* 106, 151, 261, 273
- - Gefäßarrosion *67,* 68, 151, 273
- - Hämobilie 65, 68, 69
- - intraperitoneal 57, 61, 64, 133, 151
- - Magenvarizen 61, 65, 68, 69, 106, 131, 273
- - Milzruptur 61
- - Oesophagusvarizen 61, 69, 106, 273
- - Pankreaszysten 45, 62, 64, 65, 149, 151, 162
- - Ulcus duodeni 68, 273
- - Wirsungorrhagie 65, 68, 69, 106, 273
- Diagnose 68, 128, 258, 273
- postoperativ 318
- Therapie 273, *318*
Bombesin 24
Boyden'scher Sphinkter 13
Braunsche Fußpunktanastomose 219, 224, 236, 255, 265
Bronchopneumonie 83
Puprenorphin 141, 145
Bursa omentalis 9, *171*

Ca 19-9 125
Calcitonin 24
Carboxypeptidase 24
Carcinoembryonales Antigen (CEA) 134
Chain of lakes 120
Chiba-Nadel 133
Cholangiographie
- intraoperativ *174,* 175
- präoperativ 93, *95*
- - intravenös 95
- - per infusionem 93, 95
- - perkutan transhepatisch 95, *133*

Cholangiomanometrie 175
Cholangioskopie 174, 175
Cholangitis 33, 58, 83, 126, 151, 158, 159, 189, 243, 251, 252, 319
Cholaskos 318
Cholecystektomie 203, 218, 233
Cholecystitis 83, 203, 218
Cholecystojejunostomie 252
Cholecystokinin – Pankreozymin 23, 125
Cholecystolithiasis 151, 243
Cholecystopankreatitis 47
Cholecystostomie 160
Choledocholithiasis 33, 47, 93, 151, 243
Choledochophytie 252
Choledochoskop 175
Choledochoskopie 174
Choledochus s. Ductus choledochus
Choledochoduodenostomie 251
- End-zu-Seit 252
- Seit-zu-Seit 252
Choledochojejunostomie 243, 252, 254
- End-zu-Seit 243, 252, 253, 254
- Seit-zu-Seit 244, 252, 253
Choledocholithiasis 33, 47, 93, 151, 243
Cholestase 93, 157, 158, 319
Cholesterinesterase 24
Chronische Pankreatitis
- Ätiologie 32
- Begutachtung 329
- Definition 27
- Diagnostik 79
- elektronenmikroskopische Veränderungen 37
- Epidemiologie 30
- Erkrankungsinzidenz 6, 31
- Geschlechtsverteilung 31
- Historisches 1
- Klassifikation 4, 27, 332
- - Marseiller Klassifikation 4, 27, 332
- - Modifikation 332
- klinischer Verlauf 48
- Komplikationen 56
- Korrelation
- - Alkohol 56, 71
- - Leberzirrhose 69
- - Pankreaskarzinom 73
- - psychosoziale Aspekte 75
- Lebenserwartung 55, 56
- Mangelernährung 31, 50, 51, 168
- Manifestationsalter 31, 32, 35, 73
- Mikroskopische Veränderungen 37
- Operationsindikation s. Operationsindikation
- Operationsverfahren s. Operationsverfahren
- operative Verfahrenswahl s. Operative Verfahrenswahl
- Pathomorphogenese 36
- Perpetuierung 40, 42, 46, 208, 289, 292
- Progredienz 27, 29, 35, 37, 41, 42, 46, 48, 52, 54, 55, 56, 84, 127, 145, 282, 298

- Progression
- - primäre 284
- - sekundäre 284, 289, 333
- Rezidiv 71, 195, 201, 208, 241, 320
- Spontanverlauf 53, 55
- Symptome 48
- Therapie
- - konservativ 55, 141, 146
- - operativ 55, 149, 152, 157, 201
- Typen
- - afro-asiatisch 30, 31
- - euro-amerikanisch 30, 31
- - Zivilisationskrankheit 6, 31
Chymotrypsin 24, 86
Chymotrypsinbestimmung 85, 86, 88, 137
Clomethiazol 167
Common channal 13, 177
- Theorie 3, 36, 201
Computertomographie 106, 125, 139, 162, 258
Cut of sign 89
Cystadenoma 65
Cystadenocarcinoma 65, 75
Cyste s. Pankreaszyste
Cystoduodenostomie 254, 260, 262, 264, 266
- Indikation 261
- Komplikationen 266
Cystogastrostomie 260, 261, 263
- Indikation 262
- Komplikationen 266
Cystojejunostomie 254, 260, 264, 269
- Indikation 264
- Komplikationen 265, 266

Darmparalyse 81, 198
Desoxyribonuclease 24
Diabetes mellitus 2, 50, 52, 53, 76, 86, 88, 89, 144, 153, 168, 309
- Inzidenz bei chronischer Pankreatitis 52, 53
- latent 52
- manifest 52, 53
- pankreopriv 216, 234, 309, 310
- postoperativ 309
- - nach Duodenopankreatektomie, partiell 221
- - nach Pankreaslinksresektion, partiell 213
- - nach Pankreaslinksresektion, subtotal 218
- - nach Pankreaticojejunostomie, Seit-zu-Seit 209
- Therapie 143, 309, 331
Diabetische Azidose 84
Diät 33, 56, 143, 320
Diagnostik
- Anamnese 79, 137
- Differentialdiagnose 81
- Inspektion 80
- Laboruntersuchungen 82, 84, 85
- - direkte Methoden 84, 87
- - indirekte Methoden 84, 86, 87, 88

Diagnostik, Untersuchung, klinisch 80, 81
Diagnostische Verfahren
- intraoperativ 173
- - Biopsie 139, 174, *177*, 179, 258
- - Cholangiographie *174*, 175
- - Cholangiomanometrie 175
- - Choledochoskopie 174
- - Pankreaticographie 139, *175*, 202, 206, 226, 239
- - Schnellschnittuntersuchung 174, 180
- - Sonographie 177
- - Zytologie 139, *181*
- präoperativ
- - Abdomenübersichtsaufnahme 89
- - Angiographie 43, 68, *127*, 139, 219, 258, 273
- - Cholangiographie *95*, 111, 258
- - Computertomographie *106*, 125, 139, 162, 258
- - endoskopisch retrograde Pankreaticographie (ERP) 95, 108, *109*, 139, 162, 202, 206, 266, 268, 271, 283, 317, 320
- - Gastroskopie *104*, 111, 273
- - Kolonkontrastdarstellung *135*, 258
- - Magen-Darmpassage *99*, 104, 111, 125, 258
- - perkutane Aspirationszytologie 133
- - perkutane Pankreaticographie *127*, 139
- - perkutane transhepatische Cholangiographie 95, *133*, 320
- - Pyelographie, intravenös 111
- - Sonographie *92*, 125, 127, 139, 162, 257, 266, 271, 273
- - Splenoportographie 132
- - Szintigraphie 132
- - Thoraxaufnahme *89*, 92
- - Zystenpunktion 134
Diagnostische Verfahrenswahl 136
Diarrhoe 80, 143
Differentialdiagnose
- akutes Abdomen 82
- chronische Pankreatitis – Pankreaskarzinom 58, 73, 75, 85, 93, 98, 99, 108, 111, 123, 127, 133, 134, *137*, 139, 154, 157, 158, 174, *177*, *181*
- - Angiographie *130*, 137
- - Biopsie 174, *177*, 179, 258
- - Cholangiographie 98
- - endoskopisch retrograde Pankreaticographie 120, *123*, 124, 137
- - Sonographie 93
- - Zytologie 125, 134, 139, *181*
Diuretika 86
Diverticulum hepaticum 7, 8
Divisum Pankreatitis 29
Double duct sign 124
Drainage des
- Jejunum 198

- - Cystojejunostomie 199
- - Duodenopankreatektomie, partiell 198
- Gallengang 156, 160, 199, 203, 216
- - Hepaticojejunostomie 193, 320
- - - distal, transjejunal 320
- - - proximal, transhepatisch 193, 320
- - - perkutan, transhepatisch 159
- - T-Drain 160, 200, 203
- - transduodenal, transpapillär 159
- Pankreasgang 198
Drainage, physiologisch
- hämatogen 24, 25
- kanalikulär 24, 25
- lymphogen 24, 25
Drainageoperation s. Operationsverfahren
Ductus choledochus 8, 13, 33, 36, 43, 57, 95, 174, 204, 216
- Anatomie 9, 13
- Ascendierende Infektion 58
- Diagnose 93, *95*, 122
- Dilatation 57, 93, 109, 116, 174
- Manometrie 175
- Stenose 36, 57, 60, 70, 97, 126, 157, 168, 208, 218, 243, 252
- - anikterisch 57, 157
- - Genese 43, 45, 56, 251
- - Indikation zur Operation *157*, 159
- - morphologische Varianten 97
- - Therapie 218, *251*, 254
Ductus hepaticus 191, 193, 219, 320
Ductus pancreaticus *9*, 13, 33, 36, 204
- anatomische Varianten 7, 9, 10, *12*, 13
- embryonale Entwicklung 7
- Dilatation 40, 62, 93, 106, 108, 113, 120, 127, 205, 210, 213, 222, 226, 237
- Gangweite 10, 11
- Manometrie 202
- Okklusion *194*, 200, 291, 314
- Rupturen 37
- Sekretstase 37, 40, 50, 153, 200, 205, 208, 241, 289
- Stenose 33, 36, 38, 40, 42, 47, 62, 85, 120, 123, 124, 205, 237, 284, 298
- zentrale Ligatur 195, 220, 247, 315
Ductus pancreaticus accessorius 9, 10, 69
- anatomische Varianten 10
Ductus thoracicus 70
Ductus Wirsungianus s. Ductus pancreaticus
Dünndarmerkrankungen 86, 88
Dünndarmfistel 313
Dünndarmvolvulus 313
Duodenales „C" 103
Duodenal-Divertikel 35, 47, 82, 103, 108, 150
Duodenalstenose 43, 44, *58*, 60, 105, 126, 149, 254
- Diagnose *99*, *104*
- Inzidenz 59
- Therapie *254*

– – Duodenojejunostomie 256
– – Duodenumerweiterungsplastik 258
– – Gastroenterostomie 255
Duodenalwandhämatom 57, 59, 60, 83, 161
Duodenalwandnekrose 113
Duodenalwandzyste 60, 161
Duodenitis 67, 145
Duodenographie, hypoton 99
Duodenojejunostomie 256, 257
Duodenopankreatektomie
- partiell 126, 139, 142, 154, 159, 160, 183, 195, 213, *218*, 233, 251, 255, 289, 297, 301, 318
– – anatomiegerechte Rekonstruktion 230
– – Erhaltung des Duodenums *231*
– – Erhaltung des Magens 227
– – Idee der Neutralisierung 230
– – isoperistaltische Refluxbarriere *228*
– – Kombiniertes Verfahren 223
– – Pankreatogastrostomie *229*
- total 142, 216, *233*, 291, 310, 318
Duodenum
- Anatomie 8, 13
- Stenose s. Duodenalstenose
Du Val'sche Operation *235*, 238, 239, 293, 295, 324
Dysfunktion des Pankreas 29, 153, 300
- endokrin *24*, 48, *52*, 53, 75, *88*, 143, 144, 153, 282, 291, 298, 300, *309*, 327, 329
- exokrin 22, 29, 40, 48, 50, *51*, 53, 66, 75, 85, 111, *126*, 137, *142*, *153*, 221, 282, 298, *300*, 327, 329
- Klassifizierung 87
- Korrelation
– – endoskopisch retrograde Pankreaticographie 126
– – Histologie 126
– – Schmerz 49, 55
Dysontogenetische Zysten 65

Echinokokkuszyste 65
Eisenmangelanämie 68
Eiweißmangel 30, 166
Eiweißpräzipitation 37, 112
Elastase 24
Elektronenmikroskopische Veränderungen 37
Elektrolytbilanzierung *141*, 151, 165, *166*, 167, 313
Embolisierung 273
Endoskopisch retrograde Pankreaticographie (ERP) 95, 108, *109*, *123*, *125*, 127, 139, 201, 206, 266, 268, 271, 283, 317, 320
- Diagnostik *109*, 110, 162
- Dignitätsklärung 120, *123*, 124
- Indikation *110*, 112, 202, 206
- Komplikationen 109
- Korrelation
– – Funktion 126, 154
– – Histologie 126

- Präoperative Therapieplanung *125*
Enterokinase 23
Enzyme s. Pankreasenzyme
Enzyminhibitoren 25
Enzympräparate s. Pankreasenzympräparate
Epithelmetaplasie 38
Ergastoplasma 37
Ernährung 33, 70, 80
- enteral *144*
- Korrelation
– – Schmerz 50, 79, 165
– – Sekretion 144, 167
- parenteral 141, 159, 165, 166, 310, 315, 316
– – präoperativ 165
– – postoperativ 166
Erythrozytenkonzentrat 167
Essentielle Fettsäuren 166, 316
Extrauteringravidität 84

Feinnadelaspirationszytologie
- intraoperativ *181*
– – Komplikationen 181
– – Treffsicherheit 182
- präoperativ (perkutan) *133*, 137, 139
– – Komplikationen 133
– – Treffsicherheit 144
Fettausscheidung 2, 86, 88
Fistel
- biliär 133, 189, 221, 313, *318*, 319
- pankreatogen 68, 69, 163, 179, 180, 182, 269, 315
– – primär *68*, 269
– – sekundär *68*, 203, 209, 220, *269*, 270, 313, 315
Fistelsekretion 316
Fistulographie 317
Foramen Winslowi 171
Fresh frozen-Plasma 166, 167, 313
Froschbauch 79
Frostberg'sches Zeichen 103
Funktion s. Pankreasfunktion

Gallenfistel 133, 189, 221, 313, *318*, 319
Gallengangsdrainage
- perkutan, transhepatisch 159
- T-Drain 160, 200, 203
- transduodenal, transpapillär 159
Gallengangskonkremente 33, 151, 156, 243
Gallenreflux 229, 231
- Theorie 243
Gallensteinkolik 49
Gallenwegserkrankung *33*, 34, 35, 47, 79, 80, 82, 141, 142, 151, 156, *242*
Gastrin 23, 24
Gastroenterostomie 219, 230, 244, *254*
Gastrointestinalblutung 43, 57, 65, *68*, 106, 151, 261, *273*
- Aneurysma 57, 67, 128, 273

377

Gastrointestinalblutung
- aortozystoduodenale Fistel 68
- Diagnose 68, 106, 128
- Ductus pancreaticus accessorius 69
- Gefäßarrosion 67, 68, 273
- Hämobilie 65, 68, 69
- Magenvarizen *61*, 65, *68*, 106, 131, 273
- Mallory Weiss-Syndrom 69
- Oesophagusvarizen *61*, 69, 106, 273
- Pankreaszysten *65*, 67, 68, 273
- Ulcus duodeni 68, 69, 273
- Wirsungorrhagie 65, 68, 69, 106, 273
- Therapie 273
Gastrojejunostomie 193, 219, 230, 244, 255, 315, 327
Gastroskopie *104*, 273
Gefäßarrosion 67, 68, 273
Gerinnungsfaktoren 167
Gewichtsreduktion *50*, 79, 136, 149
Glucagon 22, 23, 24, 144, 166, 234, 310
Glucocorticoide 166
Gluconeogenese 25, 166
Glucosetoleranz 52
Glucosurie 166
Glykogen 24
Glykogenolyse 25
Golgi-Apparat 37

Hämobilie 65, 68, 69
Haemosuccus pancreaticus s. Wirsungorrhagie
Halothan 166
Harnwegsinfekt 209, 313
Hemipancreatektomie s. Operationsverfahren
Heparinisierung 313
Hepaticojejunostomie 156, 191, 196, 219
- End-zu-Seit 191, 194
- - mit transhepatischer Drainage 193, 320
- - mit transjejunaler Drainage 320
- Invaginationsanastomose 191
- Seit-zu-Seit 253
Hepatitis 83
Hepatobiliäre Szintigraphie 320
Hereditäre Pankreatitis 28, 29, 34, 35
Herzinfarkt 82
H$_2$-Rezeptorenblocker 145, 325
Humanalbumin 166
Hypalbuminämie 163
Hyperchlorhydrie 142
Hyperglykämie 166
Hyperketonämie 166
Hyperlipidämie 35
Hyperparathyreoidismus 34, 35, 45
Hypervaskularität 128
Hypoglykämie 143, 310, 234

Ikterus 49, *56*, 80, 95, 98, 126, *157*, *159*, 161, *251*, 254, 319
- Inzidenz 57, 58

- präoperative Entlastung 159
- s. Stenose des Ductus choledochus
Immunologische Mechanismen 35, 42
Immunpankreatitis 35
Indikation zur Operation s. Operationsindikation
Infusionscholangiographie 93, 95
Infusionstherapie
- postoperativ 166
- präoperativ 165
Inhalationsnarkose 166
Innervation des Pankreas *19*, 240
Inselzelltransplantation *331*
Insulin 22, 24, 25, 143, 166, 234, 310
Invaginationsanastomose 183, 188, 191
Isoamylasen 85, *88*
Isofluran 166

Jejunumernährungssonde 316
Juxtapapilläres Divertikel 35, 47, 82, 103, 108, 150

Kachexie 157
Kallikreinogen 24
Kalzifizierung 27, 28, 31, 32, 37, *52*, 53, 75, 89, 93, 108, 111, 136, 153, 154, 202, 210, 213, *297*
- homogen 89
- intraduktal 37, 40, 45, 89, 117, 119, 121, 202, 284, 298, 324
- Inzidenz 54
- Pankreaskarzinom 75
- Pankreaszysten 89
- perpetuierender Faktor 40, *297*
- spontane Auflösung 74
Kalzium
- Serum 34
- Pankreassekret 45
Karzinom
- Häufigkeit bei der chronischen Pankreatitis 73
- heterotope Karzinome bei der chronischen Pankreatitis
- - Hoden 76
- - Leukämie 76
- - Lunge 76
- - Magen 76
- - Mundhöhle 76
- - Oesophagus 76
- - Parathyreodea 76
- vgl. Pankreaskarzinom
Katecholamine 166
Keimselektion 168
Kerckring'sche Falten 12
Klassifikation der chronischen Pankreatitis 4, 27, 332
Kocher'sches Manöver 171, 173, 203, 218
Kohlehydratstoffwechsel *52*, *88*, 143, *309*, 331
Kollagenase 24

378

Kolon
- Diagnose *135*
- Stenose 60, *135*, 149, *256*
- - Therapie *256*
Kolonkontrastdarstellung *135*
Kombinierte Eingriffe s. Operationsverfahren
Komplikationen der chronischen Pankreatitis 56, 149, *157, 251*
- Abszeß 134, 149, 151, 258, *272*, 315
- Anämie 68, 80, 163
- Aneurysma 57, 67, 128, 273
- Aszites 64, *68*, 70, 123, 149, *163*, *265*
- Duodenalstenose 42, 44, *58*, 60, 126, 149, 254
- Fisteln *68*, 69, 163, 269
- gastrointestinale Blutung 43, 65, *68*, 106, 151, *273*
- Gefäßarrosion 67, 68, 273
- Ikterus 49, *56*, 57, 80, 95, 98, 126, *157, 159, 251*
- Kolonstenose 60, *135*, 149, *256*
- pleuropulmonale Affektionen *70*, 81, 89, 167
- Pseudozysten *61*, 149, *161, 257*
- Tuberkulose 57, *70*
- Ulcus duodeni *66*, 68, 69, 104, 106, 145, *273*
- venöse Komplikationen *60*, 130, *273*
Komplikationen der Pankreaszysten
- Abszeß 45, 62, *64*, 82, 83, 151, 162, 258, *272*
- Arrosion 62, 64, 67, 68, 151
- Aszites 64, *69*
- Blutung 45, 62, 64, *65, 68*, 82, 83, 151, 162
- Fistel 64, 69, 163
- Kompression 45, 47, 60, 62, 97, 99, 149, 251, 254, 286
- Ruptur 62, 64, 69, 82, 83, 151, 153, 163
Komplikation postoperativ 159, 220, 221, 234, 240, *311*, 314
- Abszeß *311*, 313
- Anastomoseninsuffizienz 189, 195, 196, 229, 271, 313, *314, 315*
- biliäre Fistel 189, 313, *318*
- Blutung 313, *318*
- Dünndarmfistel 313
- Dünndarmvolvulus 313
- Magenwandnekrose 313
- septische Komplikationen 311, 313
- Thrombose der V. portae 313
Komplikationen, postoperativ nach
- Duodenopankreatektomie, partiell 196, 198, 220, 221, 314
- Duodenopankreatektomie, total 234
- kombinierte Eingriffe 240
- Linksresektion, partiell 212
- Linksresektion, subtotal 216, 217
- Pankreaticojejunostomie, Seit-zu-Seit 209, 314
- Sphinkterotomie 203
- Zystenoperationen 258, 259, *260*, 261, 265, 266

Kompression durch Pankreaszysten
- Ductus choledochus 44, 57, 64, 97, 149, 251, 254, 286
- Ductus pancreaticus 47, 286
- Duodenum 64, 103, 105, 149
- Magen 64, 99, 102, 105, 149
- Kolon 64, 136, 149
- Vena lienalis 65, 130
- Vena portae 65, 130
Konkremente
- Gallenblase 151, 243
- Gallenwege 33, 47, 93, 151, 243
- - präpapillär 33, 150, 175
- Pankreasgang
- - intraductal 37, 40, 89, 117, 119, 121, 208, 284, 298, 324
- - perpeturierender Faktor *40, 283, 297*
Konkremententstehung 38
Kwashiorkor 31

Laboruntersuchungen 84
- Chymotrypsinbestimmung im Stuhl 85, *86*, 88, 137
- Isoamylasen 85, 88
- Lundh-Test 84, 85, *87*, 88
- NBT-PABA-Test 85, *86, 87*, 88
- Pankreolauryl-Test 85, *87*
- Sekretin-Pankreozymin-Test 84, 85, 86, *87*, 137
- Stuhlfettbestimmung *85*, 88
- Stuhlgewicht *85*
- Trypsin RIA 85
Langerhans'sche Inseln 20, 22
- A-Zellen 22, 24
- B-Zellen 22, 24
- D-Zellen 22, 24
- G-Zellen 22, 24
- P-Zellen 24
- PP-Zellen 22, 24
- Verteilung im Pankreas 20
Laparotomie 171
- Exploration 68, 137, 150
- Rochard-Haken 171
- Schnittführung 171
LDH 134
Lebenserwartung bei der chronischen Pankreatitis 55, *71*
Leberabszeß 83
Leberfunktionsstörung 159
Leberzirrhose 57, 58, *69*, 158, 163, 166, 266, 319
- biliäre 58, 70, 158, 319
- Koinzidenz mit der chronischen Pankreatitis 69
Ligamentum
- cololienale 173, 212, 237
- gastrocolicum 171, 212, 219, 237
- gastrolienale 18, 171, 173, 212, 237

379

Ligamentum
- hepatoduodenale 18, 173, 219
- phrenicolienale 173
Linksresektion s. Operationsverfahren
Lipase 22, 24, 51, 111, 144
- Anstieg 70
- extrapankreatisch 84
- Substitution 142
Lipolyse 166
Lundh-Test 84, 85, *87*, 88
Lymphdrainage 18

Magen
- Azidität 142
- Diagnostik 99, *104*
- Kompression 64, 99, 102, 105, 149
- Resektion 88, 168, 218, 219, 222, 228, 233, 234, 325, *244*, *256*
- Sekretion 142, 168, 197, 223, 230, 325
- Varizen 61, 65, 68, 69, 106, 131, 273
Magen-Darmpassage *99*, 104, 125
Magenentleerungsstörung 43, *59*, 160, 254
Magensonde 141
Magenwandnekrose 213
Magnesium 165
Malabsorption 51, 52
Mallory-Weiss-Syndrom 69
Mangelernährung 31, *50*, 163, 168
Marseiller-Klassifikation 4, 27, 332
Marsupialisation 1
Maschinelle Beatmung 167, 313
Melaena 68
Mesenterialinfarkt 84
Meteorismus 51, 80, 81
Mikroskopische Veränderungen 37, 65
Milzruptur 61
Milzzyste 65
Morphin-Präparate 142
Myopathie 52

Nahtmaterial *182*, 183
- Catgut 183
- Chromcatgut 183
- Nylon 183
- Polyglycolsäure 183
- Seide 183
Narkotika 166, 167
NBT-PABA-Test 85, *86*, 87, 88
Nekrosehöhle 61, 89, 315, 317
Nephropathie 52
Nervi splanchnici 240, 242
Nervus vagus 19, 23, 293
Neuroleptanalgesie 166
Neuropathie 52
Niereninsuffizienz 84
Nodi lymphatici
- coeliaci 18
- mesenterici 18

Obstruktion s. Stenose
Odditis 98
- s. Papillitis
Oesophagusvarizen *61*, 69, 106, 273
Ontogenese 7
Operation
- anästhesiologische Gesichtspunkte 166
- Laparotomie *171*
- Therapieziel 149, *152*
- Zeitpunkt 150
Operationsergebnisse, allgemein 55, 71, 152, 157, 233, 281
Operationsergebnisse nach
- Duodenopankreatektomie, partiell 197, 222, *226*, 281
- Duodenopankreatektomie, total *234*, 281
- kombinierte Verfahren 238, *239*, *240*, 281, 295
- Linksresektion, partiell 213, *215*, 281
- Linksresektion, subtotal *217*, 281
- Pankreaticojejunostomie, Seit-zu-Seit 206, 209, *210*, 281
- Sphinkterotomie 202, *205*, 281
- Splanchnikektomie 241
- Zystenoperationen 260, 261, 266
Operationsfolgen
- Duodenopankreatektomie, partiell *221*, 226, 233, 280
- Duodenopankreatektomie, total *234*, 280
- kombinierte Verfahren 237, *240*, 280
- Linksresektion, partiell *212*, 280
- Linksresektion, subtotal *216*, 280
- Pankreaticojejunostomie, Seit-zu-Seit *209*, 280
- Sphinkterotomie *203*, 280
- Splanchnikektomie 241
Operationsindikation bei der unkomplizierten chronischen Pankreatitis
- allgemein *149*, 152, 275
- - absolut 151
- - relativ 151
- Entscheidungskriterien *153*, 156
- - Dysfunktion 153
- - individuelle Gesichtspunkte 154
- - morphologische Veränderungen 154
- - Operationsverfahren 155
- bei Choledocho-Cholecystolithiasis *156*
Operationsindikation bei Komplikationen 149, 157
- Abszeß 149
- Aszites 149, *163*
- Duodenalstenose 149, *161*
- Fisteln 269
- Ikterus 149, *157*, 159
- Kolonstenose 160, *161*
- Pankreaszysten 149, *161*, *257*
Operationsindikation zur
- Duodenopankreatektomie, partiell *218*, 221, 251, 255, 297, *305*

- Duodenopankreatektomie, total 233, 305
- kombinierte Verfahren 235, 238, 305
- Linksresektion, partiell 211, 305
- Linksresektion, subtotal 216, 305
- Pankreaticojejunostomie, Seit-zu-Seit 205, 206, 305
- Sphinkterotomie 201, 305
- Splachnikektomie 241, 305

Operationsletalität nach
- Duodenopankreatektomie, partiell 221, 226, 279
- Duodenopankreatektomie, total 234, 279
- kombinierte Verfahren 239, 240, 279
- Linksresektion, partiell 212, 215, 279
- Linksresektion, subtotal 217, 279
- Pankreaticojejunostomie, Seit-zu-Seit 209, 210, 279
- Sphinkterotomie 203, 205, 279
- Zystenoperationen 266

Operationstechnik
- Duodenopankreatektomie, partiell 183, 184, 185, 191, 195, 218
- Duodenopankreatektomie, total 233, 236
- Kombinationsverfahren 185, 237, 239
- Linksresektion, partiell 185, 212
- Linksresektion, subtotal 216
- Pankreaticojejunostomie, Seit-zu-Seit 185, 207, 208
- Sphinkterotomie 203, 204
- Splachnikektomie 242, 243

Operationsverfahren bei chronischer Pankreatitis
- Duodenopankreatektomie, partiell 4, 126, 139, 142, 154, 159, 160, 183, 195, 197, 213, 218, 223, 227, 228, 229, 230, 231, 233, 251, 255, 289, 297, 301, 318
- Duodenopankreatektomie, total 4, 142, 216, 233, 291, 310, 318
- Hemipankreatektomie s. Linksresektion
- Historische Eingriffe 246
- – Drainage bei nicht dilatiertem Pankreasgang 248
- – Pankreaticoantrostomie 248
- – Pankreaticoduodenostomie 249
- – Pankreaticogastrostomie 249
- – Zentrale Pankreasgangligatur 247
- Kombinierte Verfahren 212, 217, 235, 239, 294
- Linksresektion, partiell 4, 211, 217, 251
- Linksresektion, subtotal 216
- Pankreaticojejunostomie Seit-zu-Seit 205, 213
- Seltene operative Eingriffe 244
- – Kombinierte Drainageverfahren 244
- – Magenresektion 244
- – „Split"-Pankreaticojejunostomie 246
- – Vagotomie 244
- Sphinkteroplastik 74, 203, 204

- Sphinkterotomie 201, 292, 293
- Splachnikektomie 4, 19, 240

Operationsverfahren bei Komplikationen 251
- Cholecystojejunostomie 252
- Choledochojejunostomie 242, 244, 251, 252, 254
- Pankreasfistel
- – Pankreasschwanzresektion 271
- – Pankreatojejunostomie 271
- Pankreaszyste
- – äußere Drainage 259
- – Cystoduodenostomie 262, 264
- – Cystogastrostomie 261, 263
- – Cystojejunostomie 264
- – Resektion 265
- pankreatogener Aszites
- – Pankreatojejunostomie 269
- – Resektion 268
- Stenose des Duodenums
- – Duodenojejunostomie 256
- – Gastroenterostomie 255, 256
- – Duodenumerweiterungsplastik 256, 258

Operative Reintervention 314, 325
Operative Verfahrenswahl bei der unkomplizierten Pankreatitis 76, 275
- ätiologische Gesichtspunkte 296
- funktionelle Gesichtspunkte 300
- Konkludente Entscheidungskriterien 305
- Literaturergebnisse 275
- morphologische Gesichtspunkte 297
- pathophysiologische Gesichtspunkte 282
- psychosoziale Gesichtspunkte 303
- sekretionsdynamische Gesichtspunkte 292

Operative Verfahrenswahl bei Pankreaszysten 257
Opiate 84, 145
Osteomalazie 51, 329, 331
Osteoporose 51, 329, 331

Pad sign 99
Palmarerythem 80
Pancreatic oncofetal antigen (POA) 125
Pancreolauryl-Test 85, 87
Pankreas
- Anatomie 7
- Anlage
- – dorsal 7
- – ventral 7
- arterielle Versorgung 14
- – anatomische Varianten 14, 15, 17
- Divisum 7
- embryonale Entwicklung 7
- Gangsystem 9, 12
- – Varianten 9, 12
- Histologie 19
- Innervation 19, 240
- Lymphdrainage 18
- Physiologie 22

381

Pankreas
- Schutzmechanismen 24
- venöses System *16*
Pankreasenzyme 22
- Aktivierung 23, 25, 37
- Inhibitoren 25
- Proteine 37
- Substitution *142*, 143, 310, 316, 331
- Synthese 22
- Wirkoptimum, pH 22
Pankreasenzym-Präparate 86, 87, 142, 144, 145
- Applikationsformen 142
Pankreasenzymreserven 51
Pankreasfibrose 38, 41
Pankreasfistel *68*, 163, 179, 180, 182, *269*, 315
- Pankreasgangkommunikation 68
- primär 68, 269
- - Diagnose 123, 268
- - Pankreaszysten 64, 68, 163, 268
- sekundär *68*, 69, 203, 209, 221, *269*, 270, 313, *315*
- - Diagnose 271
- Therapie 268, 271, *315*
Pankreasfunktion
- Einschränkung 27, 28, 29, 50, 53, 66, 75, 84, 86, 300
- endokrin 20, 24, *52*, 75, 88, *143*, 197, 237, 291, 298, *309*
- exokrin 2, 22, 50, *51*, 75, 84, 86, 111, 126, *142*, *153*, 291, 292, 298, *300*
- - direkte Laboruntersuchungen 84
- - indirekte Laboruntersuchungen 84
- - Reserven 85, 297, 301, 309
- - Pankreasinsuffizienz 50, *51*, *52*, 55, 87, 88, *142*, 282, 300, *309*
- - Verlust 195, 196
Pankreasgang s. Ductus pancreaticus
Pankreasgangdrainage s. Pankreaticojejunostomie
Pankreasgangokklusion *194*, 200, 220, 291, 314
Pankreasinsuffizienz s. Pankreasfunktion
Pankreaskarzinom 31, 47, 57, *73*, 84, 133, *137*, 174, 196, 218
- Differentialdiagnose 58, 75, 111, *123*, *130*, 134, 174, *177*, *181*, 258, 289
- Erkrankungsalter 31, 66, 73
- Häufigkeit bei der chronischen Pankreatitis 74
- Kalzifizierung 75
- perifokale Entzündung 75, 130
Pankreaskopf
- Karzinom 57, 58, 73, 75, 82, 101, 229
- Mobilisation s. Kocher'sches Manöver
- Pankreatitis 29, 36, 58, 73, 158, 218, 223, 244, 251, 254
- Zyste 57, 97, 113, 115, 158, 160, 218, 251, 254, 262, 264

Pankreasruptur 34, 82
Pankreasschwanz
- Mobilisation *173*, 212, 216, 237
- Pankreatitis 29, 211, 237, 238
- Resektion 211, 235, 239, 268, 271, 273
- - mit Drainage 235, 239
- Zyste 99, 114, 212, 265
Pankreassekret
- Analyse 125, 137
- Konsistenz 24, 40
- Proteingehalt 22
- Stase 37, 40, 50, 153, 205, 208, 241, 289, 300
- Zytologie 125, 139
Pankreassekretion 203, 325
- cephale Phase 23
- Dynamik 40, *42*, 241, 245, *284*, 292, 295
- ekbolisch 23
- gastrische Phase 23
- intestinale Phase 23
- Regulation 22, 23, 24
Pankreassklerose 27, 38, 41, 93, 107, 128
Pankreasstellung 49
Pankreasszintigraphie *132*
Pankreaszysten 1, 44, *61*, 74, 80, 82, 84, 106, 122, 149, *161*, *257*, 284, 318, 326
- akute 61, 65, 162
- chronische 61, 65, 162
- Diagnose 82, 83, 84, *93*, *99*, *108*, 114, 115, *122*, 258
- Differentialdiagnose 65, 134, 258
- Genese 44, 62
- Inzidenz 61, *62*
- Komplikationen *64*
- - Aszites 64, 69
- - Abszedierung 45, 62, *64*, 149, 151, 162, 258, 259, *272*
- - Arrosion 62, 64, 68, 151
- - Blutung 45, 62, 64, 65, 68, 149, 151, 162
- - Fistel 64, 68, 163
- - Kompression 45, 47, 60, 62, 97, 99, 136, 149, 251, 286
- - Ruptur 62, 64, 69, 149, 151, 162, 163
- Komplikationshäufigkeit 64, 161
- Operationsindikation 93, 151, *161*, 258
- Operationsverfahren
- - äußere Drainage *259*
- - Cystoduodenostomie *262*, 264
- - Cystogastrostomie *261*, 263
- - Cystojejunostomie *264*
- - Resektion 212, *265*
- Pankreasgangkommunikation 62, 65, 176, 259
- posttraumatisch 65
- Punktion
- - intraoperativ 176, 180, 181
- - perkutan 134, 259
- - diagnostisch 134, 180, 181, 258
- - therapeutisch 135, 259

- Rezidive, postoperativ 259, *260,* 261, *266*
- Rückbildungstendenz 62, *65, 161,* 259
- Therapie
  - - operativ *257*
  - - Punktion 135, *259*
- Verkalkungen 89
- Verlaufsbeobachtung 93
Pankreaticoantrostomie 248
Pankreaticoduodenostomie 249
Pankreaticographie
- intraoperativ 139, *175,* 202, 206, 226, 239
  - - Verfahren 186, 178
- endoskopisch, retrograd 95, 109, 123, 139, 162, 202, 206, 266, 268, 271, 283, 317, 320
- präoperativ (perkutan) *127,* 139
Pankreaticojejunostomie 177, 182, *183,* 198, 219, 226, 229, 235, 237, 269, 293
- End-zu-End *183,* 185, 186, 219, 235, 295, 324
- Invaginationsanastomose 185, 188, 219
- Seit-zu-Seit *185,* 190, 193, 205, 213, 294
- termino-lateral 185, 186, 226, 238, *239,* 324
- „Split"-Pankreaticojejunostomie 246
- Teleskopanastomose 183, 219
Pankreaticogastrostomie 249
Pankreaticolithiasis 208
- s. Konkremente, intraduktal
Pankreaticoplastik, transduodenal 208
Pankreaticostomie 235
Pankreatitis
- akut 27, 28, 29, 31, 35, 37, 47, 60, 61, 65, 70, 82, 84, 89, 141, 150, 156, 161, 198, 203, 257, 270, 272, 292, 313
  - - postendoskopisch 122
  - - postoperativ 198, 209
  - - rezidivierend 29, 48, 141, 150, 156
- chronisch 27, 28
  - - alkoholische 29, 30
  - - biliäre 29, 48
  - - Cholecystopankreatitis 47
  - - Divisumpankreatitis 29
  - - hereditär 28, 29, 34, 35
  - - idiopathisch 30, 35
  - - idiopathisch, senil 35, 36
  - - Immunpankreatitis 28, 29, 35
  - - kalzifizierend 28, 29, 32, 40, 46, 55, 70, 74, 143, 146, 158, 211, 275, 283, 293, 296, 333
  - - obstruktiv 28, 29, 33, 46, 47, 56, 75, 98, 104, 137, 146, 150, 151, 152, 156, 201, 243, 275, 293, 296, 327
  - - posttraumatisch 33, 35, 151, 152, 275
  - - primär chronisch 27, 28, 48
  - - primär entzündlich 28, 29
  - - rezidivierend 27, 28, 29, 48, 156, 201
  - - Rinnenpankreatitis 29, 36
  - - sklerosierend 29
  - - „Spät"-Pankreatitis 33

- - tryptisch 29
- Nomenklatur 27
Pankreatogastrostomie 229
Pankreatovertebraler Quotient 107, 109
Pankreozymin 87
Pankreozymin-Sekretintest s. Sekretin-Pankreozymintest
Papilla major (Vateri) 4, 7, 9, *11,* 34, 97, 105, 109, 142, 201
- anatomische Varianten 13
- Lokalisation 12
Papilla minor 10, 12
Papillenkarzinom 57, 98, 116, 229
Papillenplastik 74, *203,* 204
Papillensklerose 98
Papillenstein 33, 47, 150, 175
Papillenstenose 175, 202
Papillitis 33, 35, 47, 82, 150, 243
Papillotomie, transduodenal 212
Paraneoplastisches Syndrom 84
Parasiten 33, 35, 150
Parasympathikus 19, 240
Parenterale Ernährung 141, 159, 165, 166, 310, 315, 316
Parenchymanfärbung 109
Parotitis 84
Partielle Duodenopankreatektomie s. Duodenopankreatektomie, partiell
Pathomorphogenese *36*
PEEP (positiver endexspiratorischer Druck) 167
Pentazocin 141, 145
Periduktale Fibrose 39
Periduralanästhesie 167
Perifokale Entzündung 42, 75, 130, 173
Perikanalikuläre Fibrose 38
Perikarderguß 70
Perinephritischer Abszeß 83
Peripankreatische Fibrose 38
Peripankreatische Sklerose 43, 56, 59, 60, 233, 256
Perioperative Phase *165*
- anästhesiologische Gesichtspunkte *166*
- Antibiotikaprophylaxe *168*
- präoperative Vorbereitung *165*
Peritonitis 84, 313
Perkutane Aspirationszytologie *133,* 137, 139
- Komplikationen 133
- Treffsicherheit 134
Perkutane Pankreaticographie *127,* 139
Perkutane transhepatische Cholangiographie 95, *133*
- Indikation 133
- Komplikationen 133
Perkutane transhepatische Drainage 159
Phosphatase, alkalisch 111
Phospholipase 22, 23, 24, 124
Pleuraerguß 70, 92, 163, 167
Pleuropulmonale Komplikationen 57, *70,* 81, 89, 167, 314

383

Pleurapunktion 92
Plexus solaris 240
Pneumonie 209, 313
Portale Hypertension 43, 69, 163, 218
- segmental 43, 61, 65, 131
- - Inzidenz 60, 61
Portographie
- transhepatisch 132
- transjugulär 132
Postaggressionsphase 310
Postendoskopische Pankreatitis 122
Postoperative Komplikationen *311*
- Anastomoseninsuffizienz *314, 315*
- biliäre Fistel *318*
- Blutung *318*
- septische Komplikationen *311*
Präkanzerose 73
Processus uncinatus 7, 8, 18, 42, 172, 231
Progression
- primär 284
- sekundär 284, 289, 333
Prokain 141
Proteasen 22
- Substitution 142
Proteinolyse 166
Proteinpräzipitation 112
Pseudoaneurysma 69, 128
Psychosoziale Aspekte 73, *75,* 80, *145,* 288, 303, *327*
Punktion
- Pankreas
- - präoperativ 127, 133
- - intraoperativ 175, 179, 180, 181
- Pankreaszysten
- - diagnostisch 134, 180, 181, 258
- - therapeutisch 135, 259
Pyelographie, intravenös 111

Reflux
- biliär 36, 231, 243
- duodenal 36
Reintervention, operativ 325
Resozialisierung 145
Retinopathie 52
Rezidiv der chronischen Pankreatitis 195, 202, 207, 241, 320
Riboflavin-haltige Medikamente 87
Ribonuklease 23, 24
Ribonukleoprotein 20
Rinnenpankreatitis 29
Rochard-Haken 171, 172
Roux-Verfahren 187, 206, 219, 224, 231, 236, 244, 246, 256, 265, 271

Säure-Basenhaushalt 165, 167
Schmerz 48, *49,* 50, 79, 82
- Ausstrahlung 50, 79, 82
- Entstehung 153, 208

- - alimentär 50, 79
- - Entzündung 50
- - Sekretstau 40, 50, 153, 208, 283, 300
- Therapie, konservativ 141, *144*
- - Analgetika 144
- - Bestrahlung 145
- - Enzympräparate 143
- - Spasmolytika 141, 144
Schnellschnittuntersuchung 174, 180, 258
Schnittführung (Laparotomie) 171, 172
Secondary painless pancreatitis 49, 55, 153, 157, 282, 288, 290, 302
Sedativa 144
Segmentale portale Hypertension 43, 61, 64, 65, 131
Sekretin 23, 87, 125
Sekretin-Pankreozymintest 84, 86, *87,* 88, 137
Sekretionsdynamik 40, 42, 241, 245, 292, 295
Sekretorische Dysfunktion s. Dysfunktion des Pankreas
Sentinal loop 89
Sepsis 133, 272, 313, 314
Septektomie, transampullär 204
Sklerenikterus ˙57
Small duct disease 283, 287
Somatostatin 23, 317
Sonographie
- intraoperativ *177*
- präoperativ 92, 125, 127, 139, 162
Soziale Anamnese *80,* 303
Spätkomplikationen, postoperativ 191, *319*
- Anastomosenstenose 191, *319*
- Anastomosenverschluß *320*
- Ulcus pepticum jejuni *325*
„Spät"-Pankreatitis 33
Spasmolytica 141, 144
Sphinkter Oddi 13, 145, 203, 218, 240
Sphinkteroplastik 203, 204
Sphinkterotomie *201,* 204
Spider naevi 80
Splanchnikektomie 19, *240,* 242, 290
Splenektomie 212, 273
Splenomegalie 61, 131
Splenoportographie 132
„Split"-Pankreaticojejunostomie 246
Spontanverlauf der chronischen Pankreatitis 53
Spurenelemente 165
Steatorrhoe 51, 53, 80, 88, 136
Stenose des
- Ductus choledochus 36, 57, 60, 70, 97, 126, 149, 157, 168, 208, 218, 243, 252
- - Diagnose 93, 95
- - Inzidenz 57, 58
- - morphologische Varianten 97, 100
- - Operationsindikation *158*
- - Therapie 159, 168, *251*
- Ductus pancreaticus 33, 36, 38, 47, 62, 85, 125, 124, 205, 284, 298

- - Diagnose 109, 175
- - perpetuierender Faktor 54, 55, 284, 286
- - Therapie *201, 205, 235, 239*
- Duodenum 44, 57, 105, 160, 254
- - Diagnose 99, 103, 104
- - Inzidenz 59
- - Therapie 160, *254*
- Kolon 57, 60, 160, 256
- - Diagnose 135
- - Rückbildungstendenz 60, 257
- - Therapie 160, *256*
String of pearls 120
Stuhlfettbestimmung 85, 88
Stuhlgewicht 85, 88
Substitution
- Blutkomponenten 165, *167*, 313
- Elektrolyte 141, 151, *165, 166*, 167, 313
- Enzyme 142
- Flüssigkeit 141, 151, *165, 166*, 167, 313
- Lipase 142
- Proteinase 142
- Vitamine 165
- Vitamin K 159
Sulfonamide 86
Sulfonylharnstoff 86
Sympathektomie 19, 241, 244
Sympathikus 19, 240
Symptome der chronischen Pankreatitis 48
- Diabetes mellitus 50, *52*, 53, 86, 89, 144, 168
- Gewichtsreduktion *50*, 79, 136
- Kalzifizierung *52*, 53, 74, 89, 93
- Schmerz 48, *49*, 50, 79, 136
- Steatorrhoe *51*, 80, 88, 136

Teleskopanastomose 183, 219
Testmahlzeit 87
Therapie der chronischen Pankreatitis
- Ergebnisse 55, 71, 142, *146*, 279, 280, *281*
- konservativ 141
- - in der Frühphase 141
- - in der Spätphase 142
- - Therapieresistenz 49, 149
- operativ
- - Indikationen bei Komplikationen 149, *157*
- - Indikationen bei der unkomplizierten chronischen Pankreatitis 149, *152*
- - perioperative Phase *165*
- - Operationsverfahren s. diese
- - Operationsergebnisse s. diese
Thoraxaufnahme 89
Thrombose der
- V. lienalis 130, 273
- V. portae 130, 313
Thrombozytopenie 167
Toxicomanie 49
Transaminasen 111
Transampulläre Septektomie 204

Transduodenale, transpapilläre Drainage 159
Transhepatische Portographie 132
Transjuguläre Portographie 132
Transplantation, Inselzell- *331*
„Triple"-Derivation 244
Tru-Cut-Nadel 179
Truncus coeliacus 9, *14*, 15, 129, 173, 244
- anatomische Varianten *17*
Trypsin 24, 25, 46
Trypsin RIA 85
Trypsinogen 25, 46
Tuberkulose 57, 70
- abdominal 70
- pulmonal 70
- renal 70
Tumorassoziiertes Antigen Ca 19-9 125
Tumormarker 125, 137, 139

Ulcus duodeni 57, *66*, 69, 104, 106, 145, 277
- Blutung 68, 69, 273
- Inzidenz 66
- Perforation 83, 84
Ulcus pepticum jejuni 197, 219, 222, 227, 228, 231, 234, 255, 319, 325
- Inzidenz 222, 225
- Therapie 222, 228, 325

Vagotomie 88, 223, 228, 234, 244, 255, 273, 293, 325
- bei der Duodenopankreatektomie 222, 223, 234
Varikozele 64
Vena
- lienalis 9, 16, 43, 57, 60, 61, 65, 83, 130, 212, 216, 273
- mesenterica superior 16, 130, 216
- portae 9, 16, 43, 57, 60, 61, 64, 65, 130, 131, 219, 273
Venöse Thrombose 43, 61, 65
Venöses System *16*
Verkalkung s. Kalzifizierung
VIP 23, 24
Vitamine 144, 159, 165, 319
- B12 68
- fettlöslich 51
- K 159
- Substitution 159

Wachstumshormon 166
Wirsungorrhagie 65, 68, 69, 106, 273
Whipple'sche Operation s. Duodenopankreatektomie, partiell

Zell-Metaplasien 38
Zentroazinäre Zelle 20
Zink 165
Zivilisationskrankheit 6, 31
Zwerchfellhernie 82

Zymogengranula 20, 37
Zysten s. Pankreaszysten
Zystisches Pankreaskarzinom 65
Zystographie, intraoperativ 176, 263
Zytologische Untersuchung
– Aspirationszytologie

– – intraoperativ *181*
– – präoperativ (perkutan) *133*, 137
– Pankreassekret 125
– Pankreaszysten 134
Zytoplasma 37
Zytostatika 315

MIX
Papier aus verantwortungsvollen Quellen
Paper from responsible sources
FSC® C105338

If you have any concerns about our products,
you can contact us on
ProductSafety@springernature.com

In case Publisher is established outside the EU,
the EU authorized representative is:
**Springer Nature Customer Service Center GmbH
Europaplatz 3, 69115 Heidelberg, Germany**

Printed by Libri Plureos GmbH
in Hamburg, Germany